BIBLIOTECA DE LA SALUD

LOS
VITA
NUTRIENTES

LA SOLUCIÓN NATURAL
DEL DR. ATKINS

DR. ROBERT C. ATKINS

LOS VITA NUTRIENTES

LA SOLUCIÓN NATURAL DEL DR. ATKINS

grijalbo

LOS VITANUTRIENTES
La solución natural del Dr. Atkins

Título original en inglés: *Dr. Atkins Vita-Nutrient Solution.*
Nature's Answer to Drugs

Traducción: Jorge Velázquez Arellano,
de la edición de
Simon & Schuster,
Nueva York, 1998

© 1998, Dr. Robert Atkins

D.R. © 1999 por EDITORIAL GRIJALBO, S.A. de C.V.
Calz. San Bartolo Naucalpan núm. 282
Argentina Poniente 11230
Miguel Hidalgo, México, D.F.

ISBN 970-05-1083-2

IMPRESO EN MÉXICO

Índice

Parte III
TERAPIA DIRIGIDA CON VITANUTRIENTES

Introducción
El gato afuera de la bolsa

¿SOLUCIÓN O REVOLUCIÓN?

Aunque la mayor parte de mis libros anteriores llevan la palabra "revolución" en sus títulos, es irónico que el título de éste tan sólo indique que tengo una solución cuando, de hecho, el impulso de este libro es una idea en verdad revolucionaria.

Las voces más prominentes de la corriente principal de la medicina nos han advertido que los vitanutrientes no tienen un poder inherente para tratar o prevenir la enfermedad, y que no necesitamos hacer un esfuerzo especial para obtener estas sustancias para nuestros cuerpos. Sin embargo, lo que no se nos ha enseñado es que muchos estudios contradicen esta opinión. Recopilados por científicos en las instituciones más eminentes del mundo y publicados en nuestras revistas especializadas más prestigiosas, establecen de manera definitiva que las vitaminas, minerales, aminoácidos y todas las demás fuentes naturales de nutrición que yo llamo "vitanutrientes" pueden remplazar en forma segura y efectiva muchos de los medicamentos y procedimientos invasores que la medicina nos impone.

En resumen, el gato está fuera de la bolsa. Los científicos han demostrado el valor terapéutico de los nutrientes y nos han colocado en el umbral de una nueva era en la medicina.

Cuando comencé a escribir este libro, no me percaté por completo de lo cerca que estábamos de cruzar este umbral. Tampoco reconocí la extensión de la compañía que tenía: los miles de médicos y científicos investigadores de las esferas de mayor excelencia de la medicina convencional quienes, como yo, han optado por tratar a sus pacientes con una gama amplia en extremo de complementos nutritivos.

Mi intención era reportar los tratamientos exitosos con vitanutrientes que hemos elaborado durante veinte años en el Centro Atkins de Medicina Complementaria, los cuales han ayudado a miles de personas a prevenir y vencer la enfermedad. Pero para sacar una ventaja completa

13

del trabajo de muchos otros en este campo, decidí reunir a un pequeño equipo de nutriólogos, investigadores y escritores dedicados que pudieran ayudarme a analizar tanto las investigaciones publicadas como el conocimiento personal de algunos de los profesionales de la nutrición más progresistas y creativos. Lo que aprendimos fue tan emocionante que un día uno de mis colaboradores exclamó: "Dr. Atkins, creo que este libro podría cambiar al mundo". Unos cuantos meses más tarde el comentario fue: "Este libro *cambiará* al mundo". Aunque reconozco, por supuesto, que no es posible que un texto alcance un objetivo tan trascendental, confieso que me decepcionaría si no ayuda al menos de alguna manera modesta.

Lo que le Revelará este Libro

La primera parte de esta obra le mostrará por qué la solución de vitanutrientes no es sólo un medio para prevenir estados de deficiencia. De hecho, es el tratamiento de elección para la mayor parte de las enfermedades crónicas que nos afligen en la actualidad. Al abordar las causas verdaderas de la enfermedad en lugar de aliviar los síntomas de manera temporal, permite una curación más efectiva y perdurable. La segunda parte revelará la disparidad completa entre la función que los nutrientes pueden y deben desempeñar para vencer a la enfermedad, junto con la forma en que la profesión médica puede restringir sus opciones. Aquí describo las capacidades terapéuticas de más de cien vitanutrientes y hierbas nutritivas, y usted aprenderá que las que ve enumeradas en el costado de una caja de cereales representan sólo una fracción de las sustancias curativas naturales que se encuentran a disposición de todos nosotros. Estos vitanutrientes pueden ser recursos de salud tan potentes que he llegado a considerarlos "las herramientas de la curación".

En la tercera parte reuniremos toda esta información para crear un programa personalizado que le ayudará a recuperar o mejorar su salud. Este sistema, basado en el principio de dirigir sus complementos nutritivos, le ayudará a crear su propio programa a la medida, en forma muy parecida a los que usamos en el Centro Atkins. Esto no sólo corregirá las deficiencias que causan problemas de salud específicos, sino también desempeñará funciones de restauración de la salud que no se relacionan con las deficiencias. Ya sea que su problema sea la diabetes, enfermedades cardiacas, cáncer, artritis o una infección, usted formulará una solución de vitanutrientes que le ayudará a estar bien sin recurrir a los medicamentos y procedimientos invasores que generan consecuencias que a menudo son tan graves como el mismo padecimiento.

UNA SOLUCIÓN INTERACTIVA

Creo que este nuevo poder conlleva un deber de compartirlo con su familia, con amigos y, también, con sus doctores. La solución de los vitanutrientes es comunitaria, aunque de ninguna manera es un sustituto de la atención médica profesional. Usted necesitará un doctor a su lado para que vigile su bienestar y supervise su progreso.

Aun cuando la gran mayoría de los médicos se preocupa por la salud de sus pacientes y está abierta a un tratamiento nuevo que es prometedor, a menudo no está dispuesta a ignorar las declaraciones de los que dictan las políticas de la medicina, quienes como grupo nunca han sido tan entusiastas respecto a los tratamientos naturales como lo son respecto a los farmacéuticos. El apoyo fundamental en el que se ha tenido que basar la medicina nutricional debe vencer la resistencia al cambio de la medicina por consenso. Averigüe si su doctor lo guiará o al menos apoyará sus esfuerzos para encontrar un programa de salud basado en nutrientes. Incluso podría pedirle que lea este libro, el cual contiene abundantes notas de pie de página con citas y referencias de investigaciones sólidas de la corriente principal con ese propósito preciso. Si su doctor descarta la nutrición o le dice que los complementos pueden interferir con los medicamentos, espero que este libro lo convenza de considerar buscar otro médico.

Felizmente, sin embargo, las actitudes antiguas se están erosionando y al final nacerá una nueva generación de doctores de las semillas sembradas por la solución de vitanutrientes. No tenemos fuerza más intensa que una idea cuyo tiempo ha llegado. Pero esta idea particular puede hacer más: nos liberará de las enfermedades degenerativas, mejorará nuestras capacidades físicas y mentales, y redefinirá los parámetros de lo que consideramos una buena salud. La ciencia lo demuestra, al igual que la experiencia clínica. La nutrición será una parte importante del futuro de la medicina, y ese futuro puede estar aquí ahora.

PARTE I

NUTRIENTES CONTRA MEDICAMENTOS

1. El tratamiento de elección

¿Alguna vez ha leído o recibido anuncios que proclaman: "¡Adelántese! ¡Tratamientos naturales sobre los que no le hablará su doctor! Tratamiento revolucionario seguro para la enfermedad cardiaca, cáncer, fatiga... o lo que sea que tenga"? Quizá se ha preguntado si las palabras anunciaban algo importante; o quizá permaneció escéptico.

Aunque los detalles de esos anuncios pueden ser ciertos o no, hay algo que puedo asegurarle: *existen* progresos que pueden restablecer su salud de enfermedades debilitantes o, si usted está sano, hacerlo aún más saludable. Son naturales, seguros y nutritivos, y no han sido adoptados por la corriente principal de la medicina.

Las Gratificaciones de la Medicina Nutricional

Durante el pasado cuarto de siglo, he dedicado mi carrera médica a elaborar y enseñar a otros la medicina complementaria, una escuela de pensamiento revolucionaria en la que el doctor intenta, siempre que le es posible, remplazar intervenciones médicas y quirúrgicas arriesgadas con esfuerzos seguros, suaves y nutritivos para restablecer la salud del paciente. El punto focal de esta actividad es el Centro Atkins de Medicina Complementaria, donde yo y mi equipo de profesionales de la salud tratamos a miles de pacientes con un amplio espectro de problemas de salud que van desde los que amenazan la vida hasta la simple prevención. En este lapso he atestiguado la capacidad de la terapia con vitanutrientes para vencer enfermedades de toda clase. Este tipo de tratamiento está creciendo en forma tan exponencial que aun ahora me sorprendo constantemente de sus éxitos impresionantes.

Para darle una pequeña muestra de la satisfacción estimulante que obtengo por practicar esta nueva clase de medicina, considere las siguientes historias: Marie Speller, una niña de 11 años de edad había sido diagnosticada recientemente con diabetes juvenil y se le habían recetado dos variedades de insulina. A los doctores se les ha enseñado tradicionalmente que la diabetes juvenil conlleva una sentencia de requerir insulina de por vida. Sin embargo, he aprendido del tratamiento de otros pacientes diabéticos que si se da uno de los vitanutrientes menos conocidos, el calcio AEP, durante el primer año de la enfermedad, ésta puede invertirse. Sometí a Marie a un programa de vitanutrientes y pudimos disminuir su dosis de insulina, semana tras semana, hasta que seis meses después dejó de tomar el medicamento por completo. Sus niveles de azúcar en la sangre eran casi normales y han permanecido así durante los dos años siguientes, momento en el cual su páncreas respondió a una comida de carbohidratos con una producción normal de insulina.

Cuando vi por primera vez a Ron Barlow no podía aprobar sus exámenes de bachillerato y había sido colocado en una clase de recursamiento especial. ¿Por qué? Porque la terapia de radiación que recibió para eliminar un tumor canceroso en su cerebro había dañado ese órgano. Los registros muestran que docenas de otros adolescentes tratados como él nunca han ido a la universidad.

Le di a Ron todo vitanutriente que sabía que ayudaba a la función cerebral. Unas cuantas semanas más tarde, el joven, que nunca había obtenido más que un 6 en un examen desde su radiación, recibió un 10 en su examen semestral. Sus profesores estaban asombrados. Ron fue aceptado más adelante en una buena universidad, donde ahora va muy bien.

LAS HISTORIAS CLÍNICAS PROPORCIONAN DATOS CLÍNICOS

Aunque estas historias son sorprendentes, otras pueden ser más ilustrativas debido a que son típicas de 80-90% de los pacientes con problemas similares. Por ejemplo, Jack Spanfield llegó al Centro Atkins a la edad de 43 años con una historia de 11 años de colitis ulcerativa. Sus síntomas dolorosos incluían diarrea sanguinolenta frecuente, mucosidad y retortijones. Jack no se había beneficiado con los medicamentos más potentes y necesitaba dos enemas calmantes diarios cuando lo examiné por primera vez. Después de dos semanas de terapia con vitanutrientes dirigidos y una dieta sin azúcar, comenzó a mejorar. Después de seis semanas su función intestinal era normal por completo, y en tres meses había dejado todos los medicamentos.

Marian Longstaff, de 74 años de edad, había tenido psoriasis durante 17 años. Aun con dosis considerables de prednisona, sufría de comezón y escamas en su cuero cabelludo, rodillas, codos y brazos. Mejoró tras seis semanas en un programa de vitanutrientes y en siete meses las escamas, la comezón y la prednisona habían desaparecido.

Isabel Palmer, de 41 años de edad, tenía diabetes, asma, migraña e hipertensión arterial. Después de unos cuantos meses con vitanutrientes dirigidos en forma específica a combatir estas deficiencias, casi todos los problemas habían desaparecido.

Karen Wickman, una mujer de 48 años de edad con una carencia completa de cabello (alopecia areata), se quejaba de fatiga, pérdida de la memoria y colesterol elevado, por lo que tomaba el medicamento estatina. Después de unos cuantos meses de tomar vitanutrientes —que podía comprar en una tienda de alimentos sanos—, su colesterol disminuyó 60 puntos, aun sin los medicamentos. Su memoria y estado de alerta mejoraron y, lo mejor de todo, ¡su cabello comenzó a crecer!

Ronald Dawson, de 36 años de edad, tenía migrañas tan severas que había estado incapacitado durante cuatro años. Después de un mes de ingerir vitanutrientes, había dejado tres clases diferentes de medicamentos potentes y sus migrañas habían cesado.

La gran mayoría de pacientes que veo en el Centro Atkins podría referir también sus historias de cómo se beneficiaron al mejorar su ingestión nutritiva. Pero a ellos les habían dicho especialistas bien entrenados que nada, aparte de los fármacos, podía ayudarlos. ¡No le crea a nadie que le diga eso! Tan sólo significa que no puede hacerse nada dentro de los límites quirúrgicos y farmacéuticos reconocidos oficialmente por la medicina. Sin embargo, más allá de estos confines estrechos, hay un universo de tratamientos validados en forma científica: vitaminas, minerales, ácidos grasos, aminoácidos, enzimas y otras sustancias bioquímicas que existen en forma natural en nuestros cuerpos o dieta, los cuales la clase médica dirigente elige no reconocer.

Tomar complementos nutritivos no es algo nuevo. Pero lo que *es* nuevo ahora es que la ciencia médica misma, a través de la investigación y el experimento, está comenzando a legitimar las recetas no farmacéuticas usadas desde hace mucho tiempo por practicantes de la salud progresistas. Juntos, los estudios publicados y la evidencia clínica del mundo real demuestran que una amplia gama de estos compuestos nutritivos pueden vencer la enfermedad al igual que (y, por lo general, mejor que) los medicamentos y cirugías invasoras que puede comprar el dinero.

Los pacientes que he descrito rechazan la sabiduría convencional de la clase médica dirigente. Al hacerlo, se recuperaron más allá de las expectativas de cualquiera, con sólo comer en forma apropiada y tomar complementos nutritivos. Desde el dolor de cabeza hasta la hipertensión, de la diarrea a la diabetes, las enfermedades actuales son trastornos relacionados con la dieta. Resultan de comer en forma incorrecta y no ingerir suficientes sustancias bioquímicas nutritivas, presentes en forma natural, que optiman funciones corporales vitales. El tratamiento exitoso de la enfermedad resulta de la reposición del abastecimiento de estas sustancias por medio de la dieta y complementos nutritivos.

Definición del Tratamiento de Elección

La solución de vitanutrientes no sólo es un apoyo para la terapia exitosa; en la mayor parte de los casos los mismos vitanutrientes deben ser el tratamiento de elección. Este concepto es tan importante que debe ser definido. La frase se refiere a la primera opción que selecciona un doctor para tratar un padecimiento cualquiera. Es la "norma de oro" contra la que deben compararse otros tratamientos.

En la escuela de medicina se me enseñó que se debe dar la categoría de "tratamiento de elección" a las terapias que tienen la proporción más elevada de beneficio sobre riesgo. Los educadores médicos reconocieron que la opción número uno debería atacar en forma favorable a la enfermedad (el beneficio) y estar relativamente libre de efectos secundarios (el riesgo). Es fácil entender por qué la proporción de beneficio sobre riesgo es el hito para elegir una terapia sobre las demás. Pero lo que muchos no reconocen es que cuando se aplica este mismo criterio, casi todos los pacientes estarían mucho mejor con tratamientos nutritivos.

En un mundo ideal, la profesión médica seleccionaría tratamientos de elección en forma estricta conforme estos criterios sensibles. Sin embargo, rara vez se les da a los nutrientes la consideración que merecen, incluso como una segunda línea de defensa. Como resultado, todos somos víctimas de una nociva norma doble que favorece a los fármacos recetados, junto con su precio elevado y el riesgo de efectos secundarios indeseables (pero no inesperados).

Enfrentaría una solución de vitanutrientes contra una combinación de sustancias farmacéuticas cualquier día. Tome la necesidad de luchar contra la retención de líquidos, algo que a muchas mujeres les gustaría hacer cada mes y, en forma más seria, un objetivo importante cuando se trata la hipertensión arterial o la insuficiencia cardiaca congestiva. Mi tratamiento de elección sería la taurina, un aminoácido que estimula la excreción de líquidos al restablecer un equilibrio natural entre el potasio y el sodio, los minerales que gobiernan cuanto líquido retienen nuestros tejidos. Como un beneficio adicional, contribuye a mantener un ritmo cardiaco regular y la capacidad del corazón para contraerse, entre muchas otras funciones fisiológicas. En su dosis terapéutica requerida, la taurina no tiene ningún efecto secundario en absoluto.

En contraste, el tratamiento de elección de la corriente principal de la medicina para la retención de líquidos es el diurético, un fármaco que también fomenta la excreción, no al permitir a nuestras células funcionar en forma más sana, sino al deteriorar la capacidad del riñón para reabsorber y conservar minerales que son vitalmente necesarios. En el proceso, los diuréticos elevan el azúcar en la sangre, el colesterol y los triglicéridos; trastornan el ritmo cardiaco; aumentan los niveles de ácido úrico; y vacían al cuerpo de oligoelementos y otros nutrientes.

Considerándolo en su totalidad, ¿cuál tratamiento preferiría?

Para dar otro ejemplo, la enfermedad cardiaca, el asesino número uno en Estados Unidos, surge en gran parte por la arteroesclerosis, disfunción que resulta cuando nuestros organismos depositan placa dentro de las paredes de nuestras arterias vitales. La medicina convencional identificó al colesterol como el enemigo y ha emprendido una campaña nacional de salud pública para reducir la cuenta de colesterol por todos los medios posibles, incluyendo la distribución extendida de fármacos reductores del colesterol. Estos medicamentos pueden reducir la proporción de grasas en el torrente sanguíneo, ¿pero debemos aceptar una victoria a cualquier precio? Los tratamientos con medicamentos han demostrado tener éxito sólo dos veces en ochenta pruebas. La mayor parte de estos estudios han mostrado que más personas mueren más pronto por causas distintas a la enfermedad cardiaca si toman estos medicamentos que si no recibieran ningún tratamiento en absoluto.

Ciertamente, no estoy de acuerdo con el uso de sustancias farmacéuticas para disminuir el colesterol, porque puede ser sólo el presagio, no la causa, de la enfermedad cardiaca. El colesterol nos es muy valioso como para eliminarlo en forma deliberada de nuestras dietas. Sin embargo, para disminuir su concentración en la sangre, nada es más efectivo que la pantetina, un derivado del ácido pantoténico, nutriente del complejo B. Al menos ocho estudios concuerdan en que la pantetina disminuye en forma impresionante los triglicéridos, la lipoproteína de baja densidad (LBD o LDL, el colesterol "malo") y el colesterol total mientras aumenta la lipoproteína de alta densidad (LAD o HDL, el colesterol "bueno" que limpia las arterias).

No leerá sobre la pantetina en los textos cardiovasculares estándares y tendrá dificultades para encontrar un médico familiarizado con ella. En su lugar, los cardiólogos de manera típica esperan hasta que fallan los fármacos anticolesterol y luego comienzan a considerar soluciones quirúrgicas (una derivación cardiaca, angioplastia, tal vez un trasplante de corazón). Sus marcas de éxito no son más impresionantes que las de los medicamentos que disminuyen el colesterol. Si el campo de la cardiología sólo tomara en cuenta el trabajo de sus propios científicos, pronto descubriría otras soluciones de elección: nutrientes como el magnesio, la coenzima Q_{10} y la carnitina. Estas sustancias fortalecen el corazón y, como parte de una terapia total, pueden eliminar la necesidad de una operación del corazón.

Literalmente, docenas de otros nutrientes ofrecen soluciones más inteligentes para los problemas de salud que los medicamentos de prescripción presumen abordar. No todos ellos están documentados de manera tan sólida como estoy seguro que algún día lo estarán, pero en ausencia de evidencia de investigaciones publicadas, tenemos la experiencia igual de persuasiva y concluyente de la práctica de los profesionales de la salud. Éstos son profesionales estudiosos que prescriben complementos nutritivos casi a diario y ven los resultados en forma directa en sus pacientes.

HABILITADORES CONTRA BLOQUEADORES: TERAPIA COMPLEMENTARIA

Los vitanutrientes y los medicamentos no necesitan ser rivales. Ambos logran muchas de las mismas cosas: pueden disminuir el azúcar en la sangre, elevar su ánimo, ponerlo soñoliento, controlar el ritmo cardiaco, reducir la inflamación o cualquier cantidad de otras respuestas. La diferencia radica en la forma en que funcionan. Los nutrientes son habilitadores: le dan a su cuerpo una oportunidad de hacer lo que necesita hacer al facilitar un proceso fisiológico natural, causando por tanto que el cuerpo funcione mejor. Por lo general, el impacto no es inmediato; se desempeñan mejor a largo plazo. En contraste, los fármacos, los cuales pueden dominar situaciones agudas, se vuelven problemáticos cuando son usados de modo crónico. ¿Por qué? Porque son incapacitadores, o agentes bloqueadores. Funcionan al impedir que tenga lugar un proceso normal, por lo general una enzima llevando a cabo un papel vital. Para que funcionen los fármacos, debe existir una enfermedad; sólo en un estado de enfermedad puede uno esperar beneficiarse al bloquear una función vital esencial. Piense en esto: *los fármacos, por su naturaleza inherente, no pueden desempeñar ningún papel en la atención de la salud, sólo en la atención de la enfermedad.*

Aunque los fármacos casi siempre conllevan un riesgo inherente (lo cual rara vez sucede con los nutrientes), su uso no necesariamente es peligroso o perjudicial. Con mecanismos de acción diametralmente opuestos, los medicamentos y los vitanutrientes pueden y deben trabajar en armonía. Hace mucho seleccioné el término "medicina complementaria" para designar un sistema de atención de la salud que saque ventaja de esta sinergia feliz. En muchos casos necesitamos bloquear o cambiar en forma abrupta una función corporal. Otras veces necesitamos lograr una respuesta que ningún nutriente puede realizar. Muchos de mis pacientes deben continuar tomando fármacos de prescripción pero, debido a que enfatizo la terapia con nutrientes, la mayoría de ellos requieren menos medicamentos y en dosis más pequeñas y mucho más seguras. La mejor atención médica siempre enfatizará permitir a nuestros cuerpos curarse por sí solos. ¿Cómo puede ser apropiado que el primer tratamiento de elección sea algo que es potencialmente peligroso cuando hay alternativas más seguras igual de efectivas?

¿Por qué, entonces, tantos de nuestros doctores recetan sustancias farmacéuticas en forma tan exclusiva que dan la impresión de que no existen las sustancias habilitadoras? Una respuesta es que el enfoque farmacéutico es todo lo que se les enseña a los doctores cuando estudian. Para mayor conocimiento, puede serle útil comprender la historia de la nutrición.

Una Breve Historia de la Nutrición

La educación médica moderna nunca ha apreciado a la nutrición, aun cuando es crucial como la anatomía, la fisiología, la bioquímica y la farmacología para entender la salud humana. Debido a que la nutrición es la única de estas disciplinas básicas que las escuelas de medicina no ofrecen de manera típica en sus planes de estudio, la farmacia de la naturaleza ha recibido el extremo corto de la vara terapéutica desde el principio. Incluso con la explosión de la investigación nutricional en la última década, la edición más reciente del *Cecil's Textbook of Medicine*, la obra de referencia autorizada que es una Biblia para los estudiantes de medicina, aún no menciona los estudios realizados en Harvard que demuestran que la vitamina E reduce la frecuencia de enfermedades cardiacas casi en 50%. Tampoco menciona más que un puñado de los estudios sobre los que usted leerá en este libro.

¿Cómo sucedió esto? Hace cien años más o menos, los científicos de la nutrición creían que los gérmenes y otros microbios causaban todas nuestras enfermedades y padecimientos. La existencia de moléculas muy pequeñas con papeles promotores de la salud esenciales (más tarde llamadas vitaminas) era una teoría nueva, incluso revolucionaria. Para las primeras décadas del siglo XX, los investigadores habían confirmado que las personas podían ser afligidas por enfermedades por deficiencia y en rápida sucesión aprendimos que la vitamina A cura la ceguera nocturna, la vitamina D previene el raquitismo, el escorbuto desaparecía con una pequeña dosis de vitamina C, y así en forma sucesiva. El reconocimiento de las enfermedades por deficiencia fue un progreso importante que estableció la nutrición como una ciencia médica. De manera bastante irónica, sin embargo, estos descubrimientos notables crearían más tarde obstáculos importantes para el enfoque más amplio de atención a la salud que funciona de manera tan efectiva en la actualidad.

Desde el comienzo, la investigación nutricional se enfocó siempre en el concepto de "deficiencia". El valor de un nutriente era medido sólo en función de las consecuencias de su ausencia. Si la carencia no conducía a una enfermedad por deficiencia, el nutriente tendía a ser descartado como carente de valor e importancia. De seguro no calificaba para ser denominado "esencial", un título reservado para las vitaminas y los minerales que el cuerpo no podía elaborar por sí mismo y sin las que no podría funcionar. Algunas sustancias proporcionaban efectos benéficos sólo bajo ciertas circunstancias, las cuales exigieron la invención de una categoría "condicionalmente esencial" que, en mi opinión, estableció la base para la farmacología nutritiva de hoy. Las condiciones bajo las que los nutrientes se volvían "esenciales" por lo general se asociaban con la enfermedad, lo cual establece la noción de la terapia nutricional justo en el regazo de la profesión médica.

Por desgracia, la corriente principal de la ciencia médica no reconoció este punto y pasaron décadas antes de que alguien planteara las preguntas más pertinentes: ¿qué papeles desempeña un nutriente determinado en el cuerpo? ¿Cuánto de éste necesitamos? ¿Cuál es la cantidad óptima de este nutriente? (Todo constituyente de nuestro cuerpo —sodio, hierro, glucosa— tiene un nivel óptimo). Es probable que las respuestas revelen que la mayoría de nosotros cae en el extremo inferior de la curva de ingestión de nutrientes, ingiriendo sólo cantidades marginales que apenas están por encima de lo que la corriente principal de la medicina considera una deficiencia. Es cierto que la ingestión normal de vitamina B_1 podría ser suficiente para prevenir el beriberi, ¿pero es suficiente para prevenir una incapacidad de aprendizaje o una cardiomiopatía? Como aprenderá pronto, dar complementos de vitamina B_1 a niños cuyas reservas están bajas puede incrementar su capacidad para aprender en 25%. No obstante, la ortodoxia médica ni siquiera consideraría la posibilidad de que la incapacidad para concentrarse podría ser de hecho un síntoma de un nivel subóptimo de vitamina B_1.

MÁS ALLÁ DE LA DEFICIENCIA

Una vez que los investigadores establecieron todas las enfermedades por deficiencia que estuvieron dispuestos a considerar, el interés de la medicina en los nutrientes decayó. Para la década de 1940 la historia parecía tan concluida que la Universidad de Oxford rechazó una gran donación para realizar investigaciones sobre nutrición. ¿El motivo principal de la respuesta de la escuela? "Ya hemos identificado todos los nutrientes esenciales. ¿Qué más se podría hacer?"

La tarea de educar al público fue emprendida por nutriólogos legos como Gaylord Hauser, Adelle Davis y Carlton Fredericks (cada uno de los cuales contribuyó en forma personal en mi búsqueda de la nutrición en la medicina). Ellos difundieron la noticia de que los complementos nutritivos estaban demostrando ser seguros, y que cantidades superiores a menudo podían brindar extraordinarios beneficios a la salud. En la experiencia clínica, Frederick Klenner mostró que dosis elevadas en extremo de vitamina C podían tratar una gran variedad de padecimientos. (Posteriormente, el premio Nobel Linus Pauling, influyó en millones de personas para que tomaran dichas dosis en forma preventiva.)

Pero fue la publicación de *Biochemical Individuality*, en 1956, la que marcó el nacimiento de la nutrición terapéutica y preventiva moderna. Roger Williams, el autor de este libro fundamental, mostró que nuestras necesidades nutricionales son tan únicas como nuestras huellas digitales y que una norma de nutrientes en la que una dieta sirve para todos erraba el blanco por completo. Williams afirmaba que el alcoholismo, la diabetes, la enfermedad mental, la artritis y muchos otros problemas de salud pueden resultar cuando no obtenemos las cantidades óptimas de nutrientes. Incluso llegó al extremo de sugerir que las personas tomaran vitaminas y minerales en dosis que rebasaran con mucho las raciones dietéticas recomendadas (RDA), las cuales para entonces se habían convertido en la norma definitiva de las necesidades nutricionales humanas.

Quizá el movimiento de nutrición lego enfureció a los árbitros de la política nutricional oficial. Se mantuvieron firmes a su postura, sosteniendo la posición de que obtenemos todos los nutrientes que necesitamos del alimento. Los complementos, afirmaban, eran innecesarios, a menos que la persona estuviera pasando por un periodo de estrés inusual o por restricciones dietéticas. Por tanto, la vieja guardia nutricional continúa aferrándose a sus creencias originales orientadas a la deficiencia, a pesar del hecho de que la investigación internacional demuestra un éxito clínico importante tras otro. El debate difícilmente es académico. Tal intransigencia, por dar un ejemplo, ha impedido que las madres consuman durante el embarazo la cantidad de ácido fólico, nutriente del complejo B, necesario para prevenir defectos congénitos de la espina dorsal fatales o paralizantes.

Si queremos percatarnos del poder completo de la medicina basada en la nutrición, debemos ver más allá de la deficiencia. Sólo entonces podemos solucionar los enigmas del cáncer, la enfermedad cardiaca y otras enfermedades degenerativas. Es un objetivo alcanzable, pero sólo si entendemos que la mayor parte del poder de los vitanutrientes se deriva de dosis que no tienen nada que ver con la simple corrección de una deficiencia. Cuando se aplica la esencialidad como el parámetro, nos limitamos a un puñado de vitaminas y minerales, menos de la mitad de los aminoácidos y dos ácidos grasos esenciales. Sin embargo, en las pasadas dos décadas hemos descubierto un montón de sustancias nutritivas no esenciales (según la definición oficial) que desempeñan papeles en el cuerpo tan vitales que, para todas las intenciones y propósitos, todos sufriríamos sin ellas. Son los equivalentes nutritivos del automóvil o la electricidad. No nos moriríamos sin ellos, pero sin ellos no podemos recuperar la buena salud, una vez perdida. Estos vitanutrientes, para el usuario competente, son en efecto las herramientas de la curación.

2. Cuando nuestra nutrición nos falla

He propuesto que la presencia o ausencia de deficiencias no define el grado del valor de un vitanutriente. Sin embargo, cuando hay deficiencias su valor se multiplica muchas veces. Por desgracia, los hábitos alimentarios modernos hacen cada vez más probables las deficiencias. Aunque la comida por sí sola puede haber sido alguna vez suficiente para una salud óptima, en la actualidad enfrentamos una variedad de peligros que no son naturales y que agotan los nutrientes de nuestro cuerpo que alguna vez estuvieron disponibles con facilidad.

Alimento Insuficiente

La producción de alimentos desempeña un papel clave en la privación de nutrientes importantes para nuestro cuerpo. Nuestros suelos son agotados en forma rutinaria por la práctica agrícola de usar fertilizante inorgánico en lugar de abono biológicamente activo. Esta práctica, introducida hace más de 150 años, disminuye el valor nutritivo de las plantas que crecen en ese suelo y debilita los sistemas inmunológicos de las plantas al privarlas de los nutrientes que necesitan para permanecer fuertes. Esto, a su vez, las hace susceptibles a la destrucción por áfidos y otras plagas, creando cosechas que no pueden sobrevivir sin ser rociadas con pesticidas que causan cáncer y agotan el suelo. Se cree que estos pesticidas son los causantes de enfermedades degenerativas como las de Parkinson y Alzheimer.

Además, varios elementos esenciales son agotados de muchos suelos por la siembra excesiva, la lluvia ácida o las muchas fuerzas geológicas que determinan el contenido mineral de los suelos. Los suelos deficientes en yodo conducen a epidemias de bocio, los suelos carentes de cinc conducen a una atrofia del crecimiento y a una función inmunológica deficiente y, más importante, los suelos escasos de selenio conducen a un envejecimiento prematuro, cáncer y enfermedades cardiacas. Pero cualquier suelo, aun el que al parecer es de calidad superior, podría ser relativamente deficiente en algún nutriente vital.

La práctica más predominante en la distribución de los vegetales es cosecharlos antes de que estén maduros y luego tratarlos con sulfitos y otras sustancias químicas para dar la apariencia, pero no el sabor o valor nutritivo, de los vegetales maduros. Las frutas y vegetales "frescos" no lo están en absoluto a menos que sean cosechados cuando están maduros y se coman de inmediato. Sin embargo, en la actualidad esto rara vez es posible, y como resultado estamos perdiendo una cantidad enorme del valor nutritivo de los alimentos que ingerimos.

Los alimentos pasan por muchos procesos antes de ser consumidos, y esto también contribuye a reducir de manera considerable su contenido nutritivo. El enlatado es un desastre nutricional, pero el rebanado y cortado, el congelamiento y descongelamiento, la deshidratación y congelamiento, la separación, extracción e infinidad de otros procedimientos también privan al alimento de nutrientes valiosos. El valor nutritivo se pierde día con día simplemente con el transporte del alimento al supermercado y a nuestras cocinas. Y, después de traerlo a casa, aplicamos sin querer el golpe de gracia último: lo cocinamos, hervimos, calentamos en microondas y recalentamos los sobrantes. Se ha estimado que 80 a 95% de los micronutrientes que se encuentran originalmente en el alimento se pierden antes de ser ingeridos.

EL PREDICAMENTO REFINADO

Quizá lo más perjudicial de todo es la práctica de refinar nuestra comida. En este proceso, la comida entera es separada en sus partes componentes, con lo que se desechan algunos de los componentes ricos en nutrientes. La refinación es nuestro proceso alimenticio más amenazador porque cada vez más de nosotros somos sus víctimas. El porcentaje de nuestra dieta que proviene de alimentos refinados es un récord de todos los tiempos y por un margen cada vez mayor.

Los alimentos que nutren al reino animal comparten una característica notable: todos contienen las vitaminas, los minerales y factores accesorios necesarios para que aquel que los coma los metabolice y los utilice plenamente. La naturaleza no requiere que ingiramos un segundo forraje a fin de extraer el valor nutritivo de la primera comida. En otras palabras, dividir el alimento y desechar los nutrientes necesarios para metabolizar la parte del alimento que usted come crea una escasez nutritiva, forzándolo a ingerir otros alimentos para obtener esos nutrientes, lo que agota por consiguiente sus reservas de esos nutrientes. De esta manera, el proceso de refinamiento convierte el alimento en antinutrientes: en alimentos que no sólo no nos nutren, sino que nos quitan además los nutrientes que necesitamos para permanecer saludables.

El primer ejemplo documentado del daño producido por el refinamiento es el pulimento del arroz. Históricamente, las cáscaras del arroz (o pulimentos) muy nutritivas eran desechadas para hacer el arroz blanco, el alimento nutritivo principal de muchas culturas orientales. Una plétora de dietas exclusivas de arroz blanco produjo una epidemia de beriberi que podía ser curado en forma sorprendente con una pequeña cantidad de pulimentos de arroz. Por tanto, se establecieron los efectos negativos de refinar los nutrientes de los alimentos y se demostró cuán esenciales son.

Azúcar: El Antinutriente

La quintaesencia de los antinutrientes es el azúcar. Es 100% carbohidratos y por tanto no contiene vitaminas ni minerales. No obstante necesita ser metabolizado de inmediato. Las reservas de los muchos nutrientes implicados en el procesamiento de sus azúcares constituyentes, glucosa y fructosa, para convertirlos en energía lista son agotadas en este proceso. Como resultado, estos nutrientes deben ser suministrados de otras fuentes dietéticas. El jarabe de maíz, el azúcar simple cuyo uso se ha incrementado con mayor rapidez, plantea el mismo problema. Para citar sólo un ejemplo, el mineral cromo que es crítico para metabolizar la glucosa se agota en forma grave al consumir cualquier edulcorante.

La harina ocupa un segundo lugar después del azúcar y el jarabe de maíz en sus efectos amenazadores de la salud. Sin embargo, su efecto negativo es más significativo porque su consumo es fomentado por el gobierno de Estados Unidos. Como es de su conocimiento, el gobierno y sus muchos grupos de asesores activos políticamente, como la Asociación Médica Estadounidense (AMA, por sus iniciales en inglés) y la Asociación Dietética Estadounidense (ADA, por sus iniciales en inglés), han aprobado una nueva pirámide alimentaria que está basada en cereales y recomienda de seis a once porciones al día. Aunque los granos enteros sin moler son en efecto una fuente importante de minerales esenciales (u oligoelementos) y otros micronutrientes, el proceso de molido elimina más o menos 70 a 90% de estos nutrientes, lo que conduce al mismo efecto antinutriente atribuido al azúcar. "Enriquecer" los cereales agregando una revoltura incompleta de vitaminas B sintéticas y hierro inorgánico hace poco por cambiar los resultados. Los minerales vitales selenio, cromo, magnesio, cinc, manganeso y cobre no son remplazados, como tampoco nutrientes clave como los ácidos grasos esenciales y la vitamina B_6. Pero los propulsores de la pirámide alimentaria no hacen ningún esfuerzo para distinguir entre los granos enteros y la harina blanca, aun cuando todos los nutriólogos que integran los comités de asesores están conscientes por completo del enorme agotamiento nutritivo implicado en el proceso de refinamiento. Lo peor de todo es que los estadounidenses consumen ahora carbohidratos como pasta, cereal, pan y galletas más que nunca antes, creyendo en forma errónea que están haciendo una elección saludable.

OTROS EPISODIOS

Muchos otros factores se combinan para poner en peligro nuestra salud nutritiva. El ambiente (contaminación, pesticidas, petroquímicos, emanaciones electrónicas de nuestra tecnología contemporánea) incrementa nuestras necesidades de nutrientes que, al actuar como antioxidantes, son necesarios para desintoxicar nuestros sistemas de su carga química. El uso extendido de antibióticos ha creado una generación de personas con escasez de bacterias benéficas que ayudan a mantener a raya a levaduras patógenas. Los niveles altos de estrés, al igual que el consumo de drogas y alcohol, también incrementan la necesidad de nutrientes mucho más allá de las recomendaciones actuales. Conforme envejecemos, podemos tener ácido clorhídrico o enzimas pancreáticas inadecuados para asimilar los nutrientes en nuestro alimento. Por último, una variedad de enfermedades afecta nuestra ingestión de nutrientes, y una variedad de medicamentos bloquean su función. Por tanto, es sorprendentemente evidente que no estamos obteniendo y que no podemos obtener una nutrición óptima sólo de los alimentos que consumimos. Los complementos son necesarios, y muchos estudios confirman este hecho.

LOS NEGADORES DE LOS VITANUTRIENTES

Casi todos los estudios que comparan a quienes toman complementos con un grupo igual al que no los toma muestran que los primeros son mucho más sanos. Aquellos de la vieja guardia nutricional que creen que nuestros nutrientes deben ser proporcionados por los alimentos que ingerimos aceptan ese dogma de fe, indiferentes con obstinación ante la avalancha de investigaciones multinacionales publicadas que demuestran una aplicación clínica importante de la terapia nutricional. Uno se preguntaría por qué.

Aunque la posición de que "el alimento debe suministrar los nutrientes" ocurre por razones honestas aunque no científicas, no creo que sea perpetuada por ingenuidad. La interdependencia cómoda de los gigantes principales de la industria alimenticia y muchos funcionarios de los departamentos de nutrición de muchas instituciones se ha documentado bien. Algunos integrantes del Congreso de Estados Unidos creen que existe un conflicto de intereses cuando un individuo que está en la nómina de una corporación agroindustrial puede decidir la política de nutrición para la nación. Para mostrar cómo funciona esto, considere lo siguiente: los márgenes de ganancia dentro de la industria alimentaria son mayores cuando se compran alimentos empacados, procesados y de larga duración en los estantes, y son menores cuando se compran productos frescos, carne, pescado, huevos y leche. La quintaesencia de los artículos con márgenes de beneficio altos son los cereales, pastas, galletas saladas y pan de caja. ¿Es una coincidencia que esta galería de ladrones nutricionales haya sido propuesta para formar la base de nuestra pirámide alimentaria? Si usted fuera el presidente ejecutivo de uno de los conglomerados de alimentos, ¿no buscaría una estrategia de negocios que condujera a un mayor consumo de alimentos tipo cereal de ganancia elevada en lugar de alimentos frescos con ganancias bajas?

Durante el medio siglo pasado la estrategia más efectiva ha sido convencer a los ciudadanos ingenuos desde el punto de vista de la nutrición y a los funcionarios públicos que el cereal es bueno para usted. Pero al considerar el hecho de que los datos científicos muestran que estos carbohidratos refinados muy alergénicos son más perjudiciales que benéficos, este convencimiento requiere algún esfuerzo. No importa, todo lo que se requiere es hacer donaciones a suficientes departamentos de nutrición. Los jefes de departamento, a su vez, pondrán el giro deseado en las observaciones teóricas, mantendrán los artículos científicos que son incorrectos desde el punto de vista económico fuera de las revistas especializadas que controlan para que no sean revisadas por los colegas, dictarán las áreas apropiadas para mayor investigación y, lo más importante, no darán al gobierno ideas alternativas que pudiera considerar. La estrategia exitosa ha sido desde hace mucho que cuando falta la evidencia científica se atiborra el comité con "expertos" que no sólo conocen su pan, sino también saben de qué lado tiene la mantequilla.

EL CONTRAMOVIMIENTO SE VUELVE REVOLUCIÓN

Con estos antecedentes en mente, es bastante fácil entender por qué el concepto de vitanutrición terapéutica será denominada controvertida, incluso cuando la evidencia científica ha establecido su valor y aun cuando han tenido lugar avances notables cada día. Contra este marco de una ciencia de la nutrición al parecer creada para beneficio de la industria alimentaria, surge un contramovimiento de profesionales de la salud que aprendieron que los nutrientes tenían efectos terapéuticos. Yo me volví parte de ese movimiento y me complace haber ayudado a miles de doctores a unirse a la ola de aquellos que reconocen que los vitanutrientes son las herramientas de la curación. La nutrición está ahora preparada para remplazar a las sustancias farmacéuticas como el tratamiento de elección primario en la medicina.

El contramovimiento puede haber comenzado con la primera prueba de doble ciego en la psiquiatría: el uso de la vitamina niacina para tratar la esquizofrenia. Los doctores Abram Hoffer y Humphrey Osmond, quienes publicaron el estudio, atrajeron pronto a muchos seguidores que se nombraron a sí mismos "psiquiatras ortomoleculares". El término "ortomolecular" fue acuñado por el ganador del premio Nobel Linus Pauling, quien lo definió como "prescribir la cantidad óptima de cada sustancia presente en forma normal en nuestros cuerpos". Aunque los practicantes de este nuevo campo limitaron su alcance a las vitaminas, minerales y aminoácidos, el concepto proporcionó un contraste completo con la práctica médica prevaleciente de tratar a los pacientes con sustancias que generalmente no se encuentran en nuestros cuerpos; en realidad, ni siquiera en la naturaleza. El concepto ortomolecular captó mi atención y, por último, me condujo a escribir este libro.

MI PROPIA TRANSFORMACIÓN

Permítaseme hacer una pausa momentánea para responder una pregunta que le hago a casi todos los invitados a los que entrevisto en mi programa de radio: "¿Cómo aceptó este tipo de medicina?"

Mi historia comienza en 1963. Después de completar mis estudios de medicina interna y cardiología en las universidades Cornell, en Columbia, y Rochester, acepté por completo la corriente principal de la medicina. Debido a que tenía sobrepeso, decidí emprender una dieta que había leído en el *Journal of the American Medical Association*. Esta dieta (la cual muchos de ustedes conocen ahora como la dieta Atkins) funcionó bien en extremo y permitió a más de 99% de las personas que la siguieron perder peso sin sentir hambre y con una energía incrementada. Para 1972 había logrado poner a dieta a mil pacientes, y sus éxitos se duplicaron en forma consistente y predecible. Escribí mi primer libro, *La revolución dietética del Dr. Atkins* (Grijalbo, México, 1977) y se convirtió en un éxito de ventas enorme que fue editado en nueve idiomas. Recibí miles de cartas de todo el mundo que confirmaban el éxito casi universal de la dieta. Pero en el clímax de su popularidad, tuvo lugar un acontecimiento notable que cambió mi vida para siempre.

En 1973, la Asociación Médica Estadounidense convocó a un grupo de expertos de consenso especial sobre nutrición para emitir un comunicado de prensa y un artículo crítico de posición sobre la dieta baja en carbohidratos. Aunque de costumbre los grupos de expertos de consenso revisan el trabajo en cuestión y reconocen todos los estudios científicos pertinentes al tema que se está criticando, éste no lo hizo. Dijo, en esencia, que lo que yo había observado y documentado durante nueve años no podía haber sucedido. Negaron que mis pacientes habían perdido peso, afirmando que las personas sólo perdían peso de agua con esa dieta. Negaron su estado de salud mejorado y los resultados de laboratorio al anunciar que de seguro las personas empeorarían. En otras palabras, el grupo de expertos proclamó que el Dr. Atkins no podía estar diciendo la verdad. Y debido a que estaba formado por personas nombradas por la AMA, su opinión fue incontrovertida en el mundo de la corriente principal de la medicina.

Por supuesto que yo estaba conmocionado. O mi vida profesional entera, registros de pacientes, cartas, estudios confirmatorios en la literatura científica y reconocimientos de otros doctores que obtenían resultados similares eran una fantasía total o la AMA estaba tratando de convencer al público de algo que no era verdad.

Este suceso resultó ser un hito en mi cambio de carrera. Muy pocos doctores cuestionan alguna vez los pronunciamientos de un grupo de expertos de consenso médico y yo no hubiera sido diferente. Sin embargo, después de este incidente desgarrador quedé programado en forma instantánea para cuestionar estos edictos en todo momento. Encontré ejemplos de recomendaciones inapropiadas siempre que buscaba: para cirugías innecesarias e inútiles, para usar medicamentos peligrosos en lugar de agentes más seguros, para procedimientos diagnósticos invasores y arriesgados que proporcionan menos información que pruebas más seguras y, quizá lo peor de todo, un rechazo total a considerar las terapias con vitanutrientes. El rechazo por parte de la corriente principal de la medicina ortomolecular condujo en forma directa a mi investigación personal de ella y a la subsecuente aceptación de sus principios.

Una vez que aprendí cómo las personas se beneficiaban en forma consistente de las vitaminas, minerales y aminoácidos, busqué elaborar combinaciones terapéuticas de estos nutrientes que servirían para remplazar las sustancias farmacéuticas cargadas de efectos secundarios usadas en forma común para tratar nuestras enfermedades más extendidas. Con el uso de la biblioteca médica para inspiraciones terapéuticas, comencé a trabajar con combinaciones de vitaminas y minerales para tratar a pacientes con artritis, enfermedad coronaria, hipertensión arterial, fatiga, insomnio e infecciones agudas. Conforme estas combinaciones demostraron ser iguales a los fármacos que remplazaban, pero sin sus efectos secundarios adversos, las iba tabulando en combinaciones con propósitos terapéuticos específicos. Proporcionaron los cimientos para un sistema de prescripción de nutrientes que llamo "nutrición dirigida". No creo que estuviera adelantado a mi tiempo; tan sólo estaba sacando ventaja de una idea cuyo momento había llegado.

La Explosión de Información de Vitanutrientes

En la actualidad, las investigaciones publicadas sobre terapia con vitanutrientes ha aumentado unas 20 veces desde que se realizó mi primera búsqueda en la biblioteca. Esto significa que más de 90% del trabajo que establece a los nutrientes como verdaderos competidores de las sustancias farmacéuticas se ha completado en las últimas dos décadas. La mayor parte de ellas, de hecho, se ha realizado en los pasados cinco años. Me baso en estos estudios, no sólo para alentar la amplia aceptación de la terapia con vitanutrientes, sino también para mi propio crecimiento, a fin de aprender nuevas formas de tratar a los pacientes de manera efectiva.

La plétora de investigaciones, junto con las prácticas médicas de doctores que usan una terapéutica basada en la nutrición, está produciendo con rapidez una expansión del paradigma ortomolecular. Creo que el retoño natural de este paradigma, la solución de vitanutrientes, redefinirá el alcance de la terapia nutricional. Cualquier sustancia bioquímica presente en forma normal en nuestros cuerpos puede ser considerada una sustancia nutritiva, y la pregunta que debemos plantear será: "¿La persona tiene la cantidad óptima de cada una de estas sustancias?"

Cuando la norma para lo esencial era si el cuerpo podía elaborar la sustancia en forma independiente o no, nuestra lista de nutrientes terapéuticos potenciales era bastante limitada. Sin embargo, ahora que hemos aprendido que un montón de sustancias que nuestros cuerpos elaboran a partir de otros nutrientes puede desempeñar papeles enormemente importantes en la salud, tanto el campo como los beneficios se han expandido. En la actualidad reconocemos veintenas de estas herramientas de curación que funcionan al nutrirnos. Todas son producto de una explosión de la información que es capaz de cambiar para siempre el rostro de la medicina.

PARTE II

LOS VITANUTRIENTES

Los Vitanutrientes, Uno por Uno

Siempre he sentido que los doctores en la actualidad deben ser felicitados por las enfermedades que previenen en lugar de por las que curan. La belleza de la medicina complementaria es que se enfoca por igual en la prevención y en la curación de la enfermedad. Funciona, en esencia, al capitalizar la propia farmacia casera de nuestros organismos, la cual está diseñada para reponer lo que se agota y crear lo que falta. Con el uso de vitanutrientes en las dosis apropiadas reforzará la farmacia de nuestros cuerpos al ayudar a obtener resultados óptimos sin efectos secundarios desagradables e innecesarios.

Debido a que estos nutrientes trabajan en forma sinérgica, usted notará que a menudo recomiendo tomar un vitanutriente junto con otro a fin de aumentar su potencial general. Recuerde, sin embargo, que aunque las fórmulas curativas propias de la naturaleza son mucho más seguras que los potentes fármacos que se recetan en la actualidad, no obstante es importante adherirse a mis "sugerencias complementarias" y lineamientos, los cuales encontrará a lo largo de cada sección de vitanutrientes.

La parte II, la cual es el núcleo del libro, está diseñada para familiarizarlo con todos los vitanutrientes disponibles en la actualidad. Estas sustancias naturales son el fundamento de mi práctica en el Centro Atkins. Describo cada uno en función de lo que puede hacer por usted y lo que he aprendido acerca de él con mis pacientes, junto con evidencia de apoyo de estudios médicos publicados. Estoy seguro de que una vez que lea sobre las maravillas de estos nutrientes, cuestionará la práctica de utilizar fármacos como nuestras únicas armas disponibles contra la enfermedad. Además, tengo la certeza de que los hechos que aprenderá sobre las vitaminas, minerales, aminoácidos, grasas esenciales, nutrientes accesorios, hormonas y hierbas cambiarán en forma drástica su actitud hacia la atención de la salud en la actualidad. Es el principio de una revolución que cambiará la relación entre paciente y doctor, y conducirá a un estilo de vida más saludable y más natural.

Sin embargo, antes de proseguir, hay unos cuantos términos que debo explicar, ya que resultan indispensables para comprender las valiosas funciones que desempeñan estos nutrientes. Los más importantes son "radicales libres" y antioxidantes.

RADICALES LIBRES Y ANTIOXIDANTES

El oxígeno es una espada de doble filo. Sin él no podríamos estar vivos, pero un exceso puede ser mortal. Felizmente, el cuerpo tiene una forma de controlar estos productos secundarios derivados del oxígeno conocidos como "radicales libres", los cuales nos permiten maximar el oxígeno y mantenernos vivos. La respuesta está en nutrientes protectores valiosos conocidos como antioxidantes. Si nuestras células no contuvieran estas sustancias, moriríamos en cuestión de segundos.

Entre más sean las fuentes de radicales libres a las que está expuesto: esmog, estrés emocional y físico, pesticidas, contaminación en interiores, humo de cigarrillos, alimentos cocinados, ingestión excesiva de aceite vegetal líquido, ejercicio aeróbico, más nutrientes protectores o antioxidantes necesitará. Incluso si no está expuesto a ninguna de estas cosas, los procesos metabólicos normales producirán una cantidad significativa de radicales libres.

Los antioxidantes más importantes son las vitaminas C y E, los carotenoides, el cinc, el selenio y el glutatión. La N-acetil cisteína, la taurina, el ácido lipoico, el CoQ_{10}, el cardo lechero, la curcumina, el extracto de semillas de uva y otros nutrientes actúan también como protectores celulares. Aun si no puede pagar los nutrientes antioxidantes más exóticos podría tratar de tomar una combinación del grupo "primario" ya que los nutrientes antioxidantes trabajan mejor como equipo, y entre mejor equilibrado esté el equipo serán mejores los resultados.

La investigación muestra que los antioxidantes no sólo reducen el riesgo de muchas enfermedades, sino también desaceleran el proceso de envejecimiento. Aunque la enfermedad y el envejecimiento son asuntos complicados, siempre implican un exceso de radicales libres. El cáncer, la enfermedad cardiaca, la artritis, el Alzheimer y el envejecimiento prematuro son sólo unos cuantos de los padecimientos que resultan cuando el cuerpo no tiene una defensa adecuada contra los radicales libres.

Pero no permita que estos hechos graves acerca de los productos secundarios del oxígeno nieguen la importancia del elemento esencial número uno para la vida: el oxígeno. Es esencial para mantener nuestro tejido sano y su carencia es incompatible con la supervivencia. Recuerde este principio: *Es la combinación de oxígeno con nutrientes antioxidantes la que maximará su beneficio más positivo para la salud.*

Espero que vea por qué he singularizado la batalla celular constante entre los radicales libres y los antioxidantes. Gane esta batalla. Si lo hace, disfrutará una vida saludable, libre de enfermedades, en la que cada día puede ser disfrutado al máximo.

3. Vitaminas

VITAMINA A: *luchadora contra la infección, protectora de la piel*

Los antiguos egipcios usaban hígado cocido como remedio para la ceguera nocturna, pero pasaron muchos siglos antes de que comprendiéramos por qué. Y en 1915, cuando encontramos la respuesta (la vitamina A), nació la era moderna de la nutrición. En los ochenta años que han transcurrido desde entonces, hemos descubierto aún más formas en las que este nutriente asegura nuestra salud.

Aunque la ceguera nocturna es la enfermedad por deficiencia de vitamina A reconocida de manera oficial, muchas enfermedades están vinculadas en forma inextricable con la cantidad del nutriente que circula en nuestros cuerpos. Como uno de los antioxidantes importantes, es un aliado invaluable contra la enfermedad cardiaca y otras disfunciones degenerativas.[1] Es necesaria para la reproducción sana, la estabilidad hormonal en las mujeres, el crecimiento apropiado, el equilibrio del azúcar en la sangre y la defensa contra las infecciones, para citar sólo unas cuantas de sus tareas.

EL LUCHADOR ORIGINAL CONTRA LA INFECCIÓN

La vitamina A ganó su reputación como la "vitamina contra la infección" mucho antes de que la vitamina C usurpara el título. A pesar de la poderosa capacidad de la vitamina C en esta área, la vitamina A es igual de necesaria como parte del proceso de lucha contra la infección. Apuntala al sistema inmunológico en miles de formas, y gran parte de su trabajo ocurre en las membranas mucosas que recubren el tracto gastrointestinal.

Al primer indicio de un resfriado, empiezo a tomar entre 50,000 y 100,000 UI (siglas de *unidad internacional*, cantidad utilizada para dosificar las vitaminas liposolubles) de vitamina A diario, junto con grandes dosis de vitamina C y cinc. Creo que esta prescripción de nutrientes es una de las razones por las que no he faltado ni un solo día al trabajo debido a una enfermedad durante más de tres décadas. Tomar dosis grandes durante plazos cortos también mejora la recuperación de infecciones respiratorias y sinusoidales más fuertes. Y un programa de complemento oral combinado con tratamientos dermatológicos directos reducirá la erupción de herpes.

Infecciones infantiles. El nivel en el torrente sanguíneo de retinol, como se conoce más técnicamente a la vitamina A, es uno de los factores principales que explican por qué los niños en los países industrializados no mueren de infecciones virales al parecer benignas como el sarampión, a diferencia de los niños en naciones subdesarrolladas. Satisfacer las necesidades de vitamina A en todo el mundo salvaría entre 1.2 y 2.5 millones de vidas cada año. El número de muertes por enfermedades respiratorias descendería a 70%; el número de muertes por enfermedades relacionadas con la diarrea disminuiría a 39%.[2]

Los niños son susceptibles en extremo a las deficiencias de vitamina A, en parte debido a que las infecciones agotan las reservas de retinol de sus cuerpos. Sin embargo, una sola dosis de 20,000 UI puede acelerar su recuperación de la varicela y casi elimina sus posibles complicaciones.[3] Además, los niños enfrentarían menos infecciones pulmonares que amenazan su vida si fueran alimentados en forma regular con complementos de vitamina A.[4] En vista de las consecuencias adversas sutiles de las vacunas infantiles, recomiendo una estrategia basada en complementos con vitamina A y otros nutrientes en la infancia; es igual de efectivo y mucho más seguro.

SIDA. El retinol refuerza la resistencia del sistema inmunológico ante cualquier enfermedad infecciosa, incluso el SIDA, donde el impacto ha sido estudiado en forma extensa. Algunos científicos afirman que aun un programa de complemento modesto de vitamina A, entre 13,000 y 20,000 UI al día, puede reducir el avance de la enfermedad.[5] Las personas con SIDA tienen una probabilidad cuando menos 200 veces mayor que las personas sanas de tener niveles bajos de la vitamina, aun cuando su ingestión de la vitamina del alimento sea adecuada. Los doctores pueden predecir la esperanza de vida de alguien con SIDA con sólo medir las concentraciones sanguíneas de retinol.[6]

Problemas de la piel. Cuando hablo con pacientes con trastornos en la piel y examino la información en busca de terapias nuevas, a veces parece que los dermatólogos tradicionales prescribirán una crema derivada de la cortisona para casi todo trastorno de la piel que encuentren.

Supongo que los hábitos viejos son difíciles de abandonar; pero, entonces, yo puedo tener un foco igual de estrecho. Para casi 100% de las enfermedades de la piel que trato, prescribo vitamina A. También la recomiendo de manera preventiva para mantener saludable la piel.

Como lo sabe bastante bien la industria farmacológica, la vitamina A es ideal para nutrir y curar la piel. Observe los productos promovidos en el mostrador de cosméticos. Sus ingredientes activos, con frecuencia, son retinoides, las versiones sintéticas de la vitamina A. La naturaleza conserva la patente sobre el producto real, lo que obliga a las compañías a elaborar estas imitaciones inadecuadas. Tal vez parezca excesivamente escéptico, pero creo que la vitamina A natural, debido a que es más segura, es un producto mejor.

El tratamiento del acné es un buen ejemplo del valor de la vitamina A. Si usted es propenso a erupciones de espinillas persistentes, le apuesto que un examen sanguíneo revelaría que está en el extremo inferior del rango de vitamina A. La piel de manera típica se limpia con un programa de complementos intenso, usando una dosis entre 200,000 y 500,000 UI al día durante tres o cuatro meses.

Ésta es una dosis grande, y requiere de la supervisión de un médico debido a la probabilidad de efectos secundarios. Dudo, sin embargo, que su toxicidad se aproxime a la de la isotretinoína, una de las sustancias farmacológicas que se pueden patentar. Por ejemplo, las mujeres que tengan la probabilidad de embarazarse, aunque sea remota, no pueden tomar el fármaco debido a que aumenta en forma astronómica el riesgo de defectos congénitos.

Nadie que tenga acné necesita preocuparse por cualquier posibilidad de efectos secundarios relacionados con el tratamiento. He descubierto a través de mi práctica cómo complementar el impacto de la vitamina A natural, haciendo que dosis menores sean tan efectivas como cantidades superiores. Primero, deben eliminarse los azúcares y carbohidratos refinados de la dieta. Al incluir vitamina E, cinc, ácido pantoténico, ácido gama linolénico (GLA) y las bacterias benéficas como parte de la terapia contra el acné, usted puede conseguirlo con sólo 100,000 UI de vitamina A, una dosis mucho más segura.

La psoriasis también mejora al tomar complementos de vitamina A. De las pruebas médicas que he revisado, el protocolo utilizado con más efectividad es de 100,000 UI, junto con algo de vitamina D adicional.[7]

Enfermedad pulmonar. El valor positivo de la vitamina A para la piel es sólo un aspecto de su beneficio para todo el tejido epitelial. El epitelio es la capa de células que forman la capa más externa de la piel. Si piensa en esto, el tracto digestivo y el respiratorio están en contacto con el ambiente externo. Siempre he usado la vitamina A como parte del tratamiento del Centro Atkins para el enfisema, una forma de enfermedad pulmonar obstructiva crónica (EPOC). Los estudios científicos muestran que las personas con enfermedad pulmonar grave exhiben niveles bajos de vitamina A; aquellos pacientes que toman complementos de esta vitamina muestran una mejoría en la función pulmonar.[8]

Padecimientos digestivos. Debido a su conexión íntima con las membranas mucosas y células epiteliales, la vitamina A muestra ser una adición valiosa al tratamiento de ciertas enfermedades intestinales. Ha ayudado a mis cientos de pacientes con colitis y enfermedad de Crohn, y su valor para tratar y prevenir úlceras duodenales fue enfatizado por un estudio de Harvard que mostró que los hombres con la ingestión más alta de vitamina A tenían un riesgo 54% menor de úlcera que aquéllos cuya ingestión era menor.[9]

Cáncer. Aunque a menudo es eclipsada por el más ampliamente conocido beta caroteno, la vitamina A continúa impresionando a los científicos como un preventivo y tratamiento contra el cáncer.[10] Una razón es que al parecer detiene el resurgimiento de un tumor después de la cirugía. Un estudio probó la vitamina en 307 personas que sufrieron operaciones por cáncer pulmonar. Algunas de ellas tomaron 300,000 UI de la vitamina a diario durante un año; las otras no. Después de doce meses, quienes tomaron la vitamina permanecieron libres de nuevos tumores por un periodo más largo y desarrollaron muchos menos tumores que las personas que no usaron complementos.[11]

Sin la vigilia continua de la vitamina A, otros cánceres también tienen mucha mayor probabilidad de atacar, incluyendo el cáncer de próstata[12] y ciertas formas de leucemia. Las células que forman la capa superficial de nuestra piel, llamadas epiteliales, parecen depender también en gran medida de ella para la protección contra tumores malignos. Las personas que desarrollan estos cánceres de piel, incluyendo el carcinoma de célula basal y el carcinoma de célula escamosa, con frecuencia tienen niveles sanguíneos de retinol inferiores que el promedio.[13]

Los mascadores de tabaco de mucho tiempo a menudo notarán el crecimiento de un recubrimiento blancuzco en las membranas mucosas suaves dentro de sus bocas. La aparición de esta condición, llamada leucoplasia, a menudo presagia cáncer, pero la vitamina A ha causado, en algunos experimentos, que desaparezca. La administración diaria de 32,000 UI durante seis meses redujo la formación de nuevas lesiones y permitió remisiones completas en más de la mitad de los mascadores de tabaco que la tomaron.

Cuestiones de salud femenina. El retinol puede ser uno de los nutrientes más necesarios para la mujer. Algunos de los molestos sínto-mas de la tensión premenstrual desaparecen bajo la influencia de la vitamina y pueden no volver aun después de discontinuar el programa de complemento. En un estudio, 50,000 UI diarias redujeron mucho el sangrado menstrual;[14] en otra investigación, una cantidad diaria mayor (150,000 UI) fue útil para tratar enfermedad benigna de pecho.[15] Toma-da junto con ácido fólico y boro, la vitamina A contribuye a minimizar los bochornos y otros síntomas menopáusicos.

No siempre es cierto que dosis mayores produzcan mejores resulta-dos. Se dice que cantidades por encima de 8,000 UI pueden causar de-fectos congénitos, pero no he visto ningún estudio convincente que res-palde esta advertencia. Las mujeres que están embarazadas o que planean tener un bebé deberán considerar limitar su complemento de vitamina A a no más de 8,000 UI diarias a menos que haya una razón apremiante para usar más. Sin embargo, evitar la vitamina por comple-to no es sensato. Las mujeres necesitan un buen suministro de ella, no sólo para formar hormonas, incluyendo la progesterona, sino para nu-trir al feto y reducir el riesgo de complicaciones relacionadas con el embarazo, como bajo peso al nacer.[16] En estudios de futuras madres con deficiencia de retinol, los investigadores no han encontrado efectos adversos con dosis diarias tan altas como 6,000 UI.[17]

No sólo adivine cuánto retinol necesitarán usted y su bebé. Pida a su obstetra que autorice exámenes de laboratorio de vitamina A (y, de paso, de muchos otros nutrientes, en especial de ácido fólico).

Curación de heridas. Sea que se trate de una lesión por quemadura de sol o una incisión quirúrgica, la piel se cura mejor con complementos de vitamina A porque el nutriente estimula la liberación de un compues-to que facilita la reparación del tejido. También genera la síntesis de colágeno en la herida, mejora la calidad del tejido nuevo y disminuye el riesgo de una infección.[18] Junto con el cinc, la vitamina A debe ser to-mada en forma rutinaria inmediatamente antes y después de cualquier clase de cirugía.

Trastornos del azúcar en la sangre. Aunque una dieta con restric-ción de carbohidratos y ciertos complementos que metabolizan el azú-car controlan los problemas de tipo diabetes muy bien, cualquier cosa ayuda cuando enfrenta a la enfermedad metabólica más grave del mundo. Debido a un estudio relativamente reciente que sugiere que la vitamina A podría ayudar a la estabilidad del azúcar en la sangre, me aseguraría de incluir el nutriente en los protocolos antidiabéticos. Un estudio basado en 52 personas sanas encontró que aquellas que consumieron más de 10,000 UI de vitamina A al día metabolizaban mejor la glucosa que aquellas que tomaron menos de 8,000 UI. Los investigadores concluyeron que el nutriente permite al cuerpo usar la insulina con mayor eficiencia, ayudando a la hormona a llevar azúcar sanguínea a las células corporales.[19] Si los resultados del hallazgo se repiten, el retinol representará un paso importante hacia la derrota de la resistencia a la insulina, el trastorno que está detrás de la diabetes tipo I y tipo II, la hipertensión arterial, los triglicéridos elevados, la hipoglucemia y la obesidad.

Sugerencias para los Complementos

Un adulto promedio debería consumir alrededor de 5,000 UI de vitamina A diario. Para una enfermedad relacionada con deficiencia de retinol, puede necesitar tomar hasta 100,000 UI al día. El aceite de hígado de bacalao y el hígado son las mejores fuentes, seguidos por mantequilla, yemas de huevo, crema y leche entera. Los cereales y la leche descremada, aun cuando estén fortalecidas con el nutriente, no son buenas fuentes.

Para una fuente complementaria, el palmitato de vitamina A es la versión encontrada por lo común en las fórmulas multivitamínicas, y por lo general satisface nuestras necesidades. Los vegetarianos deben notar que es sintética y que no se deriva de ningún animal. Si las reservas de vitamina A de su cuerpo deben reponerse con celeridad, como sería necesario en el inicio de una infección respiratoria aguda, utilice la versión micelizada, la cual evita el hígado y se absorbe con facilidad, reduciendo por tanto la probabilidad de una acumulación tóxica. Aun en cantidades de 100,000 UI al día durante meses seguidos, la vitamina A micelizada nunca ha causado ningún efecto secundario documentado. Sin embargo, esta marca de seguridad no significa que las dosis terapéuticas no necesiten ser supervisadas por un doctor.

La vitamina A micelizada se desempeña de manera impresionante contra las infecciones de los senos nasales y otras infecciones agudas, en especial cuando se combina con vitamina E micelizada. Su líquido no tiene un gran sabor, pero vale la pena tolerarlo para obtener resultados rápidos. Otras formas, como el palmitato de retinol y las prepara-

ciones emulsificadas, también han proporcionado resultados impresionantes.

CAROTENOIDES: *protectores contra el cáncer y del corazón, antioxidantes*

La comprensión de la historia de los carotenoides le permitirá conocer
cómo los nutrientes mantienen y aumentan la salud. Alrededor de 600
de estos pigmentos vegetales existen en forma natural, pero es probable
que usted sólo esté familiarizado con uno: el beta caroteno. Durante
décadas este carotenoide, de los más importantes, fue el "mimado" de
la comunidad de la nutrición. Se publicaron cientos de estudios que
demostraban que las personas con niveles altos de beta caroteno tenían
una gran protección contra todas las formas de cáncer, enfermedades
cardiacas, degeneración macular y una gama de otras enfermedades degenerativas. Hoffman-La Roche, el proveedor principal del nutriente, fi-
nanció con confianza una serie de estudios que esperaba hicieran de su
producto, beta caroteno sintético, un "imperativo" en las vidas de todos
los que desearan protección contra el cáncer. Entre 1994 y 1996 fueron
publicados los estudios, y el beta caroteno sintético puso el huevo más
grande desde que Dewey perdió ante Truman. Todo mundo se pregunta-
ba por qué. ¿Cómo podía el beta caroteno de la dieta ser de un valor
tan espectacular, mientras que las cápsulas de beta caroteno en realidad
parecían empeorar algo la prevención del cáncer?
   Obtendrá la clave de la respuesta al notar que esta sección se refiere
a los carotenoides, no sólo al beta caroteno. Aunque éste es el miembro
más examinado de la familia de carotenoides, el beta caroteno todavía
es sólo un miembro. Como estamos empezando a entender, los
carotenoides son un colectivo nutritivo que trabaja mejor en una forma
similar al complejo B. Su valor terapéutico puede ser sólo tan bueno
como el eslabón más débil en la cadena, y una sobrecarga de uno podría comprometer el trabajo de los demás.
   Los hallazgos de investigación bastante inquietantes de 1994 provienen de estudios que probaron el beta caroteno sintético, un clono químico hecho en el laboratorio que no es absorbido con tanta facilidad en
nuestras células como el verdadero. La versión artificial es inferior por
dos razones principales:

• No contiene ninguno de los otros carotenoides naturales.

- Su presencia abrumadora puede interferir con la absorción en nuestras células de los otros carotenoides naturales del alimento. Por ejemplo, sabemos que la forma sintética disminuye la concentración sanguínea de luteína, otro carotenoide con su propio poder promotor de salud único.

La conclusión anterior de que el beta caroteno por sí mismo nos protegía de la enfermedad se basaba en gran parte en investigaciones que no implicaban al beta caroteno sintético, sino más bien usaban complementos naturales o fuentes de alimentación naturales del nutriente: col rizada, calabaza, jitomate, brócoli, espinaca, etc. Esta distinción por lo general no se menciona. El poder terapéutico de las versiones real y artificial puede diferir de manera significativa. Como ilustró un estudio relativamente reciente, el beta caroteno sintético no pudo invertir los cambios cancerosos en las células estomacales. El beta caroteno natural sí pudo.[1]

De igual importancia es el hecho por lo general desatendido de que los carotenoides son nutrientes liposolubles. Para su absorción óptima y uso en nuestros cuerpos, necesitan ser consumidos con algún alimento que contenga grasa.

Para aprovechar el poder de un carotenoide, entonces, el secreto es usarlos todos. Aunque aquí exploraremos las cualidades de cada elemento del complejo, es esencial usarlos juntos. Con el poder enorme del espectro entero de los carotenoides naturales, podemos esperar beneficiarnos de todo el potencial de prevención de la enfermedad y promoción de la salud de este complejo de nutrientes.

BETA CAROTENO

A menudo se observa que el beta caroteno se transforma con más facilidad en vitamina A. Esto es cierto, pero al funcionar como un antioxidante por su propio derecho, el beta caroteno logra mucho más sin convertirse en la vitamina.

Cáncer. Al hacer caso omiso de tomar beta caroteno sintético, los científicos han aprendido que las personas con la menor ingestión de beta caroteno tienen una frecuencia mayor de cáncer, en especial cuando esta deficiencia nutricional coexiste con un nivel bajo de vitamina A.[2] En el tejido que tiene crecimientos cancerosos, los niveles de beta caroteno son inferiores de manera sensible.[3] Su protección se extiende a muchas formas de cáncer, en particular del pulmón, estómago y seno.[4,5] El beta caroteno también ha mostrado que disminuye la actividad de las células del colon y, al hacer esto, reduce el riesgo de cáncer de colon.[6]

Para trabajar al máximo, el beta caroteno no sólo necesita a los otros carotenoides, sino a otros antioxidantes. En combinación con la vitamina C, por ejemplo, puede reducir el riesgo de displasia cervical[7] y otras lesiones premalignas. En otro estudio, complementos de 40 mg tomados con retinol (una forma de vitamina A) y vitamina E produjo una mejoría en 71% de personas que tenían leucoplasia, un ejemplo primordial de una lesión premaligna en la boca.[8]

En una forma natural con la colección completa de otros carotenoides, tengo una gran confianza en el beta caroteno. En el Centro Atkins este tratamiento es una parte importante, casi invariable, de nuestra terapia para el cáncer establecido o diseminado, y encontramos que 90% de nuestros pacientes con cáncer mejoran más de lo que esperaban si se inscribían sólo en la corriente principal de la medicina. La mayoría de los practicantes exitosos de alternativas para el cáncer parecen estar de acuerdo sobre el valor del beta caroteno natural.

Enfermedad cardiaca. La acción antioxidante del beta caroteno juega un papel muy importante en la prevención de la enfermedad cardiaca y arterial. Un estudio de 333 pacientes que tomaron 50 mg de beta caroteno mostró que el nutriente redujo los afectamientos cardiovasculares importantes en 50%, en comparación con personas que no tomaron el complemento.[9] También se encontró que el beta caroteno tiene un efecto protector en los pacientes con angina, quienes experimentaron mucho menos dolor de pecho con dietas altas en beta caroteno natural. Asimismo, se sabe que éste aumenta el nivel del colesterol LAD (HDL, en inglés) protector.[10]

El colesterol no puede tapar las arterias hasta que se oxida, y muchos estudios han mostrado que el beta caroteno puede prevenir que ocurra esta reacción peligrosa. Aunque la vitamina C parece ser la primera línea de defensa en proteger que el colesterol se vuelva malo, el beta caroteno desempeña un papel de igual importancia como el nutriente de respaldo esencial.[11]

Refuerzo inmunitario. El beta caroteno también fortalece al sistema inmunológico. Aquí es donde saco ventaja de su conversión en vitamina A, uno de nuestros principales luchadores contra la infección. (Es importante señalar, sin embargo, que el beta caroteno estimula al sistema inmunológico en forma independiente de su capacidad para convertirse en otra vitamina.) Prescribo beta caroteno natural de manera rutinaria a todos mis pacientes con virus crónicos y con infecciones agudas y crónicas. De acuerdo con la investigación, dosis de beta caroteno mayores que 30 mg tomadas por más de dos meses produjeron un aumento significativo de la función del sistema inmunológico.[12] Llama la atención una carencia del nutriente entre personas con SIDA. Un estudio encontró que más de 70% de los pacientes con SIDA estaban por debajo del rango normal de niveles de beta caroteno,[13] y otro estudio encontró una reducción de 13 veces del nutriente en niños con SIDA.[14] Más sobre el asunto: dosis de 180 mg diarios han ayudado a pacientes con SIDA a invertir el agotamiento de sus células inmunitarias.

LUTEÍNA Y ZEAXANTINA

Debido a que son expuestos con tanta frecuencia a los rayos luminosos oxidantes del sol, nuestros ojos necesitan toda la protección antioxidante que puedan obtener. La vitamina C y ciertos bioflavonoides son dos guardianes poderosos en las células delicadas de nuestras retinas. El beta caroteno ayuda, pero la luteína y la zeaxantina son los carotenoides dominantes que protegen nuestros ojos; se concentran de manera especial en la mácula, nuestro centro real de visión en la parte posterior de la retina. Debido a su color amarillento, la luteína y la zeaxantina tienden en particular a absorber los rayos azules perjudiciales del espectro luminoso. La luteína también parece ser mejor que el beta caroteno para evitar que los radicales libres dañen a las grasas adentro de los ojos.

Si se consumen en forma regular en la col rizada, berza verde, espinaca y otros vegetales de hojas verdes, los dos carotenoides son una combinación invencible. No sólo pueden prevenir las cataratas,[15] sino también reducir en 57% el riesgo de degeneración macular, un deterioro de la visión central que causa alrededor de un tercio de todos los casos nuevos de ceguera cada año.[16]

LICOPENO

El licopeno, pigmento que colorea a los jitomates y las sandías, quizá es el carotenoide más fuerte y el más subestimado. Como el beta caroteno, protege al colesterol LBD de oxidarse y acumularse en las paredes arteriales. Algunas investigaciones sugieren que puede ser aún más importante que el beta caroteno para la salud del corazón.[17]

El licopeno también puede extender hasta diez veces más protección contra el cáncer que su más famoso compañero carotenoide, según estimaciones de laboratorio. Es efectivo sobre todo contra el cáncer de seno, pulmón, endometrio y próstata.[18] Los fumadores con niveles bajos de licopeno tuvieron cuatro veces más cáncer pulmonar que aquellos con los niveles más altos.[19]

De alrededor de quinientos carotenoides probados en un estudio de riesgo de cáncer de próstata entre un grupo de 47,894 hombres, sólo el licopeno, el carotenoide más abundante encontrado en la próstata, demostró alguna capacidad protectora. Para los hombres que comen dos porciones diarias de alimentos que contienen jitomate (aunque no jitomates enteros o jugo de jitomate), el riesgo de cáncer de próstata se redujo en 35%.[20] Las grasas o aceites son necesarios para que sea absorbido el licopeno de la dieta. ¡Cuánto camino hemos recorrido desde hace un siglo, cuando las personas pensaban que los jitomates eran venenosos!

SUGERENCIAS PARA LOS COMPLEMENTOS

Cuando las personas dicen, "Come tus vegetales", en realidad están diciendo: "Toma un amplio espectro de carotenoides". Todos los vegetales de hoja verde oscuro contienen los carotenoides, como los vegetales amarillos y anaranjados como la calabaza y las zanahorias. El licopeno se encuentra en forma más abundante en los jitomates, las guayabas, la sandía y la toronja rosa. Las fresas, aunque son rojas, no lo contienen. Recuerde, las dietas sin grasas no nos permiten absorber los carotenoides en forma óptima.

Sin embargo, para obtener una ventaja terapéutica más sólida, necesitará tomar dosis mucho mayores que las que se pueden obtener de los alimentos. Todos, creo yo, deberíamos tomar un complemento de carotenoides natural de amplio espectro. Las únicas excepciones podrían ser las personas que no pueden metabolizar bien los carotenoides, como los alcohólicos o cualquiera que tenga un hígado deteriorado.

No se alarme si las palmas de sus manos se vuelven amarillo naranja cuando bebe mucho jugo de zanahoria o consume dosis altas de caroteno. No ha desarrollado toxicidad al beta caroteno. La piel amarillenta tan sólo es una señal de que está almacenando en forma inofensiva los carotenoides en la grasa subcutánea.

Aunque la vitamina A en dosis mayores que 8,000 UI no se recomienda durante el embarazo, los carotenoides son perfectamente seguros. Todavía no he visto o leído respecto a toxicidad de carotenoides naturales en ninguna dosis.

La forma ideal de complementos de carotenoides son aquellos derivados de las algas, como la *Dunaliella salina*, o concentrados de alimentos enteros. Ésta se estandariza en su contenido de beta caroteno. Un adulto promedio puede tomar 10,000-25,000 UI para cuidado preventivo. Por lo general, prescribo 75,000 UI para personas con cáncer, y muchos oncólogos alemanes usan considerablemente más.

Para una protección óptima contra el cáncer o la degeneración macular, reforzaría los carotenoides de *Dunaliella salina* con licopeno, luteína y zeaxantina adicionales.

COMPLEJO B: *el equipo de energía*

Mientras descubrían los vínculos entre varios aspectos de la salud y ciertas sustancias químicas en nuestro alimento, los pioneros de la nutrición de las décadas de 1920 y 1930 tuvieron que retroceder un gran trecho. Al descubrir la aparente clave nutricional de uno de los procesos corporales vitales, regresaron al mismo alimento y encontraron una sustancia por completo diferente implicada en la misma función corporal, o una similar. Al final se percataron de que estaban tratando con un grupo de nutrientes relacionados, los que ahora conocemos como las vitaminas del complejo B. En seguida leerá sobre las vitaminas B_1, B_2, B_3, B_6, ácido fólico, B_{12}, ácido pantoténico y biotina.

Aunque cada miembro de esta familia nutritiva tiene propiedades terapéuticas únicas, todos comparten dos puntos comunes:

- Son los encargados de producir energía al extraer combustible de los carbohidratos, proteínas y grasas de nuestros alimentos.
- Existen juntos en la naturaleza.

¿Podrían los nutrientes del complejo B aparecer juntos por una razón, quizá para llevar a cabo su propósito compartido? De ser así, ¿la ausencia de uno o más de ellos interfiere de alguna manera con nuestro metabolismo de la energía y, a final de cuentas, con nuestra salud? Estas suposiciones son ciertas y explican por qué el procesamiento y refinamiento perturban el frágil equilibrio nutricional y contribuyen a la mayor parte de nuestras enfermedades degenerativas.

Debido a que las vitaminas B están tan entrelazadas, separarlas disminuiría el funcionamiento del complejo como un todo equilibrado y violaría el imperativo de mantenerlas juntas. Al estar unidas, podemos beneficiarnos de sus características individuales sin crear nuevos desequilibrios que generen sus propias consecuencias. Regresaré a este tema de manera repetida mientras señalo las ventajas individuales de cada nutriente B.

VITAMINA B$_1$ (TIAMINA): *energizante cerebral*

Es raro encontrar una persona que no requiera de tiamina adicional. Si usted consume alimentos cocinados, necesita más de la que obtiene en la actualidad. Aproximadamente la mitad de la vitamina B$_1$ en alimentos sin cocinar cae presa de la estufa. Y si come un montón de harinas y cereales refinados y procesados, "fortificados" o de otros, la temperatura alta encontrará poco que acabar. El embarazo y la lactancia aumentan el requerimiento corporal de B$_1$, como lo hace también el consumo de azúcar y otros carbohidratos refinados, el ejercicio, una glándula tiroides con actividad excesiva y beber alcohol o té. El requerimiento se incrementa también con la edad. Las personas mayores no pueden metabolizar la vitamina en la forma en que alguna vez lo hicieron, por lo que deben consumir más de ella.[1]

El beriberi, la enfermedad que resulta de la deficiencia de tiamina, suena como un padecimiento exótico de días pasados, una aflicción del mundo en desarrollo. No obstante, todavía existe en la actualidad. Los doctores la conocen como cardiomiopatía relacionada con el alcohol, debido a que por lo general se desarrolla del alcoholismo grave. El músculo cardiaco es su blanco principal y pierde su capacidad para contraerse de manera efectiva. Sin embargo, la enfermedad no ignora al sistema nervioso, el digestivo o cualquier otra parte de nuestra estructura fisiológica.

Enfermedad cardiaca. Por cada persona adicta al alcohol con cardiomiopatía alcohólica desarrollada, cien bebedores sufren de un grado menor de deterioro cardiaco por una insuficiencia de B$_1$.[2] Aun así, usted no necesita beber en exceso para agotar la B$_1$ de su cuerpo o para sufrir las consecuencias cardiacas. Prevenir la enfermedad cardiaca es una tarea más difícil cuando no tiene la cantidad suficiente de la vitamina. Los medicamentos diuréticos, prescritos por lo común para tratar la hipertensión arterial, la insuficiencia cardiaca congestiva y la retención de agua, agotan más la tiamina del cuerpo, junto con muchos otros nutrientes.

El reabastecimiento de las reservas corporales de tiamina es absolutamente esencial para revertir la pérdida de la función del músculo cardiaco, así como para tratar la cardiomiopatía y la insuficiencia cardiaca congestiva. Dosis regulares de B_1 mejoraron en forma sorprendente la función cardiaca en un pequeño experimento en 1995 que incluyó a 30 personas con insuficiencia cardiaca grave que habían estado tomando el diurético furosemida.[3]

Incapacidades de aprendizaje. Otra característica del beriberi es la disfunción cerebral, pero el deterioro mental se vuelve evidente mucho antes de que un nivel bajo de tiamina pueda clasificarse como una deficiencia oficial. Por el contrario, elevar la medida sanguínea a un rango más saludable, puede ser una garantía contra el deterioro mental.

Los complementos de B_1 pueden ayudar a los niños con deficiencias de la vitamina a ampliar su capacidad de aprendizaje hasta en 25%, de acuerdo con evaluaciones estándar realizadas en las escuelas.[4] En algunos casos han desaparecido por completo problemas conductuales graves. Los resultados de otra investigación señalan que las dosis altas, pueden permitir a los retrasados mentales concentrarse más y hacer un mejor uso de sus capacidades mentales.[5] Incluso estudiantes universitarios a los que se dieron 50 mg de tiamina diarios durante dos meses mostraron tiempos de reacción más rápidos y se encontró que eran más lúcidos, serenos y enérgicos.[6]

Perturbaciones emocionales. El comportamiento agresivo y adictivo, así como otros trastornos de la personalidad y enfermedades mentales, comparten varios denominadores nutricionales comunes, incluyendo una deficiencia de tiamina. Hasta 30% de las personas admitidas en los pabellones psiquiátricos de los hospitales tienen deficiencia de B_1, de acuerdo con cálculos de investigaciones. He visto personas con ciertos tipos de depresión responder muy bien a la terapia con tiamina. Una dosis diaria de 400 mg ayuda a mantener niveles saludables de las sustancias químicas cerebrales como la acetilcolina, las cuales se encargan de elevar el estado de ánimo.[7]

Enfermedad de Alzheimer. Entre las personas afligidas con esta pérdida debilitante de memoria, los niveles sanguíneos de B_1 de manera típica están significativamente por debajo de lo normal. La actividad de una cierta enzima usada para medir el nivel de tiamina en el cuerpo también disminuyó hasta en 50%. Por desgracia, regresar la concentración sanguínea a un rango más saludable no puede remediar el daño que ya ha infligido la enfermedad, aunque un investigador afirma que cierto subgrupo de pacientes de Alzheimer respondió con dosis enormes.[8] El índice de éxito a este respecto me hace creer que la vitamina es mejor como un preventivo que como tratamiento.

Trastornos neurológicos y dolor. La tiamina mejora la función nerviosa y disminuye el dolor en varios estados neurológicos diferentes. La razón más común por la que receto inyecciones de B_1 es para aliviar la neuropatía periférica, un trastorno con frecuencia doloroso caracterizado por entumecimiento o un hormigueo molesto en manos y pies. La inyección funciona más de la mitad de las veces, siempre que las otras vitaminas del complejo B acompañen a la tiamina.

Además, de acuerdo con un estudio alemán, un curso de doce semanas de tiamina y otras vitaminas B fue capaz de ayudar a pacientes con neuropatía diabética, una degeneración nerviosa causada por azúcar en la sangre controlada de manera deficiente.[9] La tiamina se administró en forma de alitiamina y se usaron dosis enormes (320 mg). Los nutrientes de apoyo B_6 y B_{12} también fueron administrados en dosis altas.

La complementación con tiamina, balanceada con los otros miembros del complejo B, también quita el dolor de zona, migraña y algunos estados artríticos. Para aliviar algunos dolores musculares inexplicables de la fibromialgia, los complementos pueden ayudar, pero se requiere una forma especial "activada" de B_1, el pirofosfato de tiamina. Las clases más comunes de B_1 están bien para mitigar calambres y dolor muscular de la variedad de jardín. De hecho, dosis orales inusitadamente altas (entre 1 y 4 gramos) han tenido éxito donde los analgésicos farmacéuticos han fallado. Los estudios han mostrado que dosis grandes aliviaron el dolor en 78% de un grupo considerable de pacientes de jaqueca; el dolor de las articulaciones también mejoró para casi tres cuartas partes de los participantes.[10]

Envenenamiento con plomo. La B_1 ya se ha establecido como un requerimiento indispensable para aumentar la capacidad de aprendizaje. Mayor evidencia de su función en la medicina nutricional infantil es proporcionada por su capacidad para contrarrestar el envenenamiento por plomo. El riesgo de una acumulación tóxica de este metal venenoso no se relaciona de manera exclusiva por bebés desatendidos que comen trozos de pintura que se caen de la pared. El envenenamiento con plomo es el riesgo ambiental número uno que enfrentan los niños estadounidenses, causante de dificultades de aprendizaje, daño nervioso y otros problemas neurológicos.[11] Debido a que el cuerpo retiene cada fragmento del metal tóxico que adquiere, el daño se extiende hasta la edad adulta. Incluso un nivel de B_1 ligeramente menor que el adecuado permite que se acumule más plomo, pero la complementación ayuda a disminuir la acumulación.

Debilidad inmunológica. Algunos niños propensos a fiebres recurrentes y otros padecimientos típicos de un sistema inmunológico débil responden maravillosamente a la terapia con B_1. Muchos de estos niños tienen niveles inusitadamente altos de ácido fólico y vitamina B_{12} en sus cuerpos.[12] El hallazgo prueba de nuevo el principio importante de que las vitaminas B funcionan mejor cuando están equilibradas y pueden plantear problemas cuando están fuera de servicio.

SUGERENCIAS PARA LOS COMPLEMENTOS

Excepto cuando se justifica para el dolor u otras enfermedades específicas, 50-100 mg de tiamina cubrirán las necesidades diarias de la mayoría de la gente. Sin embargo, recuerde que debe estar balanceada con una cantidad similar de sus compañeros del complejo B. El clorhidrato de tiamina estándar, la forma usada con mayor frecuencia en los complementos que se venden en las farmacias, le servirá bien para mejorar su salud en general. Se absorbe con facilidad y rara vez me he sentido impulsado a administrar más de 300 mg al día. Cuando el contenido de B_1 del cuerpo deba incrementarse con mayor rapidez, el pirofosfato de tiamina es una mejor opción. Mejor aún es la alitiamina, la forma disponible que se absorbe con mayor facilidad.

No deje que esta exposición, o las que siguen, lo alejen del principio de insistir en tomar el complejo B como una unidad. (En la página 380 se describe un ejemplo útil de dicha fórmula.) Si usted padece alguno de los problemas específicos aquí expuestos, tal vez desee complementar su tratamiento tomando el complejo B junto con 100-200 mg de alitiamina o en la forma de pirofosfato.

VITAMINA B$_2$ (RIBOFLAVINA): *antioxidante, energizante y jugadora del equipo*

La vitamina B$_2$ (riboflavina) es el jugador de equipo consumado en la lista del complejo B. Sin ella es posible que el equipo B no fuera la A de la lista para metabolizar alimentos, proteger a las células y anticiparse a las deficiencias de otros nutrientes.

Algo del valor de la B$_2$ deriva de su capacidad para acelerar la conversión de la vitamina B$_6$, la superestrella del complejo B, a su forma activa en el cuerpo. Al mismo tiempo, es uno de los nutrientes principales implicados en la regeneración del glutatión (véase la página 181), uno de nuestros antioxidantes más importantes. Los dos están ligados en forma tan estrecha que los científicos a menudo miden el nivel de glutatión en el cuerpo para medir los niveles de riboflavina.[1] La acción antioxidante de la vitamina B$_2$ es vital para un enfoque natural para la prevención y tratamiento de las cataratas (aunque dosis altas en extremo de 500 mg y más han causado daño retinal a animales experimentales).[2] La riboflavina también limita el daño celular infligido por una apoplejía o ataque cardiaco y minimiza las lesiones respiratorias de varias toxinas.[3] Además, el tratamiento de la anemia de célula falciforme mejora cuando se incluye la riboflavina, la cual protege nuestros glóbulos rojos.

Una carencia de riboflavina puede deteriorar la absorción de hierro en el cuerpo y debilitar a la glándula tiroides.[4] Para corregir por completo una tiroides poco activa, algunas personas requieren a menudo inyecciones diarias de 500 mg de B$_2$, una cantidad que se aproxima a los límites máximos de uso seguro (cuando se administra sola) y una dosis mucho mayor que la que prescribo por lo normal.

Las enfermedades críticas elevan la necesidad de riboflavina en un grado mayor que el normal. Un estudio de 102 pacientes de cuidado intensivo encontró que un nivel reducido de B$_2$ elevó de manera significativa el riesgo de morir.[5] Incluso un nivel ligeramente bajo podía impedir la recuperación, afirman algunos investigadores, pero pocos hospitales se molestan en vigilar el estado de B$_2$ de sus pacientes. Otra investigación indica que una deficiencia de B$_2$ incrementa la probabilidad de depresión u otros problemas de salud mental.[6]

Sugerencias para los Complementos

La mayoría de los doctores sólo conocen los signos superficiales de una deficiencia de B_2, incluyendo grietas en las comisuras de la boca y dificultad para adaptarse a la oscuridad o a la luz intensa. Mis sospechas surgen cuando averiguo que alguien ingiere una dieta alta en carbohidratos. Los cereales enteros, es verdad, son una buena fuente del nutriente, pero las harinas refinadas, aunque estén enriquecidas, no lo son. Los huevos, la carne, las aves de corral, el pescado y las nueces proporcionan un suministro más seguro.

Los complementos son la fuente más confiable. Para uso general, todo lo que necesita uno son 25-50 mg al día. Incremente la dosis para ayudar a prevenir cualquier enfermedad relacionada con la riboflavina. Me gustaría recordarle una vez más mantener la cantidad en proporción con los otros nutrientes del complejo B.

VITAMINA B_3 (NIACINA): *restaura la cordura, controla el colesterol; niacinamida: repara articulaciones, controla la diabetes*

Niacina (Ácido Nicotínico)

La niacina es la única vitamina que la corriente principal de la medicina considera como un fármaco. Puede ser, de hecho, el "fármaco" más efectivo de todos para normalizar el colesterol. Pero usarlo como fármaco viola uno de los principios básicos de la prescripción de vitaminas B: debe administrarse en conjunto. Aquí, los nutrientes acompañantes son ignorados, y con ello viene una lista de efectos secundarios innecesarios. Quizá sea un riesgo aceptable para un fármaco, pero no es apropiado para un nutriente valioso.

La vitamina B_3 es un integrante del complejo B que es esencial para la producción de energía y bienestar en muchos niveles, en especial la salud del corazón y la circulación óptima. Participa en más de 50 reacciones que convierten el azúcar y la grasa en energía. También es necesaria para el metabolismo de los aminoácidos e interviene en la conversión de las grasas en compuestos conocidos como eicosanoides, agentes tipo hormonas que controlan las rutas metabólicas de nuestros cuerpos.

La vitamina B_3 viene en dos formas: niacina y niacinamida. Aunque ambos satisfacen los requerimientos corporales de B_3, sus poderes terapéuticos difieren. La niacina ayuda a disminuir el colesterol y los triglicéridos, mientras la niacinamida ayuda en la osteoartritis y puede prevenir la diabetes.

Niacina: control del colesterol sin igual. Para personas que ya han tenido un ataque cardiaco, la niacina mejora la probabilidad de permanecer con vida mejor que los medicamentos de prescripción.[1] Ésta fue la conclusión de un estudio, el Proyecto de Fármaco Coronario, que comparó al nutriente contra dos fármacos que disminuyen el colesterol, clofibrato y colestiramina, para determinar cuál disuade mejor un ataque cardiaco no fatal y prolonga la supervivencia a largo plazo después de un ataque cardiaco. Incluso varios años después de que los tratamientos han cesado, el índice de mortalidad fue menor sólo para aquellos que habían tomado niacina.[2]

De un golpe, la niacina combate cuatro factores de riesgo importantes para la enfermedad cardiaca:

1. El colesterol LBD elevado. Esta forma "mala" de colesterol se acumula en el interior de las paredes arteriales, restringiendo el flujo sanguíneo y ocasionando un endurecimiento de las arterias (arteriosclerosis). Los complementos de niacina obligan a descender los niveles de LBD, por lo general entre 10 y 25%.
2. El colesterol LAD bajo. Una concentración baja del colesterol "bueno" es uno de los pronosticadores más fuertes de enfermedad cardiovascular, porque la LAD ayuda a limpiar el torrente sanguíneo de LBD. La niacina eleva de manera significativa la LAD, hasta en 31%, de acuerdo con un estudio.[3]
3. Lipoproteína(a) elevada. Un producto secundario difícil de la LBD, la lipoproteína(a) ha surgido en los últimos años como un factor de riesgo independiente para la enfermedad cardiaca, tan peligroso como la hipertensión arterial, el tabaquismo, la obesidad y el colesterol total. Contribuye al bloqueo arterial y aumenta la probabilidad de la formación de un coágulo. Un nivel más elevado plantea un riesgo mayor. Ningún medicamento disponible ahora tiene algún efecto en cantidades altas de lipoproteína(a). Pero la niacina, junto con la vitamina C, reduce el riesgo.
4. Triglicéridos altos. Otro factor de riesgo independiente que apenas se reconoció, que es de extrema importancia; estas grasas de la sangre señalan la presencia de un trastorno de la insulina, diabetes tipo II, e hipertensión. Restringir en forma tajante su consumo de azúcar y otros carbohidratos es la mejor forma de detener

los triglicéridos elevados, pero los complementos de niacina ofrecen un apoyo fuerte, reduciéndolos entre 20 y 50%.[4]

¿Entonces, por qué no recetan niacina los doctores? Porque la niacina fue tratada primero como un agente farmacológico, la armonía del cuerpo fue ignorada y fue prescrita al principio en dosis altas de 3 gramos en adelante. Pero en este rango causó elevaciones de azúcar en la sangre parecidas a las de la diabetes, problemas frecuentes del hígado, elevaciones del ácido úrico y casi una segura erupción cutánea roja. Así que se administró sólo a un pequeño número de pacientes con trastornos de los lípidos, y alrededor de 42% de ellos la discontinuó debido a estos efectos adversos irritantes o médicamente arriesgados.[5] No fue sino hasta fechas recientes que los investigadores comenzaron a adoptar una nueva perspectiva de la niacina, y ahora tenemos formas de obtener sus beneficios y disminuir sus desventajas.

Si es tomada en una dosis cómoda de 100 mg al día con un incremento gradual hasta 1,000 mg al día, mucho menos de lo que se usaba en los primeros estudios, la niacina logra un éxito[6] que ningún otro nutriente y ningún otro medicamento pueden igualar. En esta dosis eleva la proporción de colesterol LAD, limpiador de arterias en el torrente sanguíneo en 20%. Un estudio reciente para la utilización de niacina de liberación prolongada en una matriz de cera en dosis de 1,500-2,000 mg la encontró efectiva de manera ideal y bien tolerada.[7]

La niacina logra su hazaña de prolongar la vida en formas distintas a la disminución de los lípidos en la sangre. Además de obligar a caer en picada las lecturas de LBD, también hace que esta grasa potencialmente peligrosa sea mucho más flotante y con menor probabilidad de dañar y adherirse a las paredes arteriales.[8] La niacina también reduce la coagulación excesiva de la sangre que puede conducir a ataques cardiacos y apoplejías.[9]

Despejar los vasos sanguíneos hace más que reducir el riesgo de enfermedades cardiovasculares. Al optimar la circulación a lo largo del cuerpo, la niacina ayuda a solucionar una variedad de problemas que se derivan de un flujo sanguíneo deficiente, incluyendo el fenómeno de Raynaud (donde las manos se vuelven sensibles en extremo al frío) y la claudicación intermitente (una condición dolorosa de la pierna incitada con sólo caminar). El mejor flujo sanguíneo al cerebro logrado con una dosis modesta de 100 mg de niacina también ayuda a aplazar la senilidad.

Cómo obtener el máximo beneficio de la niacina. La nueva era de la terapia con niacina comenzó cuando dosis más modestas demostraron ser efectivas, pero ha sido fortalecida en forma inconmensurable por otros dos avances importantes. El primero es la estrategia eminentemente lógica de usar todos los nutrientes compañeros de la niacina junto con esta vitamina B individual. Los doctores con una orientación nutricional han sabido desde hace mucho que el complejo B entero también debe ser proporcionado en forma generosa. El segundo es el desarrollo de un compuesto de la vitamina llamado inositol hexanicotinato (IHN). Aunque el inositol es en sí mismo un vitanutriente, fue elaborado en forma sintética con la esperanza de lograr el éxito de la niacina sin sus inconvenientes. Ha tenido el suficiente éxito como para amenazar con cambiar las prácticas de prescripción de los doctores.

Debido a que el IHN, una vez que ingresa en el torrente sanguíneo, se descompone en seis moléculas de niacina más una de inositol (un benefactor de los lípidos por su propio derecho), logra los resultados de la niacina, pero sin el sofoco de ésta: una erupción inofensiva, con escozor, que fluye por la piel cuando se toman dosis de 50 mg o más. Aunque el sofoco, un resultado de la liberación de histamina desencadenada por la niacina, es bastante inofensivo y desaparece cuando la niacina es tomada en forma regular, muy pocas personas lo resisten. Además, el IHN no comparte la tendencia de la niacina regular a irritar el hígado. Tomar niacina con los alimentos minimiza más el problema, como también lo hace tomar una sola aspirina junto con ella.

Niacina para el cerebro. Otro logro de la niacina, su capacidad para combatir la esquizofrenia, tiene significación tanto terapéutica como histórica. De hecho, un estudio realizado en 1952 por los doctores Abram Hoffer y Humphrey Osmond fue el primer ejemplo de una prueba de doble ciego en psiquiatría y el comienzo de un programa de terapéutica nutricional llamado "medicina ortomolecular". El ímpetu fue proporcionado por el éxito de su prueba. La niacina y la niacinamida duplicaron los índices de recuperación de dos años de esta enfermedad mental después de sólo cinco semanas.[10]

Asimismo, la niacina tiene un efecto tranquilizante suave y ésta o la niacinamida pueden prescribirse cuando la ansiedad es un problema presente. Los estudios con animales confirman que la B_3 tiene un efecto sedante. En otra aplicación, 500 mg de niacina al día ayudaron de manera considerable en el tratamiento de pacientes con anorexia y bulimia. Y otra investigación sugiere que hay un vínculo entre la niacina y la prevención del cáncer.[11]

El otro lado de la niacina. La niacina parece elevar el azúcar en la sangre de personas con diabetes, aunque sólo de manera moderada.[12] Los diabéticos, sin embargo, necesitan la protección arterial del nutriente más que otras personas. La posibilidad de una perturbación de glucosa puede evitarse por completo tomando dosis menores de niacina junto con cromo. La combinación es tan efectiva para disminuir el colesterol como las dosis altas de niacina solas,[13] en vista de que el cromo beneficia tanto al azúcar en la sangre como al colesterol.

NIACINAMIDA

Debido a su tipo de acción diferente, la niacinamida, la otra forma natural de la vitamina, no causará erupciones cutáneas, pero tampoco mejorará las lecturas de colesterol y la circulación sanguínea. Yo no la uso con propósitos cardiovasculares, pero hay casos que responden a esta forma de la vitamina B mejor que a la niacina o al inositol hexanicotinato.

Diabetes. Desde la década de 1940, la ciencia ha sabido que las personas con diabetes tipo I requieren inyecciones menores de insulina si toman niacinamida en forma regular. El nutriente también puede prevenir parte del daño pancreático que arruina la capacidad del cuerpo para elaborar su propia insulina. El daño comienza a una edad joven, lo cual explica por qué al tipo I se le conoce también como diabetes juvenil. También explica por qué entre más pronto se proteja al páncreas se puede prevenir la enfermedad con más éxito.

Esto es lo que tenían en mente los investigadores cuando les suministraron el nutriente de manera preventiva a unos 80,000 niños (con un rango de edad entre cinco y siete años) en Nueva Zelanda. La niacinamida redujo la frecuencia de la diabetes tipo I en más de 50%.[14] En otro estudio, de 56 adultos recién diagnosticados con diabetes tipo I, una dosis diaria de 25 mg por kilogramo de peso corporal (1,750 mg para el adulto promedio) protegió sus células pancreáticas del daño y mejoró su capacidad para elaborar insulina.[15]

Osteoartritis. La niacinamida también disminuye el dolor de la osteoartritis y mejora la movilidad de las articulaciones. Dosis de 3 gramos diarios, en porciones divididas, funcionaron bien en un estudio realizado por Wayne B. Jonas, el director de la recién formada Oficina de Medicina Alternativa del gobierno. Se requiere de unos tres meses para que aparezcan los resultados positivos con la terapia con niacinamida y la mejoría continuará hasta bien entrado el segundo y tercer año de complementación.

Otras funciones. Como la niacina, la niacinamida ejerce un efecto sedante suave que es útil en el tratamiento de una variedad de problemas emocionales y neuropsiquiátricos, incluyendo ansiedad, depresión, trastorno de déficit de la atención, alcoholismo y esquizofrenia. En dosis altas el nutriente actúa como un antioxidante y, en cultivos celulares de laboratorio, ha funcionado contra el virus VIH.[16]

SUGERENCIAS PARA LOS COMPLEMENTOS

La carne, las aves de corral, los productos lácteos, los mariscos, las nueces y las semillas proporcionan vitamina B_3. Con la mayor parte de estos alimentos en la lista de enemigos de los integrantes de una dieta alta en carbohidratos y baja en grasas, es fácil entender por qué alrededor de 33% de todos los estadounidenses no consumen ni siquiera la ínfima ración dietética aconsejada. Los complementos, entonces, no son suplementarios: satisfacen una necesidad básica.

El inositol hexanicotinato, la niacina y la niacinamida por lo general son seguros en dosis moderadas. Pueden aparecer algunos efectos secundarios, en especial si utiliza la asistencia terapéutica de la vitamina en cantidades mayores que 500 mg diarios. Tome un buen complemento de complejo B para apoyar a la B_3 extra, siga mis lineamientos y no tendrá de qué preocuparse.

• Niacina. Por lo general, la vitamina B_3 original es segura, si se usa en forma apropiada. La sensación de sofoco es inofensiva y esperada. Disminuye día con día, conforme su cuerpo se acostumbra a ella. Tomar el complemento con algún alimento o con una tableta de aspirina minimiza la reacción, como lo hace también comenzar con una dosis diaria de 100 mg e incrementarla en forma gradual hasta cantidades mayores, las cuales podrían llegar hasta los 1,000 mg diarios. Debido a que las grandes dosis necesarias para tratar la esquizofrenia o los trastornos por lípidos funcionan como un medicamento, deberán ser supervisadas por un profesional de la salud. Si necesita tomar tanta, ya debería estar bajo el cuidado de un doctor. Las formulaciones de liberación prolongada de niacina todavía permiten el desarrollo de toxicidad en el hígado, razón por la que prefiero el inositol hexanicotinato.

• Inositol hexanicotinato. En la actualidad, uso esta forma de niacina para la mayoría de las personas que necesitan niacina porque tiene todos los beneficios de la vitamina B_3 y ninguno de sus riesgos. En ausencia de un padecimiento del corazón o como un complemento preventivo general, le hará bien tomar 100-500 mg al día. Para mejorar la salud de su corazón, por lo general se requieren 800-2,400 mg. Nunca he necesitado prescribir una cantidad tan grande. A diferencia de las formas de liberación prolongada de la niacina, el inositol hexanicotinato de liberación prolongada es seguro. Algunas personas notan una influencia relajante, que mitiga la ansiedad al tomar complementos. Otros podrían llamarlo somnolencia.

• Mi única precaución real ya sea con el inositol hexanicotinato o con la niacina es justo el otro lado de la moneda de su efecto terapéutico. Si usted está tomando fármacos vasodilatadores, tenga cuidado porque estas vitaminas aumentarán el efecto de los medicamentos. En lugar de dejar de tomar el fármaco, hable primero con su doctor y manifiéstele su deseo de reducir o eliminar sus necesidades farmacéuticas por medio del nutriente. Lo mismo resulta cierto si usted está con medicamentos reductores del colesterol.

• Niacinamida. Dosis altas pueden causar náusea o somnolencia extrema en algunas personas. Para un mantenimiento de la salud básico, una tableta diaria de 100 mg será suficiente. Si tiene diabetes tipo I, tome 300-600 mg diarios. Si le han diagnosticado recientemente diabetes tipo I o si está tratando de aliviar el dolor por osteoartritis, su médico le prescribirá 1,500-2,000 mg.

VITAMINA B_6 (PIRIDOXINA): *la vitamina B esencial*

No se necesita buscar mucho para encontrar buenos ejemplos de cuán apartados están nuestros elaboradores de políticas dietéticas de la investigación más reciente sobre nutrientes. Sin embargo, el caso de la vitamina B_6, lo ilustra mejor. Para un nutriente que interviene de manera integral en la salud hormonal de la mujer, la prevención de la diabetes y de las enfermedades cardiacas, el tratamiento de la artritis y la fortaleza del sistema inmunológico, la agencia federal que define las RDA ha establecido un requerimiento diario de 2 mg. Sin embargo, la totalidad de los estudios científicos fijarían 50 mg como una recomendación más apropiada para la dosis diaria de B_6, y para personas saludables en general.

La piridoxina aparece en mis terapias con nutrientes dirigidos más que cualquier otra vitamina. Una razón es que interviene en muchas reacciones bioquímicas esenciales para la vida. Otra es el hecho de que incluso para las normas gubernamentales, la persona promedio tiene una deficiencia alarmante de ella. Entre los residentes de asilos, por ejemplo, la de la B_6 es la deficiencia de vitamina más grave y la observada con mayor frecuencia.

El Corazón de la B_6

Debido a que tantos aspectos bioquímicos de la salud requieren piridoxina, es difícil limitar nuestra atención a una lista finita de formas en que la B_6 nos ayuda. La vitamina es indispensable para elaborar prostaglandinas, compuestos tipo hormona cuyas innumerables funciones incluyen la dilatación de los vasos sanguíneos y la apertura de los conductos bronquiales. Un desequilibrio de las prostaglandinas puede conducir a daño tisular, inflamación, esquizofrenia o incluso cáncer. Un suministro insuficiente de vitamina B_6 a menudo es el eslabón más débil en el proceso de producción de prostaglandinas.

Diabetes. Para saber cuánto tiempo ha estado expuesto el organismo al efecto del daño de los tejidos por el grado elevado del azúcar en la sangre, un médico examina algo llamado hemoglobina glicosilada. Las lecturas elevadas de este marcador sanguíneo corresponden a un mayor grado de daño celular relacionado con la diabetes. La vitamina B_6 reduce la hemoglobina glicosilada, lo cual sugiere que el daño celular por la enfermedad también disminuye. Tomar complementos ayuda a estabilizar el azúcar, alienta a las células a metabolizarla y lucha contra el daño ocular y la pérdida de visión de la retinopatía diabética. Su uso regular también reduce el nivel de ácido xanturénico, producto químico secundario perjudicial de una deficiencia de B_6 que causa diabetes en animales de laboratorio.

Enfermedades cardiacas. Por supuesto, la diabetes eleva de manera drástica el riesgo de enfermedades cardiacas. Sin embargo, un mejor control del azúcar en la sangre es sólo una de varias formas importantes en que la piridoxina protege nuestra salud cardiovascular. Es uno de los tres nutrientes del complejo B (junto con el ácido fólico y la vitamina B_{12}) que de manera tan simple y rápida eliminan nuestro factor de riesgo cardiaco reconocido en forma más reciente: la homocisteína, aminoácido cuyo nivel elevado en la sangre corresponde a índices mayores de apoplejías y ataques cardiacos.[1]

De manera adicional, la falta del nutriente incrementa el riesgo de un ataque cardiaco por razones independientes de la homocisteína, según investigadores de la Clínica Cleveland. Sin él, la sangre se torna espesa y tiende a coagularse, lo cual puede bloquear una arteria.[2] La vitamina actúa también como un diurético, ayudando a reducir la retención de agua y, como resultado, disminuye la presión elevada de la sangre. Como lo ilustró un estudio de Harvard de 15,000 médicos estadounidenses, los hombres con los niveles más bajos de B_6 tuvieron 50% más ataques cardiacos que sus semejantes mejor nutridos.[3]

Debilidad del sistema inmunológico. Cuando envejecemos, la vitamina B_6 es esencial para una defensa natural contra infecciones virales y bacterianas.[4] La carencia de ella disminuye nuestra mejor medición del funcionamiento del sistema inmunológico, el número de células T. Las personas con SIDA necesitan el nutriente en cantidades mucho más grandes de la que podrían obtener del alimento. Aun cuando ingirieran lo que un bromatólogo convencional considera una cantidad adecuada, los pacientes con SIDA aún tendrían una deficiencia de B_6.

Perturbaciones hormonales. Las mujeres tienen una necesidad especial de vitamina B_6 debido a que desempeña un papel integral en el equilibrio de las hormonas femeninas. Al ayudar a convertir el estradiol —una forma de estrógeno— en estriol (su forma menos dañina y menos carcinógena), la B_6 contrarresta una causa del cáncer en las mujeres. Por razones parecidas debe ser incluida (junto con colina, inositol y metionina) en cualquier terapia para fibroides uterinos, endometriosis o enfermedad fibroquística del seno. Como un diurético natural, la vitamina proporciona un alivio cuando empieza a declararse la tensión premenstrual.

Problemas relacionados con el embarazo. Una mujer necesita más B_6 cuando está embarazada y cuando toma píldoras anticonceptivas. Ambos estados agotan la piridoxina del cuerpo. El restablecimiento de una cantidad saludable a menudo alivia la depresión que algunas veces aparece como un efecto secundario de los anticonceptivos orales.[5]

Las futuras madres a menudo no consumen suficiente B_6 para satisfacer sus propios requerimientos ni los de su bebé. Un complemento diario de 30 mg tan sólo comenzará a cubrir las demandas de ambos. Como bonificación, la vitamina alivia la náusea relacionada con el embarazo y disminuye el riesgo de diabetes gestacional y la hipertensión arterial de la preeclampsia.[6]

Candidiasis. De las mujeres que luchan con un crecimiento excesivo del hongo afín a la levadura *Candida albicans*, dos tercios no metabolizan de manera apropiada la piridoxina. El hongo impide que el cuerpo convierta a la B_6 en su forma activa, piridoxal-5-fosfato. Hasta que se deshaga de la infección del hongo, puede necesitar tomar complementos directos de esta B_6 "activada".[7]

Cálculos renales. Combinada con ortofosfato de magnesio, la B_6 reduce la formación de oxalato de calcio, el ingrediente principal de la mayor parte de los cálculos renales (cualquier fuente de magnesio ayudará).[8] Éste es sólo un ejemplo de las muchas formas en que la vitamina ayuda al cuerpo a metabolizar los minerales en forma correcta.

Deterioro cerebral y nervioso. La epilepsia,[9] el trastorno por déficit de atención, la esquizofrenia, la depresión y el autismo están entre los trastornos neurológicos y mentales cuyo tratamiento exitoso depende al menos en parte de la piridoxina. En una revisión de 18 estudios clínicos diferentes sobre niños autistas a los que se les dio dosis altas de B_6, la mitad de ellos se benefició; muchos se volvieron normales.[10] También desempeña un papel fundamental en la elaboración de norepinefrina y serotonina, sustancias químicas cerebrales encargadas de la sensación de bienestar.

En personas mayores, niveles más altos de B_6 se asocian con mejores puntuaciones en pruebas de memoria.[11] Junto con CoQ_{10} y hierro, ayuda a las personas con enfermedad de Alzheimer[12] y puede ser útil contra el mal de Parkinson, aunque algunas investigaciones indican que puede interferir con la L-dopa y otros medicamentos.

Dolor de las articulaciones y manos. El alivio del dolor de mano por síndrome de túnel carpiano y el tratamiento para la artritis también dependen de la B_6 más que de cualquier otro nutriente aislado. Para ambos avances en el tratamiento, tengo que agradecer a John M. Ellis, y su libro de 1973 sobre los usos terapéuticos de la vitamina B_6.[13] El trabajo original de Ellis por ningún motivo es anticuado; la investigación todavía confirma que las personas con artritis reumatoide a menudo son deficientes en B_6.[14]

Trastornos de la piel. El asma, el acné y la dermatitis seborreica responden a los tratamientos con B_6. También el melanoma maligno, en especial si la vitamina se aplica en forma directa sobre la piel.

SUGERENCIAS PARA LOS COMPLEMENTOS

La piridoxina no es tóxica en absoluto, siempre que siga una regla empírica: iguale las dosis altas con cantidades similares de las otras vitaminas del complejo B y con un complemento de magnesio. En ausencia de estos nutrientes de apoyo, las dosis mayores que 500 mg diarios corren el riesgo de causar neuropatía sensorial, un entumecimiento u hormigueo en los brazos o piernas, lo cual en estos casos es temporal. Tomar los nutrientes acompañantes y disminuir la dosis de B_6 invierte este efecto secundario. Ocasionalmente algunos pacientes notan un entumecimiento con dosis relativamente pequeñas, pero la gran mayoría se siente bien.

Una buena cantidad de personas no puede convertir de manera adecuada la B_6 en piridoxal-5-fosfato, la forma activada que requiere el cuerpo. Por esta razón, al menos 20% de nuestra dosis diaria de B_6 deberá estar en la forma activada. Resulta de gran utilidad, según he observado, cuando las lesiones por tensión repetitiva y el síndrome de túnel carpiano no responden a los complementos estándares de B_6. Igualmente, la forma activada es más potente, por lo que requiere aproximadamente un quinto de la dosis, o entre 25 y 100 mg diarios.

Para aumentar el efecto terapéutico, tome B_6 sola en una comida y luego con las otras vitaminas B en otra comida posterior en el día. Para la protección general de la salud, se deberían tomar 50 mg al día. Para cualquier otra de las condiciones específicas asociadas con una carencia de B_6, un mejor rango de dosis es 100-400 mg.

ÁCIDO FÓLICO: *nuestra deficiencia más significativa*

Resulta bastante irónico que, de todas las vitaminas que se pueden comprar en una tienda de alimentos para la salud, el gobierno federal impone límites de dosificación sólo en una: la que podría detener 10% de todas las muertes por ataque cardiaco y podría prevenir sin ayuda alrededor de 75% de un defecto congénito paralizante común. En resumen, el ácido fólico es la vitamina que necesitamos más que cualquier otra.

Como nos enseñó Roger Williams hace mucho, un programa de nutrición sólo es tan bueno como el eslabón más débil en la cadena. Este principio es tan importante que merece ser repetido con frecuencia. Entre nuestros muchos eslabones débiles, el ácido fólico es el más débil. En encuestas de nutrición le clasifica como la deficiencia de vitamina número uno en Estados Unidos. Actualizar la restricción anticuada de las leyes nutricionales de Estados Unidos prevendría una cantidad significativa de muertes por apoplejía y cáncer mientras que le permitiría al público encontrar alivio de la artritis, colitis, demencia, fatiga crónica, trastornos de la piel, síntomas menopáusicos y depresión posparto.

Las Proezas del Folato

El límite de cuánto ácido fólico puede contener una sola píldora (800 mcg) puede haber sido un error bien intencionado hace 50 años cuando el gobierno federal lo impuso. Se sabía poco sobre esta vitamina del complejo B en esa época. Los científicos comprendieron que la deficiencia de ácido fólico, junto con una carencia de vitamina B_{12}, causaba anemia megaloblástica (perniciosa) y que apenas una cantidad pequeña, 400-800 mcg, vencía la anemia. Sin embargo, demasiado ácido fólico administrado solo podría enmascarar una deficiencia de vitamina B_{12}. Después de determinar una cantidad mínima y una máxima, la FDA y el liderazgo médico cerraron el capítulo sobre el ácido fólico.

Pero eso fue entonces. Ahora sabemos mejor, gracias a algunos investigadores progresistas, que no estábamos listos para archivar el asunto. Cuando experimentaron con dosis mucho mayores que el nivel del microgramo, terminaron no sólo agregando capítulos adicionales, sino volviendo a escribir el libro entero sobre los usos terapéuticos del ácido fólico.

Defectos congénitos. Al tomar una dosis diaria mucho mayor de ácido fólico, las mujeres de todo el mundo podrán prevenir una clase de defecto congénito muy común que es grave en extremo. Cuando la médula espinal, que forma el sistema nervioso central de un embrión se desarrolla en forma inapropiada, el bebé puede nacer con una grave desproporción; como la espina bífida, en la que la espina dorsal no cierra por completo, la anencefalia, en la que falta una porción grande del cerebro.[1]

El ácido fólico, en dosis diarias de 4 miligramos, no microgramos, puede prevenir alrededor de 75% de estos defectos congénitos. La investigación médica, incluyendo un estudio fundamental de 1,195 mujeres de siete países, es voluminosa y consistente.[2] No obstante, la FDA se ha rehusado a ceder en su restricción de los 800 mcg de ácido fólico que puede contener una sola tableta de complemento. En su lugar, la "solución" es que los llamados alimentos enriquecidos (conocidos en forma menos eufemística como comida chatarra) se fortalezcan con un poco más del nutriente, alrededor de 636 mcg por cada medio kilo. Aun si fuera aconsejable llenarlo cada día con los tres kilos de comida chatarra necesarios para obtener 4 mg de ácido fólico, el esfuerzo no elevaría su concentración sanguínea tan bien como lo hacen los complementos.

Sin embargo, las mujeres deben entender con claridad que necesitan mantener una ingestión fuerte de la vitamina, no sólo después de quedar embarazadas, sino a lo largo de todos sus años de fecundidad. Las necesidades fetales son de importancia básica en las primeras semanas después de la concepción, cuando una mujer puede no saber que está embarazada. Cuando el estado de su ácido fólico es bajo, otras complicaciones del embarazo —incluyendo el aborto espontáneo, el peso bajo al nacer y la ruptura prematura de las membranas—, se vuelven más frecuentes.

Además, debe destacarse que las madres primerizas no deben abandonar sus complementos una vez que salen de la sala de partos. El ácido fólico es valioso para aliviar la depresión posparto (de hecho, es el tratamiento principal para esta condición en el Centro Atkins). Usando 20 mg o más, hemos alcanzado un índice de éxito impresionante.

Enfermedades cardiacas. Cuando la historia de las enfermedades cardiacas se vuelva a escribir, los capítulos sobre el colesterol concluirán con esta oración: "La homocisteína elevada es un factor de riesgo mayor, pero puede corregirse con facilidad con complementos de ácido fólico."

Una proteína sanguínea ignorada en gran medida hasta hace pocos años, la homocisteína, ha tomado un lugar central en las páginas de las revistas médicas de todo el mundo. Si la comunidad científica puede alguna vez arrebatar el control de los doctores con influencia política que asesoran sobre política de salud pública, la homocisteína heredaría el manto del colesterol como enemigo público número uno, no sólo por su vínculo con la enfermedad cardiovascular, sino también por su asociación con un amplio espectro de otras enfermedades.

La medicina está reconociendo por fin que una medición sanguínea mayor que la normal de homocisteína es un factor de riesgo auténtico, independiente de todos los demás, que implica casi todas las formas de arteroesclerosis. El riesgo de enfermedad cardiaca se triplica cuando el nivel sanguíneo de la sustancia excede 15.8 μmol/L, una lectura aún considerada por muchos dentro del rango "normal".[3] Es más, las probabilidades varían en proporción directa con la concentración de homocisteína: disminuya sus niveles de homocisteína en cinco puntos y reducirá su riesgo en 40%.

Muchos estudios confirman la contribución de la homocisteína a las epidemias de la época moderna. Las personas que sufren ataques cardiacos, de acuerdo con un estudio concluyente, tienen cantidades menores de ácido fólico tanto en la dieta como en el plasma.[4] El riesgo de apoplejía es aún mayor que el de enfermedad cardiaca y mayor todavía para la enfermedad vascular periférica. Un estudio mostró que 32% de las personas que padecen enfermedad vascular periférica tenían lecturas anormales de homocisteína.[5]

La estenosis de la arteria carótida, la cual la corriente principal de la medicina trata de corregir con cirugía vascular, también se correlaciona fuertemente con homocisteína elevada, como se correlaciona también la enfermedad vascular que se desarrolla a menudo en personas con diabetes.[6] Las arterias tampoco son los únicos blancos. Los coágulos en las venas de las piernas también han sido vinculados con la presencia de la proteína en la sangre,[7] como también la pérdida de visión súbita que puede producirse por un bloqueo de los vasos sanguíneos retinianos.[8]

Tampoco se reduce el impacto al sistema cardiovascular. Los niveles de homocisteína también son significativamente mayores en los pacientes con enfermedad de Alzheimer[9] al igual que en pacientes con esclerosis múltiple,[10] menopausia[11] y artritis reumatoide.[12] También se han visto lecturas elevadas en mujeres que han dado a luz bebés con defectos de la médula espinal.

Sin embargo, las dosis apropiadas de ácido fólico (junto con vitamina B_6, el segundo nutriente más importante a este respecto, así como con vitamina B_{12} y betaína) casi siempre vuelven inofensiva la amenaza de la homocisteína.[13] No puedo recordar un solo paciente en el Centro Atkins cuya lectura elevada de homocisteína no disminuyera en forma considerable una vez tratado con esta combinación de nutrientes.

Remplazo de estrógenos. Con mucha frecuencia prescribo dosis altas de ácido fólico para padecimientos que todavía no están asociados con el nutriente en las investigaciones publicadas. El Dr. Carlton Fredericks me enseñó que dosis altas (entre 40 y 60 mg) tienen un poderoso efecto parecido al de los estrógenos. La terapia megafólica, como la llamo, demostró ser una bendición para las mujeres que no pueden tolerar los efectos secundarios del remplazo de estrógeno. La prescripción de la hormona, en muchos casos, empeorará la diabetes, los bajos niveles de azúcar en la sangre, la hipertensión arterial y los triglicéridos elevados. El ácido fólico no lo hará.

La terapia megafólica, junto con el mineral boro, puede demorar la menopausia o aliviar sus síntomas, permitiendo a las mujeres cesar por completo la terapia con remplazo de estrógeno o reducir las dosis prescritas. Puede reavivar una libido deprimida, restaurar la regularidad menstrual y ajustar los desequilibrios hormonales. En las adolescentes puede lograr que la pubertad demorada vuelva a su cauce. También ayuda a desacelerar la pérdida de calcio en los huesos que conduce a la osteoporosis, quizá disminuyendo la homocisteína.

Trastornos intestinales. Las células en el tracto digestivo requieren ácido fólico para responder y sanar. Resulta irónico que los medicamentos recetados para tratar la enfermedad de Crohn, la colitis y otros trastornos inflamatorios dolorosos del intestino como la sulfasalazina agoten el ácido fólico corporal e impidan su absorción. Las personas con enfermedad de Crohn ya tienen un nivel inferior al promedio de ácido fólico en sus cuerpos, probablemente debido a los propios problemas de mala absorción del trastorno, de modo que empeora un problema ya de por sí doloroso. Una deficiencia de ácido fólico tan sólo demora la curación y prolonga el sufrimiento.[14]

He descubierto que la terapia megafólica pone bajo control estos padecimientos. Una vez más, funcionan mejor dosis de 40-60 mg, junto con pantetina, los ácidos grasos esenciales y una dieta con restricción de azúcar. La vitamina también alivia en forma drástica varias formas de diarrea a corto plazo y crónica,[15] proporcionando una ventaja adicional a los casos de colitis en los que la frecuencia de los movimientos intestinales debe disminuirse.

Trastornos cerebrales. El líquido cefalorraquídeo contiene, o debería contener, una concentración fuerte de ácido fólico, ya que es esencial para la salud del cerebro. En personas ancianas, un nivel por abajo del promedio puede contribuir a la demencia, mientras que la complementación, por el contrario, puede mejorar en gran medida sus procesos mentales. Se han encontrado deficiencias en personas que tienen epilepsia al igual que trastornos psiquiátricos como depresión, manía y esquizofrenia.[16]

Depresión. Muchas sustancias químicas encargadas de la salud del cerebro y el equilibrio emocional dependen del ácido fólico, pero lo que es suficiente para una persona puede no serlo para otra. Las personas que se depriman, por ejemplo, pueden tener una necesidad superior del nutriente que las personas por lo demás sanas que no se depriman. Se sabe que los pacientes deprimidos con niveles bajos de folato responden mal a los fármacos antidepresivos.[17] Una vez que se satisface la necesidad mayor, la disposición mental puede mejorar en forma tan evidente como lo hace con los fármacos. Una dosis de 50 mg de ácido fólico (en forma de folato metílico) puede, de acuerdo con un estudio, tratar la depresión en forma tan efectiva como el fármaco amitriptilina.[18]

Neuropatía periférica. Este dolor entumecedor y hormigueante en las piernas y los brazos a menudo es resultado de un suministro por debajo del normal de ácido fólico. Junto con otros profesionales, he administrado el nutriente en forma intramuscular para tratar el trastorno.

Cáncer. El ácido fólico por sí solo puede invertir la displasia cervical, es decir, los cambios celulares anormales que causan las manchas en las pruebas de papanicolao positivas y que son síntoma del desarrollo de cáncer cervical. Un estudio encontró que dosis de 10 mg al día eliminaron las células precancerosas en sólo dos meses y quitaron la necesidad de cirugía.[19] Dosis mayores son seguras por completo y, creo yo, posiblemente más efectivas. Para mis pacientes con displasia cervical de manera típica prescribo 30-60 mg diarios, junto con vitamina C, vitamina B_{12} y vitamina A. Sin embargo, hay una nota precautoria. No deben tomarse píldoras anticonceptivas durante el tratamiento para la displasia cervical, porque agotan el ácido fólico del cuerpo.

Otras malignidades también son vulnerables al ácido fólico. Lecturas bajas de ácido fólico se asocian también con cáncer de la garganta y cáncer colorrectal. Por fortuna, las noticias de la terapia con complementos son alentadoras. Un curso de un año de duración del nutriente (10-20 mg al día, más 750 mcg de vitamina B_{12}) invirtió la displasia en los pulmones de fumadores y, en un estudio por separado, en el colon.[20] Los complementos también redujeron a la mitad el porcentaje de personas en las que la colitis condujo al cáncer.

Problemas de la piel. Las deficiencias de ácido fólico son comunes entre personas con psoriasis, y el ácido fólico es el nutriente detrás del éxito de nuestro tratamiento para la psoriasis en el Centro Atkins. Junto con la vitamina B_{12}, la vitamina contribuye a nivelar la pérdida de pigmentación de la piel causada por el vitiligo y ayuda a limpiar los brotes de acné.

Otras enfermedades. Una mirada a las investigaciones publicadas muestra que el ácido fólico (en una dosis diaria de 6.4 mg diarios, más un poco de vitamina B_{12}) puede igualar el alivio del dolor de fármacos antiinflamatorios no esteroides para personas con artritis.[21] Ha demostrado ser benéfico para personas con síndrome de pierna agitada, fatiga crónica e infección de VIH. Y, como enjuague bucal, ayuda a combatir la enfermedad periodontal.

SUGERENCIAS PARA LOS COMPLEMENTOS

El ácido fólico combate tantos problemas de salud en forma tan exitosa debido a que con frecuencia carecemos de una cantidad óptima en nuestros cuerpos. Sólo 11% de todos los estadounidenses consume suficiente de las fuentes dietéticas principales del nutriente: hígado, riñón, brócoli, carne de res, col rizada, hojas verdes de nabo, remolacha y maíz, para obtener incluso la cantidad mínima diaria requerida. La cocción puede destruir hasta 90% del ácido fólico de los alimentos. El consumo regular de alcohol lo agota, al igual que muchos medicamentos anticonvulsivos.

Los alimentos "enriquecidos" con una pizca extra de ácido fólico, como lo ordena la FDA, no establecen una diferencia marcada en nuestra salud cotidiana. La cantidad dista mucho de nuestra necesidad, y el nutriente no alcanza el torrente sanguíneo como llegaría si tomáramos complementos. Considere las siguientes dos ilustraciones:

1. Cuando 17 mujeres tomaron 200 mcg de ácido fólico al día, una cantidad ligeramente superior a la recomendada por la RDA, no pudieron mantener un nivel sanguíneo adecuado del nutriente. Aun peor, la dosis no impidió que se elevaran los niveles de homocisteína.[22]
2. Ingerir un valor de 400 mcg de ácido fólico sólo del alimento no eleva la concentración del nutriente en el torrente sanguíneo ni siquiera cerca del punto alcanzado al ingerir un complemento de la misma cantidad.[23] ¡Qué golpe para la generación de bro-

matólogos que ha insistido en que no necesitamos píldoras de vitaminas y que podemos satisfacer todas nuestras necesidades nutricionales exclusivamente con el alimento!

Por estas razones y otras, simplemente no avalo la ración dietética aconsejada de ácido fólico y no puedo aplaudir incluso un paso pequeño hacia una mayor fortificación de la dieta. Todos, creo, necesitamos tomar al menos 3-8 mg al día. Las personas cuyos niveles de homocisteína están elevados o que tienen un riesgo alto de enfermedad cardiaca deben tomar 10-20 mg diarios. Para el cáncer, los síntomas menopáusicos, la depresión posparto, los casos graves de colitis o cualquier otro procedimiento vinculado con el nutriente, administraría 20-60 mg al día. Para aumentar la absorción corporal, tome un complemento de bifidobacteria. Esta útil flora intestinal elabora ácido fólico adicional en nuestro intestino grueso.

Contrario a la implicación en el límite de dosificación del gobierno, el ácido fólico es uno de los complementos más seguros. La posibilidad teórica de enmascarar una deficiencia de vitamina B_{12} se elimina por completo con facilidad con sólo asegurarse de que su dieta y complementos contienen una cantidad suficiente de B_{12}. Las reacciones idiosincrásicas inexplicables ocasionales son raras. Pero las reacciones a la *carencia* de ácido fólico no son raras en absoluto.

VITAMINA B_{12} (COBALAMINA): *la inyección de vitalidad*

Millones de personas acuden en forma regular con sus doctores por inyecciones de vitamina B_{12}, y salen del consultorio sabiendo que el nutriente los hará sentirse mejor. Aunque normalmente los doctores complacen a sus pacientes dándoles las inyecciones, a muchos les preocupa que sus colegas frunzan el ceño por la práctica. Después de todo, pueden pensar que cualquier mejora sólo estará en la cabeza del paciente.

Tradicionalmente, la vitamina B_{12} era el tratamiento para la anemia perniciosa; nada más, nada menos. Sin embargo, la investigación demuestra ahora que la vitamina B_{12} influye en nuestra salud en miles de formas más allá de la prevención de la anemia perniciosa. Metaboliza el alimento, protege contra la apoplejía y la enfermedad cardiaca, afina el sistema nervioso y contribuye a aliviar el asma, la bursitis, la depresión, la presión arterial baja, la esclerosis múltiple y una variedad de trastornos mentales. Las personas que se aplicaron inyecciones de B_{12} y tomaron complementos estaban en lo correcto. Se sentían mejor porque *estaban* mejor.

Una Deficiencia Disfrazada

Aunque la cobalamina, como se denomina técnicamente a la vitamina B_{12}, aparece en todos los alimentos de origen animal y puede ser elaborada por bacterias benéficas en el tracto gastrointestinal, una deficiencia y sus consecuencias para la salud nunca están muy alejadas. Las mediciones estándares del estado de la B_{12} pueden ser engañosas, e incluso la ingestión suficiente no asegura que el cuerpo la absorberá de manera apropiada. Las repercusiones del consumo inadecuado de B_{12} son bastante malas, pero incluso un nivel sanguíneo que sólo esté moderadamente por debajo del óptimo puede infligir un daño considerable al cerebro y al sistema nervioso.[1]

Los vegetarianos y los ancianos son susceptibles en particular, al igual que los fumadores, personas con SIDA y cualquiera que tenga un problema crónico de diarrea. Un alto porcentaje de personas con anemia de célula falciforme[2] o talasemia, otras dos formas hereditarias de anemia, también corren el riesgo de una deficiencia. El embarazo también incrementa la necesidad dietética de una mujer; una futura madre que consume muy poca proteína animal podría exponer a su bebé a problemas neurológicos relacionados con la B_{12}. Además, ciertos medicamentos interfieren con el uso de la vitamina en el cuerpo.

La absorción depende por completo de un suministro intestinal saludable de "factor intrínseco", una sustancia elaborada en el estómago que se adhiere a la B_{12} y la lleva al torrente sanguíneo. Con la edad, generamos cada vez menos factor intrínseco, una de las razones por las que cualquier persona mayor de 50 años es vulnerable a una deficiencia.[3] Uno de cada tres individuos que han sufrido una cirugía estomacal también es deficiente debido a la falta de factor intrínseco.[4] Además, aquellos que toman medicamentos populares contra la úlcera tienen una absorción deteriorada de B_{12}.[5] Aunque esta situación es grave, el problema se resuelve con facilidad tomando dosis altas (al menos 1,000 mcg al día) de B_{12}.

Las dosis menores tampoco pueden vencer la enfermedad por deficiencia certificada de la B_{12}, la anemia perniciosa. Quizá esta condición ya no merezca su nombre ahora que se sabe que las inyecciones de B_{12} funcionan tan bien, pero una forma subclínica, que ocurre cuando las lecturas en sangre caen en el extremo inferior del rango "normal", puede ser igual de perniciosa y considerablemente más común. Mucho antes de que un examen sanguíneo pueda detectar una anemia oficial relacionada con la B_{12} surgirán los síntomas. Los doctores pueden diagnosticarlos mal con facilidad, pero si la causa verdadera no es identificada y abordada, el cerebro o el sistema nervioso podrían sufrir daño permanente.

Al principio puede sentirse cansado todo el tiempo o notar una pequeña indigestión. Una mujer podría perder su periodo. Otras señales tempranas incluyen un razonamiento más lento, confusión, lagunas mentales y depresión. Debido a que el nutriente se requiere para que el cuerpo elabore mielina, la membrana que cubre los nervios, también puede notar un entumecimiento o sensación abrasadora en los pies. Muchos diagnósticos de enfermedad de Alzheimer, esclerosis múltiple, neuropatía periférica y enfermedad de Lou Gehrig (esclerosis lateral amiotrófica) han resultado ser casos de deficiencia de vitamina B_{12}.

PRESCRIPCIONES PERNICIOSAS

Si, como con la anemia, la medicina clasificara de manera apropiada todas las enfermedades relacionadas con una deficiencia de B_{12}, los libros de texto de salud hervirían con referencias a variantes "perniciosas" de numerosas enfermedades: insomnio o asma o síndrome de dolor perniciosas, por nombrar sólo unas cuantas. La falta de reconocimiento del impacto completo del nutriente es, en sí misma, perniciosa. La evidencia de la influencia de la B_{12} está disponible con facilidad.

Función mental. Una amplia gama de capacidades emocionales y cognoscitivas dependen de una cantidad óptima de B_{12}. En pruebas de cognición de personas ancianas, por ejemplo, aquellos que obtuvieron las puntuaciones más bajas tuvieron las medidas sanguíneas más bajas de cobalamina.[6] Las personas a quienes se les diagnosticó depresión tuvieron niveles bajos de cobalto en plasma, el mineral que forma el centro de la molécula B_{12}.[7] El restablecimiento de una concentración sanguínea saludable alivia síntomas de demencia y confusión en muchas personas mayores. También contribuye a disuadir el deterioro mental que ocurre en el SIDA. Las personas infectadas con el virus VIH con frecuencia tienen muy poca B_{12} en sus organismos.[8]

Enfermedad cardiaca. La cobalamina es parte del trío de nutrientes (los otros dos son el ácido fólico y la vitamina B_6) que eliminan la amenaza planteada por la homocisteína, una sustancia química sanguínea que en grandes cantidades aumenta los riesgos de enfermedad cardiaca y apoplejía.

Esclerosis múltiple. Un nivel de homocisteína mayor que el promedio también coincide por lo general con la esclerosis múltiple. Las personas con esta enfermedad desmielinizante no metabolizan la B_{12} de manera apropiada, lo cual las hace más vulnerables al daño nervioso. Ayuda un complemento diario de 60 mg de una preparación de B_{12} llamada metilcobalamina. Un experimento concluyó que la visión y la audición mejoraron en 30% después de que un grupo de personas con esclerosis múltiple comenzó a tomar la vitamina.[9]

Trastornos del sueño. La vitamina B_{12} parece ayudar a vencer el insomnio. Una dosis de 3,000 mcg, según un estudio, permitió a personas con insomnio quedarse dormidas con más facilidad y permanecer dormidas durante un periodo mayor.[10] De igual forma, dosis grandes al parecer nos ayudan a adaptarnos a los cambios en nuestros hábitos de sueño y vigilia. El nutriente contribuye a la elaboración de melatonina, la hormona encargada de reajustar el ritmo de nuestros relojes biológicos siempre que nos adaptamos a una nueva zona horaria o a un cambio importante en el turno de trabajo.[11] Es probable que la declinación relacionada con la edad de la absorción de la B_{12} explique la disminución en la secreción de melatonina que ocurre conforme envejecemos.

Asma y alergia. En un estudio, una dosis de 30 mg, administrada por vía intramuscular durante dos semanas, alivió por completo los problemas de respiración asmática de 10 de 12 participantes en el estudio.[12] Otras investigaciones documentan el valor de la vitamina para tratar urticarias y dermatitis crónicas.

Dolor nervioso. La ciencia ha establecido en forma concluyente que la terapia agresiva con cobalamina alivia el dolor provocado por el daño nervioso de la neuropatía diabética.[13] La incomodidad causada por dolor por zonas o neuropatía periférica también se abate de inyecciones de B_{12}.

Presión arterial baja. ¿Alguna vez se ha sentido mareado al pararse de pronto? Tome vitamina B_{12}. Ayuda a corregir la presión arterial baja que causa esos ataques abruptos de mareos.

Infecciones virales. La deficiencia de cobalamina deteriora la capacidad del sistema inmunológico para luchar contra gérmenes y otros microbios. Por esta razón, durante años se han usado los complementos para tratar la hepatitis viral. Los niveles séricos bajos de B_{12} duplicaron el índice de progresión de la enfermedad en pacientes con SIDA.[14]

Trastornos de la audición. El tinnitus, un zumbido persistente en los oídos, a menudo coincide con una ingestión deficiente de B_{12}. Un estudio reportó que se detectó una deficiencia en 47% de las personas que tenían tinnitus crónico y pérdida de la audición inducida por ruido.[15] Entre un grupo similar de personas sin problemas de audición, sólo 19% tenía una deficiencia.

Infertilidad. La cobalamina es uno de los muchos nutrientes esenciales para la salud reproductiva tanto de hombres como de mujeres. Un estudio mostró que el nutriente puede por sí mismo elevar una cuenta baja de esperma.[16]

Cáncer. Antes de que se desarrolle el cáncer franco, las células pasan por una transformación premaligna llamada displasia. Después de un programa de un año con complementos que incluía 750 mcg de B_{12} y 10-20 mg de ácido fólico, los cambios precancerosos advertidos en las células pulmonares de fumadores habían desaparecido.[17]

SUGERENCIAS PARA LOS COMPLEMENTOS

Todos podríamos usar más B_{12} en nuestros organismos. Para una evaluación clínica más precisa, necesitará un examen de laboratorio. Sin embargo, la medición usada en forma más común, B_{12} sérica, es inadecuada. No revelará si su ingestión es lo bastante grande para que el cuerpo la absorba y use el nutriente. Una medida más efectiva es una prueba sanguínea para ácido metilmalónico, un compuesto tóxico perjudicial para los nervios causantes de muchos casos mal diagnosticados de enfermedad de Alzheimer. Las lecturas mayores de ácido metilmalónico significan que el cuerpo no está absorbiendo o recibiendo suficiente B_{12}. Conforme se ingiere y se absorbe más de la vitamina, el ácido metilmalónico disminuye.

La determinación de la necesidad de su cuerpo podría ser el aspecto más fácil de encaminarse hacia su salud B_{12}. Partiendo de esto, tiene varias opciones sobre cuánta tomar, cómo tomarla y en qué forma usarla. Aquí se presentan algunas sugerencias de tratamiento:

Dosis. Las circunstancias individuales diferirán, por supuesto, pero todos nosotros mejoraríamos si tomáramos al menos 100 mcg todos los días. Si tiene 40 años de edad, tome 200 mcg; si es mayor de 60, tome 400 mcg. Para cualquier otra condición relacionada con la deficiencia, necesitará al menos 1 mg (1,000 mcg) al día, como parte de un programa de nutrientes general. El límite superior puede ser "el cielo". He recetado 60 mg al día para algunos de mis pacientes con esclerosis múltiple sin ningún impacto adverso.

Seguridad. El nutriente es extraordinariamente seguro aun en grandes cantidades. Nunca se ha notado siquiera alguna toxicidad. Mi única precaución es la regla del equilibrio del complejo B: no tome complementos de B_{12} sola. Acompáñelos con un buen equilibrio de otras vitaminas B. El ácido fólico es de especial interés, porque funciona en tándem con la B_{12}. Siempre tome al menos 1 mg con cualquier cantidad de cobalamina.

Inyecciones vs. tabletas. ¿Cómo debe tomar su B_{12}, en inyecciones o en píldoras? Ambas opciones pueden ser efectivas. Las inyecciones intramusculares son la forma más rápida y directa de introducir la vitamina en su sistema. Para cualquier condición que demande un alivio rápido, incluyendo asma, un síndrome de dolor, neuropatía diabética y hepatitis viral aguda, acuda con su doctor y pídale una inyección.

Las inyecciones también compensan la falta de factor intrínseco, pero entonces se compensa, también, con dosis altas en forma de píldoras. Cualquier cantidad por arriba de 1 mg vencerá al impedimento de absorción, funcionando bastante bien contra los padecimientos que acabamos de enumerar. Las tabletas masticables o las cápsulas tragables de B_{12} líquida también aumentan la absorción hasta cinco veces, de acuerdo con algunos experimentos. Por lo general, les digo a las personas que tomen tabletas sublinguales. Disolver estas píldoras preparadas en forma especial bajo la lengua evita el tracto digestivo, permitiendo al nutriente entrar en forma directa al torrente sanguíneo.

Opciones orales. Los complementos vienen en muchas formas. La hidroxicobalamina y la cianocobalamina están bien para personas sanas en general que desean una ingestión óptima. Ambas corrigen deficiencias e invierten la anemia perniciosa. La hidroxicobalamina es la que actúa más tiempo y eleva más los niveles sanguíneos. La prefiero sobre la cianocobalamina. Por otra parte, las dos formas llamadas coenzimas, metilcobalamina y adenosilcobalamina, pueden tener un límite terapéutico. Los alimentos contienen la forma de coenzima de la B_{12} y la lógica sugiere que podría funcionar cuando las otras formas son ineficaces.

No puedo terminar una exposición de "la vitamina roja", como se la ha llamado, sin recordar el trabajo de H L. Newbold. Él elaboró un programa único para tratar a la mayoría de sus pacientes que se quejaban de fatiga metabólica crónica, depresión y confusión mental. Además de una dieta basada en carne, recomendó una inyección diaria de hidroxicobalamina en una dosis de 1-10 mg. He tenido en muchas ocasiones la oportunidad de ver a personas que él trató a lo largo de los años y su habituación a las maximegadosis de B_{12} fue profunda, estaban convencidas de que cambió sus vidas por completo. Su devoción, y los registros de pacientes del Dr. Newbold, casi me han convencido de que el nutriente podría tener un poder aún más notable cuando se administra en dosis mayores.

COLINA Y LECITINA (FOSFATIDILCOLINA):
reconstructoras de nervios

En el nombre de la buena salud, nuestra sociedad temerosa de la grasa a menudo hace cosas que hacen más daño que bien. Al renunciar a los huevos, por ejemplo, perturbamos la capacidad del cuerpo para metabolizar la grasa y nos privamos de nutrientes que son fundamentales para evitar la enfermedad, incluyendo los problemas cardiacos que una dieta baja en grasas aparentemente previene.

Los huevos son una de nuestras únicas fuentes alimenticias (junto con el frijol de soya) de fosfatidilcolina, conocida también como lecitina.

La fosfatidilcolina (FC) es un protector esencial de cada célula, en especial de las de nuestro sistema nervioso, y también sirve como la fuente principal de colina, la cual a su vez es esencial para la formación de acetilcolina, uno de nuestros neurotransmisores más importantes. A la inversa, la colina es esencial para que nuestros organismos elaboren nuestra propia lecitina. Puede surgir alguna confusión al reconocer que el producto que compramos en la tienda de alimentos saludables como lecitina no es FC, sino un concentrado natural que contiene FC más una mezcla de otros compuestos similares, llamados fosfolípidos. Debido a que la colina, la FC y los complementos de lecitina elevan los niveles sanguíneos de colina, los consideraremos juntos.

NUTRICIÓN NERVIOSA

La colina se encuentra en la leche materna, un indicio por lo general seguro de que es indispensable para la salud. Sin ella, los bebés desarrollarían anormalidades neurológicas graves, ya que el nutriente contribuye a la producción de mielina, la envoltura protectora que rodea a las células nerviosas y cerebrales. En el tratamiento de adultos, he encontrado que dosis de 9-18 gramos redujeron el temblor, los movimientos involuntarios y el habla incomprensible de la discinesia tardía, una enfermedad causada por medicamentos antiesquizofrénicos.[1] La colina y la FC parecen ayudar a aliviar los movimientos espasmódicos involuntarios que caracterizan a la enfermedad de Huntington y al síndrome de Tourette.[2]

Enfermedad de Alzheimer. No hay acuerdo científico sobre el impacto del nutriente en este trastorno que roba la memoria. Sin embargo, el aumento de la memoria por complementos de colina es más evidente en personas sin la enfermedad. Un estudio demostró que 10 gramos de cloruro de colina, tomados diario, mejoraron de manera considerable la capacidad de recuerdo a corto plazo de adultos sanos.[3]

Enfermedad cardiaca. El equipo colina/FC/lecitina lucha contra la enfermedad cardiaca en varias formas diferentes, aunque complementarias. Un estudio de estos mecanismos reveló por qué una dieta baja en grasas puede ser contraproducente para mantener saludable al corazón. Por ejemplo, aun cuando la FC produce sólo una reducción moderada del colesterol total, mejora la proporción entre el colesterol bueno y el malo.[4] Casi cada vez que uno de mis pacientes cardiacos dejaba de tomar complementos de lecitina o FC, pronto encontraba un empeoramiento en esa proporción, la cantidad de colesterol LAD benéfico en relación con la cantidad de colesterol total. Después de que mi paciente reanudaba los complementos de lecitina, la proporción de colesterol comenzaba a mejorar de nuevo en forma casi tan consistente. ¿Por qué? La lecitina disminuye el colesterol LBD perjudicial mientras de manera simultánea eleva en forma modesta el LAD.[5] El LAD extra reduce más el LBD. La lecitina también es un emulsificante, descomponiendo las grasas para una mejor digestión y ayudando tanto al colesterol como a los triglicéridos a permanecer líquidos, con lo que tienen menos probabilidad de acumularse en las paredes arteriales. Además, la FC conserva los niveles sanguíneos de carnitina, uno de los nutrientes cardiacos esenciales del cuerpo.[6]

La colina participa parcialmente en la disminución de la presión arterial, haciendo que los vasos sanguíneos se relajen y permitan por tanto un mejor flujo sanguíneo.

Trastornos del hígado. Una dieta baja en colina obstaculiza la capacidad del hígado para procesar grasas, lo que da como resultado otra consecuencia irónica de una dieta sin huevos y sin grasa: aumento de peso.[7] Una deficiencia, si es extrema, puede conducir a una enfermedad del hígado o incluso a cáncer del mismo.[8] Conforme continúa el metabolismo anormal de las grasas, el colesterol y los triglicéridos se acumulan en el hígado, conduciendo con el tiempo a una enfermedad de hígado graso, la cual, si no se trata, es mortal.

Felizmente, sin embargo, los complementos de colina limpiarán la acumulación de grasa y el hígado puede revertir la enfermedad por completo. En un estudio pequeño, varias personas con enfermedad de hígado graso tomaron entre 1 y 4 gramos de cloruro de colina cada día durante seis semanas. Como lo verificaron las exploraciones de tomografía axial computarizada al final del estudio, la enfermedad había desaparecido por completo.[9]

Trastornos basados en estrógenos. La lecitina puede aumentar la efectividad general de las terapias nutricionales para un espectro entero de problemas de salud de las mujeres, incluyendo fibroides uterinos, síndrome de seno fibrocístico, endometriosis y cáncer de seno y endometrial. El Dr. Carlton Fredericks me enseñó que la colina, junto con el inositol y la metionina, deberían ser siempre parte del tratamiento para estas enfermedades. Éstos son los nutrientes más efectivos para permitirle al hígado convertir el estradiol, la forma de estrógeno con el mayor potencial causante de cáncer, en estriol, una forma más segura, menos carcinógena, de la hormona.

SUGERENCIAS PARA LOS COMPLEMENTOS

Los huevos son nuestra mejor fuente dietética de fosfatidilcolina. Otros buenos alimentos que contienen colina son las vísceras, hojas verdes de diente de león, nueces, semillas y frijoles de soya. Para obtener las cantidades necesarias para combatir los problemas de salud, son necesarios los complementos. Los gránulos de lecitina son mis favoritos. Son una adición sabrosa a las recetas y un aderezo formidable para las ensaladas. Aunque algunas personas pueden advertirle que, con el tiempo, los gránulos de lecitina se vuelven rancios, dejan un mal sabor en su boca y no tienen beneficio nutricional, esto es precisamente por lo que los recomiendo. Los complementos pueden oxidarse también, pero debido a que los tragamos en cápsulas, nunca nos enteramos. Con los gránulos, sus papilas gustativas le advierten que ya se echaron a perder.

Los complementos de fosfatidilcolina son otra forma excelente de obtener nutrición de colina; son tolerados bien y han sido usados en forma segura en dosis tan altas como 35 gramos al día. La lecitina concentrada, un líquido espeso, es otra opción. De manera típica contiene 55% de fosfatidilcolina y libera colina lentamente con el tiempo. Para la forma concentrada, la dosis preventiva básica es de 1/4 de cucharadita diaria. Para problemas neurológicos y aumento de la memoria, tome entre 1 y 4 cucharaditas al día.

Para completar la lista, el cloruro de colina y el bitartrato de colina son otras dos formas aceptables, pero en las dosis requeridas a menudo notará un molesto olor a pescado pero inocuo.

Una precaución menor: las dosis altas de lecitina y colina en complementos deben acompañarse con vitamina C y calcio adicionales. La vitamina C sirve para protegernos de las nitrosaminas que pueden generarse durante el metabolismo de la colina, y el calcio se requiere para bloquear el fósforo extra que contiene la lecitina.

INOSITOL: *píldoras naturales para dormir*

El inositol, pariente de la familia del complejo B, relaja la tensión nerviosa y fomenta el sueño profundo. Este viejo complemento sigue siendo uno de los ejemplos más claros de un vitanutriente natural seguro que casi elimina la necesidad de una categoría entera de fármacos potencialmente perjudiciales: los tranquilizantes y las píldoras para dormir.

Pero hay una dificultad. Antes de que tenga oportunidad de soñar en un mundo sin fármacos, necesita estar informado de las alternativas. Y en vista de que la acción del inositol, al parecer evidente, nunca ha sido sometida a un experimento científico oficial, sus virtudes han tenido que ser descritas oralmente por los relativamente pocos médicos que lo conocen.

Sólo en años recientes los investigadores han comenzado a examinar la influencia calmante del inositol, con varios estudios que utilizan dosis mucho mayores que las que he usado para tratar casos graves de depresión, ansiedad y trastorno obsesivocompulsivo.

El Cerebro y más allá

Depresión. Los niveles de inositol a menudo son menores que el promedio habitual en personas hospitalizadas por depresión. Para empeorar aún más una deficiencia nutricional mala, el litio, recetado por lo común para el trastorno maniacodepresivo, disminuye más la concentración de inositol en el cerebro. Volver a suministrar el nutriente en forma natural con frecuencia puede levantar los ánimos. Dos estudios concordaron en que dosis de 6-12 gramos al día durante cuatro semanas aliviaron de manera significativa varios síntomas depresivos.[1]

Ansiedad. El poder de tratamiento del inositol se equipara al de fármacos psicotrópicos más potentes para aliviar el ejemplo más grave de ansiedad: el pánico. Debería ser tomado en forma rutinaria para esta sensación casi paralizante de temor, cuyos síntomas pueden parecerse a los de un ataque cardiaco. Las personas con casos menos graves de ansiedad también respondieron bien, como las personas con agorafobia, el temor de estar en público. Entre las pocas diferencias que la investigación ha notado entre el inositol, una vez más en una dosis de 6-12 gramos, y los fármacos fue la ausencia de efectos secundarios con el nutriente.[2] Una dosis de 18 gramos diarios demostró ser segura y efectiva para tratar el trastorno obsesivocompulsivo.[3]

Enfermedad de Alzheimer. El inositol en dosis de 6 gramos diarios ayudó al lenguaje y orientación de un grupo de pacientes con enfermedad de Alzheimer;[4] tal vez un estudio más prolongado demostrará su valor.

Neuropatía diabética. Otros usos del inositol están mejor documentados. Por ejemplo, el inositol escapa con facilidad de las células nerviosas del diabético. La pérdida, según creen los expertos, es la causa de al menos parte de la neuropatía diabética, la destrucción dolorosa de nervios en brazos y piernas que ocurre después de años de control deficiente del azúcar en la sangre. Un estudio realizado en 1978 informa que una dosis de 1 gramo diario alivió el dolor y mejoró la función nerviosa de un grupo de personas con neuropatía.[5] La vitamina C es una adición importante, ya que puede cortarle el paso a la pérdida de inositol en primer lugar.

Obesidad. El inositol, la colina y la metionina están implicadas de manera integral en la forma en que el hígado maneja las grasas, lo que dio origen a su apodo científico de nutrientes lipotrópicos, o quemadores de grasa. Para varias personas con sobrepeso y que sufren de un metabolismo reacio, los complementos del trío de nutrientes pueden ocasionar que sus cuerpos quemen el exceso de grasa. Nótese que este mismo trío de nutrientes ayuda a debilitar los efectos del estrógeno, como lo describí en la sección anterior.

Salud infantil. La leche materna es una de nuestras fuentes naturales más ricas de inositol, un hecho que debería haber impulsado a los fabricantes a incluir el nutriente en las fórmulas para lactantes. Al principio ni siquiera lo consideraron, pero actualmente, la mayor parte de las fórmulas para lactantes lo contienen. Sin embargo, asegúrese de revisar la etiqueta.

Los recién nacidos necesitan inositol de manera esencial para un crecimiento saludable. En los bebés prematuros incrementa los índices de supervivencia, previene la pérdida de la visión por retinopatía e impide malestares respiratorios.[6]

SUGERENCIAS PARA LOS COMPLEMENTOS

Al comer una gran cantidad de productos frescos, cereales enteros, carne y leche, podríamos suministrarnos hasta 1 gramo de inositol diario. Sin embargo, una proporción considerable estaría en forma de fibra y por tanto no se absorbería muy bien. Por consiguiente los complementos son necesarios para la mayoría de nuestras necesidades básicas. Para gran parte de los trastornos cotidianos, como el insomnio temporal o desarrollado, tome 500-1,500 mg al acostarse. Para la ansiedad moderada, 1-2 gramos al día. La depresión clínica y los trastornos de pánico y obsesivocompulsivo demandan dosis mucho mayores, como los 6-18 gramos usados en los estudios de investigación. Nótese que el inositol es un isómero químico (tiene una configuración ligeramente diferente) de la glucosa y estas dosis grandes podrían inhibir la pérdida de peso.

PANTETINA/ÁCIDO PANTOTÉNICO:
mejor que los medicamentos contra el colesterol

Nuestras glándulas suprarrenales necesitan ácido pantoténico para elaborar sus hormonas antiinflamatorias modificadoras de la enfermedad. Aplicar la lección en un pequeño experimento me dio una de mis primeras pistas de que un nutriente podría de hecho remplazar a un fármaco. Con el tiempo, el ácido pantoténico demostraría ser un tratamiento natural potente para varias enfermedades de la salud bastante dispares: artritis, colitis, alergia y enfermedad cardiaca.

Si el ácido pantoténico era tan esencial para las suprarrenales, razoné, los complementos de este nutriente del complejo B podrían permitir a la corteza suprarrenal secretar una cantidad extra de sus hormonas principales, llamadas glucocorticoides, quizá suficientes para ayudar a aliviar los síntomas de la artritis, la colitis u otro padecimiento inflamatorio. En ese momento, el único tratamiento para estos padecimientos era la prednisona, un fármaco cuyos efectos secundarios incluyen desde retención de agua y abotagamiento de la cara hasta aumento de peso, osteoporosis, diabetes y falla del sistema inmunológico. Mi esperanza era que el nutriente podría permitirme reducir las dosis de medicamento de algunos usuarios de prednisona.

El impacto del ácido pantoténico excedió mis expectativas y las de mis pacientes. He seguido ayudando a miles de personas no sólo a disminuir la dosis de prednisona, sino a liberarlas por completo de la necesidad de tomar fármacos antiinflamatorios para toda la vida. Como efecto secundario sorprendente, el nutriente también disminuyó el colesterol elevado.

NACIMIENTO DE UN COMPLEMENTO

Conforme pasaron los años aprendimos el secreto que se oculta detrás de la mayor parte de los éxitos del ácido pantoténico. Una vez en el cuerpo, forma una sustancia llamada pantetina, la cual es convertida en una enzima de suma importancia llamada "coenzima A". La coenzima A es una de las pocas sustancias en el cuerpo implicada en forma directa en el metabolismo de los tres componentes principales de los alimentos: proteína, grasa y carbohidratos. También es la base para nuestra producción de hemoglobina, bilis, esteroides sexuales y suprarrenales, colesterol y unas cuantas sustancias químicas cerebrales. Aunque la complementación con ácido pantoténico no conduce a la creación de coenzima A, la pantetina crea al menos el doble de ella.

Una vez descubierta, la pantetina fue investigada en forma extensa en Europa, en especial en Italia y España, donde fue comercializada como un fármaco patentado. Posteriormente encontré una compañía estadounidense de vitaminas que solucionó el problema técnico de mantener estable la pantetina en forma de tableta. Vencer este obstáculo dio origen quizá a la mejor sustancia individual en el planeta para restablecer los niveles óptimos de colesterol, triglicéridos y otras grasas en la sangre.

La pantetina es más potente que cualquier otro medicamento provocador de efectos secundarios usado para reducir el colesterol. Docenas de estudios médicos sólidos de Europa y Japón atestiguan su eficacia y seguridad. Pero, ciertamente, es el vitanutriente menos apreciado de los que leerá en este libro. Ningún libro de cardiología estadounidense contiene siquiera una mención de ella; esto le ofrece otro dato del por qué su doctor le prescribe con tanta facilidad fármacos para reducir su colesterol.

PANTETINA: EL ACTOR POTENTE

Los resultados de la pantetina no sólo son buenos. Son espectaculares. Yo la uso junto con el ácido pantoténico, haciéndola el nutriente individual o doble número uno de los usados en mi práctica. Debido a que la mayor parte de la acción terapéutica proviene de la coenzima A, la pantetina es potencialmente la más valiosa de los dos, aunque para algunas enfermedades, el ácito pantoténico conserva su valor completo. Por consiguiente, los consideraremos por separado, empezando con la pantetina.

Trastornos autoinmunitarios. Aliviar los tejidos inflamados no se aplica sólo a la artritis. Ya sea por alergias, asma, lupus o psoriaris, cualquiera que ahora tome prednisona u otro medicamento basado en esteroides se beneficiará. Como mínimo, puede esperar necesitar menos el fármaco. Es probable que su doctor tenga que reducir la dosis y pueda retirarle la prescripción por completo: dos cosas que ahora hago de manera rutinaria para mis pacientes. Entre menor es la dosis, existe menos probabilidad de sufrir los efectos secundarios del fármaco.

Además de permitir a las glándulas suprarrenales generar más cortisona, la pantetina también ayuda a incrementar los ácidos grasos omega-3 en el cuerpo (EPA, ADH y los otros aceites esenciales).[1] Estos ácidos grasos omega-3 también ejercen una acción antiinflamatoria poderosa. Y sus únicos efectos secundarios son buenos, haciendo a la pantetina responsable de manera indirecta de reducir el riesgo de enfermedades del corazón y de las arterias.

Enfermedad cardiovascular. El agravamiento de nuestras dos grasas sanguíneas más peligrosas, la lipoproteína de baja densidad y los triglicéridos, se detiene súbitamente cuando se enfrenta a la pantetina. En un informe publicado se informa que una dosis de 900 mg diarios de pantetina condujo a una disminución de 32% en triglicéridos, 19% en el colesterol total y 21% en la LBD. Al mismo tiempo, el colesterol "bueno", la lipoproteína de alta densidad (LAD), se elevó en 23%.[2]

Además, encontré más de media docena de informes parecidos en la literatura médica. Todos ellos documentaban mejoras considerables en las grasas sanguíneas de los que tomaban complementos, aun cuando la anormalidad de lípidos se debiera a otras enfermedades.[3] Ninguno de los artículos falló en mostrar reducciones y tampoco informaron de efectos secundarios. Compare esto con las consecuencias reductoras de la vida bien establecidas de la mayor parte de los fármacos que reducen el colesterol. Los fármacos de estatina crean una escasez del nutriente vital para el corazón, la coenzima Q_{10}, y todos los demás fármacos fueron asociados con índices de mortandad por causas no cardiacas que fueron mayores que las de los sujetos de control. La pantetina supera estas desventajas en cualquier forma.

De manera irónica, la efectividad de la pantetina para reducir el colesterol ha ayudado a causar una incredulidad considerable entre mis pacientes cuando les digo, con la confianza basada en más de 20,000 casos, que pueden comer carnes rojas, huevos y mantequilla y que, siempre que tomen su pantetina y otros nutrientes, y se alejen de los carbohidratos, su perfil de lípidos, en especial la LBD y los triglicéridos, mejorará en forma sorprendente. Estos resultados felices tienen lugar en más de 90% de los casos.

La pantetina protege al corazón y a las arterias en otras formas. Fomenta la producción de enzimas que ayudan a descomponer las grasas en la sangre y contribuye a la acción de la vitamina E contra la acumulación de colesterol.[4] La pantetina es uno de los pocos nutrientes que incrementa la cantidad de ácidos grasos omega-3 que destruyen coágulos y reduce las grasas que estimulan su formación en las membranas celulares. Al generar más coenzima A, aumenta el metabolismo en el músculo cardiaco, fortalece la fuerza de sus contracciones y disminuye la velocidad con la que palpita. También puede mejorar una cierta forma de cardiomiopatía dilatada y aliviar la angina de pecho (dolor cardiaco del pecho). En resumen, la pantetina ayuda al corazón de muchas maneras y ningún paciente cardiaco debería estar sin ella.

Colitis y enfermedad de Crohn. El solo hecho de mantener una concentración sanguínea promedio de ácido pantoténico no elevará lo suficiente el nivel de coenzima A en el cuerpo para aliviar la molestia de los dos problemas inflamatorios importantes del intestino, la colitis y la enfermedad de Crohn. Una concentración "normal" del nutriente, demostró un estudio de personas que padecen colitis, no hizo llegar la enzima adonde se necesitaba, las membranas mucosas que cubren el colon.[5]

La pantetina invierte todo esto. Una dosis diaria de 900 mg, acompañada por una cantidad igual de ácido pantoténico, hizo que mejoraran considerablemente la mayoría de mis pacientes con enfermedad de Crohn y de colitis, y después de tan sólo una semana, algo que nunca antes había atestiguado. Al ayudar a reproducir las bacterias benéficas en los intestinos, la pantetina también controla las infecciones por hongos afines a las levaduras que se encuentran en muchos de nuestros pacientes con colitis.

Hongos afines a las levaduras y sensibilidades químicas. La candidiasis infesta a una cantidad muy grande de personas aun en ausencia de colitis. La pantetina, como un desintoxicador natural, ayuda al cuerpo a deshacerse de la reproducción excesiva de los hongos afines a las levaduras y las acumulaciones de otras sustancias nocivas, como el formaldehído. También apoya al hígado en la descomposición de productos químicos secundarios como el acetaldehído. Tanto el consumo de alcohol como las infecciones por levaduras generan esta toxina, causante de la "confusión mental" asociada con la candidiasis.[6] Algunas investigaciones indican que la pantetina puede funcionar incluso contra el deseo de beber alcohol.[7]

Muchos de nosotros recibimos nuestras primeras dosis de pantetina de la leche materna. El nutriente, una vez en el tracto intestinal, estimula el crecimiento de la bifidobacteria, *Lactobacillus bulgaricus*, y otra flora amigable. Entre mejor mantengamos un equilibrio intestinal de estas bacterias buenas, mejor protegidos estaremos contra los microbios dañinos. Los antibióticos representan una amenaza inminente para este equilibrio, porque destruyen todas las bacterias, tanto amigas como enemigas. Aunque estos fármacos son necesarios en muchos casos, los complementos de pantetina, de acuerdo con un estudio, minimizan en gran medida sus riesgos inherentes.[8]

ÁCIDO PANTOTÉNICO: TODAVÍA LO NECESITAMOS

No concluya que el ácido pantoténico debe desempeñar un papel secundario ante su vástago virtuoso. El padre de la pantetina sigue siendo un jugador terapéutico por su propio derecho, en especial para una piel saludable. Dosis inusitadamente altas (hasta 10 gramos al día) pueden aliviar el acné, aunque pueden pasar seis meses o más antes de que den resultado las megadosis.[9] Una vez que la complexión comienza a mejorar, la dosis puede reducirse a un nivel de mantenimiento de sólo 1-5 mg al día. Además de limpiar las espinillas, una crema tópica que contiene una concentración de 20% de ácido pantoténico también reducirá los poros agrandados y hará que la piel se sienta más suave. El nutriente del complejo B parece estimular la salud de la piel en general. Un estudio reciente encontró que 900 mg de ácido pantoténico diarios mejoran la curación de heridas y la recuperación quirúrgica.[10]

Gota. Hemos usado pantotenato de calcio durante años como remedio para la gota. Tomar 200 mg cuatro veces al día elimina de manera bastante confiable el exceso de ácido úrico que lleva al dolor de pierna artrítico.[11]

Inflamación. Los síntomas del llamado síndrome de pie ardiente también se alivian con complementos de ácido pantoténico, como lo es en la sensación de ardor de una úlcera. Agregue pantotenato a la lista de alternativas naturales para el alivio de la artritis. Los fármacos antiinflamatorios no esteroidales usados con frecuencia llevan un riesgo considerable de causar úlceras.

Obesidad. Debido a que mi dieta baja en carbohidratos es tan efectiva para perder peso, no he ahondado en algunas investigaciones relativamente nuevas que sugieren que una cantidad pesada de ácido pantoténico (10 gramos al día, tomados en varias dosis divididas) ayuda a bajar kilos a las personas con sobrepeso.[12] Sin embargo, ello tiene sentido porque la producción corporal de coenzima A disminuye cuando tratamos de perder peso. No debemos permitir que esto suceda, porque la coenzima A, cuando está presente en cantidades suficientes, disminuye el apetito, quema los ácidos grasos de cadena larga y restaura la energía.

No puedo perdonar el uso de fármacos para perder peso, o para aliviar la inflamación o el dolor de las úlceras, o para controlar el colesterol. Para la salud general, tome entre 100 y 200 mg ya sea de ácido pantoténico o de pantetina todos los días. Para estabilizar el colesterol y los triglicéridos o para controlar la inflamación, las alergias o un estado autoinmunitario, necesitará 600-900 mg al día de pantetina y de ácido pantoténico.

PABA (ÁCIDO PARAAMINOBENZOICO): energizante, *luchador contra la rigidez*

Ya sea que esté preocupado por los síntomas menopáusicos o esté luchando contra una enfermedad mucho más grave como la esclerodermia, podría encontrar un amigo en el PABA. Las personas se tratan a sí mismas sin saber con este nutriente cada verano. Debido a que absorbe la luz ultravioleta, el PABA es el ingrediente activo en muchos protectores solares de aplicación tópica. Pocas personas se dan cuenta de que no tienen que untarse la loción para protegerse del sol. Un complemento oral de 1-2 gramos, tomados antes de exponerse al sol, también protegerá su piel. Como un premio adicional, podría protegerse también de sentirse cansado. El nutriente está arriba en mi lista de remedios contra la fatiga, aunque no ayuda a todos.

Aunque no es un miembro oficial de la familia, el ácido paraaminobenzoico, como se llama de manera formal el PABA, se incluye de manera típica en los complementos del complejo B porque se requiere para sintetizar el ácido fólico en nuestro tracto gastrointestinal. Acaso este hecho explica en parte, por qué el PABA a menudo demuestra ser útil en el tratamiento de bochornos, irritabilidad y otros malestares menopáusicos. El ácido fólico que ayuda a crear es integral para mantener un buen equilibrio de hormonas femeninas.

UN MÉTODO DURO PARA UNA PIEL DURA

Desde el punto de vista medicinal, el PABA es uno de los muchos nutrientes capaces de influir de manera considerable en el curso de dos enfermedades que de otra manera son muy difíciles de tratar, así como algunos otros procedimientos relacionados con la piel que resultan un poco más graves que una simple quemadura de sol en el verano.

Esclerodermia. Con este trastorno del sistema inmunológico, crece por toda la piel un tejido duro y fibroso y bloquea el flujo sanguíneo hacia los órganos internos. Por lo general, este trastorno es mortal. El PABA, sin embargo, ofrece una esperanza. Cuando fueron tratados con el nutriente, 76.6% de las personas en un estudio sobrevivieron más de 10 años, casi el doble de la esperanza usual para la enfermedad. Casi todos los pacientes que usan PABA al menos tendrán una piel más suave y una mejoría en otros síntomas.[1]

Enfermedad de Peyronie. Los urólogos convencionales pueden practicar sin querer un poco de medicina nutricional cuando recetan Potaba, la versión farmacológica del PABA, para tratar esta enfermedad en la que crece tejido fibroso dentro del pene. El padecimiento por lo general no es grave, pero la piel endurecida no permite que el tejido eréctil del pene se expanda en forma uniforme, lo que da como resultado una erección curvada inconveniente y en ocasiones dolorosa. El PABA, en dosis altas, es la mejor terapia no quirúrgica disponible.[2]

Trastornos de las articulaciones. Vale la pena que cualquiera pruebe el PABA como un posible tratamiento contra otras dos condiciones causadas por el crecimiento de tejido fibroso: contracturas postraumáticas y contractura de Dupuytren. En las primeras, se forma tejido cicatrizal endurecido cerca del sitio de una lesión y limita la flexibilidad de la articulación; en la segunda, un tendón, por lo general el cuarto flexor, se contrae en la palma, dificultando enderezar el dedo afectado. En mi práctica, el PABA es útil con frecuencia para aliviar toda clase de problemas del tejido conectivo, incluyendo la artritis.

Decoloración de la piel. Hace más de 50 años los doctores usaban el PABA para tratar el vitiligo, la pérdida de pigmentación que deja manchas en la piel.[3] Incluso dosis modestas son muy benéficas, con posibles mejoras estables después de seis meses de complementación regular.[4]

Otros padecimientos. Probablemente porque calma la inflamación, el PABA puede influir en otros trastornos autoinmunitarios, incluyendo la tiroiditis.[5] Investigaciones adicionales sugieren que puede ser útil para tratar sensibilidades químicas y daño oxidativo por exposición al ozono.[6] Para personas alérgicas al gluten y sus proteínas relacionadas

—que se encuentran en alimentos como trigo, avena, cebada y centeno—, los complementos pueden contrarrestar el malestar estomacal y otros síntomas del daño gastrointestinal.

En el ámbito nutricional, se supone que el PABA puede restablecer el color al cabello encanecido. Por desgracia, esta afirmación puede no ser cierta. Nunca he visto que suceda con ninguno de mis pacientes, y nunca ha sido documentado.

SUGERENCIAS PARA LOS COMPLEMENTOS

A menos que esté afectado por un estado relacionado con el PABA o esté planeando pasar mucho tiempo bajo el sol de verano, no necesitará complementos diarios. La mayoría de nosotros obtenemos lo que necesitamos del alimento, con ayuda de las bacterias benéficas en nuestros intestinos, donde el nutriente se elabora en forma natural.

Las personas con vitiligo pueden tomar tan poco como 400 mg al día. Los estados de salud más graves requieren dosis mucho mayores y la supervisión de un médico. Por ejemplo, para la enfermedad de Peyronie, se requieren entre 6 y 12 gramos al día, aunque se han usado hasta 20 gramos (la Potaba que se receta sólo bajo prescripción, es la mejor forma de obtener cantidades tan altas). Pero un gramo, tomado en dosis divididas en el transcurso del día, puede ser efectivo para tratar la alergia al gluten. Su estómago no tolerará muy bien dosis altas del PABA que se vende con receta médica. Sin embargo, además del malestar intestinal, el nutriente no causa efectos adversos graves en dosis menores de 15 gramos al día. Los problemas del hígado que un estudio asoció con una cantidad grande son bastante raros; nunca los he encontrado.

Algunas personas experimentan una reacción alérgica a las aplicaciones tópicas del PABA. Si ocurre esto, no suponga que no puede tomarlo en forma oral. No necesariamente será sensible a los complementos.

BIOTINA: *benefactor de la diabetes*

Como la vitamina B_2, la biotina es un jugador de equipo, y los jugadores de equipo por lo normal son olvidados en medio del alboroto de las atracciones de gran nombre. Sin embargo, la biotina podría convertirse en un integrante memorable del clan del complejo B si los investigadores jugaran con sus ventajas. En cantidades de cien veces la dosis estándar, este nutriente podría invertir una consecuencia paralizante de la diabetes.

La cápsula de complejo B típica contiene la cantidad mínima de 100 o 200 mcg de biotina. ¿Por qué? Por un lado, el nutriente es bastante costoso. Por la otra, las deficiencias francas ocurren rara vez, porque el cuerpo, con la ayuda de las bacterias benéficas del intestino, elabora su propio suministro.[1] Cuando ocurre una deficiencia, por lo general el paciente es un bebé, porque el tracto gastrointestinal de un bebé puede no tener suficientes bacterias benéficas. Las personas que son alimentadas por vía intravenosa durante mucho tiempo o que han tomado antibióticos por mucho tiempo podrían correr un riesgo pequeño de una escasez de biotina. Lo mismo puede suceder con alguien que bebe alcohol en forma regular o que debe tomar medicamentos anticonvulsivos. El consumo de varios huevos blancos crudos a diario también podría incrementar su necesidad.

RESTAURAR LOS NERVIOS A LO NORMAL

Es probable que la dosis estándar de biotina asegure que su piel y cabello permanezcan saludables, pero cuando la cantidad se multiplica por un factor de 100 pueden ocurrir cambios terapéuticos sorprendentes. Si una mayor investigación confirma los resultados de algunos estudios pequeños, podemos tener un tratamiento genuinamente increíble para cualquiera con diabetes tipo I o tipo II. En dosis de 15 mg y mayores, los experimentos de laboratorio han demostrado que la biotina ayuda al tratamiento del azúcar en la sangre. Logra esto al aumentar el efecto de las enzimas que participan en el procesamiento de la glucosa.[2]

En un estudio pequeño, las megadosis también fueron capaces de detener o incluso invertir la neuropatía diabética, una condición nerviosa degenerativa causada por niveles elevados de azúcar. A los sujetos se les administraron 10 mg de biotina en inyecciones intramusculares tres veces a la semana durante seis semanas. Después de esto tomaron 5 mg al día en forma oral. Dentro de cuatro a ocho semanas los síntomas de neuropatía mejoraron en forma marcada. Los calambres musculares en sus piernas se aliviaron de manera considerable y los síntomas del "síndrome de pierna agitada", el malestar punzante producido por el movimiento que se siente muy adentro de los miembros, habían desaparecido por completo. Después de un año de terapia con biotina, cada uno de los que tomaron complementos podía caminar trescientos metros sin ayuda, una verdadera proeza para alguien con neuropatía.

En su conjunto, los participantes en el estudio disfrutaron de un incremento general en su capacidad para movilizarse. Aún mejor, las dosis grandes del nutriente no causaron efectos secundarios.[3]

El éxito temprano de esta terapia experimental, aunque enormemente alentador, plantea más interrogantes que respuestas. Por ejemplo, ¿la biotina puede influir también en trastornos relacionados con la diabetes como la hipoglucemia y la obesidad? ¿Aumentará los efectos del cromo o el cinc? Para obtener algunas respuestas, he suministrado dosis altas del nutriente, entre 5 y 15 mg al día, a algunos de mis pacientes con diabetes. Se han sentido bien, pero debido a que reciben otras medidas nutricionales efectivas es difícil determinar el papel desempeñado por la biotina.

Trastornos de la piel. Junto con complementos de bacterias benéficas, la biotina puede ser útil para tratar el gorro de cuna en los bebés. Su impacto es menos drástico contra la versión adulta, la dermatitis seborreica. Los adultos requieren un enfoque más general que incluya todas las vitaminas B, así como los ácidos grasos esenciales y minerales como el cinc. En dosis grandes la biotina puede restaurar en forma parcial las uñas débiles o quebradizas. Un estudio documentó una diferencia usando una dosis diaria de 2.5 mg.[4]

Problemas del cabello. Debido a que optima el uso de los ácidos grasos en el cuerpo y hace menos grasoso el cuero cabelludo, la biotina puede mejorar la textura y apariencia general del cabello y aun cuando las afirmaciones de que estimula su crecimiento no están respaldadas por ningún artículo publicado, la receto de manera rutinaria para mis pacientes en la misma dosis que a los diabéticos. Los complementos detienen la pérdida de cabello causada por una deficiencia de biotina, pero el patrón de calvicie masculina causada por hormonas es una historia diferente. A juzgar por los resultados de mis pacientes, una cantidad significativa de pacientes calvos mejoraron con complementos de biotina.

Sugerencias para los Complementos

A menos que desee explorar su capacidad para contener la diabetes, los complementos diarios de biotina no son necesarios. Para compensar un posible nivel bajo, asegúrese de que sus comidas incluyan porciones considerables de alimentos que contienen biotina, como queso, vísceras, nueces, yemas de huevo, frijol de soya, jalea real y levadura de cerveza. Tome también un complemento de bifidobacteria general. Para la diabetes y para explorar la posibilidad de que la pérdida de cabello respondan a la biotina, agregue 5-15 mg de biotina en las comidas, en dosis divididas, a su programa de vitanutrientes completo.

VITAMINA C: *el nutriente todopoderoso*

La vitamina C es tan fundamental para nuestra salud que soy incapaz de pensar en un padecimiento que los complementos no mejoren de alguna manera. En un intento por centrar esta exposición, me pregunté: ¿Qué veo por lo común en mi práctica y cómo ayuda la vitamina C? Casi todo problema médico en el que pude pensar, sea resfriado, cáncer, hipertensión arterial o asma, tiene una solución basada en la vitamina C, cada una documentada por una plétora de evidencia científica.

Por tanto, notará la naturaleza de esta sección, la cual debe servir como un pregón para que todos obtengan la dosis diaria adecuada de este nutriente.

Y con esto tocamos la clave de la vitamina C: la cantidad correcta. La RDA la estableció desde hace mucho en 60 mg, pero la ciencia ha aprendido mucho más desde entonces. Como se ha demostrado una y otra vez, necesitamos un gramo completo (1,000 mg o casi 17 veces la RDA) para prevención de enfermedades y probablemente mucho más para su tratamiento.

Una vez que los pioneros de la nutrición descubrieron que el ascorbato era necesario para curar el escorbuto, la enfermedad de encías sangrantes, establecieron pronto un requerimiento diario basado en los pocos miligramos requeridos para prevenir la reaparición de los síntomas. Con el requerimiento mínimo como punto de partida, pronto evolucionó un consenso entre los nutriólogos académicos de que era probable que 300 mg fueran el límite superior de la dosis para una experimentación segura aceptable. Sus conclusiones pueden haber estado basadas en la suposición de que una dosis tóxica debe tener alguna relación con el requerimiento mínimo. Como resultado, rara vez se estudiaron los efectos de dosis mayores; sin embargo, esta suposición era falsa.

En años recientes muchos investigadores emprendedores no hicieron caso de la restricción arbitraria, la cual ha sido aceptada a través de los años y aplicada casi como ley por aquellos que determinan las normas y lineamientos profesionales de la medicina. Y conforme los disidentes de la investigación continuaron demostrando que dosis por encima de

1,000 mg brindaban una variedad de ventajas para la salud, las fuerzas políticas en los comités de consenso médico continuaron apoyando la RDA. Dentro del último par de décadas, sin embargo, los disidentes se han vuelto la mayoría en la investigación médica, y 1,000 mg es ahora el punto de partida "políticamente correcto" popular.[1]

A pesar del debate de la industria, los estudios contemporáneos muestran éxito tras éxito, haciendo de la vitamina C el actor principal en el drama para remplazar a los fármacos con nutrientes. Un experimento simple en fisiología comparativa (el estudio de otras especies), demostró que nuestros requerimientos reales de vitamina C son mucho mayores que los reconocidos en forma oficial.[2]

Los seres humanos, junto con los primates, los conejillos de indias y otras cuantas especies, son los únicos seres que no sintetizan su propia vitamina C. La mayoría de los animales elaboran alrededor de 30 mg por kilogramo de peso corporal. Para una persona que pesa, digamos, 68 kilogramos, esto asciende a unos dos gramos al día. Las ratas, los ratones y los conejos elaboran siete veces esa cantidad cuando están bajo estrés. Los paleontólogos han calculado que aun antes de que la evolución abandonara el mecanismo para elaborar ascorbato, los hombres primitivos consumían entre 400 mg y 2 gramos todos los días. (Si la ciencia establece alguna vez en forma concluyente que 2 gramos protegen mejor la salud que 60 mg, usted verá cómo encaja todo.)

Investigaciones más específicas, en particular la realizada por Mark Levine en los institutos nacionales de salud, ofrecieron la primera medición precisa de la función del ascorbato en circunstancias del mundo real, en oposición a las pruebas en tubos de ensayo o a la mente médica de la corriente principal. Su resultado es concluyente: nuestro metabolismo requiere al menos tres veces la cantidad de vitamina C que la recomendada por la RDA.[3]

Aquellos que descartan al ascorbato y otros nutrientes estarán interesados en saber que su presencia en la orina de ninguna manera indica si el cuerpo tiene suficiente o demasiada vitamina C o si no tiene nada. El consumo excesivo es el menor de nuestros problemas, incluso de acuerdo con la RDA anticuada.[4] Pocas personas, en especial los niños, comen suficientes frutas y vegetales que son nuestras fuentes dietéticas principales. El calor, el almacenamiento, la cocción y el procesamiento bioquímico destruyen mucha de la vitamina C que de otra manera consumiríamos. En el organismo se quema aún más por el estrés, los cigarrillos y otras fuentes de daño celular como la exposición al humo de los cigarrillos y al smog. Los medicamentos comunes como la aspirina y los anticonceptivos orales son grandes reductores de cualquier vitamina C que entre en nuestros cuerpos.

Sin embargo, hay otra razón que debe aprenderse de la historia temprana de la investigación sobre la vitamina C. Albert von Szent-Györgyi, el doctor que descubrió la vitamina C, en realidad descubrió un complejo nutritivo completo en los alimentos que contienen ascorbato. Miligramo por miligramo, esta vitamina C "natural" demostró ser más efectiva que la fuente que la mayoría de nosotros usamos en la actualidad, la causante de los impresionantes logros terapéuticos que se tratarán en seguida.

El éxito del complejo C, en particular contra el escorbuto, puede atribuirse al hecho de que las fuentes naturales contienen componentes sinergísticos, como la rutina y otros bioflavonoides, una enzima del cobre (tirosinasa) y otros factores. Ninguno de éstos se encontraba en la vitamina C sintética estándar, la cual había estado en uso generalizado desde 1934. El problema estriba en obtener una fuente del complejo de vitamina C por sí misma. No se encuentra disponible de manera comercial en cantidades cercanas a lo que creo necesario para vencer enfermedades diferentes al escorbuto. Si el complejo C estuviera disponible en general a un costo accesible, nuestros requerimientos de dosificación se reducirían en forma considerable.

TOCANDO TODAS LAS BASES

El ascorbato es uno de nuestros nutrientes antioxidantes principales ya que acaba con las moléculas radicales libres y con los invasores microbianos, y extiende la vida de otros antioxidantes, incluyendo la vitamina E y el glutatión. Aunque también funciona de otras formas, lo fundamental es que las personas que consumen más vitamina C viven más que las que consumen menos.

Infecciones. Todos sabemos (¿no es así?) que la vitamina C puede derrotar a un resfriado u otra infección. Aunque mata a las bacterias en forma directa y ayuda a neutralizar las toxinas bacterianas, la razón principal por la que la vitamina C combate tan bien a los resfriados es que aumenta nuestras defensas naturales. Casi todas las células del sistema inmunológico reciben algún apoyo nutricional, pero los mayores beneficiarios son el interferón, los anticuerpos y los glóbulos blancos, los cuales pierden vitamina C durante una enfermedad.[5] Un buen ejemplo de la vitamina en acción es el tratamiento nutricional de la furunculosis recurrente, una infección desagradable que forma numerosos furúnculos en la piel. En un estudio, se le dio un gramo de vitamina C a doce personas que tenían la infección y exhibían un deterioro en la función de sus neutrófilos, el tipo principal de glóbulos blancos. Diez de los doce casos se aliviaron por completo, pero las víctimas de furúnculos cuyos neutrófilos estaban funcionando de manera normal no se beneficiaron.[6]

En los consultorios de una mayoría de médicos complementarios de todo el mundo, la vitamina C es el pilar de los tratamientos contra virus. Su uso ha sido defendido más de palabra que por los reportes y pronunciamientos de la corriente principal de la medicina, la cual todavía considera casi intratables las enfermedades basadas en infecciones, como el síndrome de fatiga crónica, la hepatitis recurrente, los diversos virus de herpes e incluso el SIDA. Yo no soy más que uno de los miles de doctores que consideran que la vitamina C resulta sumamente útil en el combate de estos trastornos.

El grado de éxito de nuestro tratamiento a menudo depende de cuánta vitamina C pueda soportar el cuerpo. La mayoría de los médicos que prescriben complementos se basan en el sistema de "tolerancia intestinal" desarrollado por Robert Cathcart. Para decirlo en forma simple, tómelo hasta que su intestino ya no pueda tolerarlo. Una vez que el cuerpo recibe más vitamina C de la que puede usar, el intestino se suelta, lo que causa un caso temporal de diarrea. Cathcart descubrió que entre más grave es la enfermedad el cuerpo puede tolerar más ascorbato, una señal bastante obvia de una necesidad mayor. En algunos casos graves de mononucleosis, hepatitis o SIDA, las personas pueden ingerir más de 50 gramos en el transcurso de un día sin provocar diarrea.[7]

Cuando un médico prescribe una cantidad tan grande de vitamina C, de manera típica la administrará en forma intravenosa. Esto evita el intestino, lo que evita la diarrea pero satura por completo al cuerpo con este nutriente maestro.

La administración intravenosa de dosis altas —una innovación de Fred Klenner, quien la usó para tratar la polio en la década de 1940—,[8] ofrece un alivio gratificador sobre todo para personas con SIDA. Con este tratamiento rara vez desarrollan las indeseables infecciones oportunistas. Las inyecciones son seguras, confiables y, quizá, terapéuticas en formas que todavía no entendemos. Aunque de ninguna manera es un tratamiento contra el SIDA por sí sola, la vitamina C disuade la reproducción de los virus en experimentos de laboratorio que implican cultivos celulares[9] y neutraliza un factor supresor que debilita más al sistema inmunológico. Aplicada en forma tópica, puede ayudar a tratar las lesiones de Kaposi, muy comunes en los pacientes con VIH. Dosis orales diarias de 100 gramos o más han fortalecido el sistema inmunológico de muchas personas con SIDA; dosis menores son menormente efectivas.

La misma respuesta inmunitaria que combate los virus nos ayuda a vencer la infección bacteriana, debido a la dificultad de distinguir al principio entre, por ejemplo, una neumonía o bronquitis viral o bacteriana. Si el sistema inmunológico está operando con toda su intensidad cuando ataca por primera vez una infección aguda, puede resistir cualquier desafío.

Ésta es la estrategia que debemos imitar desde el punto de vista nutricional a la primera señal de alguna enfermedad, ya sea que resulte ser un resfriado por virus o una infección bacteriana. Al inicio, ambos son vulnerables a la terapia agresiva con vitamina C, junto con sus colegas que combaten las infecciones como el cinc, la vitamina A y los bioflavonoides.

Así que regresamos a la pregunta original: ¿la vitamina C cura el resfriado común? Incluso los defensores de la medicina alternativa no están de acuerdo por completo, pero la evidencia de más de veinte estudios sugiere que el nutriente reducirá la severidad de los síntomas del resfriado. El organismo también lucha contra infecciones respiratorias desagradables, como la bronquitis y la neumonía, de manera más efectiva cuando se emplea el ascorbato.[10] Los maratonistas susceptibles a infecciones respiratorias superiores posteriores a la competencia pueden evitar la mayor parte de estos padecimientos con un gramo de ascorbato diario.[11]

Las dosis terapéuticas que fueron probadas en los primeros días son pequeñas para los estándares actuales, pero incluso un gramo o más tomado en forma diaria disminuyó la duración de un resfriado en 20%.[12] Cantidades de hasta 6 gramos han sido probadas en forma rutinaria en años recientes, y las dosis más altas demostraron ser algo más efectivas para minimizar la fuerza y duración de los síntomas.

Asma y alergias. Terminar con el flujo nasal se vuelve aún más intrigante cuando se considera que la vitamina C combate de manera muy eficaz las alergias. Con complementos de 1,000 mg o más al día, actúa como un antihistamínico.[13] Sin embargo, los beneficios pueden no ser evidentes durante semanas debido a que la concentración dentro del tejido corporal debe alcanzar primero un nivel adecuado.

El asma es el mejor ejemplo. El riesgo de esta inflamación del tejido pulmonar surge cuando el consumo de vitamina C es bajo. Al menos siete estudios demuestran que una dosis diaria de vitamina C de 1-2 mg puede mejorar la función pulmonar y reducir la probabilidad de un ataque asmático.[14] La misma cantidad, de acuerdo con estudios de doble ciego, puede proteger las vías aéreas bronquiales y los pulmones de temperaturas frías, de la fiebre del heno y del smog.[15] Por último, 2 gramos diarios de vitamina C eliminaron el asma por esfuerzo, una enfermedad bronquial inducida por el ejercicio, en casi la mitad de un grupo de niños y adultos jóvenes.[16]

DESAFÍO AL CÁNCER Y A LA ENFERMEDAD CARDIACA

La nueva generación de científicos está llevando a la vitamina C hasta sus alcances terapéuticos máximos, intentando dominar su poder antioxidante para detener la enfermedad cardiaca y una variedad de cánceres. Sujeto de una investigación enorme, la vitamina C es la primera línea de nuestro sistema de defensa antioxidante contra el cáncer y es considerado en forma amplia como el nutriente anticarcinógeno más potente conocido.[17]

Una de las muchas formas en las que la vitamina C gana su reputación es el bloqueo de la creación de nitrosamina, un carcinógeno. La nitrosamina se forma en el cuerpo a partir de los nitratos, los cuales provienen de las carnes ahumadas y curadas, el tabaco e incluso de las secreciones gástricas naturales. Aquí la interferencia de la vitamina C contribuye a la prevención del cáncer en el estómago y a lo largo del tracto gastrointestinal.

Sin embargo, sin importar el mecanismo, la evidencia sugiere fuertemente que un gramo o más de ascorbato al día reduce el riesgo tanto de cáncer gástrico como de lesiones precancerosas.[18] Cuando se consume en cantidades óptimas a lo largo de la vida de una mujer, la vitamina C puede prevenir el cáncer de seno,[19] el cáncer cervical y los cambios celulares precancerosos llamados displasia cervical. Una ingestión baja también incrementa en gran medida el riesgo de cáncer pancreático, mientras que la complementación óptima reduce el peligro.

La investigación ofrece evidencia del papel preventivo de la vitamina C contra el cáncer de colon, de vejiga, el cáncer endometrial y el esofágico. Ochenta y ocho estudios de población han demostrado este efecto protector.[20]

¿Por qué los doctores que recetan complementos usan la vitamina C para tratar el cáncer establecido? Por dos razones: vemos que funciona para nuestros pacientes y la evidencia publicada apoya nuestras observaciones. Por ejemplo, cien personas con cáncer terminal sobrevivieron hasta cuatro veces más de lo esperado cuando tomaron 10 gramos del nutriente cada día.[21] Después de sólo cinco días de tomar complementos, dijeron que se sentían mejor, más fuertes y más alertas. Sus apetitos también se incrementaron.

Otros estudios confirman que las dosis de muchos gramos pueden alargar el tiempo de supervivencia y mejorar la calidad de vida.[22] Algunos investigadores sospechan que el nutriente puede controlar el crecimiento de tumores al envolver la malignidad en tejido cicatrizal, al igual que con el fortalecimiento del tejido colágeno lo suficiente para limitar la propagación.

Aunque no es una cura, la vitamina C ayuda al cuerpo a controlar la enfermedad, y a controlar las consecuencias de las terapias convencionales contra el cáncer (las cuales, por cierto, también rara vez son curas). La cirugía, la radiación y la quimioterapia disminuyen en gran medida el contenido de ascorbato en el organismo. Algunas investigaciones recientes sugieren que la vitamina puede aumentar la efectividad de la quimioterapia y, con 40 gramos al día, puede prevenir la casi inevitable pérdida del cabello asociada con el tratamiento.[23] En mi experiencia clínica he encontrado que también aumenta las terapias naturales no tóxicas que empleo como una primera línea de defensa contra la enfermedad.

Aunque cualquiera con cáncer puede beneficiarse con el ascorbato, de seguro es más efectivo para personas que no se han expuesto a fármacos quimioterapéuticos. Estos medicamentos no sólo dañan al tumor, sino al sistema inmunológico, eliminando un mecanismo primario a través del cual funciona la vitamina C. Esto explica la falta de un beneficio nutricional mostrado en algunos estudios, en especial en un experimento de la Clínica Mayo que parecía estar diseñado de manera específica para minar el valor del nutriente. Casi todos los pacientes que participaron en este estudio habían sido sometidos a quimioterapia antes de comenzar la complementación con ascorbato. Es probable que su fallecimiento se haya acelerado por la discontinuación abrupta de las dosis altas de ascorbato que se les estaban administrando. Retirarlo en forma tan abrupta causa "escorbuto de rebote", el cual puede tener efectos perjudiciales en cualquier enfermedad.

Enfermedad cardiaca. Ahora muchos investigadores concuerdan en que una concentración tisular baja de vitamina C debería ser considerada un factor de riesgo serio para la enfermedad cardiaca.[24] La actuación estelar del nutriente al proteger a las grasas sanguíneas de convertirse en placa aterosclerótica lo hace una de nuestras mejores herramientas contra este asesino.[25]

El ascorbato rescata la lipoproteína de baja densidad de la oxidación, el proceso peligroso a través del cual este tipo "malo" de colesterol se acumula en el interior de las arterias. Un estudio de fumadores que tomaron un gramo diario mostró una reducción significativa en la oxidación del LBD.[26] Otro estudio demostró que el grosor de las paredes de la arteria carótida del cuello, otra medida de la aterosclerosis, fue mayor en personas que consumían las cantidades más pequeñas del nutriente, así como las cantidades menores de vitamina E y carotenoides.[27] Los dos compañeros sin duda son importantes para el sistema de defensa antioxidante general del cuerpo. Pero aunque la vitamina E y el beta caroteno hacen más lenta la oxidación de LBD una vez que ha comenzado, sólo la vitamina C, cuando está presente en una cantidad adecuada, por supuesto, puede prevenirla por completo.

Un gramo de vitamina C tiene más del doble de potencial antioxidante de un vaso de vino tinto, muy solicitado como una sustancia que impide la oxidación del LBD. La vitamina C no comparte las propiedades agotadoras de minerales o irritantes del hígado que posee el alcohol.

La vitamina C es indispensable para el corazón en formas distintas que como antioxidante. Una ingestión alta eleva la LAD del cuerpo, forma de colesterol que protege a las arterias.[28] En general se absorbe menos colesterol del alimento cuando está presente la vitamina C, y cuando es administrada en dosis de 2 gramos al día los pacientes cardiacos experimentan una disminución en los espasmos o contracciones arteriales anormales.[29] Otro papel de la vitamina C, su capacidad para formar colágeno, según una teoría de Mathias Rath, previene que la sangre del corazón atraiga partículas pegajosas. Cientos de historias clínicas atestiguan el éxito de su tratamiento.[30]

¿Pero funciona? Para responder esta pregunta, los cardiólogos japoneses administraron a 119 pacientes que habían sufrido angioplastia una dosis diaria de 500 mg de vitamina C. Por lo normal, debido al rebloqueamiento de las arterias, uno de cada tres pacientes debe sufrir de nuevo el procedimiento angioplástico. Sólo a 14% de los pacientes que tomaron la dosis modesta de complementos de vitamina C se les repitió el procedimiento.[31] Sí, la vitamina C funciona.

La consecuencia principal de la diabetes tipo II (el tipo alto en insulina) es la arteroesclerosis. Aquí, la vitamina C es casi tan importante como el azúcar en la sangre bien controlada. Además de ayudar a alejar la acumulación de colesterol, protege al cuerpo del daño provocado por el azúcar sanguíneo elevado. Entre más vitamina C ingiere un diabético es mayor la reducción en la glicosilación, que es el nombre que se le da a los efectos perjudiciales del azúcar en nuestros tejidos. Esto no quiere decir que la vitamina C no ayude a controlar el azúcar en la sangre de la diabetes: un estudio en que se usaron 2 gramos al día muestra que sí lo hace.[32]

La hipertensión, otro gran factor de riesgo para la enfermedad cardiaca, también parece depender en parte del estado de la vitamina C en un individuo. Entre 69 adultos que participaron en un estudio, aquellos con los niveles sanguíneos más altos del nutriente tuvieron lecturas de presión sanguínea significativamente menores. Una dosis de un gramo al día demostró disminuir la presión sanguínea de manera efectiva.[33] La presión diastólica, el número inferior en la lectura de la presión sanguínea, fue mayor entre personas con concentraciones inferiores de ascorbato, según otro estudio.[34]

Estrés. Afrontar con éxito la cuota emocional y física del estrés puede depender más de la vitamina C que de cualquier otro nutriente individual. Las glándulas suprarrenales, las cuales secretan las hormonas que necesitamos para funcionar durante situaciones estresantes, contienen más ascorbato que cualquier otra parte del cuerpo. La vitamina C ayuda a la elaboración de estas hormonas contra el estrés y protege al cuerpo de las toxinas creadas cuando las hormonas son metabolizadas. La esquizofrenia y una variedad de otros trastornos mentales pueden surgir, en parte, de esos productos secundarios tóxicos del estrés.

Obesidad. ¿Perder peso sin una reducción de calorías? Una investigación afirma que se puede lograr con un complemento diario de 1-3 gramos de vitamina C.[35] Aunque no estoy convencido de que el nutriente aumente la pérdida de peso, hace el proceso más saludable al librar al cuerpo de los compuestos tóxicos que son liberados siempre que se metaboliza la grasa. Por último, la vitamina C ayuda al hígado a soportar la mayor tensión de radicales libres que impone la pérdida de peso.

Gota. Los complementos alivian el malestar de la gota pero, una vez más, el secreto está en la dosis. Sólo una dosis diaria de más de 8 gramos reducirá de manera efectiva el ácido úrico, según pruebas de laboratorio.[36] Los que padecen gota no deben, sin embargo, comenzar a tomar una cantidad tan grande de inmediato. Comience con un gramo al día y eleve la dosis lentamente.

Cálculos biliares. La vitamina C en dosis de 2 gramos diarios, ha mostrado que demora el proceso de formación de cálculos en 350%.[37] Uno podría suponer de manera lógica que los formadores de cálculos biliares se beneficiarían al tomar complementos de vitamina C.

Trastornos de la visión. Como ciertos carotenoides, la vitamina C baña los ojos en protección antioxidante que, de acuerdo con el Centro de Investigación Humana del Departamento de Agricultura de Estados Unidos, puede prevenir las cataratas y disminuir su crecimiento. Se requiere de un mínimo de 800 mg al día, tomados junto con vitamina E y beta caroteno. El ascorbato también alivia la presión dentro del ojo, disminuyendo por tanto el riesgo de glaucoma, el cual ocurre más a menudo cuando la vitamina C es baja.[38] Algunos investigadores afirman que será suficiente con tan poco como 500 mg al día. Una cantidad mayor, administrada por vía intravenosa, también disminuye la presión intraocular con más rapidez.

Drogadicción. En especial cuando se combina con una dieta alta en proteínas y complementos de complejo B, las megadosis de vitamina C (hasta 50 gramos al día) han eliminado los síntomas de abstinencia en personas que se recuperan de adicción a la heroína. Dosis menores pueden impedir que los consumidores actuales deseen la droga. A este respecto, la vitamina C ha demostrado ser más segura y más efectiva que la terapia con metadona, la cual tan sólo reemplaza una adicción con otra.[39]

SUGERENCIAS PARA LOS COMPLEMENTOS

Para la salud general, todos necesitamos consumir al menos 500 mg de ascorbato cada día, junto con una cantidad igual de bioflavonoides, nutrientes que se encuentran en fuentes naturales de vitamina C que aumentan su efectividad. Miligramo por miligramo, el complejo C natural es más potente que las versiones sintéticas usuales de la vitamina, pero no está disponible comercialmente en cantidad suficiente o a un precio razonable.

Sin embargo, los complementos de bioflavonoides ayudarán a compensarlo. Incluya al menos un gramo de bioflavonoides siempre que sus dosis de ascorbato excedan de un gramo. Para estar más seguros de que obtiene los factores del complejo C, al menos 75 mg de su ingestión total de ascorbato deberá provenir del alimento. Aquí hay un intercambio, ya que casi todas las fuentes alimentarias, en especial las frutas, son altas en azúcares y carbohidratos (por tanto deberá elegir en forma sensata si tiene diabetes u otra enfermedad relacionada con la insulina). Los vegetales verde oscuro, el jugo de limón, los pimientos rojos y los jitomates son selecciones inteligentes, como la col, el brócoli, los cítricos, las fresas, el melón, la paprika, la mostaza y el rábano. Aun cuando su contenido de ácido ascórbico es insignificante, los alimentos contribuyen con cofactores de la vitamina C que harán más efectivos sus complementos.

Es seguro tomar dosis enormes de vitamina C de forma notable e inequívoca. Las acusaciones en contra han sido desacreditadas desde hace mucho. Aun en cantidades de 10 gramos al día (lo cual es mucho más del nutriente de lo que toman los defensores), la vitamina C no incrementará el riesgo de cálculos renales ni destruirá las reservas corporales de vitamina B_{12}, como algunos aducen.

Aparte de las sugerencias acerca de la cantidad, puede seguir otras para ayudar a saturar cada una de sus células con este antioxidante saludable.

• Divida la dosis. Consumir cualquier cantidad de esta vitamina está bien, pero el cuerpo usa la vitamina C rápidamente después de recibirla. Necesita mantener una concentración alta de manera consistente, lo cual se logra con facilidad al dividir su total diario en varias dosis menores tomadas en el transcurso del día. Las formulaciones de liberación lenta logran lo mismo y algunas investigaciones sugieren que a final producen un nivel sanguíneo mayor.

• Auméntela y disminúyala. No abrume a su cuerpo introduciendo de pronto una gran cantidad de vitamina C y no interrumpa en forma abrupta su complementación regular. Comience con no más de 1 gramo al día y aumente en forma gradual la cantidad en el transcurso de una semana. Cuando termine una terapia de dosis alta, desacostúmbrese reduciendo la cantidad diaria en forma paulatina. Una interrupción súbita de los complementos de ascorbato puede agravar la enfermedad para la que fueron tomados, un efecto secundario conocido como "escorbuto de rebote".

• Agregue algunas enzimas. Las enzimas digestivas también contribuyen a una mejor concentración sanguínea de vitamina C, razón por la que el nutriente debe tomarse con alimentos. Un complemento de enzima digestiva ayudará.

• Combínela con minerales. Para la salud en general y apoyo nutricional contra enfermedades, la forma de ácido ascórbico disponible en forma extensa de la vitamina C está bien. Sin embargo, los ascorbatos minerales son más biodisponibles y por tanto preferidos. También están amortiguados. Basado en mi experiencia clínica, el ascorbato de magnesio parece permitir la máxima absorción. El mineral también se dirige hacia muchos de los mismos problemas de salud para los que se usa la vitamina C. A pesar de algunas declaraciones en contrario, el ascorbato de calcio no ofrece ninguna ventaja sobre cualquier otra forma, incluyendo el antiguo ácido ascórbico simple. Se vende un producto patentado llamado Ester-C; afirmándose que proporciona mejores niveles sanguíneos, pero esta afirmación ha sido puesta en duda. Me gusta recetarlo tan sólo porque es tolerado muy bien, y no es ácido, como la mayor parte de las preparaciones de vitamina C.

BIOFLAVONOIDES: *la primera familia de antioxidantes*

Cuando la ciencia aprendió su abecedario nutricional en la década de 1930, en forma breve tuvimos una vitamina P. Sin embargo, una vez que fue reclasificada como no esencial, el alfabeto dietético perdió un miembro integral. Simplemente no podemos deletrear salud tan bien sin ella.

La vitamina P era el nombre colectivo dado a los bioflavonoides, un grupo abundante de pigmentos, aproximadamente 4,000, que colorean muchas de las flores, hojas y tallos de las plantas del mundo. Su degradación fue apresurada y prematura. Debido a un manantial de ciencia básica sólida durante los últimos años, estos pequeños antioxidantes poderosos serán reivindicados un día. Están destinados a volverse una parte rutinaria del tratamiento del cáncer, la enfermedad cardiaca y la inflamación.

MÁS QUE COMPAÑEROS DE LA VITAMINA C

En las fórmulas de los complementos, los bioflavonoides a menudo acompañan a la vitamina C y por una buena razón. La naturaleza los agrupó con la vitamina en nuestra comida para formar una familia de nutrientes del complejo C que es algo parecida a las vitaminas del complejo B. El ascorbato les permite a los bioflavonoides flexionar sus variados músculos medicinales protegiéndolos de la destrucción. A cambio habilita a la vitamina C con capacidades terapéuticas que de otra manera no tendría. Por sí misma, para ejemplificarlo con un estudio pequeño, la vitamina C y el flavonoide cítrico hesperidina no tienen efecto en los síntomas menopáusicos. Juntos, sin embargo, eliminaron los bochornos en una mayoría de las 94 participantes del estudio.[1]

Los cítricos sólo contienen algunos de los bioflavonoides de la naturaleza. Otras plantas tienen otras clases, cada una con propiedades específicas para mejorar la salud. Los bioflavonoides en el *Ginkgo biloba*, por ejemplo, llevan oxígeno y energía al cerebro, mientras que aquellos en el espino ayudan al corazón. Los flavonoides del arándano mejoran la visión nocturna. La genisteína, la sustancia química que la mayoría de los investigadores citan para explicar el vínculo de una dieta alta en soya con la protección contra el cáncer, es un flavonoide, como lo son los ingredientes que explican la protección antitumores del té verde. El vino tinto, también, debe una buena parte de su reputación como tónico cardiaco a los flavonoides. Solos o juntos, los componentes del complejo C también *previenen alergias, alivian las vías respiratorias asmáticas, reducen la inflamación y refuerzan el colágeno y el tejido conectivo.*

La ciencia apoya el uso de muchos bioflavonoides individuales, incluyendo la catequina, la epicatequina, el resveratrol y los antocianósidos. Algunos de ellos son mejor conocidos por las plantas de las que provienen, como el *Ginkgo biloba* y el arándano, así que los explicaré en el capítulo dedicado a las hierbas. Pero dos bioflavonoides han ganado su reputación en forma individual.

QUERCETINA

Debido a su versatilidad como nutriente preventivo y curativo, la quercetina merece el título de "rey de los flavonoides". En el Centro Atkins es un miembro real, junto con la vitamina C, la pantetina y los aceites esenciales, de nuestro tratamiento de los "Cuatro Grandes" contra la alergia, pero también dependemos de ella para ayudar a tratar la enfermedad cardiaca y el cáncer.

Alergias e inflamación. Usted se verá en problemas para encontrar un antihistamínico mejor que la quercetina. La he recetado durante años, junto con los bioflavonoides cítricos, para aliviar la fiebre del heno y otras alergias. La quercetina también interfiere con las sustancias inflamatorias promotoras de dolor que se generan en el cuerpo por padecimientos tan diversos como la artritis reumatoide y la colitis. Las investigaciones más recientes realizadas en Cornell señalan otra forma en que la quercetina puede disipar el catarro y los tejidos inflamados por el frío. Los flavonoides del jugo de toronja, mostró este estudio, combaten una enzima que neutraliza la cortisona, un antiinflamatorio natural producido por la propia maquinaria analgésica del cuerpo.[2]

Enfermedad cardíaca. Los flavonoides en general, pero la quercetina en particular, pueden ser más potentes que la vitamina E para desarmar la amenaza potencial del colesterol contra el corazón. Una ingestión alta del nutriente corresponde a una disminución significativa del riesgo de enfermedad cardiovascular y apoplejía, según varios estudios grandes (entre los que había uno que incluía personas ancianas de siete países).[3,4] Como el antioxidante más efectivo entre los flavonoides, la quercetina protege de la oxidación al LBD, haciendo menos probable que se vuelva rancio y que se acumule dentro de las paredes arteriales. Este escudo protege a los vasos y células sanguíneas a lo largo del cuerpo. La quercetina también impide que la sangre se espese y forme coágulos con mayor facilidad.

Cáncer. Como un nutriente preventivo y terapéutico, la quercetina puede permitir a la medicina hacer incursiones significativas contra el cáncer. Además de reforzar al sistema inmunológico, acelera la producción de ciertas enzimas desintoxicantes naturales que libran al cuerpo de carcinógenos potenciales. Al aliviar la inflamación, funciona contra otro proceso más que podría contribuir a los crecimientos malignos.

La terapia de quercetina en dosis altas reduce el avance de muchos tipos diferentes de cáncer, de acuerdo con estudios realizados con animales.[5] En personas detiene el crecimiento de las células en la leucemia e impide el desarrollo de las células del cáncer de seno.[6] Otros trabajos sugieren que también podría ser útil para prevenir o tratar el cáncer de colon,[7] el ovárico y el endometrial, entre otros.

Sugerencias para los Complementos

Usted podría tomar más té verde sin fermentar y vino tinto para obtener más quercetina. Las manzanas, las cebollas, los pimientos verdes, los jitomates y el brócoli son buenos alimentos que contienen quercetina. Sin embargo, debido a que se requiere una cantidad grande, la mejor fuente es el complemento.

Para combatir alergias, artritis u otros padecimientos inflamatorios, por lo normal aconsejo a un paciente que tome, en dosis divididas en el transcurso del día, entre 600 y 1,200 mg con el estómago vacío. Para protegerse contra la enfermedad cardiaca o el cáncer, 300-600 mg al día le servirán bastante bien. Como parte de un tratamiento agresivo contra el cáncer, una dosis terapéutica mínima comienza con 1,500 mg al día.

PICNOGENOL Y EXTRACTO DE SEMILLAS DE UVA

Estos extraordinarios antioxidantes y antiinflamatorios contienen bioflavonoides activos, llamados proantocianidinas (PCO), que neutralizan una gama cada vez más amplia de fuerzas de radicales libres que la vitamina E. De ninguna manera implica esto que puedan remplazar a la vitamina E, pero su presencia aumenta la efectividad general de su programa antioxidante.

Un cuerpo de investigación considerable atestigua la contribución de las proantocianidinas a la fuerza de nuestros capilares, haciéndolos valiosos en especial para trastornos circulatorios de todas clases, incluyendo venas varicosas, endurecimiento de las arterias y un flujo sanguíneo deteriorado hacia el cerebro.[8] Las PCO parecen ser los bioflavonoides que mejor aceleran la curación de las encías sangrantes, protegen la piel de las personas que sufren moretones con facilidad y contienen los flujos menstruales intensos.

En los países escandinavos, los doctores a menudo prescriben picnogenol, el extracto de corteza de pino con el que trabajé al inicio como un tratamiento contra la alergia.[9] Existe poco apoyo para esta función curativa en las revistas científicas, pero ya ninguna es necesaria. Los médicos que prescriben complementos y quienes los toman pueden ver y sentir los resultados con sus propios ojos.

El picnogenol fue el primer complemento de PCO en Estados Unidos y su concentración de 85% de bioflavonoides se convirtió en la norma de oro para todos los otros complementos de PCO. Más tarde descubrimos, sin embargo, que la concentración del extracto de semillas de uva es un poco mayor, entre 92 y 95%. Debido a que también contiene algunos flavonoides que no se encuentran en la corteza de pino, es probable que ahora el extracto de semillas de uva tenga un ligero margen cualitativo. Por lo general también es más barato.

Para todos los propósitos prácticos, las diferencias son mínimas y las dosis siguen siendo más o menos las mismas para el picnogenol y para el extracto de semillas de uva. Para las alergias y la mayor parte de otras enfermedades, por lo normal prescribo entre 50 y 300 mg al día. Los problemas circulatorios y capilares requieren más. Para limitar un flujo menstrual intenso o detener encías sangrantes, le digo al paciente que tome 1,000 mg tres veces al día. Con esa dosis puede producirse un cambio terapéutico en tan poco tiempo como un mes. Por ejemplo, una mujer acostumbrada a un flujo menstrual intenso de siete días podría terminar dentro de tres o cuatro días.

VITAMINA D: *benefactora de los huesos*

La vitamina D es única en varias formas. Es la única necesidad nutricional (por consiguiente una vitamina) que en realidad funciona como una hormona. Pero no es una necesidad *nutricional* debido a que la piel elaborará la vitamina si obtiene un poco de luz solar.

Independiente de la dieta, nuestra piel elabora vitamina D (a partir del colesterol, por cierto) después de un poco de exposición al sol; es decir, exposición directa. Sentarse tras una ventana cerrada no ayudará en absoluto, porque el vidrio bloquea los rayos ultravioleta que desencadenan el proceso. Durante el otoño y el invierno, los ancianos que viven en el hemisferio norte pierden un grado mucho mayor de masa ósea, la consecuencia más notable de una insuficiencia de vitamina D, debido a que restringen el tiempo que pasan en el exterior. Los trabajadores del turno nocturno y cualquier otro que se queme las pestañas, junto con las personas postradas en cama o que son enfermos crónicos, enfrentan un peligro latente por una falta de luz solar.

Entre más oscura es la piel menos vitamina D se producirá en respuesta a la luz solar. Los vegetarianos y los seguidores de una dieta baja en grasas comparten el mismo riesgo, debido a que el nutriente requiere un poco de grasa en la dieta para su absorción. Además, el fármaco antiepiléptico fenitoína (Dilantin) es un notorio agotador de vitamina D.

Los problemas esqueléticos, en particular la osteoporosis, son las repercusiones más notables de no mantener al organismo con un suministro completo del nutriente, pero no son las únicas consecuencias. La vitalidad del sistema inmunológico se eleva y disminuye en forma directa con la concentración de vitamina D en el organismo. Una medición de la vitamina D es uno de los factores que usan los doctores para predecir la supervivencia de alguien con SIDA.[1]

FORMACIÓN DE HUESOS

Los investigadores clasificaron el complemento del sol como una vitamina después de descubrir que prevenía el raquitismo, el crecimiento esquelético anormal que se ve en los niños. Sin embargo, hemos aprendido apenas en fechas recientes que el nutriente, una vez convertido dentro del cuerpo en su forma activa, vitamina D_3, en realidad es una hormona. Además de hacer más receptivo el tracto gastrointestinal para la absorción del calcio, la vitamina D_3 moviliza los minerales de otros lugares en el cuerpo y los dirige a los huesos. Lo bien que usemos el magnesio, el cinc, el hierro y otros minerales también depende del nutriente/hormona, al igual que nuestra susceptibilidad a los trastornos de la piel, problemas cardiacos y cáncer.

Trastornos óseos. Con los reflectores brillando intensamente sobre la terapia de remplazo hormonal, el efecto enorme de la vitamina D para combatir el adelgazamiento de los huesos y la osteoporosis se ha dejado en las sombras. Conforme envejecemos, nuestra piel pierde su capacidad para sintetizar vitamina D_3 de la luz solar. Los intestinos, también, son menos capaces de absorber el nutriente. Por tanto, los complementos se vuelven un imperativo. Un estudio encontró que cuando un grupo de ancianos comienza a tomar 800 UI de vitamina D_3, junto con un poco de calcio adicional, todos los días, el número de fracturas de cadera que sufrían disminuyó en 43%.[2] Las mujeres perderían menos masa ósea durante el invierno, reveló otra investigación, si tomaran 500 UI de la vitamina y 377 mg de calcio.[3]

Psoriasis. Los estudios clínicos avalan lo que muchos profesionales de la salud ya sabíamos desde hace algún tiempo: las cremas de vitamina D_3 natural reducen la escamosidad de la piel característica de la psoriasis.[4] Aunque las compañías farmacéuticas han sintetizado un derivado de la D_3 para venderlo como medicamento para la psoriasis, la verdadera, 1.25 dihidroxi vitamina D, no funciona con menor efectividad.

Padecimientos intestinales. La falta de vitamina D es una de las deficiencias encontradas con mayor frecuencia entre personas con enfermedad de Crohn y colitis ulcerativa. Los complementos ayudan a eliminar algunos de los síntomas desagradables que causan estas enfermedades intestinales.

Esclerosis múltiple. Las mujeres que padecen esta enfermedad degenerativa de los nervios con frecuencia tienen una concentración sanguínea baja de la vitamina solar. La complementación refuerza la efectividad general de la terapia para la esclerosis múltiple, aunque no estamos seguros por completo del porqué. Algunos expertos en nutrientes piensan que una mejor absorción de calcio y magnesio mejora la reconstrucción corporal de las membranas protectoras que rodean los nervios.[5]

Diabetes. Hay una evidencia considerable de que la vitamina D mejora la tolerancia al azúcar en animales. Un estudio holandés reciente encontró que ancianos con los niveles más bajos de vitamina D[6] tuvieron el mayor deterioro en el metabolismo del azúcar y de la insulina. Están en proceso estudios para ver si los complementos de vitamina D ayudan a los diabéticos.

Hipertensión arterial. Los niveles más saludables de vitamina D_3 activa corresponden con lecturas inferiores de presión sanguínea. De acuerdo con un estudio, la frecuencia de hipertensión relacionada con el embarazo, llamada preeclampsia, disminuyó en más de 40% una vez que 666 participantes comenzaron a tomar complementos de vitamina D y calcio.[7]

Artritis. La osteoartritis progresiva, en especial en las rodillas, puede derivarse de manera parcial de una falta de vitamina D. Esta relación podría explicar el éxito de la vitamina en un estudio pequeño de cinco personas cuyo dolor en brazos y piernas no era aliviado por una amplia gama de fármacos. Sin embargo, eran deficientes en vitamina D y el dolor desapareció con la complementación.[8]

Cáncer. Los oncólogos nutricionales cuestionan el impacto de la vitamina D sólo contra las malignidades de colon. De otra manera el nutriente sale airoso de una revisión rigurosa de sus calificaciones anticáncer:

- El índice de cáncer de seno disminuye conforme las mujeres consumen más vitamina D o reciben más exposición a la luz solar. Existe una relación similar con la frecuencia de cáncer ovárico.

Tomar complementos de calcio aumenta el efecto protector modesto de la vitamina contra las dos enfermedades.[9]
- Las células cancerosas de la próstata son vulnerables a la vitamina
  D_3, lo que hace al nutriente bueno tanto para la prevención como
  para el tratamiento. El único inconveniente a este respecto es que
  se requieren cantidades bastante grandes, lo que puede elevar de
  manera precipitada el nivel de calcio en el cuerpo.[10]
- La vitamina detiene la dispersión de las células provocadoras de
  tumores, de acuerdo con experimentos de laboratorio, y ha reducido crecimientos cancerosos en más de 50%.[11]
- En cultivos de laboratorio el nutriente inhibe el crecimiento de
  glioblastoma, el tipo más común de tumor cerebral. También detiene el crecimiento de las células en la leucemia.

SUGERENCIAS PARA LOS COMPLEMENTOS

Como con cualquier otra hormona, hay una dosis óptima para la vitamina D. Si se excede pueden ocurrir problemas. Al saber que la D_3
incrementa la cantidad de calcio en la sangre es lógico esperar que demasiada D_3 conduce a una concentración excesiva de calcio. Si esto
ocurre, el mineral puede rezumarse en las paredes de nuestros vasos
sanguíneos y otros tejidos blandos, lo cual puede acelerar la formación
de placa bloqueadora de las arterias.

Ésta es una de las formas en las que cosechamos las semillas de la
enfermedad cardiaca, en especial si hay un suministro escaso de
magnesio. La placa puede comenzar a acumularse dentro de las arterias
incluso en la infancia. Más que temer a la vitamina D, prefiero abordar
la falta de magnesio, una amenaza para la salud más extendida y por
consiguiente una solución a una variedad de trastornos relacionados
con la dieta.

En cualquier caso, no recomiendo una terapia de dosis altas de vitamina D, aunque consumir una cantidad varias veces superior que las
400 UI de la RDA no representa peligro, al menos a corto plazo. Exponer
su cara o sus brazos a la luz solar al aire libre veinte minutos al día
durante cuatro meses del año satisfará los requerimientos de casi cualquier persona. Sin embargo, asolearse en forma complementaria no siempre es posible o práctico, por lo que son necesarias otras fuentes. Pero al
contrario de las creencias populares, la leche no es una buena apuesta.
Por un lado, las diversas formas de la leche por lo general contienen
bastante azúcar simple, lo cual puede elevar demasiado el azúcar en la

sangre. Por otro lado, la leche no siempre cumple con su reputación como fuente del nutriente (alrededor de 20% de los productos lácteos que afirmaban proporcionar vitamina D, de acuerdo con un análisis, en realidad no contenía ninguna). Por último, la leche es muy alta en fósforo, el cual interfiere con el metabolismo de la vitamina D_3 y del calcio. Por supuesto que los refrescos de cola y bebidas similares conllevan un riesgo aún mayor de problemas de la vitamina D relacionados con el fósforo.

Los ancianos, las mujeres, los trabajadores que cambian de turnos, los que siguen dietas bajas en grasas, los vegetarianos, los afroamericanos y otras personas de tez oscura, aquellos que sufren de un trastorno de ataques, los consumidores de bebidas carbonatadas, las personas que permanecen en los interiores, en suma, todos aquéllos en riesgo de padecer una deficiencia de vitamina D o un problema de salud relacionado con ésta, deben protegerse tomando entre 400 y 800 UI de vitamina D_3 al día. Si de manera intencional evita el sol o protege cada centímetro expuesto de piel con protector solar, las probabilidades indican que necesitará más de la vitamina.

VITAMINA E: *el antioxidante ejecutivo principal*

La vitamina E, que por muchos años sufrió las burlas de los círculos médicos de la corriente principal como "una vitamina en busca de una enfermedad", ha recibido recientemente tal atención enorme de los medios masivos de comunicación que de seguro ganaría el premio al "Nutriente más valioso" si existiera. ¿Por qué? La vitamina E controla al asesino número uno en el mundo occidental, la enfermedad cardiaca coronaria. Un torrente de investigaciones recientes ha establecido también que además del impacto relacionado con la deficiencia de la vitamina en la función sanguínea y muscular y en la reproducción, también influye en la inflamación de tejidos, la menopausia, las cataratas, el cáncer y la enfermedad bronquial. Y cuando en 1997 la investigación determinó la capacidad de la vitamina para beneficiar a los pacientes con enfermedad de Alzheimer y a los diabéticos, así como para mejorar nuestra función inmunitaria, los escépticos restantes debieron disiparse.

El Quid de la Cuestión

Suponga que su doctor le anuncia que los resultados de sus exámenes de colesterol no fueron muy buenos. ¿Qué haría? Basado en las recomendaciones tradicionales, podría dejar de comer huevos y costillas, llenándose en su lugar de arroz, pasta, leche descremada y plátanos. Después de unos cuantos meses una nueva muestra de exámenes de colesterol mostrará, con toda probabilidad, que sus esfuerzos dietéticos no tuvieron éxito, y es probable que el doctor lo convenza de empezar a tomar un fármaco reductor del colesterol. Después de que el medicamento haya hecho todo lo que podía hacer, su riesgo de morir de un ataque cardiaco habrá disminuido en no más de 10%, de acuerdo con los propios análisis de la medicina. Si, por otro lado, hubiera tomado una cápsula diaria de 400 UI de vitamina E, el riesgo habría disminuido en más de 40%.

La superioridad asombrosa de la terapia con vitamina E sobre los esfuerzos más concertados de los fármacos quedó demostrada de manera más convincente por la medicina convencional, basada en los resultados de dos estudios realizados en Harvard: uno de 40,000 doctores, el otro incluía a más de 100,000 enfermeras. Docenas de otros estudios coinciden. Entre más vitamina E se consumió fue menor el índice de enfermedad cardiovascular.[1] Otro estudio de 2,002 personas con enfermedad cardiaca mostró que el nutriente, en una dosis de 400 y 800 UI al día, redujo la frecuencia de ataques cardiacos en 77% y el índice de mortandad por enfermedad cardiaca en 47%.[2]

Suceden varias cosas cuando toma vitamina E en forma regular. La más importante es la protección antioxidante del nutriente, la cual evita que el colesterol LBD se adhiera a las paredes arteriales y, una vez que se acumule lo suficiente, bloquee el flujo sanguíneo. Al mismo tiempo, la vitamina E reduce la cantidad de colesterol LBD en el torrente sanguíneo, trabaja para eliminar los triglicéridos (otra grasa sanguínea peligrosa) e incrementa la cantidad de colesterol LAD que limpia las arterias. Además, reduce la insulina y salva al corazón del daño causado por una deficiencia de magnesio o una falta de oxígeno. La vitamina E mejora en gran medida los cambios bioquímicos causados por el estrés en pacientes con insuficiencia cardiaca congestiva.[3]

Ayudar a la sangre a deshacerse de las grasas peligrosas mejora la circulación por todo el cuerpo, pero la vitamina E va un poco más allá al "adelgazar" la sangre en forma natural. Este último término en realidad se usa mal; en realidad, la sangre tiende a formar coágulos durante el proceso de agrupar plaquetas. Un coágulo que se aloje en una arteria puede impedir el flujo sanguíneo, causando un ataque cardiaco o, si es afectado el cerebro, una apoplejía. Cuando los voluntarios en un estudio en 1996 tomaron 400 UI de vitamina E diarios junto con una aspirina, sufrieron mucho menos ataques isquémicos transitorios (AIT). Estas "miniapoplejías" interrumpen el flujo sanguíneo al cerebro sólo en forma breve pero a menudo presagian una apoplejía más grave.[4] Comparada con el Coumadin y adelgazadores sanguíneos farmacéuticos igual de riesgosos, la vitamina E resulta una opción valiosa y mucho más segura.

Diabetes. Las personas con diabetes son susceptibles en particular a los coágulos sanguíneos. Sus plaquetas sanguíneas, según muestran análisis de laboratorio, contienen menos vitamina E que las plaquetas de sus semejantes no diabéticos. La acción anticoagulante es sólo una forma en la que el nutriente mejora la salud de personas con diabetes. Cuando los niveles de vitamina E son bajos, el riesgo de adquirir diabetes tipo II aumenta en una proporción de cerca de cuatro a uno.[5] Además de mejorar el metabolismo del azúcar, tomar un complemento diario disminuye la gravedad de varias complicaciones diabéticas. En un estudio reciente, proporcionar a diabéticos de tipo I 100 UI de vitamina E diarios durante tres meses redujo de manera significativa el daño tisular del azúcar alta en la sangre, un proceso llamado "glicosilación", así como la acumulación de triglicéridos, el factor de riesgo de enfermedad cardiaca relacionado con la diabetes.[6]

ESFUERZOS DE LA E POR TODAS PARTES

La vitamina E logra todas sus funciones cardiovasculares, pero no todas, como un antioxidante liposoluble. Al proteger a nuestras células de los radicales libres merodeadores, nos rescata de otras diversas amenazas a la salud.

Cáncer. Cientos de estudios han examinado la relación entre la vitamina E y varios tipos de cáncer, y muchos llegan a la misma conclusión, casi inevitable: entre mayor es la ingestión del nutriente es menos probable el cáncer.[7] También es cierto lo contrario. Como fue ilustrado por un estudio de más de 36,000 adultos que duró ocho años, las personas con los niveles menores de vitamina E tuvieron un riesgo mayor de desarrollar cánceres de todas clases.[8] Los científicos han encontrado correlaciones específicas con la displasia cervical el cáncer de colon, el cervical, el de seno, el pulmonar y el bucofaríngeo.[9]

Sin embargo, esta conclusión no es unánime. Y las razones tocan la naturaleza misma de la nutrición antioxidante. El papel de la vitamina E es preventivo. No puede invertir el daño ya existente. En algunas de las investigaciones que no encontraron beneficios anticáncer de la vitamina E, los participantes habían fumado durante años o no se habían preocupado por su salud nutricional. Ningún fármaco ni nutriente puede invertir la destrucción tisular causada por décadas de vida malsana. Por ejemplo, una dosis diaria de 400 UI de vitamina E puede prevenir que los nitritos (ciertos compuestos que se encuentran en los alimentos ahumados y encurtidos) se conviertan en nitrosaminas carcinógenas; sin embargo, no hará retroceder la reacción, revirtiendo las nitrosaminas a nitratos.

Además, la presencia de otros nutrientes antioxidantes amplifica la potencia de la vitamina E. La vitamina C, los carotenoides y el selenio son socios notables que aumentan la protección anticáncer. Los estudios con resultados decepcionantes a menudo prueban la vitamina E por sí sola. Por último, para tocar uno de los estribillos principales de este libro: es la dosis la que lo hace. La cantidad de vitamina E derivada de los alimentos no protegerá contra la destrucción celular inducida por el tabaquismo, ni tampoco lo harán las 30 UI encontradas por lo común en los complementos multivitamínicos. Las dosis protectoras, según han mostrado las investigaciones en forma consistente, comienzan en las 400 UI.[10]

Deterioros neurológicos. El papel de la vitamina E en la protección de la salud y en la función del sistema nervioso la hacen una prescripción de rutina en el Centro Atkins para aquellos vulnerables a los deterioros neurológicos. En una dosis de 3,200 UI al día, junto con 3 gramos de vitamina C, desaceleró la progresión de la enfermedad de Parkinson.[11] El antioxidante también sirve para que las personas con mal de Parkinson combatan a los radicales libres generados por la L-dopa, la terapia farmacológica principal para la enfermedad. También desempeña un papel vital en el tratamiento de la disquinesia tardía, un efecto neurológico secundario de tomar medicamentos contra la esquizofrenia. El beneficio de la vitamina E para la hasta ahora incurable enfermedad de Alzheimer que asalta al cerebro fue publicado en el prestigiado *New England Journal of Medicine* y fue cubierto de manera amplia en los medios masivos de comunicación. La vitamina, en dosis de 2,000 UI diarias, previno el deterioro de manera significativa, y tan bien como la Selegilina, el fármaco principal para este propósito.[12]

Enfermedad pulmonar. En un grupo grande de ancianos con síntomas respiratorios, las mediciones de la función pulmonar mejoraron de manera proporcional a la cantidad de vitamina E en la dieta diaria.[13]

Artritis. El dolor de las articulaciones se alivia en forma marcada cuando las personas con artritis toman complementos de vitamina E. Ochenta y uno por ciento de los participantes en un estudio sintieron una mejoría considerable en el malestar de las articulaciones después de tomar 2,500 UI al día.[14]

Pérdida de la visión. Aunque otros pueden producir resultados más impresionantes, cualquier antioxidante ayudará a combatir el daño de los radicales libres que se encuentra detrás de ciertas enfermedades oculares. Un nivel bajo de vitamina E se asocia con un aumento en el riesgo de cataratas, mientras una lectura sanguínea saludable coincide con un riesgo menor de degeneración macular, una de las principales causas de la ceguera.

Síntomas menopáusicos. Dosis diarias de 400-1,200 UI pueden desencadenar la liberación de un poco de estrógeno de las células grasas, sirviendo por tanto como una versión natural de la terapia de remplazo de estrógeno. La vitamina E también puede aliviar los bochornos.

Trastornos de la sangre. Sin suficiente vitamina E, los glóbulos rojos mueren más pronto de lo que deberían, causando anemia por deficiencia de vitamina y su reducción considerable en el nivel de energía.

Debilidad inmunitaria. Los complementos de 1,200 UI al día, según un estudio de 32 hombres y mujeres mayores de 60 años, aumentarán ciertos marcadores de un sistema inmunológico saludable. La capacidad para resistir a las infecciones y enfermedades disminuye con la edad, lo que hace al nutriente mucho más importante conforme envejecemos.[15] Otro estudio reciente que cobró gran publicidad mostró que los beneficios del sistema inmunológico podrían ser óptimos para personas ancianas con dosis de sólo 200 UI. Produjo un incremento de seis veces en la respuesta de los anticuerpos y un incremento notable en las mediciones de exámenes de la piel. Tanto dosis superiores (800 UI) como inferiores (60 UI) fueron menos efectivas.

SUGERENCIAS PARA LOS COMPLEMENTOS

Para aprovechar el poder de la vitamina E, es imperativo tomar complementos. La mayoría de las personas no consume ni siquiera la terriblemente inadecuada RDA, debido tal vez a que pocos alimentos contienen el nutriente. Las mejores fuentes son los aceites y las grasas vegetales. Extrañamente, sin embargo, consumir una cantidad mayor de estos aceites es contraproducente, ya que incrementan la velocidad con la que el cuerpo metaboliza al nutriente. Entre más grasas y aceites vegetales usemos, entonces, más vitamina E necesitaremos. La cantidad diaria necesaria para reducir el riesgo de muerte relacionada con el corazón es imposible de obtener sólo del alimento.

Rara vez he visto a un paciente al que le recomendaría menos de 400-1,200 UI al día, para ser tomados junto con una comida que contenga algo de grasa para una mejor absorción. Para casos graves de enfermedad cardiaca, de manera típica prescribo más de 1,200 UI. Los fumadores requieren dosis aún mayores, al igual que aquellos que hacen ejercicio en forma regular (la actividad aeróbica vigorosa estimula la oxidación de los radicales libres). También necesitará más si su programa de complementos incluye cantidades considerables de vitamina A o aceite de pescado.

Dosis de vitamina E de hasta 3,200 UI diarias son muy seguras. A pesar de los reportes con escasos conocimientos que afirman lo contrario, las reacciones adversas son poco comunes. En ocasiones, sin embargo, el nutriente estimulará un ligero incremento en la presión sanguínea en personas que tienen hipertensión, en especial si no se acostumbran en forma gradual a las cantidades mayores. Otra precaución es un recordatorio de sentido común relacionado con una de las acciones terapéuticas principales del nutriente. Debido a que la vitamina E impide la coagulación, no tome complementos antes de ninguna cirugía programada.

Existen varias formas de vitamina E. Por lo general, la forma natural, d-alfa-tocoferol, es más potente que su contraparte sintética, acetato de dl-tocoferilo. El tocoferol es absorbido de manera más efectiva que el tocoferilo y estimula mejor al sistema inmunológico. No obstante, no considere la versión sintética tan deficiente. Algunos estudios sugieren que el succinato de vitamina E posee mayor potencial anticarcinógeno que todas las otras formas.

Los tocoferoles mezclados naturales (incluyendo alfa-tocoferol, beta-tocoferol, gamma-tocoferol y delta-tocoferol) reproducen con mayor fidelidad la forma en que aparece la vitamina en la naturaleza. Las investigaciones indican que tomar alfa-tocoferol con exclusión de los otros incrementará la necesidad de gamma-tocoferol. Los fumadores y cualquier persona expuesta al humo en forma indirecta necesitan la protección del gamma-tocoferol más que la mayoría de nosotros.

Las preparaciones solubles en agua, o micelizadas, de vitamina E son absorbidas con facilidad y no necesitan ser ingeridas con grasa. Esta forma es excelente para la inflamación de las articulaciones e infecciones agudas, en particular cuando se toma con vitamina A micelizada.

TOCOTRIENOLES: *los antioxidantes sin descubrir*

Los cuatro tocotrienoles, que ahora comienzan a atraer la atención científica que merecen, están levantando grandes olas en la investigación de la apoplejía y la enfermedad cardiaca.

EL MEJOR ANTIOXIDANTE

Estos nuevos elementos en la esfera de la nutrición también reducen la inflamación y el riesgo de cáncer, y podrían ser hasta 40 o 60 veces más fuertes que la vitamina E para detener el daño oxidativo a nuestras células.[1] Si una mayor investigación verifica los resultados de un experimento clínico muy pequeño, los tocotrienoles pueden invertir la enfermedad mucho más allá de nuestras mayores ambiciones. Esto crea una curiosa parodia: nutrientes que no están clasificados como vitaminas, pero que son más efectivos que las vitaminas a las que emulan.

El estudio que plantea esta posibilidad examinó a 50 personas con acumulación de placa dentro de la arteria principal que suministra sangre al cerebro. La enfermedad, llamada "estrechamiento arteriosclerótico de la arteria carótida", puede ser un preludio ominoso para una posible apoplejía. A cada sujeto se le dieron 40 mg de alfa-tocotrienol y 40 mg de gamma-tocotrienol. Después de 18 meses, 15 de los 25 que tomaron tocotrienol parecieron beneficiarse con el programa. Para siete de ellos, disminuyó la acumulación de colesterol, abriendo la arteria a un flujo mayor de sangre y disminuyendo el riesgo de apoplejía.[2]

No he visto otro tratamiento individual, sin fármacos, sin nutrientes, sin otra terapia especial, funcionar tan bien. Esta inversión tan notable del riesgo de enfermedad, si demuestra que funciona para otras personas, podría cambiar la forma en que recetamos nutrientes.

En otra investigación promisoria, tomar 200 mg de gamma-tocotrienol por un mes redujo las lecturas sanguíneas de colesterol en un gigantesco 30%.[3] El tromboxano, un componente de la sangre que fomenta la coagulación y la inflamación, también disminuyó en más de 20%.

SUGERENCIAS PARA LOS COMPLEMENTOS

La corriente principal de la teoría de la nutrición nos priva de los tocotrienoles en dos formas: primero al arruinar una de nuestras mejores fuentes dietéticas y luego aconsejándonos evitarla. El aceite de palma, una grasa saturada, contiene una abundancia de tocotrienoles, junto con un poco de vitamina E, carotenoides y otros cuantos nutrientes. En culturas donde el aceite de palma es un producto principal de la dieta, la frecuencia de enfermedad cardiaca es baja. En nuestra cultura insana y refinadora de alimentos, el aceite es procesado e hidrogenado, lo cual le quita todos los nutrientes y lo transforma en una grasa decididamente no saludable. Los dietistas que recomiendan evitar en forma parcial o completa el aceite de palma hidrogenado están en lo correcto de manera absoluta, pero por la razón equivocada: citan su clasificación como una grasa saturada.

La fibra de cebada y de arroz son otras fuentes alimenticias buenas de tocotrienoles, pero ninguno de los alimentos proporciona la cantidad necesaria para influir en su salud. Por consiguiente, todo el que pueda pagar este nutriente muy caro, deberá tomar 100-300 mg de un complemento basado en la palma. Asegúrese de que el producto que escoge contiene los cuatro tocotrienoles, no sólo el gamma-tocotrienol. Aun cuando la investigación muestra hasta ahora que el gamma-tocotrienol tiene más de una capacidad promotora de la salud que sus hermanos, necesitamos al clan completo de los tocotrienoles.

VITAMINA K: *la clave de la salud de los huesos*

Uno de los menos conocidos de los nutrientes, la vitamina K aparece rara vez, si es que alguna, entre sus colegas nutricionales en la etiqueta de un alimento. La tienda de alimentos sanos promedio muy bien puede no tenerlo como parte de su inventario regular, e incluso es probable que las personas con más que un interés pasajero en los complementos no estén familiarizadas con ella.

Debido a que se le menciona muy poco, puede concluir que es improbable o inconsecuente una deficiencia de vitamina K. Esto no es cierto en absoluto. Una falta del nutriente, a menudo pero no siempre como resultado de terapia anticoagulante, está muy extendida y es probable que represente nuestra causa más despreciada de osteoporosis. Tantas como una de cada tres mujeres tiene una deficiencia sin saberlo.

FORMACIÓN DE HUESO PARA LA OSTEOPOROSIS

La K significa "koagulation", la palabra danesa para el proceso de coagulación sanguínea que no puede ocurrir sin el nutriente. Aunque las bacterias intestinales pueden elaborar vitamina K para nosotros, el nutriente soluble en grasa fue designado como esencial cuando fue descubierto en 1929. Nuestra ingestión, principalmente de vegetales de hoja verde, varía con amplitud, y el índice bajo de trastornos de coagulación que ven los doctores no corresponde a un índice bajo de deficiencias. Muchos de nosotros podríamos vivir con menos que una cantidad ideal, aunque las personas preocupadas por la salud de sus huesos pondrían un poco más de atención.

Sin suficiente vitamina K no podemos formar osteocalcina, el armazón estructural dentro de los huesos alrededor del cual se cristaliza el calcio. El mineral pasa luego por el cuerpo, por lo general a través de la orina, y el riesgo de fracturas óseas aumenta en forma correspondiente.[1] Las mujeres con osteoporosis tienen, en promedio, sólo 25% de la vitamina K encontrada en sus contrapartes por lo demás sanas.

Reabastecer el suministro mejora el pronóstico enormemente. La producción de osteocalcina se reanuda, la excreción de calcio disminuye y el hueso comienza a formarse de nuevo. Un estudio de mujeres posmenopáusicas mostró que la complementación eleva un marcador de examen que mide cuánto hueso forma el cuerpo.[2]

La investigación de las otras funciones del nutriente ha sido inadecuada de manera lamentable, pero unos cuantos estudios sugieren que podría contribuir a la prevención del cáncer. Puede matar de manera selectiva a las células cancerosas.[3] Los experimentos de laboratorio muestran que los complementos, junto con la vitamina C, pueden inhibir el crecimiento de células cancerosas en el seno y en el endometrio.[4] Otro estudio demostró que dosis diarias de 5 mg, en una forma llamada menadiona, pueden aliviar, otra vez con vitamina C, la náusea y el vómito relacionados con el embarazo.[5] Las futuras madres también pueden usar vitamina K para prevenir un trastorno hemorrágico en sus recién nacidos conocido como enfermedad hemorrágica tardía.

LADRONES DE SALUD OCULTOS

La ingestión insuficiente sólo explica en forma parcial por qué las personas podrían sufrir con facilidad de una carencia de vitamina K. Uno de los peores agresores es ese frasco de píldoras anticoagulantes en los botiquines de tantas personas con enfermedad cardiaca. Parte de la terapia cardiovascular del consenso de la medicina a menudo exige warfarina (Coumadin) y fármacos "adelgazadores de la sangre" similares que destruyen cualquier vitamina K que circule en el cuerpo.

¿Se les dice a las personas con enfermedad cardiaca que el mecanismo de coagulación natural de su cuerpo presenta un peligro mayor que una deficiencia de vitamina K? ¿Cambiaría usted el riesgo de una enfermedad por el riesgo de otra? La ironía es que este dilema desafortunado no necesita ser enfrentado porque los dos no son mutuamente excluyentes. El enfoque farmacológico, con grandes efectos secundarios, puede no ser la mejor respuesta. Un puñado diario de ciertos nutrientes: aceites de pescado, vitamina E y bromelina entre ellos, para prevenir que las plaquetas se agreguen, puede evitar con seguridad los coágulos sin crear una deficiencia de vitamina K. Y los otros efectos de estos nutrientes son un beneficio mayor.

La terapia cardiaca bien intencionada no es la única amenaza médica a nuestro estado de vitamina K. La quimioterapia también puede conducir a una deficiencia, al igual que el uso de antibióticos y la mayor parte de los medicamentos antiepilépticos.[6] Las enfermedades gastrointestinales también pueden ser responsables. Debido a que la mayor parte del suministro del nutriente en el cuerpo proviene de nuestras bacterias intestinales benéficas, a menudo existen deficiencias en personas con diarrea crónica, enfermedad de Crohn o colitis.[7]

SUGERENCIAS PARA LOS COMPLEMENTOS

A pesar de los riesgos que presenta una deficiencia, si usted está siendo tratado con adelgazadores sanguíneos de prescripción, no comience a tomar complementos de vitamina K ni incremente en forma drástica la ingestión del nutriente en su dieta. Los complementos contrarrestarán al fármaco y elevarán las probabilidades de desarrollar el mismo coágulo sanguíneo que su doctor está tratando de prevenir. En vez de ello hable con su médico, explicando su deseo de renunciar a la terapia con fármacos a favor de un enfoque más natural y seguro.

Casi todos deberán comer más col rizada, perejil y otros vegetales de hoja verde. Los huevos también contienen el nutriente. Incluso personas que están desnutridas de vitamina K por lo general tienen coagulación sanguínea normal, así que es probable que los complementos no sean necesarios a menos que se encuentre en uno de los grupos con alto riesgo de osteoporosis. Algunos investigadores sugieren que las mujeres, en particular, deben tomar diario un complemento de 100 mcg (a condición, por supuesto, de que no estén bajo terapia anticoagulante). La relación con la resistencia del hueso también parece exigir un ajuste en la RDA actual para la vitamina, establecida ahora en sólo 65 mcg para las mujeres y 80 mcg para los hombres. Una dosis diaria de hasta 500 mcg es perfectamente segura.

4. Minerales

CALCIO: *constructor de huesos*

Después de las proteínas, las grasas y los carbohidratos, el calcio es el componente dietético almacenado de manera más abundante en el cuerpo. Requerido en una cantidad comparativamente enorme, éste goza de una RDA mayor que cualquier nutriente. Sin él literalmente seríamos puré, porque no tendríamos huesos ni dientes. Sin embargo, muchas vitaminas y tabletas minerales a menudo no proporcionan los requerimientos diarios completos (los cuales se miden en gramos, no en miligramos). Esto no es un descuido; es una conveniencia útil. Aun así, hay una solución. El calcio está presente en muchos más alimentos de los que la gente está enterada, lo que lo hace un nutriente ideal para el que debemos buscar fuentes dietéticas.

¿ES LA LECHE LA ÚNICA RESPUESTA?

En la versión diluida de nutrición suscrita por la industria lechera, el complemento de calcio es una vaca sagrada. Un bombardeo de relaciones públicas que ha durado décadas ha convencido a millones de personas de que el calcio otorga perfecta salud a mujeres y niños en crecimiento, en especial si usan productos lácteos. Como consecuencia, mucha gente toma calcio con exclusión de todos los demás complementos. Con tal acción pasan por alto muchos de los beneficios del calcio, ya que el mineral trabaja mucho mejor con otros nutrientes. Pero el verdadero secreto es el significado del calcio más allá de nuestros huesos, dientes y uñas. En realidad, es crucial en el tratamiento de un sinnúmero de trastornos, en campos tan variados como la obstetricia, la cardiología y la oncología.

ESTÁ EN NUESTROS HUESOS

Ninguna evidencia ha demostrado aún en forma clara que dosis altas de calcio, tomadas a largo plazo, puedan prevenir la osteoporosis. Sabemos con mayor certeza que un consumo menor de 500 mg al día multiplica en gran medida la probabilidad del deterioro de los huesos. Aunque algunos estudios concluyen que el solo hecho de tomar tabletas de calcio (1,500 mg al día es una dosis mencionada a menudo) contribuye a fortalecer los huesos y es una buena protección contra la pérdida ósea posmenopáusica (un revisor concluyó que esto disminuye la pérdida ósea menopáusica en 30-50%),[1] otra investigación afirma que los complementos refuerzan la densidad de los huesos sólo si se combinan con ejercicios regulares de levantamiento de pesas.[2]

Sin embargo, ninguna de las dos conclusiones puede ser correcta en el vacío, ya que la fortaleza de los huesos depende de un suministro adecuado de otros nutrientes: vitamina D, magnesio, cobre, zinc, manganeso, boro y vitamina C. Ya que los científicos académicos desaprueban la experimentación con terapias combinadas (porque ello hace más difícil identificar una sustancia aislada), el programa ideal nunca ha sido probado de manera estricta. Un estudio, sin embargo, encontró un beneficio bastante considerable con un régimen diario que incluye un gramo de calcio y pequeñas cantidades de zinc, manganeso y cobre.[3] Agregar boro, magnesio, ácido fólico y vitamina D a la mezcla, creo yo, proporcionaría evidencia concluyente para la prevención de la osteoporosis.

De todos los factores de soporte de los huesos, la relación entre calcio y magnesio es fundamental. Cuando desciende la cantidad de magnesio en el torrente sanguíneo, los riñones reajustan el equilibrio reteniendo menos calcio. Cuando la concentración de magnesio se eleva, los riñones excretan menos calcio. Ya que los niveles de magnesio en la sangre responden mejor a la complementación, entre más magnesio ingerimos, más calcio retiene nuestro organismo de manera automática.

Lo que comemos también determina la extensión del deterioro de los huesos. A este respecto, las selecciones de menú difícilmente podrían estar peor. Una dieta alta en azúcares, cereales y otros carbohidratos debilita los huesos. Por ejemplo, cuando un grupo de mujeres con edades entre 19 y 21 años comenzaron a ingerir alimentos más elevados en carbohidratos, perdieron densidad ósea.[4] ¿Por qué? El azúcar acidifica la sangre, forzando al calcio a salir del cuerpo. El fósforo en los cereales y las bebidas carbonatadas agota una cantidad adicional. El contenido de azúcar en la leche (lactosa) es la razón por la que esta última no es una fuente tan ideal del mineral como el queso (toda la lactosa se ha eliminado con la fermentación).

Y para enterrar otro mito médico, una dieta alta en proteínas no contribuye a la osteoporosis ni a la pérdida de calcio. Este concepto erróneo surgió de una serie de experimentos a corto plazo que mostraron que ingerir una gran cantidad de proteínas incrementaba la cantidad de calcio excretada en la orina. Estudios más recientes invalidaron este trabajo previo, mostrando que la excreción adicional no persiste a largo plazo.[5]

OTRAS VIRTUDES DEL CALCIO

El calcio es vital para otras partes del organismo además de los huesos. Como nutriente terapéutico, el mineral ha disfrutado de bastante atención científica.

Hipertensión. Los cardiólogos y obstetras están fascinados con la asociación del calcio con la presión sanguínea. En una revisión de 25 pruebas clínicas en la que participaron hipertensos, 12 mostraron que el mineral podía reducir el riesgo de presión arterial alta, y en 12 no sucedió así. La probabilidad de preeclampsia, el trastorno de hipertensión relacionado con el embarazo, se redujo de manera similar.[6] Sin embargo, una visión más amplia de la literatura médica muestra que el beneficio de la presión sanguínea en realidad es ligero y poco impresionante. Tiendo a no incorporar el calcio en el programa del Centro Atkins para normalizar la presión arterial alta, simplemente porque encuentro que el magnesio sea el elemento más importante para lograrlo. El efecto del magnesio, creo, determina el grado en que influye el calcio en las lecturas de la presión sanguínea.

Colesterol alto. Los complementos también pueden contribuir a la salud cardiaca al ayudar a disminuir el colesterol y los triglicéridos, según indica otra investigación. Una cantidad mayor del mineral en la sangre, mostró un estudio de más de 10,000 personas, corresponde a una cantidad mayor del colesterol LAD "bueno". Pero el colesterol total también se elevó, lo que significa que el colesterol LBD perjudicial también se mantuvo alto.[7]

Complicaciones del embarazo. Las mujeres tienen menos partos prematuros, incidentes de aborto espontáneo y bebés con bajo peso al nacer cuando toman 1,200 mg de calcio todos los días. Aun así, en este caso los complementos pueden ser una espada de dos filos, ya que dosis de más de 1,500 mg pueden impedir que el cuerpo absorba cinc, hierro y magnesio.

Cáncer. Por último, los complementos pueden proteger contra cánceres del endometrio, páncreas y colon.[8] Con una dosis diaria de 1,250 mg de carbonato de calcio disminuyó la proliferación de células epiteliales en el colon. Otro estudio de 1,900 hombres encontró que 1,200 mg al día redujeron la frecuencia de cáncer de colon en 75%.[9]

Insomnio. El calcio es un inductor del sueño muy potente. Por esto se ha convertido en un constituyente importante de mi terapia nutricional contra el insomnio y por ello tomar complementos a la hora de acostarse puede producir un beneficio adicional para un mejor sueño nocturno.

SUGERENCIAS PARA LOS COMPLEMENTOS

Muchos de mis pacientes se preocupan cuando su programa de complemento dirigido contiene menos de la RDA de calcio. Esto ocurre porque una cantidad adecuada de calcio tiende a excluir a otros nutrientes en una fórmula múltiple y porque no cualquier tracto digestivo puede tolerar píldoras de calcio tomadas solas (aunque dos tabletas de carbonato de calcio, de 500 mg cada una, no son demasiado difíciles de ingerir). Por suerte, puedo contar también con el hecho de que la mayoría de nosotros consumimos muchos alimentos, aparte de la leche, que nos proporcionan más calcio que una píldora.

Algunas buenas fuentes no lácteas del mineral constructor de huesos son las sardinas, las semillas de ajonjolí, el salmón rosado con huesos, las almendras, las nueces del Brasil, la col rizada, la acelga, la espinaca cocida, bok choy, hojas de mostaza y frijoles pintos. El mejor ejemplo de un producto lácteo alto en calcio y bajo en carbohidratos es el queso. A menos que su dieta sea bastante limitada, debe proporcionarle lo que necesita.

Bajo ciertas circunstancias, los complementos serán necesarios. Por supuesto, tómelos si

- Tiene osteoporosis u otro trastorno óseo o está en riesgo del mismo.
- Enfrenta un riesgo alto de cáncer de colon u otra enfermedad que el calcio pueda beneficiar.
- Desea una fuente garantizada de nutrición mineral y no le importa tragar píldoras extras.

He encontrado que la hidroxiapatita de calcio y el citrato de calcio son las formas complementarias de calcio que se absorben con mayor facilidad, aun cuando el orotato de calcio, que es difícil de encontrar, puede tener una afinidad especial por el hueso, como afirman los investigadores europeos.

Cualquiera que sea la forma que elija, asegúrese de que su píldora de calcio no esté muy compactada para que se disuelva con facilidad. Una prueba casera para determinar esto requiere colocar una tableta en 177 ml de vinagre. Deberá desintegrarse en partículas finas dentro de media hora. Dependiendo de los objetivos de salud, tanto hombres como mujeres necesitarán tomar entre 800 mg y 1,500 mg al día.

MAGNESIO: *el mineral más importante para el corazón*

El magnesio ha sido considerado por los científicos como el mineral más importante para el corazón. Más de 300 enzimas diferentes en el cuerpo dependen del mineral, pero alrededor de 80% de todas las personas no consumen las cantidades adecuadas. Aun peor, pocos cardiólogos se molestan en recetarlo en forma rutinaria. No es sorprendente que la enfermedad cardiaca esté tan extendida.

MEDICINA ELEMENTAL

Enfrentamos amenazas que nos roban el magnesio sin importar adonde volteemos. El mineral está casi ausente de las comidas chatarra azucaradas que ahora constituyen más de 35% de la dieta promedio de una persona. Las cosechas se siembran en suelos que de forma constante se vuelven más deficientes del mineral. El cuerpo gasta mucho de este suministro exiguo para limpiarse del smog, de los pesticidas y de muchas otras toxinas. La transpiración y el estrés agotan lo que queda, al igual que los diuréticos y otros medicamentos. Para la mayoría de nosotros, una deficiencia parece inevitable. La edad nos acerca aún más a la realidad. Conforme envejecemos, absorbemos menos de muchos nutrientes del alimento, incluyendo el magnesio. Debido a problemas dentales, podemos evitar las nueces, semillas y otras fuentes dietéticas buenas, y es probable que tomemos más medicamentos que agotan el nutriente.

El magnesio afecta casi todos los aspectos de nuestra salud, pero debido a que es una de las explicaciones más fuertes para la presencia o ausencia de problemas cardiacos, el corazón es un buen lugar para empezar.

Enfermedad cardiovascular. Como cardiólogo, trato a más personas por padecimientos relacionados con el corazón que por cualquier otro problema. Alrededor de 98%, supongo, necesitan magnesio y todos ellos se beneficiarán con él.[1] Pero sólo algunos de ellos fueron instruidos alguna vez por sus doctores anteriores para que lo tomaran. El siguiente resumen de lo que es posible lograr con el uso regular de un complemento parece más una lista de deseos para cualquier persona con trastornos cardiacos.

- Los ritmos cardiacos irregulares se vuelven más estables.[2]
- La presión arterial alta mejora.[3]
- El cuerpo mantiene un equilibrio mejor de potasio, otro mineral cardiovascular importante.
- El corazón bombea un volumen mayor de sangre sin una demanda extra de oxígeno.[4]
- Los vasos sanguíneos constreñidos se relajan, permitiendo que la sangre fluya con mayor libertad.
- Los dolores de la angina de pecho ocurren con menor frecuencia.
- Al no permitir que las plaquetas se agrupen, la sangre tiene menos probabilidad de formar coágulos que bloqueen las arterias.[5]
- El colesterol LAD se eleva y el colesterol LBD disminuye.[6]

Ataques cardiacos agudos. Los cardiólogos de los hospitales están bastante interesados en lo que puede hacer el magnesio cuando un paciente es admitido por primera vez en una unidad de cuidado coronario, porque media docena de estudios mostraron que es efectivo para prevenir complicaciones.[7] Esto llevó a un estudio más grande, el cual no pudo demostrar el beneficio. La Dra. Mildred Seelig, la gurú del magnesio, cree que los beneficios del mineral podrían mantenerse con la individualización del tratamiento y un sistema de dosificación flexible.[8] El magnesio, cuando se administra en forma intravenosa, como en estos estudios, puede estabilizar o desestabilizar al corazón.

Trastornos por azúcar en la sangre. Lo bien que metaboliza el cuerpo el azúcar está ligado en forma estrecha con el magnesio, haciendo al mineral esencial para cualquier paciente con diabetes o que presente resistencia a la insulina. Un control deficiente del azúcar eleva el riesgo de una deficiencia de magnesio, la cual a su vez deteriora más el metabolismo del azúcar. Los complementos permiten a los diabéticos tipo II regular con más facilidad el azúcar en la sangre. Como resultado, su necesidad de fármacos orales para la diabetes por lo general disminuye y podría desaparecer por completo.[9] Las personas susceptibles a ataques de hipoglucemia también pueden estabilizar la elevación y disminución de su azúcar sanguínea. Aunque el mineral no afecta a la diabetes tipo I en forma tan drástica, no obstante es un benefactor que no debe subestimarse.

Hipertensión arterial. Siguiendo nuestro enfoque nutricional, más o menos 80% de los pacientes con hipertensión del Centro Atkins reducen o eliminan su necesidad de diuréticos y otros medicamentos para la presión sanguínea. Todos los ingredientes que usamos contribuyen para tal éxito, pero el magnesio es el que más contribuye a ello. Una persona con hipertensión arterial de manera típica tendrá un nivel inferior del mineral comparada con alguien que tenga una lectura de la presión arterial más sana.[10] Los complementos funcionan como un bloqueador del canal de calcio natural, otro fármaco antihipertensión estándar, pero sin efectos adversos.[11] El exceso de insulina en la sangre, los niveles bajos de potasio, los vasos sanguíneos constreñidos: el nutriente aborda todas las causas primarias de la enfermedad en forma simultánea.

Complicaciones del embarazo. Para las futuras madres y sus bebés, los complementos de magnesio pueden vencer con frecuencia varios trastornos de la presión sanguínea graves que pueden surgir. El mineral es un tratamiento de elección para la preeclampsia, una complicación relativamente común que se ve en la última parte del embarazo que eleva la presión sanguínea y causa retención de líquidos, entre otros problemas. En casos extremos de preeclampsia, una mujer puede sufrir convulsiones o entrar en coma. De nuevo, el magnesio es un tratamiento muy efectivo. Alrededor de 60% de todas estas complicaciones relacionadas con la hipertensión podrían evitarse, según estiman los investigadores, si las mujeres embarazadas tomaran complementos.[12]

Al administrar magnesio en lugar de fármacos, los doctores también podrían rescatar a ciertos bebés cuyas vidas corren peligro por la presión sanguínea elevada. Como se describe en un artículo de una revista médica, los médicos administraron el nutriente a siete bebés después de que todos los demás medicamentos fracasaron. Se esperaba que los bebés murieran, pero las inyecciones de sulfato de magnesio disminuyeron su presión sanguínea y salvaron sus vidas.[13]

Prolapso de la válvula mitral. Esta condición, la cual implica el debilitamiento de una válvula en el corazón, incrementa la excreción de magnesio. El reabastecimiento del mineral ayuda a corregir los bajos niveles de azúcar en la sangre, uno de los problemas principales relacionados con el prolapso de la válvula mitral, y contrarresta la fatiga, la cual es probable que sea el síntoma encontrado con mayor frecuencia.

Asma. Al disminuir el jadeo y fomentar que los músculos bronquiales se relajen, el magnesio refuerza mis programas de una mejor respiración para la bronquitis, el enfisema y otros trastornos pulmonares crónicos. Cuando se administra en forma intravenosa, detiene un ataque de asma por resfriado.[14] Seguro y efectivo en forma consistente, este "empujón intravenoso", como lo llamamos, también es un gran tratamiento en el acto para las erupciones alérgicas.

Migrañas. El administramiento intravenoso también alivia de manera significativa las jaquecas por migraña. En la mayor parte de los casos difiere una recurrencia por más de 24 horas. No es sorprendente que las personas que disfrutan del alivio más prolongado por lo general tienen los niveles sanguíneos más bajos del mineral.[15] Los que padecen migraña en forma regular no necesitan anticipar un futuro de visitas diarias al consultorio del doctor si desean un alivio prolongado; tomar magnesio en forma oral es un buen preventivo.

Fibromialgia. Para cualquiera que enfrente los dolores musculares y de articulaciones de este padecimiento reumático, el magnesio es una parte valiosa de un tratamiento efectivo. También lo uso, en una dosis de 300-600 mg, para un padecimiento relacionado el síndrome de fatiga crónica. Es potente en especial cuando se combina con 1-2 gramos de ácido málico.[16]

Función cerebral. Las lecturas de magnesio son inferiores que el promedio en forma marcada en pacientes con esclerosis múltiple, enfermedad de Parkinson y Alzheimer u otros tipos de demencia.[17] Muchas de ellas tienen una cantidad alta inusual de aluminio en sus cerebros, y se sabe que el metal interfiere con el magnesio. Los pacientes psiquiátricos internados también tienen niveles sanguíneos reducidos del mineral. Una deficiencia total puede agravar los síntomas psiquiátricos, según sugieren algunas investigaciones, y causa que el cerebro envejezca de manera prematura.

Osteoporosis. Para prevenir y quizá revertir la osteoporosis, el magnesio podría ser más importante que el calcio. Aunque constituye sólo una fracción de la materia ósea, el mineral desempeña un papel desproporcionadamente importante, equilibrando el suministro de calcio en el organismo y evitando que sea excretado. Algunos científicos llegan a decir que la cantidad de magnesio que ingerimos es un indicador más fuerte de la densidad ósea que el consumo de calcio.[18] Sin suficiente magnesio y otros oligoelementos, cualquier calcio adicional que ingiramos no será depositado alrededor de nuestros huesos, sino en cualquier otra parte, quizá en las paredes de nuestras arterias.[19]

Entrenamiento de fuerza. El crecimiento y fuerza musculares, en especial para un programa de entrenamiento de pesas, depende del magnesio. Los complementos atrajeron una buena cantidad de interés de los competidores en la Olimpiada de 1988, en especial de los atletas participantes en remo, levantamiento de pesas y otros deportes de potencia.

Tensión premenstrual. Los complementos han disminuido el número de cambios de estado de ánimo que pueden ocurrir cuando se acerca la menstruación. También ayudan a dominar las migrañas premenstruales y las infecciones por levaduras.[20]

Cáncer. Los científicos no han estudiado a los seres humanos en forma directa en busca de un vínculo entre el magnesio y el cáncer, pero otra evidencia sugiere una fuerte relación. Por ejemplo, los tumores pueden desarrollarse en animales con una dieta baja en magnesio y parecen existir índices mayores de la enfermedad donde el agua y el suelo locales contienen concentraciones bajas. Los fármacos contra el cáncer y la terapia de radiación, además, agotan el magnesio del cuerpo.

Otras condiciones. El magnesio debe ser parte de cualquier programa de nutrientes para dormir mejor. Además de fomentar un sueño más tranquilo, funciona contra el bruxismo, un rechinido involuntario de los dientes mientras se está dormido. Su amplia gama de acciones ayuda contra sensibilidades químicas, infecciones bacterianas y virales, calambres en las piernas, cálculos renales y claudicación intermitente, un deterioro en el flujo sanguíneo a las piernas que causa dolor con el esfuerzo.

Sugerencias para los Complementos

Proporcionar a las células la cantidad óptima de magnesio no es tan fácil como ingerir un complemento o dos todos los días. La cantidad por sí sola no es una garantía y una sobrecarga podría ser perjudicial. Un nutriente como la vitamina C, para dar un ejemplo, puede causar un caso de diarrea por una sobredosis, pero éste casi es el único efecto secundario que sufrirá. Las dosis grandes de magnesio, en particular de óxido de magnesio, también causan diarrea, lo cual lo hace un buen tratamiento a corto plazo para el estreñimiento crónico, pero la diarrea no es una consecuencia benigna. Tomar demasiado magnesio podría ser peligroso, en especial si la concentración en su cuerpo ya es alta, como puede suceder cuando ciertos problemas de los riñones impiden que el mineral sea excretado. Nadie con una función renal disminuida en forma grave deberá tomar complementos de magnesio sin una supervisión médica cuidadosa.

Los exámenes sanguíneos son la mejor forma de determinar su necesidad real y de rastrear la efectividad de los complementos. No se base en mediciones estándares del suero sanguíneo. Pueden ser erróneas y a menudo no detectan una deficiencia. Una medida mucho mejor es la concentración del mineral dentro de los glóbulos rojos. He encontrado que la dosis óptima para problemas de salud relacionados con el magnesio de manera típica lleva la lectura en glóbulos rojos a un punto ligeramente por encima de la mitad del rango "normal". Para la mayoría de las personas esto por lo general se traduce en una dosis diaria de 400-1,000 mg.

Para alcanzar el punto ideal, algunas fórmulas funcionan mejor que otras. El óxido de magnesio, el tipo encontrado con mayor frecuencia en los complementos minerales, eleva con facilidad el nivel del suero sanguíneo estándar, pero otras formas llevan el nutriente a las células de los tejidos con más éxito. Mi favorito es el orotato de magnesio, el cual, aunque alguna vez fue difícil de encontrar, ahora se expende en las tiendas de alimentos naturales. Otras buenas opciones son el taurato de magnesio, el cloruro de magnesio, el glicinato de magnesio y el aspartato de magnesio.

Como otra posibilidad, remoje sus pies, y el resto de su cuerpo. Las sales Epsom se conoce químicamente como sulfato de magnesio y su piel absorberá la cantidad del mineral que necesite. Darse un baño y verterle sales Epsom puede ser tan nutritivo como relajante.

POTASIO: *nuestro electrolito más valioso*

Este mineral esencial es vital para la vida y para el funcionamiento de toda célula viviente. Entender su papel es crucial para practicar la medicina. El potasio, el sodio, el cloruro y el bicarbonato son llamados electrolitos. Son los encargados del equilibrio ácido-base y la presión osmótica en el cuerpo; niveles altos o bajos en exceso son amenazadores para la vida. En el caso del potasio, los niveles anormales por lo general son causados por una condición médica, ya sea por enfermedad o, con demasiada frecuencia, el tratamiento, en lugar de por una deficiencia dietética.

El papel principal del potasio es mantener la función apropiada de nuestras paredes celulares. Esto se logra cuando está en armonía con el sodio. El potasio permanece dentro de las células; el sodio permanece afuera. Su segundo deber principal es apoyar la concentración y las actividades del magnesio, un nutriente cardiaco importante; si el nivel sanguíneo de uno es bajo, es probable que el otro esté bajo también.

Promover el equilibrio celular por medio de un énfasis en el potasio es una de las estrategias esenciales que podemos adoptar contra la enfermedad cardiaca y el cáncer. Obtener suficiente potasio es más importante que limitar la ingestión de sal para regular la presión sanguínea. El potasio también es esencial para la energía, salud nerviosa, contracción muscular, desempeño atlético óptimos y para muchas otras funciones.

FÁRMACOS QUE AMENAZAN AL POTASIO

Nunca he visto un caso de hipocalemia, el nombre dado al potasio bajo en sangre, causado por nutrición deficiente. La enfermedad es una causa mucho más probable. El vómito, la diarrea o la transpiración, si son graves o recurrentes, pueden agotar suficiente potasio para inducir niveles peligrosamente bajos. Los traumatismos también causan un descenso precipitado (entre 50 y 68% de los pacientes de traumatismos tienen niveles bajos).[1] Pero la razón principal para que la hipocalemia se esté volviendo cada vez más frecuente es el uso extendido de diuréticos, por lo general recetados para la presión arterial alta o para la falla cardiaca. Una estimación de 20% de todas las personas que toman "píldoras de agua", como se conocen estos medicamentos, son hipocalémicos.[2] Otros dos tipos de fármacos antihipertensivos comunes, los inhibidores ACE y los bloqueadores beta, también deterioran los niveles de potasio en la sangre. Esto es precisamente lo opuesto de lo que las personas con hipertensión y enfermedad cardiaca necesitan más.

Una dieta deficiente en potasio podría contribuir a esta tendencia al no ayudar a restablecer sus niveles agotados. El procesamiento y los métodos agrícolas basados en la química pueden robar el mineral del alimento. Los fabricantes exacerban el problema al agregar sodio a sus productos, y el sodio aumentado conduce a una escasez de potasio. Más de un tercio de la energía corporal, de hecho, se gasta al mantener el equilibrio del sodio y el potasio dentro de las células. En culturas con suministros alimenticios que son más naturales y más ricos en potasio, los índices de enfermedad cardiaca y cáncer son mucho menores. Estas personas a menudo tienen proporciones dietéticas de potasio y sodio cien veces mayores que la mayoría de los estadounidenses.

Usted no tiene que ser un paciente cardiaco para tener una deficiencia de potasio, aunque esta condición de seguro aumentaría su riesgo. La salud cardiovascular está íntimamente relacionada con el mineral, lo que la hace un principio apropiado para una revisión de los usos terapéuticos del potasio.

Enfermedad cardiaca. Es probable que la interdependencia con el magnesio explique la significación cardiovascular del potasio. Cuando el potasio es bajo, hay un mayor riesgo de arritmias, falla cardiaca y apoplejía que amenazan la vida. Es tan íntima su relación cardiaca que las lecturas de potasio pueden usarse con un mayor grado de precisión para predecir el riesgo de anormalidades del ritmo cardiaco en un individuo.[3] Un estudio encontró que una sola ración diaria de un alimento rico en potasio puede reducir casi a la mitad el riesgo de muerte por apoplejía.[4] Aun cuando el objetivo es ayudar al organismo a retener potasio y magnesio, los cardiólogos prefieren usar fármacos en lugar de la opción más segura, cantidades terapéuticas de los minerales agotados.

Presión sanguínea. Encuentro curioso que la medicina convencional acentúe con tanta intensidad el lado del sodio en el equilibrio entre sodio y potasio para tratar la presión arterial alta. La literatura científica demuestra que el potasio puede ser más importante tanto para el tratamiento como para la prevención.[5] Lo que he visto en mi práctica me convence de que el potasio es mucho más importante. La ingestión desmesurada de la sal, por supuesto, no es saludable y la restricción de su uso como condimento es apropiado para cualquiera con falla cardiaca o inflamación de tejidos. Pero el resto de nosotros podemos satisfacer nuestro gusto por la sal dentro de límites razonables con poco riesgo de hipertensión. Muchos estudios de población muestran que asegurar una ingestión elevada de potasio es más efectivo para prevenir la aparición del "asesino silencioso".[6]

Investigaciones que midieron la magnitud real del impacto de la sal mostraron que reducir su ingestión disminuyó la presión sanguínea sólo en un promedio de dos o tres puntos.[7] En contraste, una dieta alta en potasio demuestra ser muy efectiva, en especial cuando se combina con una dieta sin azúcar y complementos de magnesio y taurina. Incluso un sustituto de sal alto en potasio y magnesio fue juzgado efectivo. Sin embargo, entre más tiempo se use el potasio, menos efectivo se vuelve como agente antihipertensor.[8] Más de 30 estudios controlados atestiguan el éxito del potasio como un agente para el control de la presión sanguínea.[9]

Los fármacos no resuelven nada; su uso no sólo complica la amenaza de la hipertensión al agotar más el potasio y magnesio del cuerpo (con mucha probabilidad hasta niveles peligrosamente bajos), también inducen al cuerpo a elaborar una cantidad mayor de sustancias bioquímicas normales elevadoras de la presión.

Debilidad muscular y fatiga. La fatiga o debilidad pueden ser los indicadores más comunes de una necesidad de más potasio. Los calambres en las piernas, en particular los nocturnos, también pueden producirse por niveles bajos del mineral (al igual que de magnesio y calcio). He observado a muchos pacientes, personas que, debido a su concentración sanguínea baja del electrolito, no podían ni siquiera subir un tramo de escaleras sin cansarse. Los que siguen dietas bajas en calorías y los que hacen ejercicios pesados son propensos en especial a una pérdida de energía relacionada con el potasio. También lo son los ancianos. Una cantidad inadecuada de potasio y magnesio puede contribuir al inicio del síndrome de fatiga crónica.

Reabastecer el suministro del cuerpo, usando 250-500 mg de aspartato de potasio e igual cantidad de aspartato de magnesio, a menudo puede restaurar sin ayuda el tono muscular, promover un nivel de energía mayor y aumentar la resistencia.[10] A menudo puede ocurrir lo contrario dentro de una semana. Si el dúo de nutrientes no funciona por sí solo, aún puede demostrar ser un valioso auxiliar para tratar otras clases de fatiga.

SUGERENCIAS PARA LOS COMPLEMENTOS

La mejor forma de obtener potasio es del alimento, no de los complementos. Los alimentos enteros, cultivados en forma orgánica y sin refinar contienen cantidades mayores que los alimentos procesados en forma química.[11] Mis fuentes favoritas son el perejil y las semillas de girasol. Otros buenos alimentos con potasio son las almendras y otras nueces; ciertas carnes y pescados, en especial el lenguado, bacalao, pavo, pechuga de pollo y solomillo; algunos vegetales, incluyendo hongos, acelgas y espinacas; y unas cuantas frutas, como el melón y el aguacate.

Aunque fomentados de manera rutinaria por muchos doctores, probablemente por una mala información, los plátanos sólo tienen un contenido moderado de potasio. También el jugo de naranja. Ambos, por desgracia, son bastante altos en azúcares, lo cual puede trastornar la estabilidad del azúcar en la sangre.

La mejor manera de obtener su potasio es ir al supermercado y comprar un sustituto de sal elaborado con cloruro de potasio. Espolvoréelo en forma generosa en el alimento como condimento. No desperdicie sus esfuerzos consiguiendo píldoras de potasio en las tiendas de alimentos naturales. La FDA prohíbe que las píldoras individuales que se venden sin receta contengan más de 99 mg, lo cual no es una cantidad muy significativa (se requieren 15 de ellas para igualar dos píldoras de potasio que se venden con receta). Además, algunas píldoras pueden irritar su estómago. Si en verdad experimenta una deficiencia de potasio, es probable que tenga una razón médica para ello y necesitará averiguar la causa, además de que necesitará dosis de 3,600 mg o más, las cuales deben tomarse bajo la vigilancia de un doctor. Casi todos los doctores están informados sobre la prescripción del mineral y deben ser capaces de determinar por qué su nivel es bajo.

HIERRO: *la espada de doble filo*

El hierro es el remedio antiguo para la "anemia", esencial para la hemoglobina transportada en la sangre que lleva oxígeno a cada célula en el cuerpo. Muchos de los primeros tónicos para la salud de este siglo pueden haber funcionado porque contenían hierro, y el mineral también puede explicar la efectividad ocasional de otros dos tratamientos anticuados: las sangrías y la aplicación de sanguijuelas. El hierro es un arma de dos filos en la nutrición, y uno de los filos es tóxico y oxidado, un posible contribuyente al endurecimiento de las arterias, la enfermedad cardiaca y el cáncer. Por tanto debemos manejar la espada con precisión.

Tomar o no tomar complementos de hierro debe ser una de nuestras decisiones de nutrición consideradas con mayor cuidado. Es evidente que las deficiencias son una amenaza más inminente para la salud (la anemia nutricional es un problema global importante, en especial en el tercer mundo). En un grado sorprendente, Estados Unidos enfrenta un peligro parecido, aunque menos inmediato, debido al esfuerzo concertado para desalentar a los estadounidenses de comer carne roja, quizá la mejor fuente y la más segura del mineral. La mayoría de nosotros podemos satisfacer los requerimientos de hierro de nuestro cuerpo con sólo comer carne roja. El consumo informal extendido de tónicos y píldoras de complemento, en especial aquéllas hechas con formas del mineral propensas a la sobrecarga, ha causado que las potencias médicas ignoren el costo de tomar demasiado.

PELIGROS DE LA DEFICIENCIA

La anemia puede ser la repercusión más conocida de una deficiencia de hierro, pero no es la única. Incluso una escasez menor conduce a incapacidades de aprendizaje, fatiga, un sistema inmunológico debilitado, una temperatura corporal inferior, un desempeño físico deteriorado y una producción reducida de hormona tiroidea. El cáncer estomacal también está asociado con reservas bajas de hierro. Las mujeres pueden caer en un agotamiento de hierro por una incapacidad persistente para perder peso, una consecuencia de la producción menor de la tiroides. En un estudio, mujeres que tomaron complementos de hierro respondieron con un incremento en la función tiroidea.[1] Y cuando un grupo de mujeres adolescentes tomaron complementos para corregir deficiencias ligeras no anémicas, incrementaron su capacidad para aprender, como lo demostraron sus calificaciones mejores en pruebas de memoria y aprendizaje.[2]

Los niños, las mujeres en sus años de menstruación y los ancianos enfrentan la mayor probabilidad de una deficiencia de hierro. Las demandas crecientes del embarazo, la infancia y la adolescencia incrementan la necesidad del cuerpo, y cuando envejecemos podemos absorber menos el mineral. Cualquier clase de pérdida de sangre o hemorragia interna también plantea un riesgo. Por ejemplo, durante un periodo menstrual típico, una mujer puede perder hasta 30 mg de hierro.

Una dieta sin carne alta en carbohidratos o alta en fibra contribuye a una deficiencia de hierro. Beber té o café con los alimentos también reduce su absorción, al igual que comer alimentos con alto contenido de calcio y ricos en hierro durante la misma comida. Las mujeres absorben alrededor de 30-50% más hierro de una comida si el contenido de calcio es bajo.

Por último, tomar aspirinas u otros medicamentos antiinflamatorios no elaborados con esteroides puede provocar o agravar una pérdida de hierro al fomentar la hemorragia interna que a menudo no es diagnosticada. Hasta 52% de las personas con artritis reumatoide, encontró un estudio, tiene reservas de hierro bajas.[3] Creo que el tratamiento puede explicar más de la deficiencia que la artritis.

SOBRECARGA DE HIERRO: SIN SALIDA

Como todos sabemos, el exceso de algo bueno puede ser perjudicial. Hay varias razones. El hecho es que una vez que el hierro entra en el organismo, no tiene salida. La mayor parte de él es reciclada, no excretada o consumida de alguna otra forma. Excepto durante las etapas de crecimiento, el embarazo, la menstruación u otra causa de pérdida de sangre, sólo eliminamos una cantidad mínima, principalmente a través de la orina, el sudor, ciertas enfermedades y la producción de células de la piel.

Recordará de su clase de química del bachillerato que el hierro (como el cobre) se convierte con facilidad en las formas ferrosas (con dos electrones) y las férricas (tres electrones). Esto lo convierte en un jugador en las reacciones de oxidación-reducción, útil para transmitir oxígeno a través de nuestros glóbulos rojos, pero también capaz de actuar como un radical libre y oxidar los tejidos, y por consiguiente dañándolos.

Esto significa que cualquier cantidad del mineral que no se fije en la hemoglobina en nuestra sangre o en otras proteínas para otros usos ronda por el cuerpo como "hierro libre" no ligado y es vulnerable al proceso tipo corrosivo de oxidación de los radicales libres. Una vez transformadas en radicales libres, las moléculas de hierro oxidado continúan dañando en forma similar cualesquiera otras células de tejidos que toquen. El investigador cardiaco finlandés Jukka Salonen, abrió la comprensión de la cardiología por parte de la profesión médica al revelar el verdadero impacto del colesterol y el hierro en el endurecimiento de las arterias. Su investigación estableció que el colesterol LBD se convierte en un peligroso bloqueador de arterias sólo cuando se oxida y que los hombres con una concentración alta de hierro (o cobre) en sus organismos enfrentan un riesgo grave en particular.[4]

Por tanto resulta que el hierro, no el estrógeno, explica el riesgo bajo de enfermedad cardiaca coronaria entre las mujeres en sus años de fecundidad y por qué la amenaza se eleva después de la menopausia o de una histerectomía. La evidencia irrefutable es que aun cuando los ovarios no son extirpados después de una histerectomía simple y continúan produciendo estrógeno, el riesgo de enfermedad cardiaca en la mujer comienza a subir, de modo muy parecido a las mujeres cuyos ovarios *fueron* extirpados. La menstruación asegura que el exceso de hierro sea excretado y no se quede para convertirse en una amenaza oxidante. La pérdida regular de sangre mantiene bajo el nivel de hierro general de una mujer, si no es que deficiente. El estrógeno contribuye a la protección cardiovascular de manera principal en la medida que permite la ovulación y un periodo mensual. Este hecho por sí mismo socava una de las racionalizaciones usuales para la terapia de remplazo hormonal.

El exceso de hierro también se observa en otras enfermedades. Podría acumularse en un grado tóxico en nuestros órganos y tejidos, incluyendo las articulaciones, el hígado, las gónadas y el corazón. Podría avivar el crecimiento de bacterias dañinas y células de tumores malignos, así como estimular actividad adicional de radicales libres promotores de cáncer.[5] Una de las razones de que la fibra nos proteja del cáncer de colon podría ser que se une con el hierro, lo cual impide que el mineral provoque daño por oxidación. Al quemar el exceso de hierro, el ejercicio puede funcionar en forma similar. Recuérdese, sin embargo, que una falta del mineral también puede conducir al cáncer. Como mencioné, es complicado mantener un equilibrio óptimo.

Se han encontrado cantidades altas de hierro en los cerebros de personas con la enfermedad de Parkinson,[6] y podría perturbar lo suficiente el sistema nervioso central para agravar, si no es que causar, trastornos mentales. Cuando siete pacientes psiquiátricos en un estudio pequeño fueron tratados por exceso de hierro, sus patrones de comportamiento perturbados disminuyeron de manera significativa. En los meses siguientes al tratamiento, sus síntomas no regresaron.[7]

LA LÍNEA FUNDAMENTAL

Si tanto los niveles bajos como los altos de hierro pueden ser malos, ¿entonces cuál es peor? Si usted no ha cumplido los 70 años la respuesta es que un nivel elevado de hierro es mejor, según una encuesta del gobierno estadounidense realizada en 1997 de casi 4,000 personas mayores. Los hombres y las mujeres con el nivel sérico más alto tuvieron índices de mortalidad por todas las causas 38 y 28% menores, respectivamente.[8]

HIERRO BUENO Y HIERRO MALO

Aunque usted no lo crea, nuestros cuerpos fueron diseñados para burlar por completo el dilema del hierro. Existen dos formas de hierro. Conocer cuál usar y dónde se encuentra cada una es fundamental para proteger su organismo del daño potencial del mineral. Las dos clases son:

1. Hierro heme. La forma natural, orgánica, disponible biológicamente no puede acumularse en exceso y no es vulnerable a la oxidación de radicales libres. Sólo 2 mg de hierro heme, el cual proviene de la carne roja, el pollo y el pescado, pueden ser absorbidos por el organismo durante una sola comida, de modo que no se acumula ningún excedente.[9]
2. Hierro no heme. Esta forma inorgánica, sintética, es la clase que necesitamos evitar, pero es el tipo predominante encontrado en la mayor parte de los complementos de hierro y alimentos enriquecidos, incluyendo aquellos elaborados con harina "enriquecida". Por lo general aparece en las etiquetas como gluconato ferroso, sulfato ferroso o fumarato ferroso. El cuerpo puede absorber hasta 20 mg de hierro no heme en cualquier momento, lo que posiblemente conduce a un nivel mayor de acumulación que incrementaría, a su vez, el riesgo de enfermedad cardiaca y cáncer.

En Bélgica, Alemania, Francia, Italia y los Países Bajos los procesadores de alimentos tienen prohibido agregar hierro a sus harinas. Y la investigación sueca confirma que la harina enriquecida con hierro puede más que triplicar la frecuencia de cáncer de hígado primario[10] y multiplicar por más de diez veces la frecuencia de hemocromatosis, en la cual los intestinos absorben más hierro del que necesita el cuerpo. Pero resulta bastante irónico que la harina enriquecida con hierro inorgánico sea celebrada por la pirámide alimenticia de Estados Unidos, la cual demanda que consumamos al menos seis porciones de ella diario.

Sugerencias para los Complementos

Casi cualquiera de nosotros podría ser candidato para la complementación con hierro, pero con este mineral bueno/malo, es difícil hacer generalizaciones. Por lo general las mujeres que tienen flujos menstruales prolongados y abundantes podrían necesitar una fuente complementaria, al igual que los que realizan ejercicios pesados.[11] Las personas que posiblemente no necesiten tomar hierro adicional son:

- Personas mayores que no sufren de anemia. El riesgo de cáncer aumenta con la edad, así que los ancianos necesitan evitar los complementos de hierro y los alimentos enriquecidos con el mineral.
- Personas con una infección gastrointestinal. Los complementos de hierro deberán suspenderse el tiempo que dure la infección, porque los microorganismos que causan la enfermedad en el tracto gastrointestinal se alimentan con el mineral.
- Los bebés que son amamantados. Contrario a las primeras investigaciones pediátricas, el hierro en la leche de la madre se absorbe bien y no se encuentra disponible con facilidad para los gérmenes gastrointestinales. El hierro adicional a menudo puede causar o empeorar las infecciones gastrointestinales de un bebé.

Para estar seguro, no tome cualquier clase de complemento, tableta o tónico de hierro sin ir primero al doctor para un examen de la sangre. Sin embargo, no cualquier examen servirá. Las cuentas ordinarias de hemoglobina y hematocrito le harán saber si está anémico, pero no miden con precisión una deficiencia de hierro. Las pruebas de hierro en plasma también casi carecen de sentido.

La mejor respuesta es una prueba de ferritina sérica, la cual mide cuánto del mineral hay almacenado en el cuerpo. Será baja si está deficiente, alta si tiene una sobrecarga. El hierro sérico también será bajo si tiene una deficiencia, mientras que la transferrina sérica (una molécula portadora de hierro) estará elevada o normal. El rango superior para la ferritina "normal" es de alrededor de 250 mcg/L en las mujeres y 450 mcg/L en los hombres. Si su lectura de ferritina está por encima de 750 mcg/L, pida a su doctor que lo revise en busca de hemocromatosis.

La sobrecarga de hierro es más común de lo que ahora reconoce la corriente principal de la medicina y con frecuencia es pasada por alto.

Si los exámenes revelan una deficiencia, la terapia de elección es fácil y deliciosa: porciones adicionales de carne roja, al menos un kilogramo a la semana. El pollo y el pescado también son adecuados. La carne animal, como mencioné, contiene hierro heme, el cual, a diferencia de los complementos sintéticos, no se acumulará en el cuerpo. Ni conducirá a un incremento en los radicales libres, un proceso vinculado con el cáncer de colon.

Otra opción para evitar comer carne con mayor frecuencia: compre complementos de hierro heme en las tiendas de alimentos naturales. Apenas disponibles desde hace unos cuantos años, se venden como cápsulas de ferritina. La única desventaja puede ser el costo. La dosis por cápsula se limita a 5 mg, y pueden ser necesarias diez o más píldoras al día para eliminar la anemia. El extracto de hígado líquido es otra fuente de hierro natural seguro. Pero haga su mayor esfuerzo por evitar los complementos sintéticos de hierro no heme, excepto cuando la anemia requiera de tratamiento inmediato.

Para aumentar la absorción de hierro, considere tomar una poca de vitamina A extra (más o menos 20,000 UI) y de vitamina C. La vitamina A puede ayudar a incrementar el nivel de hierro en la sangre, lo cual puede ser de gran interés para alguien con una tiroides poco activa, una condición que deteriora la capacidad para convertir el beta caroteno en vitamina A. Cuando se les realicen exámenes para ver su estado de hierro, las personas con una función baja de la tiroides deben asegurarse de que también se mide su necesidad de vitamina A.

La vitamina C, sea de frutas, vegetales o complementos regulares de 500 mg, ayuda al cuerpo a derivar más hierro heme del alimento. Dosis altas no plantean ningún riesgo de una absorción excesiva de hierro.

CINC: *impulsor inmunológico, curador de heridas*

El cinc es esencial para el funcionamiento saludable de cada célula en nuestro organismo. El consumo insuficiente en todo el mundo amenaza con surgir como una verdadera crisis de salud pública. Mientras continuemos agotando el cinc de nuestro suelo y abandonando la proteína animal, algunos expertos creen que será necesaria la complementación a gran escala o la fortificación de los alimentos.[1]

La satisfacción de la necesidad óptima del mineral en el organismo ha revolucionado el control de la medicina nutricional de una gama increíblemente amplia de consecuencias relacionadas con la deficiencia: una lista de padecimientos que incluyen esquizofrenia y otros trastornos psiquiátricos, diabetes, agrandamiento de la próstata, cataratas, enfermedad cardiaca, deterioro del cerebro y del sistema nervioso, disfunciones inmunitarias, digestión inadecuada, úlceras, alergias a los alimentos, acumulación de metales tóxicos, curación deficiente de heridas, resfriados, osteoporosis, problemas de la piel, fatiga, falta de apetito, deterioros de la audición, trastornos alimenticios y los muchos síntomas de un desequilibrio del azúcar en la sangre.

Aunque el estado del cinc de una persona es una medida de salud importante, hasta hace poco la medicina nutricional nunca había tenido una buena forma de medir cuánto del mineral había en realidad dentro de las células corporales. Las mediciones sanguíneas típicas nunca nos han dado una evaluación precisa. Pero una prueba simple de gusto que cualquiera puede realizar en casa puede probar ser una parte crucial de la determinación de lo adecuado de su suministro de este mineral.

La prueba funciona porque nuestro sentido del gusto depende del cinc. Tan sólo tome un trago de heptahidrato de sulfato de cinc, un complemento líquido disponible en forma amplia, y distribúyalo en su boca. Si nota de inmediato su sabor amargo, no tiene una deficiencia. Sin embargo, si no le sabe a nada o si tiene un reconocimiento demorado de su sabor, necesita reabastecer su suministro corporal de cinc.

Yo creo que usted no notará al instante el sabor del mineral. Nuestra tierra cada vez se está vaciando más de su contenido de cinc y las dietas altas en carbohidratos nos están dejando aún con menos. Los complementos de calcio y las dietas altas en calcio pueden reducir nuestra absorción de cinc hasta en 50%.[2] El mineral es eliminado con rapidez del cuerpo por el estrés (ya sea físico, emocional o químico) al igual que por la exposición a metales tóxicos, contaminantes y pesticidas. El envejecimiento nos da una desventaja innata, porque no secretamos la cantidad de ácido gástrico necesaria para la absorción. Con base en la frecuencia elevada de deficiencia de cinc entre los ancianos enfermos, es probable que los complementos de cinc sean obligatorios para todas las personas mayores.[3]

Enfermedades neurológicas. Como parte de mi introducción a la medicina nutricional, el Dr. Carl Pfeiffer me enseñó que el cinc (junto con su mineral de apoyo, el manganeso) es el tratamiento esencial para los trastornos psiquiátricos graves como la esquizofrenia y la depresión clínica. Él consideraba la esquizofrenia como un "síndrome de dispercepción" causado por desequilibrios bioquímicos. Escuchar voces, por ejemplo, era tan sólo una percepción estropeada que a menudo podía eliminarse dando cinc, manganeso y vitaminas B.

Una deficiencia de cinc, reconocemos ahora, puede estar implicada en un rango completo de trastornos neurológicos y neuropsiquiátricos: epilepsia, esclerosis múltiple, enfermedad de Huntington, dislexia, psicosis aguda, demencia, anorexia nerviosa, trastorno por deficiencia de atención y depresión.

Los complementos de cinc pueden ayudar a prevenir la enfermedad de Alzheimer. La presencia de la hormona del timo dependiente del cinc, timulina, casi es indetectable en personas con enfermedad de Alzheimer, lo que implica que una deficiencia de cinc desempeña un papel en el inicio de la enfermedad.

Fuerza del sistema inmunológico. Como la vitamina C, el cinc acaba con los virus de la gripe, si los ataca bastante pronto.[4] Chupar pastillas funciona mejor que tragar tabletas. Un estudio de la Clínica Cleveland encontró que el uso de pastillas de cinc disminuyó los síntomas de resfriado de un promedio de alrededor de siete a cuatro días.[5]

Las personas con SIDA son deficientes en cinc de manera casi universal, lo cual contribuye de modo significativo a la declinación continua de sus sistemas inmunológicos ya dañados. Se ha encontrado que el restablecimiento de su suministro, en dosis de hasta unos 100 mg todos los días, es una de las estrategias más importantes para estabilizar su función inmunitaria y reducir las complicaciones de la enfermedad.[6]

El cáncer se forma con más facilidad cuando los niveles de cinc están bajos. Las personas afectadas por una malignidad incrementan de manera drástica su excreción del mineral, lo que implica, de acuerdo con investigadores checos, que el cuerpo utilizó sus reservas de cinc en las etapas inflamatorias iniciales de desarrollo del cáncer.[7] La complementación estimula la elaboración de glóbulos blancos, uno de los componentes del sistema inmunológico que luchan contra los tumores, y de manera más general apoya las actividades de nuestros neutrófilos, linfocitos T y nuestras células naturales de lucha contra los tumores (NK).[8] También se requiere para producir timulina, la hormona principal del timo.[9]

Diabetes. A la larga, la contribución médica más valiosa del cinc puede ser su capacidad para equilibrar el azúcar en la sangre.[10] El mineral auxilia al páncreas en la elaboración de insulina y puede proteger los sitios receptores en todas las membranas celulares que permiten entrar a la hormona.[11] En personas que tienen diabetes, el cinc también ayuda a disminuir el colesterol elevado.[12]

Salud de la piel. Casi todos los trastornos de la piel mejoran si eleva sus reservas de cinc. En dosis de 100 mg o más, es útil en especial para tratar el acné, considerado por algunos investigadores como una enfermedad por deficiencia de cinc y ácido graso esencial.[13] La complementación no funcionará de inmediato. Pueden pasar semanas o meses antes de que note su efecto en la piel.

Salud sexual. Aunque tiene una reputación como un nutriente masculino, el cinc es fundamental para la salud sexual y reproductora de ambos géneros. Todos lo requerimos para la fertilidad, y por lo general lo recomiendo siempre que un paciente, hombre o mujer, necesita una elevación de la libido. También es integral para más problemas específicos de género:

• *Hombres*. El agrandamiento benigno de próstata, que ahora está alcanzando proporciones casi epidémicas entre los hombres mayores de 50 años de edad, está vinculado fuertemente a una ingestión inadecuada de cinc durante toda la vida. La urgencia frecuente de orinar y otros síntomas de una próstata agrandada disminuyen de manera satisfactoria con el mineral, en especial cuando se combina con extracto de palmito sierra, los ácidos grasos esenciales y varios aminoácidos, incluyendo glicina, alanina y ácido glutámico. Una falta del nutriente también puede deteriorar la formación de esperma y la producción de testosterona, mientras que dar complementos de glutamato de cinc a un grupo de hombres mayores de 60 años de edad en realidad *duplicó* sus niveles séricos de testosterona.[14]

• *Mujeres*. La deficiencia de cinc puede conducir a una multitud de problemas relacionados con el embarazo, incluyendo aborto espontáneo, toxemia, retardo en el crecimiento y problemas de parto. Incluso el complemento modesto de 22 mg diarios probado en un estudio permitió a las mujeres dar a luz a bebés significativamente mayores en peso al nacer.[15] Tomar dosis de 10-60 mg al día son muy seguras durante el embarazo.

Los niveles de cinc por lo general son inferiores en mujeres que experimentan tensión premenstrual. Una deficiencia puede disminuir la producción de progesterona, lo cual a su vez puede conducir a un anhelo de alimentos dulces y salados.[16]

Curación de heridas. Como un tratamiento de primeros auxilios para casi cualquier herida o irritación de la piel, las personas han tenido a la mano desde hace mucho la botella de loción de calamina. Su poder curativo proviene de su contenido rico en cinc, el cual estimula la síntesis de proteínas. Por esto les digo a mis pacientes que tomen dosis adicionales del mineral antes y después de una operación.

Aplicada en forma directa, una pasta de óxido de cinc mejoró la curación de úlceras de la pierna en 83%, según una investigación. Las personas que tienen estas heridas de manera típica tienen un nivel del mineral inferior al normal.[17] El cinc líquido también es un tratamiento tópico efectivo para úlceras en la boca.[18] La complementación de cinc es "imprescindible" antes y después de cualquier procedimiento quirúrgico.

Úlceras. Si está tomando fármacos antiinflamatorios o antihistamínicos que reducen los ácidos en el estómago, necesitará cinc para ayudar a curar cualquier úlcera que pueda resultar. Si está tomando un medicamento reductor del ácido, corre el riesgo de una deficiencia, debido a que la absorción de cinc depende del ácido clorhídrico en el estómago.[19]

Trastornos alimentarios. Todas las personas que he tratado por anorexia, bulimia u otro trastorno alimentario han sido ayudados en forma profunda por un complemento líquido de heptahidrato de sulfato de cinc. Es una preparación en verdad notable.

Los hábitos dietéticos deficientes ya predisponen a los adolescentes a muchas deficiencias de minerales, y las reservas insuficientes de cinc están asociadas con la anorexia y la bulimia. La complementación recorre un largo camino para ayudarlos a recuperar un peso corporal más sano. En un estudio controlado, las 16 jóvenes anoréxicas que recibieron complementos de cinc ganaron el doble de peso corporal que el grupo placebo.[20]

Salud de los ojos. Los antioxidantes son cruciales para mantener la vista y proteger nuestros delicados tejidos oculares. Pero no trabajan solos. Una deficiencia de cinc puede contribuir a una de las causas más comunes de ceguera, la degeneración macular. Tomar complementos en dosis de 100-200 mg puede retardar el deterioro retinal progresivo que causa este trastorno.[21] El mineral también es útil para tratar y prevenir cataratas.[22]

Problemas gastrointestinales. Cuarenta por ciento de las personas con enfermedad de Crohn están deficientes de cinc, y reabastecer el suministro corporal es esencial para vencer este trastorno digestivo común. En las naciones en desarrollo, dar complementos a niños con deficiencias de cinc reduce el número de casos de disentería y diarrea.[23]

Artritis reumatoide. Las personas con esta enfermedad inflamatoria de las articulaciones por lo general tienen bastante agotado el cinc. Si planea tomar complementos de cinc, asegúrese de que también le den cobre, un tratamiento valioso en extremo. La proporción entre cinc y cobre debe ser aproximadamente de ocho a uno.

Otros usos. Nos volvemos más vulnerables a la influencia tóxica de los contaminantes ambientales cuando nuestros niveles de cinc caen por debajo del rango óptimo. En un estudio de 200 personas con una sensibilidad química elegidas al azar, 54% estaba baja en cinc.[24]

Anemia de célula falciforme. Este trastorno sanguíneo incrementa el riesgo de agotamiento del cinc, lo que hace importantes en especial a los complementos.

Para cuidado preventivo, la mayoría de nosotros puede lograrlo con una dosis diaria de 15-25 mg de cinc. Deje que la prueba del gusto de cinc (PGC) sea su guía. Si tiene dificultad para saborearlo, incremente la dosis a un máximo de 150 mg o hasta que pueda saborearlo. El heptahidrato de sulfato de cinc líquido en muy absorbible y una gran forma de tomar un complemento. En forma de cápsula, prefiero recetar monometionina de cinc, aunque el picolinato de cinc, el aspartato de cinc, el orotato de cinc y el quelato de cinc son bastante efectivos. El sulfato de cinc en variedad de jardín también funciona bien.

Tomar cinc es muy seguro, aunque deberá estar consciente de unas cuantas advertencias. El cinc compite por la absorción con otros minerales, en especial el cobre, manganeso y hierro. Tomar más de 200 mg al día puede contribuir a deficiencias en estos otros minerales o incluso a sus formas de anemia asociadas. Un reporte reciente sugiere que el exceso de cinc puede conducir a aumento de peso.[25] Si usted tiene alguna de las condiciones que se acaban de mencionar que requiera de tratamiento médico y su PGC todavía muestra una deficiencia, puede necesitar tomar dosis altas. Hágalo sólo bajo la guía de un profesional de la salud y, a menos que esté tratándose un problema por cobre alto como depresión o esquizofrenia, asegúrese de que sus complementos mantienen al cinc y al cobre en una proporción de diez a uno.

Espero que pueda ver por qué tantos doctores de nutrición viven bajo el lema "Piensa en cinc".

COBRE: *mitigador de la artritis reumatoide*

El cobre es un mineral poderoso. No sólo es esencial para ayudar al corazón a funcionar en forma correcta, sino también controla los niveles de colesterol, azúcar y ácido úrico. Además, incrementa la fuerza de los huesos, aumenta la elaboración de glóbulos rojos y blancos, mantiene la función inmunitaria, contribuye al crecimiento infantil y es un tratamiento importante para la artritis reumatoide.[1] Pero, como con el hierro, es vital mantener el balance correcto. Tanto la escasez como el exceso pueden incrementar la actividad de los radicales libres, aumentando por tanto el riesgo de enfermedad cardiaca y otros padecimientos degenerativos crónicos. El doctor y los exámenes de laboratorio pueden determinar si sus niveles de cobre son demasiado altos o demasiado bajos.

Muchos estadounidenses son más propensos a sufrir escasez de cobre que excedentes. Encuestas recientes muestran que sólo 25% de los estadounidenses consume suficiente cobre; la mayoría sólo obtiene 50-60% de la cantidad diaria recomendada,[2] la cual es de sólo 2 mg al día. Los vegetarianos también se arriesgan a una escasez, y nuestro consumo siempre en aumento de endulzantes de maíz de alta fructosa, los cuales pueden agotar los niveles de cobre, incrementa las deficiencias. Por último, la escasez de cobre está extendida entre los residentes de asilos.

EL COBRE Y EL CORAZÓN: ¿AMIGO O ENEMIGO?

El cobre es esencial para mantener la capacidad de bombeo del corazón, prevenir aneurismas y asegurar el crecimiento de tejido conectivo arterial fuerte que no se rompa. El tejido conectivo propio del músculo cardiaco también depende del cobre para prevenir una forma nutricional de cardiomiopatía.[3] Cuando limitamos el cobre, perdemos una enzima llamada ceruloplasmina, un antioxidante vital que nos protege de la amenaza del hierro libre.

La deficiencia de cobre ha sido considerada como un posible contribuyente importante para la enfermedad cardiaca coronaria.[4] Pero más no siempre es mejor; los niveles séricos altos de cobre también pueden ser un riesgo. Una sobrecarga fomenta que el colesterol se pegue en el interior de las paredes de los vasos sanguíneos, incrementando por tanto el riesgo de un ataque cardiaco. En niveles normales, el cobre prevendría esta ocurrencia.[5] El investigador cardiaco finlandés Jukka Salonen encontró que los hombres con niveles de cobre elevados eran mucho más propensos a tener niveles altos de colesterol LBD oxidado, y sus colegas confirmaron que los niveles de cobre alto (y de cinc bajo) se asociaban fuertemente con un aumento en la probabilidad de enfermedad cardiaca coronaria.[6] Por esto es importante supervisar el cobre con exámenes sanguíneos para vigilar nuestro estado de cobre.

Salud ósea. Debido a que es necesario para elaborar colágeno en el hueso, el cobre es un complemento clave para la curación. La deficiencia de este nutriente se encuentra con frecuencia en mujeres mayores que desarrollan fracturas de pierna. La complementación podría reducir la frecuencia de estas lesiones.[7]

Artritis reumatoide. El uso de cobre para tratar la artritis reumatoide proporciona uno de los mejores ejemplos de cómo un nutriente puede ser superior a las terapias farmacológicas de la corriente principal. Lo he usado en forma regular para beneficiar a miles de mis pacientes, siguiendo mi lectura de un artículo científico fundamental de los investigadores Walter Hangarter y John R. Sorenson. Ellos administraron dosis intravenosas de un compuesto de salicilato de cobre a 1,140 personas con artritis reumatoide. Para 89% de ellas, la inflamación de las articulaciones disminuyó y aumentó la movilidad de las articulaciones. Las fiebres y otros signos de actividad reumática entraron en remisión durante un promedio de tres años.[8] En otro estudio de Sorenson, el salicilato de cobre libró a 168 de 280 personas del dolor de piernas y de todos los demás síntomas de su neuritis ciática.

El cobre ayuda al cuerpo a producir superóxido de dismutasa (SOD), su enzima antiinflamatoria intracelular más terapéutica. La clave del éxito de Sorenson fue encontrar el compuesto de cobre correcto; el salicilato de cobre y el aspirinato de cobre fueron los más efectivos. Debido a que también ayudan a curar las úlceras pépticas, son diametralmente opuestos a los fármacos antiinflamatorios no elaborados con esteroides (FAINE) que provocan úlceras, prescritos de manera típica para la artritis.

Estos compuestos de cobre nunca han tenido el patrocinio para pasar las pruebas de la FDA; por consiguiente, para todos los propósitos prácticos, no existen. La mejor alternativa de complemento disponible para nosotros es el sebacato de cobre, el cual imita la influencia antiinflamatoria del SOD (superóxido dismutasa) y es mucho más benéfico que cualquiera de los otros compuestos, como el gluconato de cobre, el sulfato de cobre y el acetato de cobre. La investigación con animales muestra que es muy difícil ingerir una dosis tóxica de sebacato de cobre. Es un compuesto que el cuerpo absorbe bien y, como parte de un complejo mineral, no se enlazará a las proteínas (como lo pueden hacer los compuestos de cobre simples). En contraste, el gluconato de cobre, el compuesto más común en las multivitaminas corrientes, puede no elevar de manera efectiva las concentraciones del mineral en la sangre, la orina o muestras de cabello.

Infecciones por levaduras. El cobre es importante para el equilibrio bacterial que previene la candidiasis, pero una cantidad excesiva fortalece en forma contraproducente la naturaleza patógena de las propias levaduras.[9] Los complejos de cobre, como el sebacato de cobre, muestran efectos contra los hongos y bactericidas directos.

Otras condiciones. Una mayor investigación y experiencia clínica ayudarán a los doctores a emprender por completo los usos del tratamiento con cobre. El sebacato de cobre, por ejemplo, parece ofrecer alguna ayuda contra la diabetes, el daño por radiación, el cáncer y las convulsiones. También puede mejorar la curación de heridas. Una deficiencia del mineral debilitará el sistema inmunológico.[10] El restablecimiento de un nivel óptimo revivirá su fuerza.

CUANDO TOMA DEMASIADO

Examinemos el otro lado de la moneda y aprendamos más acerca de los riesgos del cobre excesivo. El riesgo en realidad depende más de la forma que de la cantidad; es una cuestión de orgánico contra inorgánico. Por ejemplo, las personas que beben agua del grifo que viene por tuberías de cobre son más vulnerables a una sobredosis que aquellos que ingieren cantidades generosas de cobre biológico.

La relación del cobre con el cinc es fundamental para entender sus efectos. Parte del potencial tóxico de una ingestión elevada de cobre es la correspondiente reducción del cinc. El Dr. Carl Pfeiffer enseñó a una generación completa de psiquiatras con una orientación nutricional que el cobre elevado causa muchos casos de esquizofrenia, depresión y ansiedad. En sus complejos exámenes de laboratorio, encontró un excedente de cobre en más de 20% de sus pacientes psiquiátricos. Trató la sobrecarga con un programa que incluía complementos de cinc, manganeso, molibdeno y vitamina B_6.

Esta misma proporción de cobre a cinc alta ha sido culpada de desencadenar los dolores de cabeza de la migraña, aunque algunos investigadores plantean la teoría de que el cobre también es causa de ello porque permite la acumulación de compuestos que constriñen los vasos sanguíneos. Se ha visto un exceso en personas que tienen la degeneración macular de la enfermedad retinal, y estudios con animales verifican que una cantidad elevada puede dañar los ojos.[11]

La mayor susceptibilidad de las mujeres al exceso de cobre es probable que esté conectado a la relación del mineral con el estrógeno al igual que con el cinc. La tensión premenstrual y el uso de píldoras anticonceptivas, por ejemplo, se asocian con cobre elevado en la sangre. También se asocian la preeclampsia,[12] el cáncer de seno,[13] el linfoma y la leucemia crónica.[14]

SUGERENCIAS PARA LOS COMPLEMENTOS

Hasta no haber realizado exámenes sanguíneos para verificar el cobre, el cinc y en ocasiones el manganeso séricos, no recomendaría complementos de cobre a las mujeres. Si un hombre no tiene una historia familiar de enfermedad cardiaca y no tiene ningún problema psicológico, renunciaría a los exámenes sanguíneos y permitiría un programa de complementos cauteloso de quizá 2-3 mg al día, balanceados con 30 mg de cinc. Sin embargo, al tratar artritis reumatoide o alguna condición similar, usaría entre dos y cuatro píldoras de sebacato de cobre al día.

Una vez que comienza la complementación, estaría al acecho de cualquier susceptibilidad mayor a la infección, fatiga física y mental, una disminución en la memoria, insomnio o sentimientos de depresión. En algunas personas son posibles estas reacciones incluso con dosis estándares de complemento.

Las mejores fuentes en los alimentos para el mineral incluyen nueces, semillas, vísceras y productos de soya. Puede vigilar su estado de cobre poniendo atención a lo que podría ayudar a agotar el mineral en el cuerpo. Cualquier cosa fortalecida con hierro, por ejemplo, reducirá la absorción de cobre en 50%. Si está anémico o si toma complementos de hierro en forma regular, haga que su doctor mida la cantidad de cobre en sus glóbulos rojos. También necesitará tener cuidado si toma vitamina C, en especial en dosis altas.

MANGANESO: *el protector de células*

El nombre "manganeso" proviene de la palabra griega para magia, porque los atenienses antiguos creían que el elemento tenía propiedades mágicas. Pero aunque el manganeso es especial en ciertas formas, es típico de muchos oligoelementos: aunque sólo se necesita una cantidad pequeña, con demasiada frecuencia disponemos en nuestras dietas de una cantidad aún menor.

Muchas personas no tienen tanto manganeso como deberían, según los análisis de oligoelementos de mis pacientes, los cuales pueden hacerse en muestras de cabello. Éstas pueden ser malas noticias, porque el manganeso es esencial para el crecimiento, la reproducción, la curación de heridas, la función cerebral máxima y el metabolismo apropiado de azúcares, insulina y colesterol. Sin un nivel óptimo, aumentamos las probabilidades de contraer artritis reumatoide, osteoporosis, cataratas, esclerosis múltiple y trastornos de ataques.

El consumo de harinas y azúcares refinadas que está aumentando con rapidez es la razón más prominente por la que los niveles bajos de manganeso se están volviendo más comunes. La falta del mineral en los suelos se traduce en una falta del mineral en el alimento, mientras que la molienda del grano elimina casi todo lo que quedaba. Además, los complementos de hierro y calcio también pueden tener un efecto antagonista.

Aquí se presentan sólo unos cuantos de los padecimientos que puede ayudar a tratar el manganeso:

Diabetes. Los remedios naturales contra la diabetes de todo el mundo a menudo incluyen hierbas ricas en manganeso. El mineral es una parte integral de los tratamientos del Centro Atkins para todas las variaciones de trastornos de azúcar y de insulina. Las personas con diabetes de manera típica sólo tienen la mitad de lo que se considera un nivel "normal" de manganeso, y la deficiencia contribuye a la incapacidad de sus cuerpos para procesar azúcares. Con el nutriente, muestran las investigaciones, son más capaces de manejar mejor la glucosa en la sangre.[1]

Daño celular. Un antioxidante importante, el manganeso es uno de los minerales requeridos para formar SOD (superóxido dismutasa), una de las enzimas "guardaespaldas" que nos protegen contra los radicales libres inestables que dañan a las células.[2] El manganeso puede proteger contra los efectos perjudiciales del exceso de hierro, el cual también genera una cantidad tremenda de radicales libres.[3]

Enfermedad cardiaca. Las personas con enfermedad cardiaca tienen mucho menos manganeso en su músculo cardiaco que sus contrapartes sanas. El mineral también fortalece los tejidos arteriales, haciéndolos más resistentes a la formación de placas. Otra razón importante por la que lo usamos para tratar pacientes cardiovasculares en el Centro Atkins es su relación con el colesterol. En buen suministro, el manganeso puede ayudar a disminuir los triglicéridos altos y el colesterol elevado, con un efecto específico en la estabilización del LBD y en la disminución de su potencial aterógeno para crear obstrucciones. Pero con la deficiencia de manganeso experimental, el colesterol cae hasta un punto inusualmente bajo. Esta condición está vinculada a un incremento en la probabilidad de cáncer y a una tendencia hacia el comportamiento suicida.

Defectos del nacimiento. Aunque los padres potenciales necesitan manganeso para la movilidad de los espermatozoides,[4] las complicaciones parecen más problemáticas cuando las mujeres carecen del nutriente. Existe un riesgo de malformaciones fetales, incluyendo incrementos en los defectos del tubo neurológico, cuando la madre no tiene una cantidad adecuada de manganeso.

Salud de los huesos y articulaciones. El manganeso es igual de importante como el calcio para prevenir y tratar problemas óseos. El cartílago de los huesos no puede crecer o repararse de manera adecuada sin él. Es una parte esencial de la glucosamina, un compuesto esponjoso parecido al azúcar que es un benefactor importante para nuestras articulaciones. Cuando hay un suministro escaso de glucosamina, tienden a aparecer varias formas de artritis, conduciendo con el tiempo a un deterioro grave de las articulaciones. Aunque las deficiencias de manganeso son más comunes en mujeres con osteoporosis, los hombres también deben estar conscientes de este problema. Un atleta profesional muy conocido fue mandado a la banca con repetidas fracturas de pie que obedecieron, en parte, a su dieta vegetariana deficiente en manganeso. Después de tomar manganeso y otros complementos minerales, sus huesos sanaron y pudo reanudar su carrera atlética.

Trastornos neurológicos. Seis estudios diferentes confirman que las personas con epilepsia tienen niveles de manganeso inferiores que otros. La investigación ha demostrado en forma repetida que una deficiencia de manganeso incrementa la probabilidad de que un animal tenga convulsiones. Por consiguiente, parece seguro concluir que entre mayor sea la deficiencia ocurrirán con mayor frecuencia los ataques.[5] Mi conclusión es que los complementos de manganeso disminuirán la actividad de ataques y deberá prescribirse de manera rutinaria a dichos pacientes.

Otros padecimientos. Un poco más de investigación podría ampliar los horizontes terapéuticos del manganeso. Sabemos que cuando se combina con calcio puede ayudar a aliviar la tensión premenstrual. El manganeso ayudó a miles de esquizofrénicos tratados por Carl Pfeiffer y sus muchos seguidores. En dosis de 5-20 mg al día, el mineral ha aliviado síntomas de disquinesia tardía. También podría ayudar a los asmáticos a respirar con mayor facilidad; las personas con asma a menudo sólo tienen una cuarta parte de la cantidad encontrada en sus iguales que no padecen de asma.[6]

Sugerencias para los Complementos

No se pueden establecer dosis de manganeso en el vacío. Tienen que ser determinadas en relación con el cinc y el cobre, dos minerales competidores que pueden afectar entre sí sus concentraciones en el torrente sanguíneo. El manganeso debería ser tomado siempre que use complementos de cinc durante cualquier periodo con dos a cinco veces la cantidad de cinc. Una dosis típica entonces podría ser 35 mg de manganeso junto con 100 mg de cinc.

Una sobrecarga de manganeso, por lo general por la contaminación del aire, es tóxica y puede dañar las células cerebrales. Pero el posible exceso rara vez proviene del alimento o los complementos de nutrientes (de hecho, muchos de nosotros necesitamos salirnos del camino para proporcionarle suficiente a nuestros organismos). Podemos aumentar nuestra absorción con complementos de cinc y vitamina C, y comiendo más proteína animal y de soya.

YODO: *combustible para la tiroides*

A diferencia de una estimación de mil millones de personas en el resto del mundo, los estadounidenses han permanecido en gran medida libres de las consecuencias relacionadas con una deficiencia de yodo desde su inclusión en el salero nacional en 1924. Pero esta protección no es tan segura como podría parecer. Los funcionarios de salud pública nos exhortan a que evitemos la sal, mientras nos acosan con los beneficios de los alimentos bajos en sodio, evitando por tanto la estrategia de complementación y planteando un riesgo muy real de crear deficiencias de yodo.

Al contrario de la advertencia médica convencional, la sal tiene poco efecto en la presión sanguínea en la mayoría de las personas. El impacto del yodo en todo el cuerpo es mucho mayor. Nuestros sistemas inmunológicos, nuestra función cerebral y nuestro equilibrio hormonal requieren todos de un yodo óptimo.

Un Dolor en el Cuello y en Cualquier Otra Parte

La glándula tiroides, cuyas hormonas regulan el metabolismo y el crecimiento de casi todos los tejidos del organismo, siempre es la primera víctima de una escasez de yodo. La falta de suficiente nutrición por el mineral causa que la glándula funcione mal, forzándola a bombear una sobrecarga de hormona tiroidea o, con mayor frecuencia, a disminuir la producción casi por completo.

Remplazar el yodo faltante no sanará a una glándula poco activa; cuando mucho puede renovar la producción de hormona, pero sólo si existe una deficiencia real. En todos los otros casos, la complementación de yodo no ofrece beneficio alguno y de hecho podría ser peligrosa. En vista de que el yodo es tóxico en cantidades grandes, sólo debe ser usado bajo la supervisión de un doctor. Algunos creen en forma errónea que aun si la glándula está sana, los complementos acelerarán la pérdida de peso al desencadenar la liberación de hormona tiroidea adicional. No es cierto.

El yodo, entonces, es un nutriente preventivo, no terapéutico. Dosis grandes no proporcionarán mejores beneficios para la salud. Pero este hecho no disminuye el impacto enorme del mineral en la salud humana. Aunque el efecto en la tiroides es de largo alcance, una deficiencia de yodo tiene otras repercusiones.

Defectos de nacimiento. A lo largo del embarazo, en especial durante los primeros dos trimestres, el yodo es esencial y es imperativo asegurar una ingestión adecuada. Cuando una mujer carece del mineral, amenaza a su feto con las anormalidades mentales, neurológicas y físicas del cretinismo.[1]

Deterioros del aprendizaje. Los niños con dietas bajas en yodo por lo general muestran poca motivación intelectual y es probable que desarrollen incapacidades de aprendizaje. El examen de la tiroides no siempre es una medida precisa del riesgo potencial.[2] Aun cuando la producción de la glándula se encuentre dentro de un rango "normal" aceptable, una dieta baja en yodo puede conducir a una disminución en el coeficiente intelectual (IQ por sus siglas en inglés) y a una pérdida de la coordinación ocular. Investigadores en China han asociado una disminución general en las puntuaciones nacionales de IQ con una escasez de yodo en la dieta china. Debido a que el mineral ha sido estudiado sólo como preventivo, los científicos no saben si los complementos de yodo pueden invertir las incapacidades de aprendizaje o mejorar las puntuaciones en las pruebas de inteligencia.[3]

Debilidad inmunitaria. De manera experimental, se han usado dosis altas de yodo para tratar polio, enfermedades virales y algunos trastornos del sistema nervioso central. Aquí, el mineral afecta la salud general del sistema inmunológico a través de su relación con la tiroides.[4]

Enfermedades hormonales femeninas. Senos fibrocísticos, endometriosis y fibroides uterinos son algunas de las condiciones de salud específicas de las mujeres que puede aliviar la complementación con yodo.[5] Sin embargo, las dosis altas requeridas de yodo molecular usadas en estos estudios pueden ser tóxicas y deben tomarse sólo bajo supervisión médica.[6] El mineral logra esto ayudando a convertir el estradiol, una forma más potente y posiblemente carcinógena de estrógeno, en estriol, una forma menos bioactiva y más segura.

Cáncer. En todo el mundo, donde la concentración de yodo en el suelo es menor, los índices de cáncer por lo general son mayores. Los investigadores no entienden el mecanismo preciso, pero sospechan que, al menos para las mujeres, implica la regulación del mineral del equilibrio de estradiol y estriol. La proporción entre las dos formas de estrógeno puede predecir con precisión el riesgo de cáncer de una mujer.[7]

SUGERENCIAS PARA LOS COMPLEMENTOS

Debido a su potencial tóxico, no tome complementos de yodo de manera arbitraria, en especial en cantidades elevadas. Comer mariscos y algas marinas como el kelp proporciona al cuerpo un suministro rico y seguro. Y no se prive de la sal. El condimento puede ser usado con moderación casi por cualquiera sin riesgo de elevar la presión sanguínea.

Cuando mucho, un complemento multimineral diario que contenga 100 mcg de yodo cubrirá las necesidades de la mayoría de las personas. Dosis mayores, repito, deberán ser supervisadas por un médico. Los japoneses consumen hasta 3 mg de yodo diarios y tienen mucho menos problemas de la tiroides que los estadounidenses. Si ellos han encontrado la dosis óptima, son evidentes las razones del porqué.

CROMO: *equilibrador del azúcar sanguínea*

El azúcar en la sangre sin control y las perturbaciones del proceso de la insulina explican la mayor parte de nuestras enfermedades crónicas. Una de las razones primarias de que a tantos de mis pacientes les vaya mejor que a sus contrapartes que toman medicamentos en este sentido es que he corregido su resistencia a la insulina. Aunque años de experiencia muestran que restringir el consumo de carbohidratos es la terapia general más fácil y más segura de evitar el trastorno, el tratamiento con nutrientes número uno es el cromo.

Tomado en forma regular, este oligoelemento tiene un peso terapéutico considerable contra la lista completa de problemas causados o empeorados por la resistencia a la insulina: incluyendo obesidad, hipoglucemia (azúcar inestable en la sangre), apoplejía, hipertensión arterial, enfermedad de Crohn y colitis, úlceras, gastritis, esclerosis múltiple, enfermedad de Ménière, migrañas, tensión premenstrual, trastornos de ataques y un montón de perturbaciones psiquiátricas.

El Valor del Metal

El cromo es con mucho el nutriente más importante que interviene en el metabolismo del azúcar. Más de 90% de todos los estadounidenses están deficientes y, tristemente, aquellos que carecen más de él son los que más lo necesitan. Las deficiencias de cromo se perpetúan por sí solas. Cuando su organismo muestra niveles bajos del oligoelemento, crece su deseo de azúcares. Pero entre más azúcar ingiera, más agota sus reservas de cromo. Con el estadounidense promedio consumiendo ahora alrededor de 68 kilogramos de azúcar y jarabe de maíz cada año, no es sorprendente que los problemas de resistencia a la insulina y la deficiencia de cromo sean tan penetrantes.[1]

Con excepción de los complementos, no hay una forma buena de reabastecer las reservas de cromo del organismo. Es cierto que los hongos, la cebada y los cereales enteros contienen el oligoelemento, pero sólo si se cultivaron en un suelo rico en cromo. Se supone que los mariscos y la carne también son buenas fuentes dietéticas pero, de nuevo, los animales deben haber consumido primero una dieta rica en cromo. El único "alimento" en verdad rico en el mineral es la levadura de cerveza. Por desgracia, no sería prudente que la gran cantidad de personas que son sensibles a esta sustancia o que son susceptibles a infecciones por levaduras se valieran de esta fuente.

La ciencia vislumbró la importancia del cromo con el descubrimiento del "factor de tolerancia a la glucosa", una molécula elaborada alrededor del mineral. A partir de ahí, los investigadores desarrollaron compuestos de cromo que son absorbidos y utilizados en el cuerpo con mayor facilidad (picolinato y polinicotinato, por ejemplo). Una vez que estos compuestos llegaron al mercado de los complementos, tuvo lugar un torrente de investigaciones, proporcionando pruebas sólidas del papel del nutriente en el metabolismo de la insulina y otros aspectos de la salud.

Diabetes. El cromo es indispensable para controlar la diabetes no dependiente de la insulina (tipo II), la variante de la enfermedad extensamente más común y compleja. También puede beneficiar a personas que tienen la forma dependiente de la insulina (tipo I) de la enfermedad.

El tipo II, también conocida como diabetes de inicio de la madurez, es la personificación de la resistencia a la insulina. Aunque la historia familiar es un factor de predisposición fuerte, se desarrolla casi en forma exclusiva por años de comer carbohidratos refinados. Si usted tiene diabetes tipo II, su organismo no metaboliza el cromo en el alimento, por lo que necesita complementos. Una vez que está circulando una cantidad óptima en su torrente sanguíneo, muy bien puede encontrar su azúcar sanguínea bajo control por completo. Como mínimo, los complementos de cromo le permitirán a su doctor reducir sus requerimientos de medicamentos para la diabetes o inyecciones de insulina.[2]

El mineral ha sido aclamado como "espectacular" por un equipo de científicos encabezados por Richard Anderson, del Servicio de Investigación Agrícola del Departamento de Agricultura de Estados Unidos. Tratando a 180 personas de Beijing, China, que tenían diabetes tipo II, Anderson y sus colegas demostraron que una dosis diaria de 1,000 mcg (1 mg) de picolinato de cromo podía estabilizar el azúcar en la sangre en sólo dos meses, algo que los medicamentos no pueden lograr. Después de cuatro meses de complementación, obtuvieron un control aún mayor de su glucosa, insulina y colesterol sanguíneos.[3]

Obesidad. Si tiene sobrepeso, es muy probable que sea resistente a la insulina. El aumento de peso es una causa y una consecuencia del trastorno. Además de seguir una dieta baja en carbohidratos, tomar complementos de cromo es su mejor apuesta para perder la grasa indeseable. De acuerdo con la investigación, el cromo funciona en varios frentes:

- Al reducir el anhelo de azúcar, el cromo facilita seguir la dieta Atkins u otro programa de alimentación bajo en carbohidratos.
- Aun sin dieta, el mineral puede incrementar su masa corporal magra total, lo cual a su vez acelera su metabolismo y quema grasa adicional.[4]
- El cromo ayuda a prevenir la pérdida de tejido muscular magro si reduce de manera intencional las calorías.[5]
- El mineral aumenta los resultados quemadores de calorías del ejercicio, facilitando aún más la pérdida de peso.[6] El agotamiento también incrementa su excreción de cromo, aumentando su necesidad de usar complementos.

Enfermedad cardiaca. Los trastornos de la insulina y la obesidad son factores de riesgo importantes para la enfermedad cardiaca. Una deficiencia de cromo también ha sido asociada con una mayor probabilidad de desarrollar problemas cardiacos, pero no sólo porque ayude a fomentar un mejor control del azúcar y la pérdida de peso. Con base en mi experiencia cotidiana, el agregar el mineral a mi prescripción de nutrientes ayuda a elevar la concentración sanguínea del colesterol LAD limpiador de arterias y, al mismo tiempo, disminuye los niveles de colesterol LBD y triglicéridos. El colesterol total también disminuye. La reducción es aún más impresionante, reportan los investigadores, cuando un poco de niacina acompaña al cromo.[7]

Presión arterial alta. ¿Por qué prohibir el salero cuando más de 60% de todos los casos de hipertensión se reconocen ahora como la consecuencia de la hiperinsulinemia y la resistencia a la insulina? Sería un mundo mejor si las etiquetas de los alimentos se jactaran de un contenido rico en cromo y un bajo número de carbohidratos. La elevación y disminución repetidas del azúcar en la sangre al parecer estimula al sistema nervioso simpático del cuerpo, el cual ayuda a regular la presión sanguínea. Si esperamos dominar alguna vez al "asesino silencioso", necesitamos corregir estos errores de negligencia.

Envejecimiento. En la búsqueda de descubrir por qué envejecemos, los científicos se están enfocando en un proceso llamado "glicosilación". Es una forma de daño y muerte celular causado por el azúcar elevada en la sangre y parece ser un factor importante en el envejecimiento. No hay un mejor administrador del azúcar en la sangre que el cromo. Es más, otro mecanismo relacionado también entra en juego: cuando disminuye la circulación hacia cualquier parte del cuerpo, el tejido en esa área carece de oxígeno y otros nutrientes. De los muchos complementos que contribuyen a la salud de las arterias, el cromo es uno de los más importantes.

Otros padecimientos. El valor del cromo en otras áreas no está establecido en forma tan sólida como con la diabetes, la enfermedad cardiaca y la presión arterial alta, pero puede extenderse en muchas otras direcciones. Por ejemplo, puede aliviar jaquecas crónicas y contribuir al tratamiento del acné, el cual parece estar causado en parte por una perturbación del metabolismo de la insulina. El cromo hace más fuertes los huesos al incrementar los niveles de la DHEA (dehidroepiandrosterona, una hormona natural segregada por las glándulas suprarrenales), así que podría figurar en un programa de tratamiento para la osteoporosis.[8] Y aunque no podamos decir que previene el glaucoma, el mineral (junto con la vitamina C) puede detener la acumulación de la presión intraocular.

Algunas personas podrían experimentar un poco de insomnio o irritabilidad después de tomar su primer complemento de cromo, pero sólo de manera ocasional. Mi única recomendación es para las personas con diabetes que están encadenadas a un régimen diario de inyecciones de insulina o medicamentos reductores del azúcar. Lo más probable es que los complementos de cromo reducirán sus requerimientos de estos medicamentos. Ajustar las dosis en forma segura requiere de juicio médico. Por tanto debe abstenerse de tomar complementos de cromo hasta que tenga un doctor informado de su lado.

En cuanto a cuál clase de cromo es la mejor, parece haber dos buenas opciones. Yo prescribo las formas de picolinato y polinicotinato; las diferencias entre ellas rara vez se advierten. Ambas son benéficas y seguras por completo, aunque siento que el picolinato tiene un efecto más fuerte. Estas formas también parecen ser más efectivas que otras formas del mineral. Para concentrar la ayuda del cromo contra la obesidad y otros problemas relacionados con la resistencia a la insulina, por lo general sugiero tomar 200-600 mcg todos los días. Para la diabetes desarrollada o la obesidad extrema, por lo normal elevaría la cantidad a entre 600 y 1,000 mcg al día.

VANADIO: *terapia diabética*

La razón para que los nutrientes remplacen a los fármacos se ha fortalecido en forma poderosa por la reciente explosión de conocimientos acerca de un oligoelemento que ayuda de manera drástica a los diabéticos: el vanadio.

LA DIABETES EN AUMENTO

La diabetes va en aumento en forma sorprendente, con 20 millones de casos proyectados en Estados Unidos para el año 2000. Algunos observadores médicos estiman que otros 80 millones de estadounidenses también exhiben algunas de las características de la diabetes: resistencia o exceso de liberación de insulina, triglicéridos elevados, presión arterial alta. Además, la mayoría de la población con sobrepeso tiene problemas relacionados con insulina elevada. El vanadio está en camino de ser reconocido como un nutriente esencial para todos los que sufren de estos problemas.[1]

¿ES ESENCIAL EL VANADIO?

Un nutriente tiene que superar muchos obstáculos antes de que pueda ser considerado esencial. Este examen está teniendo lugar ahora para el vanadio. Aunque algunos estudios han sugerido que el mineral es esencial para los animales, su acción para los humanos aún tiene que ser demostrada. Aunque ingerimos 10-60 microgramos al día con los alimentos, no ha habido ningún estudio en el hombre que examine los efectos de una dieta sin vanadio. Sin embargo, una cosa parece ser evidente a partir de los estudios con animales: el vanadio es importante de manera vital en el tratamiento de la diabetes.[2]

EL NUEVO CHICO DEL BARRIO

El vanadio atrajo por primera vez la atención en 1985 cuando los investigadores encontraron que podía controlar la diabetes en los animales y aunque casi toda la investigación inicial se realizó con éstos, los resultados son difíciles de ignorar: el vanadio no sólo disminuye de prisa el azúcar en la sangre de ratones diabéticos, también baja los niveles de colesterol LBD y triglicéridos.[3,4] El mineral funciona al actuar como insulina y ayuda por tanto a las células a absorber azúcar de manera más efectiva. ¿Los inconvenientes? Existen incertidumbres acerca de su toxicidad potencial y el hecho de que no es absorbido bien. Como resultado, uno necesita dosis grandes para beneficiarse, en particular cuando se usa la forma de sulfato de vanadio.

Los estudios realizados en seres humanos con vanadio hasta ahora son impresionantes: muestran que puede reducir en gran medida las necesidades de insulina y medicamentos hipoglucémicos. El vanadio también disminuye el azúcar en la sangre al igual que la necesidad de insulina.[5,6] Se ha encontrado que el sulfato de vanadio beneficia tanto a la diabetes tipo I como a la tipo II. En el hombre parece tener el efecto que imita a la insulina que necesitan los diabéticos tipo I,[7] así como la capacidad para vencer la resistencia a la insulina que es la anormalidad definitoria en la diabetes tipo II.[8]

En Busca de la Dosis Correcta

Junto con otros médicos complementarios y la comunidad científica estamos en el proceso de descubrir efectos significativos del vanadio en la insulina y en ambos tipos de diabetes. Sin embargo, lo que queda por descubrir es la *dosis óptima*. He usado 25-50 mg de sulfato de vanadio al día en mis pacientes diabéticos con buenos resultados. Pero tres estudios recientes han sugerido que la dosis más óptima podría ser cercana a los 100 mg, de modo que en forma ocasional uso dosis en este rango. Ciertamente es posible tener una sobredosis de vanadio; por ejemplo, las dosis de multigramos pueden causar problemas del riñón,[9] lo cual sugiere que dosis por encima de 100 mg al día deben evitarse hasta que se sepa más acerca de los efectos a largo plazo de dichas dosis. Dosis mayores de 20 mg deben tomarse sólo para diabetes existente y con la supervisión de un doctor. Tampoco debe tomarse con los fármacos inhibidores de la monoaminooxidasa (MAO) usados para tratar la depresión. Aunque lo he encontrado plenamente seguro, por lo general recomiendo que se tome con moderación.

¿Cuál es la Mejor Forma?

La investigación más interesante del vanadio de la última década ha sido el trabajo de John McNeill. Aunque estudió primero el sulfato de vanadio, McNeill ha estado desarrollando recientemente un nuevo compuesto de vanadio que puede sobrepasar al sulfato de vanadio en importancia,[10] efectividad y seguridad. Se llama BMOV, que significa bis(maltolato)oxovanadio(IV). Este compuesto parece ser absorbido y metabolizado mejor que el sulfato de vanadio, y también previene las cataratas y la disfunción cardiaca en ratas diabéticas. Sin embargo, todos los estudios hasta la fecha se han realizado en animales, de modo que aún está por verse si el BMOV también es la forma superior del vanadio para los seres humanos.

Pero yo siento que el BMOV puede ser un buen avance. Puede usarse en dosis menores que el sulfato de vanadio y por tanto tiene menos potencial teórico para toxicidad a largo plazo. Algunos de mis colegas están usando dosis menores de 1 miligramo y reportan beneficios para sus pacientes diabéticos, pero no he visto funcionar al BMOV tan bien como la dosis superior de sulfato de vanadio. Mientras se publica este libro, estoy usando BMOV para el tratamiento a largo plazo de diabéticos una vez que su azúcar en la sangre ya se ha disminuido con sulfato de vanadio.

El Vanadio no Hará Crecer los Músculos

Debido a que el vanadio puede actuar como la insulina, una hormona anabólica que ayuda a incrementar la masa muscular, algunos entrenadores de pesas han comenzado a tomar dosis altas de vanadio con la esperanza de que los convertirá en otro Mr. Universo. Sin embargo, el mineral no afecta el metabolismo de la insulina en personas saludables, y numerosos estudios han probado con claridad que el vanadio no tiene efectos formadores de músculo de ninguna clase. Y es potencialmente peligroso: como hemos señalado, una ingestión muy alta de vanadio puede causar problemas de salud. Se ha sabido que el grupo de levantadores de pesas ha experimentado con esas dosis altas y yo advierto con insistencia contra esa experimentación. El poder del vanadio parece limitarse de manera específica a personas con diabetes; sus efectos de aumento de la insulina no se ven en personas que no son diabéticas.[11]

Reforzar el Arsenal de Vitanutrientes contra la Diabetes

El vanadio contribuye a la excitación generada por el cromo. Espero que la medicina tradicional confirme lo que he observado en mis propios pacientes: que el vanadio, combinado con cromo, cinc, manganeso, magnesio, biotina, CoQ_{10}, niacinamida y una ingestión de carbohidratos reducida en forma drástica, puede eliminar la necesidad de fármacos para la diabetes tipo II. No está mal para un oligoelemento que ni siquiera es considerado esencial.

He comentado el rango de dosificación para el sulfato de vanadio en la diabetes, que varía de 20 a 100 mg diarios, y no lo recomiendo actualmente para alguien que no tenga un trastorno de insulina o glucosa. Es demasiado pronto para recomendar un rango de dosificación para el BMOV.

SELENIO: *antioxidante anticarcinógeno*

Una sustancia que puede reducir los casos de cáncer en casi 40% y disminuir el índice de mortalidad en 50% debería ser anunciada como nuestro mayor avance médico y administrada a cada persona en el mundo. Si no es perjudicial de ninguna forma, ¿por qué la profesión médica exhortaría al público a evitarla?

Cuando 1996 llegaba a su fin, aprendimos que la complementación con selenio había logrado, de hecho, estos resultados que harían cimbrar a la Tierra. Pero la publicación de los detalles de investigación en el prestigiado *Journal of the American Medical Association* fue acompañada por el ahora familiar consejo editorial: "No saque conclusiones prematuras sin más investigación". No es necesario decir que los estudios sobre fármacos no son recibidos con tal vacilación en forma tan rutinaria.

El Papel del Selenio como Antioxidante

Esta clase de reacción es asombrosa dado el récord tan impresionante del selenio. Los resultados impresionantes del estudio del cáncer tan sólo confirman lo que ya sabíamos: este nutriente es un dínamo fortalecedor del sistema inmunológico y desalentador del cáncer con un efecto extenso en nuestra salud. Ningún otro oligoelemento es tan vital para nuestras defensas antioxidantes. Cuando carecemos de selenio, también carecemos de glutation peroxidasa, una poderosa enzima antioxidante. Su ausencia deja un vacío enorme en nuestra protección contra la oxidación, el endurecimiento de las arterias, la enfermedad cardiaca, la artritis reumatoide y las cataratas, entre otros males relacionados.

El mineral también refuerza las defensas inmunitarias del cuerpo contra virus y otros patógenos invasores, con experimentos de laboratorio que muestran cambios mensurables en elementos de dicho sistema inmunológico como los glóbulos blancos, las células asesinas naturales, los anticuerpos, los macrófagos y el interferón. Algunos estudios sugieren que tomar complementos en forma preventiva podrían prevenir la hepatitis, el herpes e incluso infecciones del virus ébola.

Los siguientes padecimientos responden bien a la complementación con selenio.

SIDA. Dosis de selenio podrían ayudar a mantener inactivo el virus VIH y prevenir que se desarrolle en SIDA declarado. En pacientes infectados con VIH es muy común una deficiencia de selenio, y entre más abajo esté de lo normal, más daño puede infligir el VIH en un organismo con inmunodeficiencia.[1] En realidad, una de las teorías de la forma en que el SIDA llega a manifestarse es que el VIH agota el selenio de una célula infectada hasta que ésta alcanza un punto crítico muy bajo. La célula estalla entonces y el virus se duplica.

Mantener un nivel óptimo de selenio hace más que reabastecer esta pérdida y fortalecer el sistema inmunológico. En realidad, el mineral trabaja en forma muy parecida a varios fármacos contra el SIDA, inhibiendo una sustancia relacionada con el virus llamada transcriptasa inversa. Por todas estas razones, la autoridad en selenio más informada que yo conozca, Gerhard Schrauzer, afirma que el mineral puede ser el nutriente individual más importante para las personas infectadas con el virus mortal.[2] Debido a que la estimulación inmunológica completa de un programa de complementos estándar puede no ser vista hasta en seis meses, Schrauzer sugiere que los doctores pueden obtener una respuesta más rápida al prescribir un curso inicial muy breve con dosis diarias tan altas como 8,000 mcg.

Los virus dependen del selenio para crecer y duplicarse, pero una deficiencia del mineral hace a los virus más agresivos. Estudios de laboratorio demostraron que cuando se les priva del selenio, una gama de virus, incluyendo los responsables de la hepatitis B y el resfriado común, pueden mutar en formas más peligrosas.[3]

¿Un vencedor del cáncer? De cualquier sustancia que habilite al sistema inmunológico y prevenga la oxidación puede esperarse que nos defienda en la guerra contra el cáncer. La asociación del selenio con la prevención del cáncer está documentada en forma sólida; entonces, el estudio que encontró un descenso de 50% en las muertes por cáncer no debió ser recibido con escepticismo.[4]

Primero, la epidemiología nos permite predecir el valor del selenio. Se ha establecido firmemente a partir de los estudios de población mundiales que siempre que los niveles de selenio en el suelo son altos, hay niveles significativamente menores de cánceres del pulmón, recto, vejiga, esófago, cuello del útero y útero. Estudios de Finlandia han mostrado que los pacientes masculinos de cáncer tienen niveles inferiores de selenio en su sangre que las personas sanas, y el selenio puede ser uno de los nutrientes protectores más importantes contra estas formas de enfermedad.[5] Pacientes con linfoma, una forma de cáncer cuya frecuencia se ha incrementado en forma considerable, es mucho más común entre personas con niveles de selenio bajos.[6]

La primera evidencia que anunció el éxito del selenio en la reducción del cáncer provino de un estudio en Lin Xian, China. Éste fue el único estudio en el cual dar beta caroteno sintético funcionó de manera impresionante, reduciendo el índice de cáncer entre 30 mil personas. Pero sólo en Lin Xian se les dio selenio a los sujetos, 50 mcg diarios por más de cinco años.

El 25 de diciembre de 1996 fue publicado tal vez el más exitoso estudio de prevención del cáncer que se haya realizado.[7] Es un estudio de diez años llevado a cabo con el apoyo del Instituto Nacional de Cáncer en 1,312 voluntarios (75% de ellos hombres). Esta vez, fueron administrados 200 mcg de selenio (de la levadura) diarios. Los usuarios de selenio tuvieron una disminución de 49% en el índice de mortalidad de los tres cánceres más frecuentes (pulmón, próstata y colorrectal). Los datos del estudio cambiarán la forma en que el mundo percibe la prevención del cáncer y la complementación nutricional. De seguro nos enseñará que, para estar protegidos en forma óptima contra el cáncer, necesitamos más selenio del que proporciona la dieta. Los complementos brindan una protección excelente y barata contra esta enfermedad asesina.

Y también es bueno para su corazón. Como un antioxidante importante, se esperaría que el selenio desempeñara un papel en la prevención de la enfermedad cardiaca. En efecto, se ha encontrado que aquellos con niveles bajos de selenio tienen un riesgo 70% mayor de coronariopatía que aquellos con niveles normales, y que se ha encontrado (en un estudio danés) que los niveles plasmáticos bajos de selenio son un factor de riesgo significativo para la cardiopatía.[8] Muchos estudios de población han mostrado que el selenio es un nutriente protector contra el desarrollo de enfermedades cardiacas y arteriales.[9] La observación clínica ha mostrado también que el selenio es un complemento importante para el manejo de arritmias cardiacas y para la prevención de muerte cardiaca súbita.[10] El selenio protege al corazón, no sólo a través de su función en la producción de glutación peroxidasa, la cual mantiene la actividad antioxidante,[11] sino al restringir la carga corporal de metales tóxicos como el cadmio, el mercurio y el plomo, los cuales pueden dañar el tejido cardiaco. Por último, el mineral protege al corazón contra los niveles bajos de oxígeno, contra los efectos tóxicos de fármacos como la adriamicina,[12] y contra la enfermedad de Keshan.

Enfermedades inflamatorias. Los niveles de selenio son bajos en personas con artritis reumatoide, y sus propiedades antiinflamatorias han ayudado a aliviar los síntomas de la artritis, en especial cuando se combina con vitamina E y otros antioxidantes.[13] Los osteoartríticos también se han beneficiado con él.[14] Sin embargo, los efectos no son instantáneos; pueden transcurrir seis meses antes de que sean evidentes los beneficios del selenio.[15]

Se han encontrado niveles bajos de selenio en asmáticos. En un estudio de neozelandeses, donde son bajos los niveles de selenio en el suelo, aquellos con niveles bajos de la enzima dependiente del selenio, glutación peroxidasa, tuvieron una probabilidad seis veces mayor de sufrir asma.[16] Debido a que la glutación peroxidasa tiene propiedades antiinflamatorias, el selenio es valioso en una gama amplia de otras enfermedades inflamatorias, como la colitis y la psoriasis. (Los mejores resultados con la psoriasis se obtienen con la aplicación directa de selenio en la piel afectada.)[17]

Trastornos de la tiroides. El selenio es importante para la función tiroidea porque la enzima que activa a la hormona tiroidea principal (T_4) depende de él. Sin selenio, los beneficios de la terapia de remplazo de tiroides pueden ser incompletos; esto significa que la deficiencia de selenio puede conducir a un metabolismo lento o incluso a la obesidad. El selenio hace más que sólo activar la hormona tiroidea: protege a la glándula tiroides del daño de los radicales libres que puede conducir a una disminución en la función de la tiroides.[18] La complementación con selenio parece ser importante sobre todo en adultos mayores con problemas de la tiroides.[19]

Envenenamiento con metales. Una contribución importante que no es apreciada para una buena salud es la capacidad del selenio para inhabilitar la amenaza de los metales tóxicos, como plomo, platino y mercurio. Se une con los metales, dejándolos inertes e inofensivos. Un caso interesante es el de los trabajadores del mercurio en la antigua Yugoslavia. Aunque eran expuestos a una gran cantidad del metal, no obstante sus dietas eran lo bastante altas en selenio para protegerlos, gracias a la riqueza de selenio en su suelo. Una ventaja clínica demostrada en fechas recientes es su capacidad para reducir la toxicidad de los agentes quimioterapéuticos que contienen platino.[20]

He encontrado que una causa importante de la esclerosis múltiple es una acumulación sistémica de metales tóxicos. Los casos de esta enfermedad ocurren con mayor frecuencia en áreas que carecen de selenio y en los pacientes que tienen niveles bajos de glutatión, un signo de deficiencia de selenio.[21]

Defectos de nacimiento. La fertilidad tanto en hombres como en mujeres depende de una ingestión óptima de selenio. También la buena salud del bebé. Junto con el ácido fólico y el cinc, el selenio es crucial para prevenir las espinas deformes que se ven en los defectos del tubo neurológico.[22] Las madres de recién nacidos con este problema congénito y los bebés mismos por lo general tienen niveles más bajos del mineral que sus contrapartes sanas. Las mujeres embarazadas que no obtienen suficiente selenio tienen más probabilidad de tener un aborto, y los recién nacidos pueden sufrir de debilidad muscular. Los bebés que mueren de síndrome de muerte infantil súbita han mostrado varios signos de una deficiencia de selenio, lo que sugiere el posible papel preventivo de la complementación.[23]

Pancreatitis. Cuando el dolor abdominal repentino, la náusea y el vómito señalan el inicio de un caso agudo de pancreatitis, el selenio puede ser un salvavidas. Los doctores encontraron que administrar el mineral a los pacientes redujo la inflamación del páncreas dentro de 24 horas.[24]

No existe una forma fácil de determinar el contenido de selenio del alimento. Dos parcelas de tierra apartadas por sólo 1.5 kilómetros pueden diferir mil veces en su contenido mineral. La agricultura excesiva, la erosión de la capa superficial del suelo y la lluvia ácida contribuyen al agotamiento creciente del selenio en el suelo y, al final de cuentas, en lo que comemos.

Por consiguiente, las tablas de alimento que pretenden enumerar el contenido de nutrientes de diversas frutas y vegetales deben tomarse con reservas. Las frutas y los vegetales no lo requieren para crecer; la carne y otros productos que contienen proteínas no necesariamente lo contienen tampoco. Con esta salvedad, puedo decir que se supone que las fuentes ricas en selenio son las nueces, los huevos, la carne y los cereales enteros; las nueces del Brasil son una fuente notablemente buena. Y, como una regla, los productos agrícolas orgánicos contienen una cantidad mayor que los productos agrícolas tratados con sustancias químicas.

Una dieta baja en proteínas compromete la ingestión del mineral, como ocurre también con el consumo de muchos cereales refinados, los cuales son despojados de cualquier selenio que pudieran poseer. El uso de aceite de pescado y aceites vegetales poliinsaturados, de semillas de girasol, maíz y lino, por desgracia pueden incrementar la necesidad que el organismo tiene de este mineral.

SUGERENCIAS PARA LOS COMPLEMENTOS

Para obtener el máximo que podamos de la protección anticáncer del selenio, debemos tomar un complemento de 200 mcg cada día. Para una seguridad adicional contra la inflamación, las infecciones virales, la debilidad inmunológica o la contaminación con metales pesados, 400 mcg es más apropiado y aún muy seguro. Una solución tópica de selenio funciona mejor contra la psoriasis.

Por lo general es seguro tomar dosis a corto plazo tan altas como 1,000 mcg (1 mg), pero no por un periodo sostenido. El selenio puede ser tóxico. En ciertas partes del mundo con suelos ricos en selenio, donde la dieta diaria normal proporciona hasta 700 mcg al día, los residentes del área no muestran efectos secundarios o indicios de toxicidad. Pero sin importar cuál dosis pudiera estar usando, acompáñela con algo de vitamina E. Los dos antioxidantes se compensan entre sí si uno tiene un suministro escaso.

Se dispone de varias formas de selenio. He encontrado que las mejores son la selenometionina y el selenio de sodio. El selenio derivado de la levadura es benéfico también, según reportan algunos estudios, pero debe evitarlo si es susceptible a infecciones por levaduras.

MOLIBDENO: *desintoxicante, purificador*

Para un nutriente que se necesita en una cantidad tan pequeña, el molibdeno está lleno de una fuerza bastante promotora de la salud. Dosificaciones que sobrepasan bastante los 75 mcg al día recomendados oficialmente alivian padecimientos que van desde inestabilidad mental hasta la artritis. La contribución primaria de este oligoelemento a nuestra salud es como purificador celular.

EL PURIFICADOR

En este papel, el molibdeno limpia el cuerpo de compuestos tóxicos cuya acumulación en nuestras células contribuye a la depresión, dolor, fatiga y disfunción hepática, entre otras enfermedades. Es una de las

armas nutricionales más importantes que tenemos para combatir alergias a los sulfitos y sensibilidades químicas.[1] Al ayudar al cuerpo a deshacerse de los aldehidos, productos secundarios nocivos de una infección por un hongo afín a las levaduras (*Candida albicans*), el mineral
limpia la confusión mental que a menudo nubla el razonamiento de las
personas con un crecimiento excesivo de la levadura que por lo normal
reside en nuestro intestino grueso.

MUCHAS MODALIDADES DEL MOLIBDENO

Además, el molibdeno ejecuta otras funciones importantes para preservar nuestra salud. Genera energía y nos ayuda a elaborar hemoglobina,
la proteína transportadora de oxígeno en los glóbulos rojos. En cantidades diarias de 500 mcg puede aliviar una amplia gama de achaques,
incluyendo la artritis.[2] Otras investigaciones indican que puede aliviar el
asma, en especial cuando se administra en forma intravenosa.[3] El
molibdeno también puede ayudar a vencer los ataques en recién nacidos,[4] disminuye el riesgo de cáncer gastrointestinal,[5] contribuye a prevenir la caries dental y también se opone a la acumulación tóxica de
cobre, lo que lo hace un tratamiento útil para la enfermedad de Wilson,
un trastorno hereditario que incluye al metabolismo del cobre, deterioro del hígado y anormalidades mentales.

SUGERENCIAS PARA LOS COMPLEMENTOS

Es probable que una dosis diaria de 200-500 mcg de molibdeno sea el
mínimo necesario para la mayoría de las personas, y hasta 2,000 mcg al
día pueden ser necesarios si desea atacar alguno de los padecimientos
que se acaban de enumerar. Si come mucha proteína o alimentos que
contienen azufre, como los huevos, necesitará más que la cantidad mínima. También las personas golosas, porque el cuerpo requiere una enzima dependiente del molibdeno para metabolizar la fructosa y la saca-
rosa. El consumo de azúcar, por consiguiente, puede conducir a un
agotamiento de este mineral. El alcohol y una ingestión excesiva de
cobre también acaban con las reservas de molibdeno.
    Las dosis grandes son muy seguras para la mayoría de las personas,
porque el mineral es excretado con facilidad en la orina. Mi única precaución es para las personas con gota. La capacidad del molibdeno
para ayudar a crear ácido úrico, el cual causa la gota cuando se eleva,

puede resultar problemática. La complementación podría elevar el ácido úrico a un nivel molesto, aunque las reacciones adversas son raras, aun con dosis grandes.[6] Por otra parte, si no tiene gota y su nivel de ácido úrico en la sangre es bajo (menos de 3.6 mg por ciento), hay una gran probabilidad de que esté deficiente de molibdeno.

Prescribo de manera rutinaria 500 mcg de molibdeno siempre que veo un paciente cuyo ácido úrico es bajo. Desempeña tantos papeles útiles en nuestro organismo que me inclino a corregir la posibilidad de una deficiencia sólo por su valor nominal.

BORO: *hormona sexual y fortalecedor de huesos*

Aunque es casi tan fundamental como el calcio para la fortaleza de los huesos de la mujer, el boro aún no ha recibido una RDA de la FDA. Los propios investigadores de nutrientes del gobierno federal han encontrado que una deficiencia del mineral entorpece el razonamiento e interfiere con la coordinación entre la mano y el ojo, mientras que otras investigaciones muestran un impacto decidido en la artritis.[1]

De acuerdo con un estudio fundamental, al parecer el boro puede elevar el nivel de estrógeno natural de una mujer de la misma manera en que lo hace la terapia de remplazo hormonal y es una protección igual de efectiva contra la osteoporosis. Por tanto es una buena opción para las mujeres que desean prevenir la osteoporosis, pero que no pueden permitirse el incremento en el riesgo de cáncer de la terapia de remplazo hormonal o su influencia inquietante sobre el azúcar en la sangre.

En el estudio antes mencionado, doce mujeres posmenopáusicas siguieron una dieta baja en boro durante cuatro meses, luego comenzaron a tomar 3 mg del mineral todos los días. Los resultados fueron impresionantes. El boro redujo a la mitad la pérdida de calcio, el principal componente de los huesos, en la orina de las mujeres. También elevó las concentraciones sanguíneas de estrógeno y testosterona, las cuales son secretadas por todas las mujeres en cantidades diminutas. Los niveles de estrógeno aumentaron en el rango alcanzado por lo normal al seguir una terapia de remplazo hormonal.[2] Además, otros estudios han mostrado que el boro permite al organismo hacer un mejor uso de la vitamina D, el nutriente encargado de la acumulación del calcio en nuestros huesos. Se ha demostrado que disminuye la producción urinaria de oxalato, el cual, con el calcio, causa cálculos renales. Esto puede convertir al boro en un elemento esencial en la prevención de esta condición tan frecuente.[3]

Debido a que estimula la producción natural de estrógeno, el boro también puede emplearse contra otros problemas de salud relacionados con las hormonas. Ha aumentado los beneficios de las terapias que uso para aliviar los bochornos, sequedad vaginal y otros síntomas menopáusicos.

Deficiencias hormonales masculinas. En vista de que el boro parece elevar los niveles de DHEA (un precursor de hormona masculina) y testosterona en las mujeres, es lógico suponer que también debe incrementar la testosterona en los hombres. De ser así, podría tener la capacidad de apuntalar una libido menguante o una función sexual rezagada. Sin embargo, todavía no he localizado un estudio que pruebe esto. Algunos fisicoculturistas, que creen que la testosterona ayudaría a incrementar su masa muscular, han estado tomando complementos de boro. Pero hasta ahora esa creencia parece infundada, ya que los pocos estudios realizados en esta área han sido poco impresionantes.[4] De hecho, una dosis diaria de 10 mg durante un mes elevó los niveles de estradiol en los hombres en 40%, pero los niveles de testosterona se elevaron sólo un poco.[5] Sin embargo, debido a que los objetivos terapéuticos de mis pacientes son diferentes, todavía ofrezco con frecuencia complementos de boro a hombres mayores, en especial a aquellos cuya ingestión en la dieta es muy baja. La mayoría nota un incremento perceptible en el deseo sexual.

Artritis. En países donde hay un mayor consumo de boro en la dieta se ha notado que es menor la frecuencia de artritis. Tomar 6 mg diarios del mineral durante ocho semanas, según concluyó un estudio, mejoró de manera significativa los síntomas artríticos y tuvo un beneficio marcado contra la osteoartritis grave.[6] Con más investigaciones de este tipo, podríamos encontrar que el boro afecta también a otras enfermedades degenerativas de las articulaciones.

Desempeño mental. Científicos del Departamento de Agricultura de Estados Unidos han establecido que una deficiencia de boro disminuye nuestra capacidad de concentración. Nos volvemos soñolientos, menos alertas y más lentos para responder. Los investigadores del gobierno encontraron que la deficiencia deteriora el desempeño de una variedad de tareas, desde chasquear los dedos hasta seguir un blanco en una pantalla de computadora, y cambios en los patrones de las ondas cerebrales reflejan la desventaja.[7] El siguiente proyecto de investigación sería probar si la administración de complementos de boro mejoraría el desempeño.

SUGERENCIAS PARA LOS COMPLEMENTOS

Ingerimos cualquier cantidad entre 1.7 y 7 mg de boro diario. Beber agua en ocasiones puede proporcionar una cantidad significativa del mineral. Frutas, vegetales, nueces y semillas son las fuentes alimentarias primarias, aunque el vino y la cerveza también tienen cantidades altas.

La ingestión en la dieta de hasta 40 mg al día no ha causado ninguna reacción tóxica en el hombre. Esto se debe a que el mineral no se asimila bien; complementos de 3 mg incrementaron los niveles plasmáticos de boro sólo 50%. Creo que la mayoría de nosotros debería tomar 3 mg de boro al día además de su ingestión en la dieta. Para los grupos "blanco" (artríticos, aquellos que desean prevenir la osteoporosis o aquellos que enfrentan una declinación sexual, síntomas menopáusicos o abstinencia del remplazo de estrógeno) prescribo 6-18 mg al día. Esta dosis fue determinada a través de mi uso clínico; es la cantidad que permite a mis pacientes reducir su terapia de remplazo hormonal sin experimentar ningún síntoma adverso.

SILICIO: *fortalecedor de piel, cabello y uñas*

Es probable que usted no encuentre silicio en su complemento típico de multivitaminas o multiminerales. La mayoría de los nutriólogos cree que la dieta satisface nuestra necesidad de este mineral menor esencial. Sin embargo, hay algunos disidentes prominentes, cuya opinión comparto, como Forrest H. Nielsen, director del Centro de Investigación de Nutrición Humana de Estados Unidos.

En ciertos mamíferos, el silicio afecta a una variedad de sustancias necesarias para el desarrollo sano de los huesos, los vasos sanguíneos y el cerebro, incluyendo colágeno, elastina y glucosaminoglicanos.[1] De manera específica, ayuda a los animales a desarrollar un mejor cartílago.[2] Ayuda a los huesos a absorber el calcio, lo que es evidenciado por su presencia alrededor de los sitios de calcificación de los huesos en crecimiento. Los animales de laboratorio deficientes en silicio desarrollan anomalías de las articulaciones,[3] y las personas, como sugieren algunas investigaciones, pueden perder densidad ósea si no consumen lo suficiente.[4]

Los epidemiólogos han notado que existen menos casos de arteriosclerosis en áreas con una mayor concentración de silicio en el suministro de agua, tan sólo una pieza de evidencia de que el mineral puede ayudar a mantener fuertes y flexibles las arterias.[5] Una deficiencia también puede contribuir a una hipertensión arterial y a la enfermedad cardiaca isquémica.

¿Una Barrera contra la Enfermedad de Alzheimer?

Investigaciones más recientes implican al silicio en la absorción cerebral del aluminio, el cual podría influir en el riesgo de desarrollar la enfermedad de Alzheimer. Cuando la concentración de silicio en el suelo es baja, la concentración de aluminio con frecuencia es alta, y algunos estudios sugieren que puede existir la misma asociación en el cerebro.[6]

Sugerencias para los Complementos

La dieta típica proporciona alrededor de 30 mg de silicio al día, una cantidad que el pensamiento convencional considera adecuada. Debido a que la mayor parte de los alimentos procesados casi carecen del mineral, como un seguro contra la pérdida de densidad ósea recomiendo un complemento de 2 mg diarios. Consideraría agregar entre 3 y 6 mg al programa de nutrientes de una mujer. En lugar de tener que ingerir una cantidad cada vez mayor de píldoras, puede desear tomar un extracto de cola de caballo, una hierba rica en silicio que puede encontrarse en la mayor parte de las tiendas de alimentos naturales. Otras fuentes dietéticas incluyen manzanas, cereales sin refinar, legumbres y vegetales de tubérculo.

GERMANIO: *repartidor de oxígeno*

Encontrado en forma natural en alimentos como el ajo, el ginseng, la clorela y diversos hongos, el germanio produjo considerable emoción en la comunidad médica en la década de 1950, cuando su descubridor, Kazuhiko Asai, demostró que llevaba más oxígeno a los tejidos del cuerpo. Aunque el mineral no es esencial en forma oficial, él y otros investigadores han aprendido desde entonces que el elemento podría ayudar a tratar el cáncer, la artritis, la osteoporosis, la *Candida albicans* (levadura), el SIDA y otras infecciones virales.[1] También puede acelerar la curación de heridas y disminuir el dolor.

He usado germanio para una cantidad considerable de pacientes con cáncer, quienes de manera consistente reportan una mejora en el bienestar general. La investigación científica indica por qué. Muestra que el germanio, en especial el sesquióxido, impulsa al sistema inmunológico, previene el daño de los radicales libres, ayuda al organismo a eliminar por sí mismo toxinas que debilitan al sistema inmunológico y genera la producción de oxígeno dentro de las células tisulares.[2] Cada uno de estos mecanismos representa un enfoque bien aceptado para que los pacientes superen el proceso maligno. Combine estos efectos con otras sustancias naturales seguras que proporcionan beneficios similares, y puede comenzar a ver cómo la terapia complementaria contra el cáncer logra muchos éxitos.

Cuando analizamos el significado de la palabra "sesquióxido" vemos que este compuesto lleva seis moléculas de oxígeno a cualquier tejido al que llegue. Ahora considere que el oxígeno es anatema para las células cancerosas; éstas demandan un ambiente anaerobio (sin oxígeno) para multiplicarse. El germanio es adecuado en forma única para favorecer el crecimiento de tejido normal sobre la malignidad invasora.

Sugerencias para los Complementos

Consumir más ajo, clorela y hongos medicinales son algunas formas de obtener germanio, pero no son las mejores. Los complementos son la fuente más confiable, pero no cualquier botella etiquetada como "germanio". Consuma sólo germanio orgánico puro,[3] en una dosis de 25-300 mg o más al día. La forma más segura y efectiva del nutriente es el germanio discarboxietil sesquióxido-132, o Ge-132, para abreviar. El dióxido de germanio, el lactato o citrato de germanio y otras versiones inferiores son baratas y se encuentran en forma amplia, pero son potencialmente peligrosas. Se les ha culpado de dos muertes[4] y se les ha relacionado con casos de daño renal.[5] El Ge-132 puro es costoso, pero nunca ha mostrado que cause efectos adversos.

5. Aminoácidos

Los fármacos influyen en casi todas las funciones corporales. Algunos aceleran la curación de las heridas, otros proporcionan las materias primas para las sustancias químicas cerebrales que pueden tratar la depresión o una enfermedad mental. Otros innumerables engañan a nuestra química interna en formas que previenen los ataques epilépticos, disminuyen la presión sanguínea, entumecen los nervios irritados y despiertan a un sistema inmunológico perezoso, por mencionar sólo unos cuantos ejemplos.

Los aminoácidos hacen precisamente lo mismo. La única diferencia es que trabajan en forma natural al proporcionar al cuerpo lo que necesita para hacer su labor, pero sin el riesgo siempre presente de los efectos secundarios de los medicamentos (los cuales funcionan *impidiendo* al cuerpo hacer sus labores). Para mantener la salud, mejorarla y corregir enfermedades, los necesitamos, y en cantidades y combinaciones que el alimento no puede proporcionar. Cuando un supuesto experto en nutrición sostiene que obtenemos abundancia de aminoácidos de la proteína en nuestros alimentos, puede apostar que la afirmación está respaldada por el conocimiento incisivo más reciente de la época de Eisenhower. Si el experto advierte que los complementos de aminoácidos son peligrosos, usted puede interpretar la declaración como una admisión indirecta de su capacidad terapéutica.

Cuando "Lo no Esencial" es Indispensable

Sin diferentes combinaciones de aminoácidos, el cabello sería indistinguible del corazón, entre otras posibilidades impropias. Igual que las letras del alfabeto forman cada palabra en el diccionario, estas sustancias químicas se congregan en una colección interminable para formar moléculas de proteínas que influyen y definen a cada célula del cuerpo.

Usted habrá escuchado, estoy seguro, de los ocho aminoácidos "esenciales". No me molestaré en enumerarlos. Su designación, en número y nombre, es incorrecta. Sí, esos nutrientes son esenciales, pero la medicina no trabaja con el mismo diccionario que usamos usted y yo. En la definición oficial estrecha, lo mismo que se aplica con las vitaminas, "esencial" significa que el cuerpo no puede elaborar los aminoácidos por sí solo a partir de otras materias primas, sino que debe obtenerlos elaborados de los alimentos o de complementos.

Esta caracterización, además de no tener en cuenta la cantidad, implica que los otros aminoácidos que "no son esenciales" son insignificantes o de poca importancia. Pocas cosas podrían estar más lejos de la verdad. La taurina, la glutamina, la arginina y el resto de este grupo supuestamente prescindible están entre nuestros nutrientes medicinales más valiosos. Cierto, el cuerpo los elabora a partir de otras sustancias bioquímicas, aunque sólo en cantidades determinadas por la disponibilidad de los otros ingredientes. A menudo hay poco suministro de los recursos primos o faltan por completo.

Veremos más de cerca el potencial curativo de muchos aminoácidos claves, incluyendo más de los ocho que obtenemos sólo a través de la dieta. Además de la cantidad, la clave de estas sustancias esenciales es el equilibrio. Los aminoácidos deben aparecer en proporciones apropiadas; si no es así, el cuerpo no puede sintetizar tanta proteína para nuestros músculos, órganos, piel y otros tejidos magros. Si incluso uno tiene un suministro bajo, los otros siete serán metabolizados de manera inadecuada.

Los análisis sanguíneos son un método valioso, aunque costoso y a menudo poco práctico, para revelar los desequilibrios de aminoácidos. Una buena regla empírica es que la proteína animal, como la que proviene de la res, el pescado, las aves de corral y los huevos, proporciona un mejor equilibrio que los vegetales, debido a que la carne contiene cada uno de los ocho aminoácidos esenciales en las cantidades correctas. Uno o más del octeto faltará de los alimentos vegetales o no aparecerá en la cantidad necesaria. Por esto se dice que los vegetales tienen una "proporción de eficiencia proteínica" inferior. Por ejemplo, una dieta centrada en la soya muy bien podría estar baja en el aminoácido esencial metionina, proporcionándole menos proteína. Muchos vegetarianos estrictos, sobre todo aquellos que evitan los huevos y los productos lácteos, con frecuencia necesitan complementos de aminoácidos porque sus opciones alimenticias no les suministran suficiente lisina, tirosina y metionina para enfrentar de manera adecuada el estrés.

Algunos vegetarianos abogan por diseñar las comidas de modo que algunos alimentos compensen las proteínas ausentes en otros. Un plato de frijoles, por ejemplo, supuestamente proporciona al cuerpo un conjunto completo de aminoácidos esenciales. Esta práctica puede proporcionar un poco de proteína completa adicional, pero el alimento de origen animal sigue siendo la opción más inteligente. Y esto me lleva a mi opción de proteína favorita: el huevo. Tan difamado, en forma errónea, como pueda ser, el huevo contiene todos los aminoácidos esenciales en un equilibrio casi perfecto. Su proporción de aminoácidos, de hecho, es la norma aceptada de manera oficial con la que son juzgadas todas las demás fuentes de proteína. Para alguien que carece de cualquier aminoácido, comer huevos está al principio de mi lista de recomendaciones dietéticas.

ARGININA: *impulsora inmunológica*

Si este libro hubiera sido escrito hace una década, esta sección sólo constaría de un párrafo o dos ya que entonces aún no se sabía que la arginina regula un increíble componente de la sangre llamado óxido nítrico, el componente encargado de la regulación del flujo sanguíneo, la función inmunitaria, la comunicación entre las células nerviosas, la función del hígado, la coagulación sanguínea e incluso la excitación sexual. Por esto, en 1992, el boro ganó la designación de la prestigiosa revista *Science* como la "Molécula del año".

No confunda el óxido nítrico con el óxido nitroso, conocido de otra manera como gas de la risa, el anestésico que un dentista inyecta antes de extraer un diente. El óxido nítrico, que se escribe químicamente NO y también denominado "factor de relajación derivado del endotelio", es un jugador clave para permitir que se relajen los vasos sanguíneos y con ello controlar la presión sanguínea alta. Hasta el descubrimiento de la conexión con la arginina, la ciencia fue incapaz de aprovechar esta sustancia. Ahora un solo nutriente, un simple complemento que se encuentra en el estante de cualquier tienda de alimentos naturales, nos otorga los medios con los que podemos manejar mejor miles de procesos celulares.

Sin embargo, como ocurre con el hierro, la complementación con arginina no es tan simple e inofensiva como ingerir un puñado de píldoras. Como mucho en la medicina nutricional, prescribirlo, ya sea para elaborar el óxido nítrico o para sacar ventaja de sus otras recompensas, implica encontrar el equilibrio correcto en la sangre. Mientras que una deficiencia de óxido nítrico conlleva riesgos definitivos, también los tiene un exceso. A pesar de todos sus beneficios, la mezcla es un radical libre, el cual es capaz de infligir un daño oxidativo.[1] De manera ideal, los doctores del futuro podrían analizar los niveles de óxido nítrico en el suero de la sangre para determinar si usted necesita más de este elemento químico. En tal caso, sus complementos de arginina deben ir acompañados por un amplio espectro de protección antioxidante, incluyendo coenzima Q_{10} y ácido lipoico, el cual puede neutralizar el daño potencial.

El Aminoácido más Poderoso de la Cardiopatía

De las muchas formas en que la arginina puede mejorar la salud del corazón, casi todas han sido reveladas apenas en los últimos cinco años. Puede ser que aun los doctores con orientación nutricional todavía no estén acostumbrados a prescribir el aminoácido para problemas del corazón y otras enfermedades, pero deberían. Aquí decimos por qué:

La arginina en sí misma (no el óxido nítrico que produce) disminuye el colesterol de manera más efectiva que cualquier otro aminoácido. Dosis diarias de 6-17 gramos al día han disminuido el colesterol LBD sin reducir el colesterol LAD benéfico, y esto lo hace sin producir efectos secundarios. También promueve la microcirculación coronaria saludable en gente con colesterol alto[2] e impide la formación de coágulos sanguíneos, los cuales pueden conducir a ataques cardiacos o apoplejías.[3]

El NO que es creado por la arginina es capaz de mucho más. Al relajar las arterias, lo que permite una mejor circulación sanguínea, puede mejorar las condiciones relacionadas con la circulación como la coronariopatía con angina, la claudicación intermitente (circulación deficiente en las piernas)[4] y la presión arterial alta. También puede ayudar en los trastornos de la circulación cerebral. La vasodilatación inducida por la arginina es detectable incluso en hombres jóvenes, quienes de manera típica no sufren de un deterioro de la circulación,[5] e inyecciones del aminoácido pueden fortalecer el músculo cardiaco en gente con falla cardiaca congestiva.[6] En Japón y Grecia, equipos de cardiología están administrando el nutriente en forma directa en los vasos sanguíneos coronarios de pacientes con angina y han reanudado en forma sorprendente su circulación.[7] Cardiólogos israelitas están mejorando el desempeño de los corazones de pacientes con falla cardiaca congestiva con la administración de 20 gramos de arginina por vía intravenosa en el transcurso de una hora.

Un Benefactor Multipropósitos

La arginina, por supuesto, actúa como algo más que el precursor del NO. En ciertos casos (los ejemplos incluyen aceleración del crecimiento, recuperación de traumatismos, curación de heridas y cualquier necesidad de una presencia inmunológica fuerte), el cuerpo no puede satisfacer su necesidad de arginina, y ésta se vuelve "esencial".

Como los otros elementos que forman la proteína, la arginina participa en el mantenimiento del tejido muscular y magro en todo el cuerpo. Puede ser convertida en ornitina, otro aminoácido. Y su presencia puede estimular la liberación de ciertas hormonas anabólicas naturales, como la hormona del crecimiento y el factor de crecimiento parecido a la insulina.[8]

Conservación del músculo. De acuerdo con un estudio de 45 personas mayores, un tónico diario que contenía 17 gramos de arginina ha mostrado que conserva el tejido muscular magro. También elevó las lecturas sanguíneas del factor de crecimiento parecido a la insulina (una medida de la hormona del crecimiento) y disminuyó el colesterol LBD. Los voluntarios del estudio que no recibieron arginina en realidad perdieron tejido muscular magro.[9]

Función inmunitaria. Las células asesinas naturales (AN), un componente principal del sistema de defensa de nuestro cuerpo, aumentan su actividad en forma considerable con ayuda de la arginina. Tomar un total de 30 gramos en el transcurso del día, según mostró un estudio, expandió la actividad de estas células AN en un gigantesco 91%. La función de las células T también mejoró.[10] El rejuvenecimiento podría demostrar ser de gran valor para personas afligidas por el SIDA o cualquier otro virus o enfermedad maligna.

La complementación también incrementa el peso de la glándula timo, donde se origina la mayor parte de la función inmunitaria[11] y fortalece el poder bactericida de los neutrófilos. Al mismo tiempo, se dispone de más óxido nítrico para proteger el tracto gastrointestinal, combatir infecciones y mitigar cualquier crecimiento excesivo de *Candida albicans*.[12] Tomar arginina con lisina, otro aminoácido, aumenta más la fuerza del sistema inmunológico, en especial en su batalla contra las infecciones recurrentes. A su vez, este sistema inmunológico más potente puede explicar la asociación entre los complementos de arginina y una reducción en el crecimiento de tumores y en la frecuencia del cáncer, como se ha documentado en varios estudios.[13]

Trastornos sexuales masculinos. El óxido nítrico es el factor decisivo en la capacidad de un hombre para lograr y mantener una erección.[14] Tomar 2.8 gramos de arginina al día, como muestran varios estudios, genera suficiente del compuesto vasodilatador para ayudar en el tratamiento de la falla eréctil. Es probable que el aumento en el flujo sanguíneo genital facilite también la excitación sexual en las mujeres.

Dosis regulares del aminoácido también vigoriza la producción de esperma. Un complemento diario de 3-4 gramos, de acuerdo con otra investigación, incrementó la cuenta de esperma y la actividad espermática general.[15] Para un enfoque nutricional más completo de la infertilidad, los doctores nutricionales agregarían complementos de cinc, carnitina y coenzima Q_{10}.

Lesiones del hueso y de los tejidos. Los investigadores de las quemaduras encontraron que la arginina era indispensable en la restauración del equilibrio proteínico en víctimas de quemaduras graves. También se ha mostrado que acelera la curación de heridas, fracturas y úlceras de los pies relacionadas con la diabetes.[16] Puede curar y regenerar los nervios.[17] Además, el éxito de un programa de prevención de la osteoporosis también puede depender de la arginina. El óxido nítrico inhibe la pérdida de hueso, mientras que la liberación de hormona del crecimiento también puede aumentar la densidad ósea.[18]

Síndrome de Reye. En formas que aún no se comprenden, una deficiencia del aminoácido quizá puede fomentar el síndrome. Los complementos pueden tener potencial preventivo contra esta grave enfermedad infantil.[19]

Sugerencias para los Complementos

Estoy seguro de que las dosis de arginina requeridas para muchos de sus usos más valiosos son poco manejables (es difícil ingerir una "píldora de vitamina" que contenga más de un gramo de ingredientes). Para la curación de heridas, ayudar a restablecer la respuesta sexual y apoyar al sistema inmunológico, entre 1,500 mg y 4 gramos al día han demostrado ser útiles por lo general. Como parte de la terapia cardiovascular, podrían ser necesarios 15 gramos o más al día. Usted no obtendrá tanto en los alimentos o incluso en la mayor parte de los complementos de aminoácido. Por conveniencia y economía, consiga una forma pura en polvo del nutriente.

El mejor uso terapéutico de la arginina implica encontrar el equilibrio correcto. Para ayudarle a encontrar el suyo propio y para asegurar su uso más seguro, siga estos lineamientos:

- Para evitar el riesgo de la arginina de promover la oxidación de radicales libres, los complementos deben ser acompañados por un amplio espectro de protección antioxidante, en especial de la coenzima Q_{10} y el ácido lipoico.
- No suministre una dosis multigramos a menores de 18 años por ningún periodo prolongado. La liberación de hormona del crecimiento producida por dosis grandes no es apropiada para sus cuerpos jóvenes.
- Tome el aminoácido con cautela si tiene artritis o una infección activa, porque un exceso de óxido nítrico puede provocar inflamación.
- Para el fortalecimiento inmunitario tome lisina adicional con la arginina. Aunque el aminoácido ofrece algún aliento para el SIDA u otras causas de un sistema inmunológico frágil, algunas infecciones, incluyendo el herpes, pueden empeorar debido a que a sus virus les gusta alimentarse con la arginina. Agregar lisina al equilibrio puede neutralizar cualquier efecto de sostén para los virus

GLUTAMINA: *elaboradora maestra de proteínas, restauradora de intestinos*

La glutamina, la proteína constituyente más abundante en el cuerpo, también puede ser la más importante. El secreto de su importancia es que proporciona nitrógeno con mayor rapidez que cualquier otro aminoácido. Desde tratar enfermedades intestinales hasta calmar impulsos adictivos, pocas sustancias ofrecen tanto a la medicina nutricional.

Para recuperarse con éxito de una variedad de enfermedades y lesiones, el cuerpo necesita ciertas proteínas. Sin importar cuáles sean necesarias, todas pueden hacerse con la ayuda de la L-glutamina. Posee un átomo extra de nitrógeno, el cual ofrece con rapidez para la síntesis de otros aminoácidos. En este "transportador de nitrógeno", como se le llama, la glutamina toma proteínas de donde puedan disponerse y las lleva adonde son más necesarias. Además, ayuda al cuerpo a crear otros nutrientes importantes, como el glutatión, la glucosamina y la vitamina B_3.

FORTALEZA INTESTINAL

La glutamina mantiene la integridad estructural de los intestinos a tal grado que se le ha apodado "factor de permeabilidad intestinal". Ningún otro nutriente es tan importante para la salud gastrointestinal.

Todo paciente del Centro Atkins con un trastorno intestinal o inflamación de los intestinos grave obtiene una dosis diaria saludable de glutamina. Aunque su beneficio principal está dirigido al intestino delgado, facilita con rapidez la curación y el restablecimiento de la salud de las membranas mucosas dentro del colon (intestino grueso).

La utilidad del nutriente fue reconocida hace unos 40 años, cuando fue usado en una dosis de sólo 1.6 gramos al día, para tratar úlceras pépticas.[2] En fechas mucho más recientes, la investigación demostró que la complementación disminuye la inflamación estomacal causada por la quimioterapia[3] y puede ser útil para tratar la diarrea.

Recuperación quirúrgica. Después de una operación o cualquier otro acontecimiento que produzca una tensión física, el organismo no puede sintetizar suficiente glutamina para curar heridas, conservar el tejido magro y nutrir al sistema inmunológico, entre otras necesidades. Después de agotar sus reservas, el organismo debe extraerla de los músculos y de los aminoácidos de cadena ramificada. Proporcionar complementos de glutamina evita todas estas complicaciones, normaliza los niveles de aminoácidos, acelera la curación de heridas y quemaduras, y mejora la recuperación quirúrgica general.[4] Las personas cuya alimentación intravenosa incluyó glutamina también desarrollaron menos complicaciones y fueron dados de alta más pronto.[5]

Asaltos al sistema inmunológico. La glutamina es la fuente primaria de energía del sistema inmunológico. Aunque siempre está alta, la necesidad de energía aumenta en forma vertiginosa siempre que estamos sometidos a tensiones, traumatismos o lesiones. Muchas formas de cáncer, por ejemplo, agotan la glutamina del organismo, una razón por la que las personas con la enfermedad pierdan tejido magro y masa muscular. Los pólipos en el colon, una lesión precancerosa importante, tienen un contenido de glutamina significativamente menor que el tejido sano que los rodea.[6] Estudios con animales muestran que la complementación protege al hígado de los efectos secundarios tóxicos de la quimioterapia y podría fortalecer la capacidad para acabar con el cáncer de ciertos fármacos quimioterapéuticos.[7]

Las infecciones virales también privan al sistema inmunológico de glutamina. Cuando nuestra reserva es baja, una medición estándar de la actividad inmunitaria, disminuye el número de células T,[8] mientras que nuestros glóbulos blancos que atacan a las partículas tóxicas, llamados macrófagos, pierden fuerza.[9] Pero cuando se da L-glutamina en dosis de 20-40 gramos diarios, el sistema inmunológico responde, como se demostró por la protección extra contra la infección que proporcionó en estudios de pacientes con transplantes de médula ósea.[10] Por todas estas razones, la glutamina es un tratamiento esencial para el SIDA o para el síndrome de fatiga crónica viral.

Enfermedades del hígado. La glutamina puede inhibir las acumulaciones grasas dentro del hígado y ayuda al tratamiento de la cirrosis.[11] Sin embargo, en las etapas finales de la falla hepática, se pierde la ventaja, porque el órgano ya no puede manejar la glutamina en forma efectiva.

Adicciones. El doctor Roger Williams usaba la glutamina para frenar el deseo de beber alcohol, lo cual hacía bastante bien. Una dosis diaria de 12 gramos (alrededor de 3 cucharaditas) funcionó para 75% de las personas estudiadas en un experimento[12] y el aminoácido también les sirvió a los pacientes con adicción a los dulces.

Cuando tenga un impulso de comer azúcar, tome 1-2 gramos de L-glutamina, de preferencia con alguna crema entera y sólo un toque de endulzante que no sea de azúcar. El deseo inmediato de comer algo dulce pasará. Recientemente un director de investigación en el Instituto Nacional de Salud Mental también reconoció la influencia de la glutamina en los anhelos de azúcar.[13]

Obesidad. Es posible que la glutamina pueda ayudar a perder peso por medio de otros mecanismos. Además de conservar el tejido magro, lo cual contribuye a quemar grasa, el aminoácido ayuda a limpiar el cuerpo y el hígado de productos de desecho que son creados por el metabolismo de la grasa. También es una fuente de energía libre de carbohidratos disponible con facilidad si usted reduce en forma drástica su consumo de calorías.[14]

Inestabilidad mental. La glutamina es el gran equilibrador natural de la excitación y el letargo. Es una fuente importante de energía para el cerebro y un elemento fundamental para varios neurotransmisores. Aunque algunos críticos señalan correctamente que el cuerpo puede convertir la glutamina en ácido glutámico, una llamada excitotoxina que estimula en gran medida y agita a las células cerebrales, no reconocen que la glutamina también puede convertirse en ácido gamma aminobutírico (GABA, por sus siglas en inglés), un tranquilizante cerebral natural que calma las células hiperactivas. La naturaleza permite que el cuerpo elabore ya sea GABA o ácido glutámico según sea necesario.[15]

Recuperación del ejercicio. La reparación y conservación del tejido muscular hace de la glutamina un complemento popular entre los levantadores de pesas y otros atletas. El ejercicio prolongado causa lesiones microscópicas a los músculos y, hasta dos semanas después del entrenamiento, disminuye las reservas de glutamina en el cuerpo.[16] Tomar complementos alimenta la necesidad y repone el suministro de glutamina, pero esto no es todo. El nitrógeno extra permite al cuerpo formar más tejido magro y ayuda a llenar las reservas de glucógeno, la forma de carbohidrato almacenada en los músculos y en el hígado para su uso durante la actividad física.[17] Con suficiente glucógeno disponible, menos tejido muscular se debilita para suministrar energía. El aminoácido también promueve la liberación de hormona del crecimiento, la cual puede acelerar el desarrollo muscular.

No espere lucir como Mr. Universo, si éste es su objetivo, con sólo usar complementos. Y si está tomando glutamina por alguna otra razón médica, no se preocupe si desarrolla músculos abultados y voluminosos. La persona promedio sólo mantiene un ritmo saludable contra la producción constante de tejido muscular que ocurre a través del metabolismo normal. Las ganancias son modestas y difíciles de obtener, notorias sólo con un entrenamiento de resistencia vigoroso.

SUGERENCIAS PARA LOS COMPLEMENTOS

La L-glutamina en polvo es la forma más fácil y económica de tomar el aminoácido. Una cucharadita diaria, más o menos el equivalente de cinco gramos, es útil para maximar las ganancias de un programa de levantamiento de pesas. El tratamiento de la enfermedad demanda cantidades mucho mayores y, entre más grave la enfermedad, mayor la dosis que tomará.

Para estimular al sistema inmunológico necesitará entre 5 y 20 gramos al día. Entre 2 y 3 gramos será suficiente para contrarrestar un deseo de alcohol o azúcar. Tómelos tan pronto como el impulso le surja en la mente. Como un tratamiento para la enfermedad inflamatoria del intestino o síndrome de intestino agujereado, he recetado hasta 40 gramos al día. Una cantidad similar podría requerirse para la curación de heridas o la recuperación de una estancia prolongada en el hospital. Estas dosis son muy seguras; ninguno de mis pacientes ha presentado alguna vez efectos secundarios.

LISINA: *luchadora contra el herpes*

Aunque mejor conocida entre los aficionados a la comida saludable como un tratamiento muy efectivo contra el herpes, la lisina no es un complemento para un solo propósito. También merece reconocimiento por su ayuda en la prevención de la osteoporosis y las cataratas, la conservación del tejido muscular y su ayuda para que nos recuperemos del estrés. Además, mantiene los niveles de energía y conserva fuerte el corazón al proporcionar los ingredientes para que el organismo elabore el aminoácido carnitina. Y puede ser una pieza para el rompecabezas llamado "Cómo controlar la lipoproteína".

La lisina es uno de los ocho aminoácidos esenciales que el cuerpo no puede elaborar por sí mismo, pero la mayoría de las personas consume toda la lisina que necesita. Las carnes rojas, el pollo, el pavo y otras proteínas animales proporcionan cantidades suficientes. Sin embargo, los vegetarianos y los que siguen dietas bajas en grasas pueden no obtener lo suficiente. La molienda despoja a los cereales de su lisina, dejando poca en la harina y otros productos refinados. Cocinar un alimento proteínico con azúcar también destruye la lisina. Por esta razón los postres y la comida chatarra elevan el riesgo de una deficiencia de proteína.[1] En ausencia de incluso uno de los ocho aminoácidos esenciales, el cuerpo no puede elaborar proteína de manera eficiente para conservar nuestro tejido magro.

Los Huesos y más Allá

Hasta relativamente hace poco, no nos percatábamos por completo de la contribución de la lisina a la salud de los huesos. Sin embargo, ahora forma parte de mi programa para la osteoporosis. Todas las mujeres posmenopáusicas deben tomar al menos 500 mg al día, tal vez más si la dieta es baja en proteína animal. El cuerpo necesita lisina para absorber calcio y transportar el mineral a los huesos. Una deficiencia puede incrementar la pérdida de calcio a través de la orina.[2]

Herpes labial. La lisina en realidad no mata al virus herpes simple, pero una dosis de entre 1 y 3 gramos al día detiene los síntomas activos, de manera notable las ampollas que salen alrededor de la boca o de los genitales. La lisina funciona porque interfiere con la absorción del alimento favorito del virus, el aminoácido arginina.[3]

Resistencia inmunitaria. Aunque los dos aminoácidos compiten por la absorción, la lisina y la arginina se vuelven aliados en el sistema inmunológico. Consumir los dos juntos, muestran las pruebas de laboratorio, incrementa ciertas indicaciones de una mejor vitalidad del sistema inmunológico, como el número y efectividad de los neutrófilos, los más numerosos de nuestros glóbulos blancos.[4] Esto proporciona un fundamento para usar la lisina como parte del tratamiento nutricional de los virus de la fatiga crónica, la hepatitis o el VIH.

Cataratas. En el ojo, la lisina disminuye el daño al cristalino que inflige el azúcar alta en la sangre. Cualquiera con diabetes tipo I o tipo II deberá tomar el aminoácido para una protección adicional contra las cataratas.

Enfermedad cardiaca. Al menos un autor médico, Mathias Rath, considera que la lisina puede desempeñar un gran papel en la inversión de la enfermedad cardiaca. Junto con otro aminoácido, la prolina, y la vitamina C, cree que ayuda a invertir los efectos bloqueadores de arterias de la lipoproteína.[5] Reportes considerables de éxitos con los pacientes apoyan sus afirmaciones.

SUGERENCIAS PARA LOS COMPLEMENTOS

Algunos investigadores han vinculado una dieta alta en lisina para el colesterol elevado, pero yo nunca he visto ocurrir esto en ninguno de mis pacientes.[6] De hecho, se han administrado dosis tan altas como 8 gramos al día en algunos estudios sin efectos adversos. No obstante, la mayoría de nosotros no necesitamos complementos de lisina. Obtenemos suficiente del alimento. Los complementos sólo necesitan ser considerados por los vegetarianos o por cualquiera que consuma una dieta baja en proteínas, al igual que aquellas que pretendan combatir un brote de herpes u otra enfermedad que responda a la lisina.[7]

Para suprimir el herpes, la lisina, en una dosis diaria de 1-2 gramos, funciona mejor si se combina con una dieta sin azúcar y complementos de vitamina A, vitamina C, los bioflavonoides y bromelina. Tomar lisina y arginina juntas en un rango de dosis diaria de 1-3 gramos de cada una proporcionaría apoyo inmunitario contra virus no relacionados con el herpes.

FENILALANINA: *sea feliz, no sienta dolor*

Casi todos los aminoácidos se convierten en algunos compuestos bioquímicos importantes que desempeñan papeles específicos en la conservación de la salud. Si usted sabe cuáles son las sustancias químicas del cuerpo y qué hacen, puede tener una buena idea de lo que podría suceder al consumir una cantidad grande del aminoácido. La fenilalanina (FA) es el elemento fundamental para los neurotransmisores que estimulan el estado de alerta, una disposición positiva y, quizá, alivio del dolor. Por consiguiente, es lógico que este aminoácido produzca estas mismas cualidades en el cuerpo humano.

Depresión. La imipramina, uno de los principales fármacos antidepresivos, no es tan efectiva como la FA, de acuerdo con varios estudios comparativos. En una dosis de 500-3,000 mg, el aminoácido, junto con la vitamina B_6, produjo una mejora casi inmediata en 31 de 40 pacientes deprimidos.[1] En estos estudios fueron usadas las formas D- y DL- de la fenilalanina, aun cuando la forma L- es la natural, un hecho que es válido para todos los aminoácidos. Los estados depresivos más influidos por la FA son aquellos en los que hay una apatía y letargo asociados.

Varios mecanismos ayudan a explicar el efecto de la FA. Además del papel de la fenilalanina en la elaboración de imitadores de la adrenalina, proporciona endorfinas que estimulan el ánimo. La fenilalanina es la única sustancia que puede usar el cuerpo para hacer feniletilamina (FEA), la sustancia química del chocolate ligeramente estimulante pero achispadora de la mente que se dice recrea el sentimiento de estar enamorado. Los niveles bajos de FEA en sujetos deprimidos muestran que la fenilalanina no se está metabolizando. Tanto los antidepresivos farmacológicos como la FA elevarán los niveles de la FEA, lo que demuestra que logran lo mismo.[2]

Abstinencia de cafeína. Es probable que usted no se hunda en las profundidades de la depresión si trata de deshacerse del hábito del café, pero al principio se sentirá fatigado, en particular al despertar por la mañana. La fenilalanina es un sustituto muy bueno para despabilarse. Cualquiera que desee aumentar su estado de alerta puede probarlo. Los estudios muestran en forma repetida que funciona bajo una variedad de condiciones.[3] Tome 500-1,000 mg en ayunas, o puede dividir la dosis total con una cantidad igual de L-tirosina, un aminoácido con una bioquímica muy parecida. En todo caso, se notará que la FA es capaz de elevar la presión sanguínea o el pulso, así que requiere la supervisión de un doctor.

Alivio del dolor. Una cantidad considerable de investigación respalda el uso de fenilalanina para aliviar los dolores de la artritis, el dolor de espalda y los calambres menstruales, en especial en la forma Dl-.[4] Hace más lenta la descomposición de las endorfinas y otros analgésicos naturales en el cuerpo, por lo que sus efectos duran más.[5] También controla la inflamación e incluso puede aumentar el funcionamiento de los medicamentos analgésicos. He encontrado que dosis diarias de 1-3 gramos funcionan mejor cuando se combinan con una dieta libre de alimentos que fomentan las reacciones inflamatorias, incluyendo el azúcar, en aceites de cártamo, de girasol y de maíz, y los alimentos fritos en exceso. (Esto contrasta con los aceites omega-3, los cuales son antiinflamatorios.) Varios pacientes me han dicho que sienten el efecto de la DL-fenilalanina el primer día que la prueban. El alivio de las restricciones dietéticas requiere un poco más de tiempo para notarse.

Vitiligo. Varios estudios han concluido que la fenilalanina puede estimular la repigmentación de la piel, ayudando a disminuir las manchas desvanecidas causadas por el vitiligo.[6] La fenilalanina tiene más o menos el mismo impacto contra el vitiligo que la L-tirosina. Las cremas que contienen el aminoácido funcionan bastante bien. Para aumentar los resultados, use el nutriente con algo de cobre, que necesita el cuerpo para producir melanina, un pigmento natural.[7]

Enfermedades neurológicas. Con alguna verificación de los resultados alentadores exhibidos en unos cuantos estudios aislados, podríamos ser capaces de usar la fenilalanina contra la esclerosis múltiple[8] o la enfermedad de Parkinson. Hace más de dos décadas los investigadores encontraron que el aminoácido redujo de manera significativa la gravedad de síntomas de la enfermedad de Parkinson como depresión, impedimentos del habla, rigidez de los miembros y dificultad para caminar. Sin embargo, los temblores de manos característicos de la enfermedad, continuaron sin disminuir.

Supresión del apetito. Aunque la fenilalanina es usada para controlar el impulso de comer, los resultados no son consistentes ni predecibles, variando desde una supresión significativa del apetito hasta ningún efecto. Sin embargo, cuando funciona, comparte con las píldoras dietéticas su desventaja intolerable: cuando deja de tomarlas, su apetito se torna más grande que nunca.

SUGERENCIAS PARA LOS COMPLEMENTOS

Podría haber recibido una mala impresión acerca de la fenilalanina por una advertencia en la etiqueta de algunos productos que se ve en forma extensa, pero se comprende poco: "Fenilcetonúricos: este producto contiene fenilalanina." (Al igual que muchos alimentos, incluyendo la carne de puerco, las aves de corral, el germen de trigo y el queso.) La PKU, como se abrevia en inglés, es un problema sólo para aquellas personas que tienen el defecto genético que causa un retardo grave debido a que no pueden metabolizar la FA. Por consiguiente, las personas con este trastorno deben evitar el complemento y todos los alimentos que contengan fenilalanina a toda costa. Sin embargo, en una nota al margen interesante, algunas investigaciones sugieren que la tirosina, un aminoácido parecido, podría proporcionar algún alivio, lo que implica que el retardo en la PKU en realidad es consecuencia de una deficiencia de tirosina.

Sin embargo, la gran mayoría de las personas no tienen PKU y, excepto por la advertencia anterior acerca de la presión sanguínea o el ritmo cardiaco, y en casos de disquinesia tardía o de cáncer en la piel (melanoma) o un cáncer cerebral llamado glioblastoma multiforme, las personas pueden beneficiarse plenamente del complemento. Para vencer el letargo, la depresión, fatiga o el dolor, pruebe tomando 250-1,000 mg antes de la comida. Una dosis similar también puede ayudar a suprimir el apetito. Si no nota ningún efecto, combine el nutriente con una cantidad igual de tirosina antes de concluir que no funciona para usted.

TIROSINA: *antidepresivo*

La corriente principal de la medicina nos enseña que el mejor tratamiento para la depresión proviene de la psicofarmacología. Pero para mis pacientes proviene de una botella de tirosina. El aminoácido funciona mejor que la mayor parte de los fármacos antidepresivos, cuesta menos y nos ayuda a pensar mejor cuando estamos bajo tensión.

Nuestras reservas de neurotransmisores que nos permiten defendernos de la tensión, como la adrenalina y la noradrenalina, dependen en un grado mayor de la tirosina. El aminoácido también nos suministra una sustancia química cerebral transmisora de mensajes, L-dopa, cuya deficiencia se asocia con la enfermedad de Parkinson.

TIROSINA Y ACETILTIROSINA: LAS HACEDORAS DE FELICIDAD

Entre más tirosina tengamos a mano manejaremos mejor la tensión emocional y podremos resistir mejor las declinaciones en el estado de ánimo. A pesar de lo que pudieran decir algunos nutriólogos anticuados, el aminoácido llega al cerebro una vez que se encuentra en el torrente sanguíneo, aunque una forma de éste llamada acetil-L-tirosina (ALT) viaja hasta allí con más certeza.

A menudo sugiero hasta un gramo de ALT siempre que alguien necesita un animador del día a corto plazo. Su impacto en la depresión clínica, sin embargo, es una contribución más significativa a la medicina nutricional. Su efecto más pronunciado se observa en los estados depresivos caracterizados por apatía, letargo e indiferencia. Para el tipo de depresión agitada y sobreexcitada, los aminoácidos triptófano y 5-hidroxi-triptófano funcionan mejor. Ambos conjuntos de síntomas coexisten a menudo en personas deprimidas, lo cual convierte a ambos nutrientes, cuando se toman juntos, en herramientas valiosas de curación.

Los estudios que verificaron la elevación psicológica de la tirosina, aun contra casos graves de depresión, usaron dosis de 600-2,000 mg al día. Algunas personas mostraron señales de sentirse mejor en una semana.[1] Las dosificaciones pueden reducirse en forma gradual, hasta quizá 300 mg una o dos veces al día, usando acetil-L-tirosina.

Junto con el triptófano, la tirosina afecta otras enfermedades derivadas de un desequilibrio químico cerebral, incluyendo el trastorno por deficiencia de la atención con hiperactividad,[2] la enfermedad de Parkinson,[3] el hipotiroidismo y la abstinencia de la adicción a la cocaína.[4] Aunque los doctores por lo general prescriben el fármaco L-dopa, un aminoácido que el cuerpo elabora a partir de la tirosina, para ayudar a controlar los temblores, la rigidez y otros síntomas de la enfermedad de Parkinson, algunas investigaciones sugieren que la complementación con tirosina, junto con otros medicamentos, podría mejorar la terapia.[5]

Sin embargo, un médico debe supervisar el tratamiento. Se requieren dosis muy grandes de tirosina y no deben administrarse al mismo tiempo que se toma L-dopa.

La tirosina también se presta para la producción de hormona tiroidea, lo que lleva a algunos a razonar que los complementos podrían incrementar la producción baja de la glándula en casos de hipotiroidismo. Aunque éste es un buen razonamiento, sólo funcionaría para los pocos casos en los que el hipotiroidismo obedece a una deficiencia real de tirosina.

SUGERENCIAS PARA LOS COMPLEMENTOS

Uno de los concomitantes más frecuentes de la depresión es la fatiga. Pero hay millones de personas que no son casos clínicos de enfermedad depresiva pero experimentan fatiga y melancolía como síntomas cotidianos. Para estas personas, 1,200-2,000 mg de ALT es un tratamiento muy confiable. Dosis mayores deberán administrarse bajo la observación de un doctor debido a que comparte las advertencias de la fenilalanina acerca del aumento de la presión arterial alta o el pulso rápido, o de los fármacos inhibidores de la monoaminoxidasa (MAO), migrañas, melanoma o glioblastoma multiforme. El aminoácido no causa estas formas de cáncer, pero sus tumores se alimentan de él.

Esta advertencia no se aplica a todos, pero la mayoría de nosotros no necesitaría tomar tirosina a menos que se busque un estimulante mental o un elevador para salir de la depresión. Cuando requiera esta ayuda, recuerde que la absorción apropiada depende de saber cómo tomar los complementos. La presencia de otros aminoácidos interfiere con su transporte al cerebro, así que es mejor tomar tirosina con el estómago vacío, junto con algo de vitamina B_6 y vitamina C.

GABA (ÁCIDO GAMMA AMINOBUTÍRICO): *el tranquilizante perfecto.*

La imitación puede ser la forma más sincera de adulación, pero para las compañías farmacéuticas también es una forma fácil de obtener ganancias a expensas de un nutriente. El GABA es un tranquilizante nutricional efectivo y perfectamente seguro que algunas personas necesitan para controlar ataques o elevar los sentimientos depresivos.[1] Sin embargo, la industria farmacéutica eligió inventar el Valium, un medicamento que causa adicción y que sólo imita la forma en que funciona el GABA en el cerebro.

El ácido gamma aminobutírico es un aminoácido y un neurotransmisor, una de las sustancias químicas que permite la transmisión de los impulsos nerviosos entre las células del cerebro. Pocas personas necesitan preocuparse, en teoría, por tomar complementos, pero la realidad puede ser diferente. La exposición a estrógenos, radicales libres, salicilatos o aditivos alimentarios pueden afectar nuestro suministro interno. Una dieta baja en proteínas también puede obstaculizar su producción, como también puede hacerlo una cantidad insuficiente de cinc o vitamina B_6, los cuales ayudan al cuerpo a elaborar el nutriente.

EL DON DEL GABA

Cuando el cerebro se enfrenta a una falta de su neurotransmisor distribuido de manera más amplia, pueden desarrollarse varios trastornos relacionados con el GABA.

Ansiedad. En su apogeo, el Valium y otros fármacos de la familia de las benzodiacepinas fueron usadas más o menos por el 15% de todos los estadounidenses. Éstas inducen los mismos cambios en la química cerebral que la naturaleza pretende que realice el GABA. La única diferencia es que el GABA no produce adicción ni algún otro daño. Un relajante y tranquilizante natural que no lo lastima, el GABA es seguro por completo para usarlo durante las horas en las que está uno despierto. ¡Qué diferencia de los farsantes de prescripción! Yo recetó GABA con bastante frecuencia para pacientes que parecen atormentados por los nervios. En su siguiente visita casi todos ellos comentan su mejoría.

Depresión. Ya sea como un trastorno emocional independiente o como un efecto secundario comparativamente menor de la tensión premenstrual, la depresión parece estar asociada con un nivel GABA bajo.[2] Las mujeres cuyos cambios hormonales causaban sentimientos depresivos, según encontró un estudio, tuvieron mediciones significativamente menores de GABA en comparación con mujeres cuyos estados de ánimo no eran afectados por los cambios menstruales.[3] Restablecer el suministro ha ayudado a elevar el ánimo.

Convulsiones. En especial en los niños, los trastornos de ataques con frecuencia coinciden con un nivel de GABA bajo. Es probable que la capacidad de control de los ataques de la taurina se derive de su capacidad para elevar los niveles de GABA en el cerebro.[4] El fármaco anticonvulsivo ácido valproico funciona a través del mismo mecanismo. Pero el GABA mismo ha mostrado ser útil en el control de los ataques.[5]

En otras áreas terapéuticas, 2 gramos de GABA al día han ayudado a mejorar el habla y restaurar la pérdida de memoria en personas que han sufrido una apoplejía. Se ha encontrado que la misma cantidad disminuye el azúcar en la sangre, mientras que una dosis diaria de 3 gramos al parecer redujo la presión sanguínea[6] y apoya la función cardiaca general.[7] Una mayor investigación del GABA, si hay alguien dispuesto a financiarla, promete demostrar que es uno de nuestros aminoácidos más útiles.

SUGERENCIAS PARA LOS COMPLEMENTOS

Independiente de la dieta pero con asistencia de otros cuantos nutrientes, el cuerpo por lo general elabora todo el GABA que requiere. Una falta de cinc o vitamina B_6 podría reducir la concentración de GABA en el cerebro lo suficiente para producir convulsiones u otro trastorno neurológico. La gran mayoría de nosotros, sin embargo, estaría tomando complementos de cinc y vitamina B_6 por otras razones de salud (parte de la belleza de la Nutrición Dirigida es su capacidad para llenar varias necesidades de nutrientes de manera simultánea).

Para mitigar la ansiedad y la irritabilidad, cualquier dosis entre 500 mg y 4 gramos al día por lo general funciona bien. Más allá de esta cantidad, en especial para los trastornos de ataques o la depresión, consulte a un doctor. Dosis grandes pueden causar náuseas y otros efectos secundarios.

METIONINA: *antidepresivo, auxiliar del hígado*

Cuando mis colegas de la corriente principal leen sobre un nuevo fármaco que es un tratamiento supuestamente efectivo para una enfermedad determinada, a menudo esperan el visto bueno para usarlo con la emoción de un niño que espera sus regalos de cumpleaños. Yo experimento un entusiasmo parecido con cualquier declaración sobre una nueva sustancia natural que posiblemente abra un nuevo camino. Mientras se imprime este libro, espero con ansia la llegada de la SAM.

La SAM es s-adenosil metionina, un metabolito del aminoácido estándar L-metionina. En Italia, los doctores han estado administrándola con buenos resultados para aliviar depresión, inflamación, enfermedades hepáticas y, en ocasiones, ciertos dolores musculares. Sin embargo, la Administración de Alimentos y Fármacos, no ha autorizado todavía la importación de la SAM, así que no puedo confirmar personalmente su valor o recomendar su uso. Sólo puedo reportar, con expectación creciente, el éxito de su uso en el extranjero.

Como la taurina, la N-acetil cisteína y el glutatión, la metionina contiene azufre, el cual es tan vital para nuestras vidas como cualquier vitamina. Sin suficiente azufre, nuestros cuerpos serían menos capaces de producir y utilizar varios de los nutrientes antioxidantes. La metionina también es uno de los donadores de metilo más importantes del cuerpo. Esto significa que es capaz de ceder un solo átomo de carbono con tres átomos de hidrógeno enlazados estrechamente, una molécula que necesitamos para una colección diversa de conversiones bioquímicas a lo largo del cuerpo. Sin embargo, la metionina alcanza su potencial clínico completo una vez que el cuerpo la transforma en SAM, un donador mucho más efectivo de metilo que parece producir mejores resultados clínicos.

La metionina misma sigue siendo valiosa porque nuestro hígado la usa para elaborar SAM, hasta 8 gramos de ella todos los días, cuando las condiciones son ideales. Sabemos, sin embargo, que las condiciones rara vez son ideales. Las enfermedades hepáticas, la osteoartritis y el uso excesivo de los fármacos de prescripción o de los medicamentos que se venden sin receta médica pueden disminuir la producción de SAM en el cuerpo. Cuando sucede esto, los complementos pueden demostrar ser de un valor enorme.[1]

Depresión. Es probable que la principal aplicación de la SAM sea aliviar la depresión. Una dosis de 800-1,600 mg al día ayudó a elevar el estado de ánimo y la disposición en personas con una depresión clínica moderada.[2] Incluso la depresión mayor, que alguna vez se consideró dominio exclusivo de la terapia farmacológica, ha respondido bien en forma notable.[3] La metionina ha sido usada en forma amplia por psiquiatras norteamericanos con orientación hacia la nutrición para tratar la depresión desde hace varias décadas.

Enfermedad hepática. Tanto los complementos de metionina como los de SAM pueden mejorar en forma mensurable lo bien que funciona el hígado. Para las mujeres que toman anticonceptivos orales o terapia de remplazo de estrógeno, los nutrientes ayudan al hígado a convertir el estradiol, que es más fuerte y más carcinógeno, en estriol, una forma más segura de la hormona femenina que se asocia con un menor riesgo de cáncer.[4]

Una dosis diaria de 1,600 mg de SAM ha sido efectiva en forma notable contra la hepatitis o la cirrosis, de acuerdo con las investigaciones.[5] Debido a su beneficio para el hígado y para la salud emocional, valdría la pena agregar el aminoácido a un programa de rehabilitación para el alcoholismo orientado a los nutrientes. Ayuda incluso en casos avanzados de enfermedad hepática (en un informe de un caso alemán, invirtió la falla hepática, una complicación temida que amenaza a cualquier paciente hospitalizado con alimentación intravenosa total).[6]

Osteoartritis. Aunque alivian en forma temporal los achaques, la aspirina y otros analgésicos a menudo causan efectos gástricos secundarios y contribuyen al deterioro de las articulaciones. La SAM no. Sus efectos antiinflamatorios están bien demostrados. En estudios de más de 22,000 personas con osteoartritis, disminuyó el dolor y se fomentó la curación de las articulaciones. Ningún usuario de SAM se quejó de efectos gástricos secundarios con dosis terapéuticas.[7]

Trastornos cerebrales. Tanto la metionina como la SAM han demostrado su valor para tratar varias alteraciones neurológicas. La metionina al parecer entra en el cerebro con mayor facilidad, pero la SAM obtiene marcas terapéuticas superiores. Para un pequeño grupo de personas con enfermedad de Parkinson, una dosis diaria de 5 gramos de metionina redujo la rigidez de los miembros y, en un menor grado, los temblores, dos síntomas comunes de la enfermedad.[8] Agregar algo de SAM a la prescripción podría haber mejorado los resultados, porque es mejor para ayudar a elaborar dopamina, la sustancia química cerebral de la que carecen las personas con enfermedad de Parkinson.[9]

Aunque se requiere mucho más trabajo de investigación, la SAM también podría ofrecer esperanza a personas con esclerosis múltiple. Un investigador notó un nivel bajo del nutriente en el líquido espinal de tres niños con esclerosis múltiple y pensó que la SAM está vinculada de alguna manera con la erosión de las vainas de mielina protectoras que rodean los nervios de personas con la enfermedad.[10]

Fibromialgia. La influencia antiinflamatoria de la SAM sería apreciada por cualquiera que experimente estos dolores musculares de origen incierto. En un estudio una dosis diaria de 1 gramo funcionó para un número considerable de personas que padecían fibromialgia.[11]

Fatiga crónica. La fibromialgia es un malestar común de personas con síndrome de fatiga viral crónica. Un estudio inglés fascinante señaló a la metionina y a la SAM como parte del tratamiento correcto. Más de la mitad de los 21 pacientes que padecían fatiga crónica tenían una deficiencia de metionina, mientras que no más de tres de ellos carecían de cualquier otro aminoácido.[12] Aunque he estado abasteciendo las reservas de metionina de mis pacientes con fatiga crónica, me pregunto si la SAM podría funcionar mejor. Como mínimo, promete elevar los ánimos deprimidos de muchas personas que sufren de esta enfermedad a menudo negada y rechazada.

SUGERENCIAS PARA LOS COMPLEMENTOS

La mayoría de nosotros no necesitamos complementos de metionina. Las posibles excepciones incluyen a los vegetarianos estrictos y a cualquiera que siga una dieta baja en proteínas. Las personas que usan alimentos de soya en forma exclusiva para satisfacer sus necesidades de proteínas también pueden desarrollar una deficiencia de metionina, porque la soya es baja en el aminoácido. Para ellos y para cualquiera con una enfermedad relacionada con la metionina, los complementos podrían restaurar una parte importante de la armadura nutricional del cuerpo. No haría daño añadir taurina, cisteína y los demás aminoácidos que contienen azufre, así como vitamina B_6 y ácido fólico.

Si desea beneficiarse de la ayuda potencial de la SAM contra la depresión, la enfermedad de Parkinson, la enfermedad del hígado, la artritis, etc., use metionina hasta que la SAM esté disponible en general. (Algunas farmacias europeas envían SAM a pacientes estadounidenses con recetas para ella.) Para estas enfermedades graves, tal vez tenga que tomar 1,500-4,000 mg de L-metionina en dosis divididas en el transcurso del día. Cuando la SAM esté disponible, es probable que las dosis sean la mitad de esto.

GLUTATIÓN, N-ACETIL CISTEÍNA (NAC): *antioxidantes maestros*

Casi todos saben sobre los antioxidantes, al menos aquellos que la corriente principal de la medicina y los fabricantes de alimentos promueven. Está el beta caroteno, por supuesto, así como la vitamina C y la vitamina E. Usted los obtiene comiendo fruta fresca, vegetales y todas esos alimentos fortificados marcados en forma especial. Aunque saber sobre el trío es mejor que nada, no obstante es importante estar consciente de los otros nutrientes que pueblan el mundo antioxidante. De seguro sería importante para la corriente principal de la medicina estar consciente de ellos.

Uno de los mejores antioxidantes es un aminoácido llamado glutatión. No soy el único que lo considera uno de los nutrientes contenedores del cáncer y desaceleradores del envejecimiento más poderosos que se haya descubierto. Sin embargo, debido a la forma en que el cuerpo metaboliza y elabora nutrientes afines, el glutatión no puede analizarse en forma independiente de la N-acetil cisteína (NAC), una forma del aminoácido cisteína. La NAC eleva los niveles de glutatión en el organismo, algo que incluso los complementos orales de glutatión mismos no pueden hacer.

LOS ALTIBAJOS DEL RIESGO DE ENFERMEDAD

La frecuencia de un amplio espectro de enfermedades se eleva y disminuye en forma directa con la cantidad de glutatión que mantiene el organismo. Nombre una enfermedad importante y las probabilidades son que la investigación ha determinado que una carencia de glutatión es una de las causas. Por ejemplo, las personas con cáncer, por lo general están mucho peor cuando sus lecturas de glutatión son bajas.[1] Entre los ancianos, niveles inferiores se relacionan en forma estrecha con riesgos mayores de enfermedades cardiacas, diabetes y artritis. Por el contrario, tomar complementos de NAC corresponde con una mejoría en la presión sanguínea, la grasa corporal y la proporción de colesterol.[2] Además, ningún otro antioxidante trabaja en forma tan intensa para invertir la coagulación de la sangre dentro de los vasos sanguíneos.

SIDA. La capacidad evidente del glutatión para resucitar un sistema inmunológico frágil y, al menos en los tubos de ensayo, suprimir al virus VIH ha atraído la atención de investigadores en Harvard, Stanford y en toda Europa. En vista de que el organismo de las personas con SIDA tiene cantidades extremadamente reducidas del nutriente, y en vista de que el glutatión suprime al virus VIH en estudios en tubos de ensayo, se sugirió una prueba clínica.[3] El primero de estos estudios reportó que al grupo con cuentas de células auxiliares T extremadamente bajas que se le dio 3-8 gramos de NAC diario había duplicado el número de sobrevivientes a los dos años con respecto al grupo no tratado. Con tristeza, el artículo reportó que ninguna compañía estuvo dispuesta a financiar más pruebas.[4]

Desintoxicación. La corriente principal de la medicina reconoce a la NAC para una indicación: es el tratamiento aceptado en general para un tipo de falla hepática que en ocasiones resulta de envenenamiento con acetaminofén (Tylenol).[5] Esta capacidad de desintoxicar algunas sustancias químicas lo hace un protector del hígado contra sobredosis de ciertos fármacos y envenenamiento con metales tóxicos.[6]

Enfermedad cardiaca. La NAC se está volviendo un complemento cardiaco indispensable por razones separadas por completo del glutatión. Quizá mejor que cualquier otra terapia, nutricional o farmacológica, elimina la amenaza cardiovascular planteada por la lipoproteína, un producto del metabolismo del colesterol reconocido sólo en años recientes como un factor de riesgo independiente en las enfermedades cardiacas. En dosis de 2-4 gramos al día, la NAC disminuye la lipoproteína a un nivel menos amenazador. La medicina tradicional aún tiene que introducir un tratamiento para enfrentar este peligro.[7]

La NAC reduce la hipertensión al relajar los vasos sanguíneos y mejorar el flujo sanguíneo. También podría ser útil para tratar la falla cardiaca congestiva. Funciona bien junto con el fármaco cardiaco nitroglicerina; la combinación abre los vasos sanguíneos en un grado tres veces mayor.[8] Durante el tratamiento inicial de un ataque cardiaco en evolución, los cardiólogos australianos han descubierto en fechas bastante recientes que una dosis tan alta como 15 gramos permite que más del músculo cardiaco permanezca intacto que en el caso de aquellos que no fueron tratados.[9]

Problemas respiratorios. La NAC le ayuda a afrontar los deterioros respiratorios en varias formas. La medicina convencional lo usa en forma amplia en inhaladores para prevenir los ataques de asma.[10] Es efectivo, también, contra los resfriados simples y las infecciones bronquiales, complementando a la vitamina C al trabajar para disolver el moco. En una dosis de 1.8 gramos al día, la NAC ha mostrado que ayuda a personas con fibrosis pulmonar.[11] Y puede demostrar ser el tratamiento de elección en el síndrome de agotamiento respiratorio adulto (SARA) que a menudo es mortal.[12]

Colitis. Los tejidos del colon de los pacientes con enfermedad de Crohn y de colitis ulcerativa están agotados de glutatión, en forma proporcional a la gravedad de la enfermedad.[13] El restablecimiento del glutatión es una parte importante de los protocolos del Centro Atkins para estas enfermedades inflamatorias del intestino.

Pérdida de cabello en las mujeres. Una de las consecuencias de la obsesión por lo bajo en grasas en Estados Unidos es una carencia de azufre, y una de las consecuencias de una insuficiencia de azufre, en particular para las mujeres, es la pérdida del cabello. La NAC es uno de los mejores de una lista breve de complementos que contienen azufre, y dosis tan altas como 5 gramos al día pueden detener la caída del cabello. En ocasiones incluso puede crecer de nuevo el cabello. Comer más huevos y carne, nuestras mejores fuentes alimentarias de azufre, también es efectivo. Recuerde, sin embargo, que el nutriente puede ayudar sólo cuando la pérdida de cabello se origina por una deficiencia de azufre. Los complementos no afectarán el patrón de calvicie masculina.

Sugerencias para los Complementos

Los investigadores no están preguntando si debemos tratar de elevar nuestros niveles de glutatión. Por supuesto que debemos, porque la mayoría de nosotros, en especial cuando envejecemos, no tenemos tanto como necesitamos para una salud óptima. La pregunta más difícil es cómo elevar mejor la concentración de glutatión en nuestros tejidos. El nutriente está disponible en abundancia en la fruta fresca, los vegetales y las carnes. Sin embargo, en general, no consumimos suficiente de los alimentos correctos para lograr una diferencia apreciable. El cuerpo también lo elabora a partir de un cúmulo de elementos nutricionales fundamentales, a saber, los aminoácidos cisteína, glicina y ácido glutámico, más selenio y vitaminas B_2 y B_6.

El truco es usar todos estos elementos fundamentales, porque consumir más glutatión puede no ser la respuesta. Los científicos están en desacuerdo en si los alimentos ricos en glutatión y los complementos de glutatión elevan en realidad el nivel encontrado en la sangre o no. Algunos resultados de pruebas no mostraron ningún impacto de dosis tan altas como 3 gramos, mientras que otra investigación concluye que el cuerpo absorbe el antioxidante. ¿Qué explica la diferencia? El éxito, estoy casi convencido, depende del método de complementación.

Es bastante posible que las cápsulas de glutatión por sí solas puedan ser inútiles. El nutriente tiene una vida de estante corta y comienza a perder su capacidad antioxidante cuando es expuesto al aire. Lo que permanece activo en el momento en que lo ingerimos sería descompuesto en el sistema digestivo en sus proteínas individuales antes de que pudiera absorberse intacto.

A la luz de estos hechos, favorezco las infusiones intravenosas de "glutatión reducido", la forma activa del nutriente. Para el nutriólogo hágalo usted mismo, sin embargo, la forma más práctica y confiable de obtener el antioxidante es por medio de complementos de sus elementos fundamentales. Ésta es la fórmula que favorezco en la actualidad. Déjenme dar un ejemplo de cómo trataría a un adulto con un riesgo alto de cáncer recurrente, porque considero que es una obligación absoluta proporcionar el espectro completo de la nutrición antioxidante a estas personas.

Además de los antioxidantes "tradicionales", carotenoides naturales, selenio, tocoferoles y tocotrienoles, vitamina C y flavonoides variados (el picnogenol, las semillas de uva, el arándano y la cúrcuma son todos impulsores del glutatión), trato de crear un nivel sanguíneo óptimo de glutatión. Aunque prescribo 150 mg diarios de glutatión reducido, confío en los siguientes nutrientes de apoyo: 3,000 mg de NAC, 300 mg de ácido lipoico, 300 mg de selenio (lo que vale una segunda mención), 100 mg de riboflavina, 200 mg de piridoxina y 3,000 mg de L-glutamina.

La dosis se divide por lo general en tres porciones iguales y se toma cerca de las comidas. Para aquellos con condiciones menos urgentes, la dosis se reduce a un tercio o la mitad; en el tratamiento de cáncer avanzado, me inclinaría por duplicar estas dosis.

TAURINA: *luchadora contra el edema, la hipertensión arterial y los ataques*

Cuando me di cuenta por primera vez que muchos vitanutrientes, debido a su proporción entre beneficio y riesgo alto en extremo, en verdad merecían ser considerados por todos los doctores como el "tratamiento de elección" para ciertas alteraciones, la que vino de inmediato a mi mente fue la L-taurina. Para enfermedades tan variadas como la falla cardiaca congestiva, la retención de líquidos, la presión arterial alta, el asma, los trastornos de ataques y la degeneración macular, los médicos complementarios una y otra vez acuden a este aminoácido. Si el resto de la profesión médica reconociera o comprendiera su valor, la taurina se colocaría de manera consistente como uno de los tres "fármacos" de mayor venta.

A diferencia de otros aminoácidos, la taurina no se vuelve parte de nuestro suministro de proteína. En lugar de ello vigila nuestras membranas celulares, manteniendo el potasio y el magnesio dentro de las células y conservando afuera el exceso de potasio. De esta forma el nutriente funciona como un diurético. Pero a diferencia de los diuréticos de prescripción, la taurina no es un veneno celular. No actúa contra los riñones. De hecho, debido a que mejora las enfermedades de los riñones en animales experimentales, fue propuesta como tratamiento para varias clases de trastornos renales humanos.[1]

Para cualquier trastorno en el que deba disminuirse el tejido inflamado o la acumulación de líquido (falla cardiaca, enfermedad del hígado y cáncer ovárico, entre ellas), la taurina es el mejor recurso. Incluso para aquellos casos inofensivos en que hay una hinchazón ligera, como después de un viaje largo en avión o cuando se acerca la menstruación, unas cuantas dosis de taurina harán el trabajo sin ningún temor de efectos secundarios. Esto es más de lo que se puede decir de los diuréticos farmacológicos, los cuales han sido señalados, en años recientes, de *causar* inflamación del mismo tejido y retención de líquidos que se supone alivian.

Los "efectos secundarios" de la taurina, en contraste, vienen a ser aún más beneficios adicionales. Los complementos regulares contribuyen a nuestras defensas antioxidantes, refuerzan el sistema inmunológico, fortalecen el músculo cardiaco, estabilizan el ritmo cardiaco, previenen los coágulos sanguíneos, protegen contra la diabetes y ayudan a la digestión.

Enfermedad cardiaca. Miles de mis pacientes con presión sanguínea alta han tomado complementos de taurina a lo largo de los años, y casi todos ellos se han beneficiado. Además de fomentar la excreción del exceso de líquido, lo cual le quita presión a los vasos sanguíneos, el aminoácido amortigua al sistema nervioso simpático (el cual constriñe los vasos sanguíneos), aliviando por lo tanto los espasmos arteriales que causan que se eleve la presión arterial.

El impacto del nutriente en la falla cardiaca congestiva está documentado extraordinariamente bien. En un estudio controlado con placebo, 79% de un grupo de pacientes cardiacos obtuvo algún beneficio al tomar taurina.[2] ¿Por qué funciona? Aparte de la acción diurética, la taurina fortalece el músculo cardiaco y mantiene el equilibrio de calcio. Desempeña un papel importante en la regulación de la contractilidad del corazón[3] y protege contra la amenaza tóxica de fármacos como el Adriamycin (doxorrubicina), un medicamento usado en la quimioterapia que con frecuencia causa ataques cardiacos, paro cardiaco y arritmia.

La arritmia, un desequilibrio en el ritmo regular del corazón, a menudo coincide con una pérdida de taurina y magnesio. Los complementos de taurato de magnesio o de taurina más magnesio desempeñan un papel clave en la estabilización del ritmo cardiaco. También ayudan a prevenir que el colesterol se pegue en las paredes arteriales, estimulan la excreción de grasas sanguíneas perjudiciales e impiden que las plaquetas de la sangre se aglutinen, reduciendo por consiguiente los riesgos de coágulos sanguíneos.[4]

Trastornos de ataques. Para mí, ver es creer. Lo que sé sin duda es que mis pacientes con epilepsia o una irritabilidad cerebral parecida permanecen sin ataques cuando toman taurina en forma regular. Cuando dejan de hacerlo, los ataques regresan. Los ataques causados por la inflamación del tejido cerebral, como ocurre con los tumores cerebrales, son aliviados por la taurina. Ciertas sustancias químicas excitotóxicas, como el glutamato monosódico y el aspartame, disminuyen la concentración corporal de taurina, lo cual puede ser una razón por la que estos aditivos alimentarios se asocian con la actividad de ataques.

En forma ocasional se publica un editorial que cuestiona el valor de la taurina como un tratamiento para los ataques. Mi respuesta es el éxito clínico consistente del Centro Atkins con la terapia con taurina. La observación de los pacientes es un estudio científico. La discontinuación exitosa de la medicación para los ataques de mis pacientes es un hecho científico.

Deterioro de la visión. Los bastones y los conos en nuestras retinas contienen la concentración más alta de grasas poliinsaturadas que cualesquiera otras células en el cuerpo. Estas grasas necesitan la protección antioxidante constante proporcionada por los nutrientes, incluyendo la taurina. Una deficiencia daña las retinas de los animales y de las personas.[5]

Al administrar taurina en forma intravenosa, Robert Bradford ha logrado mejoras sorprendentes en la visión de personas con degeneración macular. Demostró ser una de las pocas sustancias, naturales o asma, los trastornos de ataques y la degeneración macular, los médicos complementarios una y otra vez acuden a este aminoácido. Si el resto de la profesión médica reconociera o comprendiera su valor, la taurina se colocaría de manera consistente como uno de los tres "fármacos" de mayor venta.

A diferencia de otros aminoácidos, la taurina no se vuelve parte de nuestro suministro de proteína. En lugar de ello vigila nuestras membranas celulares, manteniendo el potasio y el magnesio dentro de las células y conservando afuera el exceso de potasio. De esta forma el nutriente funciona como un diurético. Pero a diferencia de los diuréticos de prescripción, la taurina no es un veneno celular. No actúa contra los riñones. De hecho, debido a que mejora las enfermedades de los riñones en animales experimentales, fue propuesta como tratamiento para varias clases de trastornos renales humanos.[1]

Para cualquier trastorno en el que deba disminuirse el tejido inflamado o la acumulación de líquido (falla cardiaca, enfermedad del hígado y cáncer ovárico, entre ellas), la taurina es el mejor recurso. Incluso para aquellos casos inofensivos en que hay una hinchazón ligera, como después de un viaje largo en avión o cuando se acerca la menstruación, unas cuantas dosis de taurina harán el trabajo sin ningún temor de efectos secundarios. Esto es más de lo que se puede decir de los diuréticos farmacológicos, los cuales han sido señalados, en años recientes, de *causar* inflamación del mismo tejido y retención de líquidos que se supone alivian.

Los "efectos secundarios" de la taurina, en contraste, vienen a ser aún más beneficios adicionales. Los complementos regulares contribuyen a nuestras defensas antioxidantes, refuerzan el sistema inmunológico, fortalecen el músculo cardiaco, estabilizan el ritmo cardiaco, previenen los coágulos sanguíneos, protegen contra la diabetes y ayudan a la digestión.

Enfermedad cardiaca. Miles de mis pacientes con presión sanguínea alta han tomado complementos de taurina a lo largo de los años, y casi todos ellos se han beneficiado. Además de fomentar la excreción del exceso de líquido, lo cual le quita presión a los vasos sanguíneos, el aminoácido amortigua al sistema nervioso simpático (el cual constriñe los vasos sanguíneos), aliviando por lo tanto los espasmos arteriales que causan que se eleve la presión arterial.

El impacto del nutriente en la falla cardiaca congestiva está documentado extraordinariamente bien. En un estudio controlado con placebo, 79% de un grupo de pacientes cardiacos obtuvo algún benefi-

Sugerencias para los Complementos

Debido a que se produce en el cuerpo (aunque en cantidades pequeñas), la taurina es otro de los muchos nutrientes clasificados por la corriente principal de la medicina como "no esenciales". Pero existe la
posibilidad de una deficiencia, en especial si no come mariscos, la fuente más abundante del nutriente. Los dos aminoácidos que contienen
azufre que pueden ser convertidos en taurina son la cisteína y la
metionina, encontrados con mayor frecuencia en la yema de huevo y
en las carnes animales. Sin embargo, éstos son ingredientes raros para
cualquiera que siga la dieta convencional baja en grasas.

La terapia de remplazo de estrógeno bloquea la elaboración de taurina, al igual que la quimioterapia o la falta de bacterias buenas en el
tracto gastrointestinal. (Los complementos de bacterias benéficas y vitamina B_6 pueden restaurar el equilibrio apropiado.) En niños, la taurina puede ser un nutriente esencial; la leche materna es rica en ella, pero
la leche de vaca no lo es. Por fortuna la mayoría de las fórmulas lácteas
para bebés ahora contienen taurina.

Pocas reacciones adversas se asocian con la complementación con
taurina. Sin embargo, los aminoácidos no deben usarse de manera
indiscriminada por personas con úlceras debido a que incrementan la
secreción de ácidos gástricos. Todos los demás deben tolerar con facilidad entre 1 y 3 gramos diarios. En algunas personas, dosis de 5 gramos
o mayores pueden provocar diarrea en forma ocasional. Para tratar el
trastorno de ataques, el edema, la presión arterial elevada o cosas por
el estilo, el rango terapéutico es de 1.5-4 gramos diarios, en dosis divididas.

VALINA, LEUCINA, ISOLEUCINA (AMINOÁCIDOS DE CADENA RAMIFICADA): *combustible muscular*

La carne, los huevos, el pescado y los otros alimentos proteínicos nos
ofrecen más o menos 20 aminoácidos diferentes, pero sólo tres de ellos
constituyen casi la mitad de nuestro consumo diario de proteína completo. En este caso la proporción no está desequilibrada desde el punto
de vista nutricional. La preponderancia del trío señala la importancia de
los tres.

La valina, la leucina y la isoleucina son los aminoácidos que reparan
a los músculos. También conocidos como los aminoácidos de cadena
ramificada (AACR), preservan nuestros músculos y todos los otros tejidos

excepto los huesos y la grasa del constante desgaste que ocurre como una parte natural del metabolismo. Por lo general el cuerpo regenera estos tejidos, usando aminoácidos como los elementos fundamentales de la nueva proteína. Pero el desgaste a menudo sobrepasa a la reparación, como cuando no comemos suficiente proteína, cuando hacemos ejercicio en exceso, cuando estamos bajo tensión nerviosa o cuando estamos enfermos. El proceso es acelerado en especial cuando el individuo sufre de cáncer, falla renal en etapa terminal, SIDA u otra de las enfermedades llamadas debilitantes. Los AACR, junto con la glutamina y los triglicéridos de cadena intermedia, son considerados por los cirujanos progresistas como un apoyo intravenoso importante para los pacientes con enfermedades críticas.[1]

Todos podemos beneficiarnos al tomar complementos de cadena ramificada. Por ejemplo, después de que un grupo de personas sanas promedio recibieron una sola infusión intravenosa de los aminoácidos, la cantidad de tejido desgastado que ocurre por lo normal de un día para otro disminuyó en un 50%.[2] Una dosis diaria de 7.5-12 gramos restauró por completo los músculos de un grupo de maratonistas y corredores de campo traviesa.

SUGERENCIAS PARA LOS COMPLEMENTOS

No se preocupe por ningún efecto secundario de conservar más tejido magro del que metaboliza. Usted no poseerá de pronto una mayor masa muscular, aunque los fisicoculturistas y los levantadores de pesas usan complementos de cadena ramificada por esta precisa razón. Para el mejor efecto terapéutico, los tres nutrientes deben tomarse juntos, en combinación con L-glutamina, otro aminoácido esencial. Dosis terapéuticas buenas son 4-5 gramos de valina, 3-4 gramos de leucina, 2-3 gramos de isoleucina y 4-6 gramos de L-glutamina.

HISTIDINA: *auxiliar contra la artritis*

La próxima vez que abra una cápsula para el resfriado o rocíe un medicamento para alergias en la nariz, piense en la histidina. En esencia estará contrarrestando las histaminas que este aminoácido le permite elaborar al cuerpo.

Aunque el nutriente es considerado esencial para los bebés, el resto de nosotros por lo general no necesitamos preocuparnos por cuánto consumimos. El organismo obtiene todo lo que requiere para sintetizar histaminas. Sólo en algunas ocasiones necesitamos elevar la presión sanguínea, contraer los músculos bronquiales de los pulmones o inducir cualquier otro efecto asociado por lo común con estas sustancias que exacerban las alergias.

¿Nada que Olfatear?

Por otra parte, la histidina parece estar vinculada en alguna manera con la artritis reumatoide. En un experimento realizado en 1969, complementos diarios de 1-5 gramos mejoraron en forma bastante demostrable la flexibilidad de las articulaciones y la fuerza de prensión en personas con enfermedad inflamatoria de las articulaciones.[1] En aquella época, el estudio atrajo mi curiosidad, y algunos años después le pedí a un colega mío que se pusiera en contacto con el autor para una actualización de su trabajo. De lo que se enteró mi colega es muy elocuente acerca de la relación entre la industria farmacéutica y la dirección de la investigación médica. En esencia se le dijo al doctor que la institución médica que lo patrocinaba prefería que su investigación avanzara en otra dirección.

En los años que han transcurrido desde entonces, sólo unos cuantos estudios han investigado el efecto de la histidina en la artritis. El aminoácido puede funcionar al regular el sistema inmunológico en una forma que reduce la inflamación; también podría interferir con la oxidación[2] y disminuir cualquier acumulación de metales pesados tóxicos. Se necesita realizar más trabajo de laboratorio y clínico antes de que podamos conocer el alcance terapéutico completo de la histidina. Algunos médicos han sugerido que al liberar histaminas, los complementos del aminoácido podrían estimular un suficiente flujo sanguíneo adicional para mejorar la libido y facilitar el orgasmo.[3] Una vez más, sin embargo, las experiencias clínicas y la investigación no ofrecen nada concluyente.

Sugerencias para los Complementos

El alimento por lo general satisface el requerimiento mínimo de histidina del cuerpo. En ausencia de alergias, sin embargo, las personas con artritis reumatoide podrían desear ver si el aminoácido tiene algún efecto en el dolor de las articulaciones. Sin embargo, no experimentaría sin la guía de un médico con orientación nutricional. Además de agravar las alergias, los complementos podrían aumentar la presión sanguínea.

TRIPTÓFANO: *la mejor píldora para dormir que no se encuentra en el mercado*

El triptófano fue la superestrella de la nutrición, el David de la dieta que venció sin ayuda al lucrativo mercado tipo Goliath de los sedantes, tranquilizantes y antidepresivos. Cada vez más doctores creían que era un ganador absoluto. Aliviaba la depresión, inducía el sueño y calmaba ansiedades como el mejor de ellos.

Pero para la industria farmacéutica, este nutriente efectivo en forma maravillosa, seguro de manera notable y disponible en forma gratuita amenazaba ser un dolor de miles de millones de dólares en la hoja de balance. Los magnates de la industria deben haber deseado en privado que el triptófano fuera desacreditado. Así, después de un suceso improbable, lo fue: escandalizado, juzgado, encontrado culpable y prohibido por la misma agencia gubernamental, la FDA, encargada de vigilar (no enriquecer) al negocio farmacéutico.

PELIGROS: REALES E INVENTADOS

Los investigadores rastrearon primero las enfermedades hasta el uso de complementos de triptófano, luego hasta un solo lote contaminado del complemento elaborado por una compañía japonesa que de manera inexplicable había cambiado su procedimiento de fabricación. En noviembre de ese año la FDA retiró el triptófano de todos los estantes. Desde entonces la agencia ha rehusado anular la prohibición, aun cuando varias pruebas adicionales de brotes de EMS en Estados Unidos y Alemania reafirmaron después que todas las enfermedades y muertes habían sido producidas por ese único lote contaminado. La investigación concluyó que el triptófano en sí mismo no plantea ningún peligro inherente[1] y su uso anterior y subsecuente por decenas de millones de personas durante décadas no ha perjudicado a nadie.[2]

Prohibir el uso del triptófano, de hecho, presenta un escenario más peligroso para personas que toman fórmulas de aminoácidos cristalinas puras. Estas formas trastornan el equilibrio de aminoácidos del organismo al forzar un descenso en los niveles de triptófano en la sangre, los cuales pueden exacerbar los síntomas de tensión premenstrual en mujeres.[3] En los hombres, de acuerdo con otro estudio, el desequilibrio creado al tomar complementos sin triptófano incrementó la ira, el enfado y otros indicadores de agresión y hostilidad hasta en un 30%.[4]

EL ELEMENTO FUNDAMENTAL SEROTONINA

La clave del éxito del triptófano es su capacidad para influir en la química cerebral. En la fábrica química de nuestros propios organismos, es la sustancia bioquímica que es convertida en forma directa en serotonina, un neurotransmisor que relaja la mente e infunde una sensación de bienestar emocional. Las mismas cualidades explican su efecto terapéutico en la depresión. Las personas que están deprimidas tienen niveles sanguíneos bajos de serotonina y triptófano. Prozac, Zoloft y otros miembros de esta familia de fármacos elevadores del estado de ánimo funcionan al extender la vida de la serotonina (hasta de la menor cantidad que pueda haber) en el cerebro. El triptófano ataca a la depresión de manera más segura, permitiendo al cuerpo incrementar su producción de serotonina en el cerebro.

El triptófano también es útil contra otros trastornos emocionales, como la ansiedad premenstrual y la depresión[5] y el trastorno afectivo estacional.[6] También podría desempeñar un papel en el tratamiento de trastornos de la alimentación,[7] la adicción al alcohol,[8] el síndrome de Down, el comportamiento agresivo,[9] el síndrome por deficiencia de la atención con hiperactividad, la esquizofrenia,[10] la parálisis del sueño y el síndrome de dolor. Lo encuentro útil en el trastorno obsesivocompulsivo y quizá es el tratamiento de elección en el síndrome de Tourette.

El triptófano puede tener otros usos. Éste y su variante 5-hidroxi han sido útiles en la fibromialgia y el síndrome de fatiga crónica.[11]

SUGERENCIAS PARA LOS COMPLEMENTOS

Hay abundantes fuentes de triptófano en todas las carnes, en especial el puerco, el pato y las piezas de caza. Sin embargo, los complementos son mucho más efectivos que el alimento. Una dosis de 2 gramos tomada justo antes de irse a dormir vencerá de manera segura y efectiva al insomnio.[12]

Sigo optimista de que la FDA levantará su prohibición para venderlo sin receta médica. Hasta que lo haga, encuentre un médico con orientación alternativa que se lo recete, o preséntele a su propio doctor la evidencia exonerante (las farmacias combinadas despacharán una receta de doctor). Es probable que las personas con asma lo eviten, debido a que cualquier precursor de la serotonina podría empeorar su respiración, y las dosis altas pueden conducir a una sensación notoria de fatiga después del ejercicio.[13] Por lo demás es seguro por completo.

Se dispone de dos tipos que se venden con receta médica: L-triptófano, el aminoácido natural, y 5-hidroxi-triptófano, el cual es el precursor bioquímico inmediato de la serotonina. Por lo general prescribo 2-4 gramos de L-triptófano diarios, más en casos graves. Para la versión 5-hidroxi, sólo es necesaria una dosis de 300-400 mg. Para cualquier tipo, tome la mayor parte de la dosis diaria antes de irse a dormir, pero si la ansiedad o depresión diurnas son el problema, debe tomarse a lo largo del día. Siempre tómelo antes de las comidas, porque para ser efectivo el triptófano o el 5-hidroxi deben estar unidos a un sistema de transporte de aminoácidos que los lleva hasta el cerebro, y la proteína en su comida competiría con éste. Acompañe el aminoácido con algo de niacinamida para extender su acción. Necesitamos triptófano para producir nuestra propia niacinamida, y los complementos del nutriente del complejo B dejan libre al triptófano para otras tareas importantes, como mantenerlo feliz y relajado.

CARNITINA: *la quemadora de grasa*

¿Quiere saber cuál vitanutriente tomo diariamente en mayor cantidad? La carnitina. Para una sustancia que supuestamente no es esencial, la carnitina es el nutriente más necesario que pueda encontrar. Aunque es bastante cierto que nuestros cuerpos elaboran este aminoácido, rara vez contamos con una cantidad suficiente para mantenernos en nuestro estado más sano.

El corazón depende por completo de la carnitina; dos tercios de su suministro de energía provienen de las grasas que la carnitina permite quemar al cuerpo. La liberación de grasa para usarla como combustible también hace a este nutriente un auxiliar importante de cualquier esfuerzo de pérdida de peso o ejercicio. Por esto nunca olvido mi carnitina.

Enfermedad cardiaca. Después de un ataque cardiaco, son probables varias complicaciones, incluyendo dolores del pecho (angina), perturbaciones del ritmo cardiaco y falla cardiaca. Tomar 2 gramos de carnitina al día durante cuatro semanas, según muestran estudios realizados en hospitales, puede reducir el número de estas complicaciones a la mitad.[1] Éste es un desempeño mejor que la terapia con fármacos normal.

La cardiomiopatía, una enfermedad del músculo cardiaco, se vuelve una posibilidad distinta sin carnitina. El aminoácido protege al músculo cardiaco del daño cuando un ataque cardiaco o un espasmo corta el suministro de oxígeno.[2] También ayuda a corregir al más devastador de los perfiles de lípidos en la sangre, la combinación de triglicéridos altos y colesterol LAD bajo. Un ritmo cardiaco irregular también agota con rapidez las reservas de carnitina en el organismo, creando una deficiencia precisamente cuando es más necesaria una cantidad óptima. La falla cardiaca congestiva también estropea nuestra capacidad de elaborar carnitina.[3] Sin embargo, tomar 900 mg al día mejoró la salud de un grupo de pacientes con falla cardiaca congestiva, aumentando de manera significativa tanto su energía como su capacidad para hacer ejercicio.[4]

Energía y resistencia. Cualquiera que consuma carnitina obtendrá un aumento de energía del aminoácido, lo cual ayuda también a convertir la grasa del cuerpo en combustible disponible con facilidad y eleva los niveles de ciertas enzimas necesarias para metabolizar los azúcares, almidones y otros carbohidratos. Ya sea que usted haga ejercicio en forma casual o sea un atleta más dedicado, compensar la mayor cantidad de carnitina perdida por el ejercicio extiende su vigor y reduce la acumulación de ácido láctico, el producto secundario del esfuerzo intenso causante del "ardor" que se siente dentro de los músculos.[5] Esto puede permitir a los ejercitadores obtener la "ganancia" sin el "dolor", como confirmó un estudio.[6] La carnitina también limpia el torrente sanguíneo de amoniaco y ayuda a crear glucógeno, la forma en que el cuerpo almacena la glucosa. Incluso maratonistas pueden mejorar su vigor. Una ingestión diaria de 2 gramos de carnitina aumentó su desempeño rutinario en casi un 6%,[7] suficiente para convertir a un "corredor fracasado" en un medallista de oro.

Pérdida muscular. Cualquiera con una enfermedad degenerativa grave, como el cáncer o el SIDA, se beneficiará con la complementación de carnitina. Es un nutriente clave para ayudar a prevenir la atrofia muscular.[8] El fármaco para el SIDA, AZT, agota la carnitina, al igual que el valproato, un fármaco antiepiléptico. Esta deficiencia de carnitina inducida por los fármacos puede amenazar la vida.

Salud infantil. Aunque considerada "no esencial" para los adultos, la carnitina es clasificada en forma oficial como indispensable para los bebés. Es tan crítica su necesidad temprana que los investigadores una vez propusieron nombrar al aminoácido "vitamina Bb".[9] Los bebés por lo general obtienen la carnitina por medio de la leche materna o fórmulas fortificadas, pero no siempre. La mayor parte de las fórmulas infantiles contienen carnitina, pero es mejor revisar la etiqueta. Las madres que amamantan que siguen una dieta vegetariana casi de seguro necesitan tomar complementos. La carnitina también puede ser un nutriente muy importante para proteger a los niños contra el síndrome de Reye.[10]

Otras enfermedades. Las personas con una función tiroidea deficiente necesitan carnitina para ayudarlas a superar los niveles de energía disminuidos y la tendencia de subir de peso.[11] La diálisis del riñón elimina montones del aminoácido, otra razón por la que las personas que sufren el procedimiento a menudo están débiles, cansadas y amenazadas por los triglicéridos elevados. Otros estudios publicados sugieren que la carnitina puede ser de algún valor para tratar la diabetes, la hipertensión, la enfermedad hepática y problemas inmunitarios.[12] También puede proteger al hígado del alcohol y otros desafíos.

Una razón por la que los doctores del Centro Atkins recetan carnitina con tanta frecuencia es que parece ser, en nuestra experiencia, el nutriente con mayor probabilidad de vencer esa plaga de la existencia de muchos que siguen dietas: la resistencia metabólica a perder peso. La carnitina es esencial para que la grasa sea usada como combustible.

SUGERENCIAS PARA LOS COMPLEMENTOS

La mayoría de nosotros consume alrededor de 30-50 mg de carnitina al día, difícilmente una cantidad óptima. Mientras que el bistec es la fuente mejor y más grande (el pollo, pescado, huevos y leche contienen cantidades menores), no podemos depender tan sólo de comer más carne roja. Las comidas altas en proteínas y altas en grasas estimulan la excreción de carnitina. Comer carbohidratos altos es aún más inútil, porque los cereales y vegetales contienen cantidades insignificantes.

Para llenar la brecha de la carnitina, un complemento de entre 500 mg y un gramo es la cantidad mínima que necesitamos tomar con propósitos preventivos. Para un problema cardiaco, por lo normal recomiendo 1-2 gramos diarios. Si toma fármacos para el corazón, puede necesitar menos medicación, lo cual exige la supervisión de un cardiólogo consciente de la nutrición. Las personas que siguen dietas en verdad efectivas, como la dieta Atkins, pueden necesitar 1,500-2,500 mg para vencer la resistencia. Para apoyar la propia síntesis del cuerpo, asegúrese de tomar cantidades adicionales de vitamina C, lisina, metionina, hierro, vitamina B_3 y vitamina B_6.

ACETIL L-CARNITINA: *vigorizador cerebral*

Suponga que tenemos un tratamiento simple para desacelerar el avance rápido de la enfermedad de Alzheimer o para acelerar el proceso de recuperación a menudo prolongado después de una apoplejía. Felizmente, no necesitamos suponer; lo tenemos disponible en las tiendas de alimentos naturales.

La acetil L-carnitina (ALC) es una especie de "supercarnitina", en muchos aspectos parecida al aminoácido original, pero en otros, bastante diferente. Mejor absorbida y quizá más activa que la carnitina simple, puede refrescar la energía mental, mejorar el estado de ánimo, desacelerar el envejecimiento de las células cerebrales e impedir el avance de la enfermedad de Alzheimer. Al vigorizar y equilibrar al sistema nervioso central en su conjunto, también fortalece nuestras defensas contra infecciones y problemas inmunitarios.

NECESIDAD NEUROLÓGICA

La complementación compensará la declinación natural de la producción de ALC que comienza alrededor de los 40 años de edad y continúa conforme envejecemos. Es una pérdida significativa, porque la ALC contribuye a nuestras reservas de algunos de nuestros nutrientes más valiosos, incluyendo glutatión, coenzima Q_{10} y acetilcolina. La melatonina también depende de ella. Restablecer la cantidad óptima mejora la salud contra una variedad de alteraciones neurológicas y relacionadas con el sistema inmunológico.

Apoplejía. Los complementos de ALC pueden acelerar la recuperación de una apoplejía, de acuerdo con investigadores que administraron dosis diarias de 1,500 mg durante nueve meses a un grupo de personas que, debido a una apoplejía, habían experimentado hemiplejía.[1]

Enfermedad de Alzheimer. El equivalente moderno del Santo Grial podría ser con facilidad un tratamiento efectivo para esta terrible alteración que roba la memoria. La ALC es el primer compuesto, fármaco o nutriente, que ha mejorado los síntomas de la enfermedad de Alzheimer y ha invertido los desequilibrios en la química cerebral que coexisten con ella.[2] Las personas que tomaron 3 gramos de ALC al día durante un año, por citar un estudio, exhibieron mucho menos deterioro mental que una cantidad parecida de personas que no tomaron el complemento.[3] La ALC se ha desempeñado bien en estudios controlados que implicaron a más de 600 personas con la enfermedad, y al menos un estudio grande mostró que es efectiva en la declinación mental en los ancianos es debida a la enfermedad de Alzheimer.[4]

Para muchos de mis pacientes con demencia senil, la ALC parece desacelerar el proceso de manera significativa. Colegas han reportado también que algunos de sus pacientes han recuperado algo de la capacidad de memoria y se han mantenido mejor conectados con la realidad. Aunque la ALC no es una "cura", a menudo invierte en forma temporal el curso declinante de la enfermedad, en especial cuando se combina con dosis altas de vitamina C y vitamina E.

Si la ALC ayuda a luchar contra la enfermedad de Alzheimer, ¿qué hay de la enfermedad de Parkinson? Estudios con primates de este campo de investigación están mostrando resultados prometedores hasta ahora.[5]

Perturbaciones inmunitarias. Los resultados son preliminares, pero la ALC podría contribuir al fortalecimiento del sistema inmunológico o protegerlo de ataques virales. Las personas con síndrome de fatiga crónica, cuyos sistemas inmunológicos se han descompuesto en forma clara, tienen niveles de ALC menores a los esperados. El reabastecimiento del suministro alivia los síntomas, tales como fatiga y confusión cerebral.[6]

El establecimiento de una cantidad fisiológica óptima de ALC estimula la actividad general de las células inmunitarias tanto en adultos jóvenes como en ancianos. Una dosis de 2 gramos al día durante 30 días, según un estudio, mejoró la función inmunitaria en personas con tuberculosis pulmonar activa.[7]

Sugerencias para los Complementos

El ejercicio vigoroso ayudará a la conversión corporal natural de carnitina en ALC, pero tomar complementos de carnitina no es un sustituto efectivo. Sólo la ALC incrementa la energía cerebral y protege las células nerviosas del daño infligido por la tensión psicológica y los radicales libres. Para cualquiera mayor de 40 años de edad, de hecho, la ALC es en forma clara la forma preferida de carnitina. Una persona por lo general sana que desea mejorar el desempeño mental y físico debe tomar alrededor de 500-1,000 mg de carnitina y de ALC. Para reforzar al sistema inmunológico se requiere una cantidad que oscile entre 1,500-3,000 mg. Debido a que la ALC vigoriza al cerebro, no la tome en la noche; puede interferir con el sueño. Las personas con epilepsia deben usarla con precaución extrema, porque sus cerebros ya son sensibles en extremo a la estimulación neurológica.

Yo tomo ALC y carnitina diariamente como cientos de mis pacientes. En las dosis óptimas he notado un efecto metabólico sutil: mi nivel de energía es más estable y tengo más vigor. También obtengo mayores recompensas de pérdida de peso de mis esfuerzos dietéticos y hago menos viajes al refrigerador. En mi centésimo cumpleaños estaré feliz de hacerles saber si retarda el envejecimiento.

6. Ácidos grasos

GRASAS ESENCIALES: *nuestra mayor deficiencia*

Siéntese en su silla de lectura más cómoda y prepárese para lo que puede ser el mensaje más significativo de este libro: **Muchas enfermedades son causadas por deficiencias de ciertas grasas, y muchas de las mismas enfermedades pueden vencerse suministrando las grasas esenciales que faltan en las dietas de la mayoría de las personas.**

Nuestro temor a la grasa es reforzado con un fanatismo indiscutible de nuestros medios masivos de comunicación, nuestra publicidad, nuestras autoridades médicas y los reporteros médicos que no son críticos. Lo peor de todo es que no hay diferenciación entre las grasas peligrosas en verdad (las transgrasas en la margarina y los alimentos fritos en exceso, por ejemplo) y las maravillosas grasas curativas que se encuentran en el aceite de linaza y en el salmón y las sardinas. Estas grasas tienen tanto en común como Charles Manson y la Madre Teresa, respectivamente, pero nuestros medios masivos fóbicos con las grasas le dicen que ambas son igual de peligrosas. Al hacerlo, nos impide entender cómo obtener una salud óptima.

Esta ignorancia nos ha lanzado de la sartén freidora directo al fuego. La población estadounidense baja en grasas nunca ha tenido más sobrepeso y estamos cayendo presas de las mismas enfermedades que la liturgia baja en grasas y alta en carbohidratos nos predica que puede detener. En la búsqueda de respuestas, hemos mirado en todas partes excepto el lugar más lógico: nuestra comunidad científica. Estos investigadores han amasado un cuerpo de evidencia sólido como una roca que muestra que no estamos consumiendo demasiada grasa; estamos comiendo el tipo equivocado y evitando el tipo correcto. Y no estamos obteniendo suficiente de las vitaminas y minerales necesarios para aumentar sus efectos benéficos.

VOLVER A APRENDER EL ABC: LAS GRASAS COMO VITANUTRIENTES

Al parecer, todos parecen conocer que sólo hay tres clases de grasa: saturada, derivada de productos lácteos y carne roja, y supuestamente es mala; insaturada, derivada de vegetales y aceites vegetales, y es buena; y la monoinsaturada, derivada del pescado o las aceitunas, y es mejor. Excepto que no es la forma en que es en realidad y, de hecho, hay una manera mucho más útil de clasificar las grasas.

Antes que nada, la mayor parte de las grasas no son esenciales. Podemos prescindir de muchas de ellas, debido a que son perjudiciales o, para aprobar a nuestra cultura obsesionada con la grasa, una fuente de calorías innecesarias excesivas. Dos ácidos grasos, sin embargo, han sido considerados esenciales. Son como las vitaminas en que no pueden elaborarse en el cuerpo, y la falta de uno de ellos causaría enfermedad. Pero en la locura de nuestra fobia patológica a las grasas, estamos tirando al bebé junto con el agua de la bañera, creando deficiencias de ácidos grasos que en parte son responsables de los niveles epidémicos de cáncer, enfermedad cardiaca, padecimientos inflamatorios y un montón de otras enfermedades degenerativas. Lo que se está volviendo claro de manera inescapable es que los ácidos grasos esenciales son de manera colectiva el nutriente faltante en la dieta estadounidense número uno. Al finalizar este capítulo, entenderá por qué prescribo o recomiendo complementos de estas sustancias esenciales a todos los pacientes.

CONOZCA A LAS OMEGAS

Aunque necesitamos grasa por varias razones (es nuestra fuente principal de energía combustible de reserva, es parte de cada membrana celular y también protege a nuestros órganos), los ácidos grasos esenciales son indispensables porque proporcionan los elementos fundamentales para los numerosos eicosanoides del cuerpo. Estas sustancias químicas parecidas a las hormonas, muchas de las cuales también son llamadas prostaglandinas, tienen una influencia enorme en la salud. Los eicosanoides son los tenedores de poder del cuerpo. Pueden disminuir la presión sanguínea, elevar la temperatura corporal, abrir o constreñir las vías bronquiales, estimular la producción de hormonas y sensibilizar las fibras nerviosas. Y esto tan sólo es para los principiantes. Son tan dependientes de la grasa de la dieta que se puede atribuir de manera directa la actividad específica de un determinado eicosanoides a la clase de grasas de la que se deriva.

Por consiguiente, resulta que tenemos el poder de aumentar en gran medida nuestra salud escogiendo grasas que a su vez crean eicosanoides benéficos. Dividirlas de esta manera nos da tres familias de grasa: las omega-3, las omega-6 y las omega-9. Las primeras dos clases de grasas contienen el poder más fuerte de generar eicosanoides; las omega-9 son más débiles y no se clasifican como muy esenciales, no obstante son útiles. El secreto real de la buena salud es mantener un equilibrio en la dieta entre las dos clases principales, las omega-3 y las omega-6, de modo que los eicosanoides del cuerpo estén equilibrados. Piense en los pedales del acelerador y el freno en un automóvil: necesitamos ambos para conducir. Tener sólo uno o el otro crearía problemas graves.

Lo mismo ocurre con las grasas. Por consiguiente, qué tipo de grasa debemos consumir es más importante que la cantidad que comamos. Nuestro mayor problema es que durante el siglo XX, hemos comido demasiadas grasas omega-6: aceite de cártamo, de girasol y de maíz, y casi hemos eliminado los alimentos altos en las omega-3, como el aceite de linaza y el pescado de agua fría. Reclamar nuestra salud significa luchar por alcanzar el equilibrio hacia estas omega-3. Antes de examinar las grasas esenciales en todo su detalle medicinal, veremos los propósitos de salud generales de las tres clases y sus mejores fuentes alimentarias.

Las Maravillosas Omega-3

El cáncer, la artritis reumatoide y otras enfermedades inflamatorias, la placa arterial, los coágulos sanguíneos, la debilidad del sistema inmunológico: no es coincidencia que algunas de nuestras enfermedades más frecuentes también sean algunos de los problemas de salud más graves asociados con una falta de grasas omega-3. La de omega-3 es la principal deficiencia de ácidos grasos esenciales en Estados Unidos y no es demasiado difícil comprender por qué. La mayor parte de las mejores fuentes en la dieta (pescado y aceites de pescado, aceite de linaza, aceite de canola, semillas de chía, aceite de soya, aceite de nuez, huevos de gallinas alimentadas con linaza y piezas de caza) rara vez son consumidas, son preparadas en forma inadecuada o son etiquetadas en forma ridícula como malsanas.

Se encuentran tres ácidos grasos esenciales específicos en las grasas y aceites omega-3. Son el ácido alfa linolénico, el ácido eicosapentaenoico (EPA) y el ácido docosahexaenoico (DHA). El aceite de linaza es una fuente complementaria muy buena de ácido alfa linolénico. En un menor grado, el aceite de canola y el aceite de nuez. Para el EPA y el DHA, nada es mejor que los pescados de agua fría y los complementos de aceite de pescado.

LAS OMEGA-6: DE LO BUENO, POCO

Los otros ácidos grasos esenciales provienen de esta clase: el ácido linolénico y la versión supercuradora ácido gamma linolénico. El primero se encuentra en los aceites de cártamo, girasol y maíz. El GLA se encuentra en complementos de aceite de prímula vesprina y aceite de borraja y es una ventaja tremenda cuando se enfrenta con la artritis, la diabetes, trastornos de la piel y la esclerosis múltiple. Sin embargo, no descarte las omega-6 ordinarias. Esto es muy importante, ya que el aceite de maíz y sus cohortes ya se consumen en forma extensa. Esto puede dar lugar a un exceso de ciertos eicosanoides inflamatorios que, entre otras cosas indeseables, constriñen los vasos sanguíneos, estrechan las vías bronquiales y elevan la presión sanguínea. El consumo excesivo de estos aceites se correlaciona fuertemente con una función inmunitaria deprimida, cáncer y enfermedades inflamatorias como asma y artritis.

No haga juicios apresurados acerca de estas grasas y aceites. Es importante comprender que no son peligrosos en sí mismos. No debe concluir que "las omega-3 son buenas" y "las omega-6 son malas". Ésta es la clase de simplificación exagerada que nos ayudó a meternos en el problema en que estamos con el colesterol. (Recuerde: el colesterol en la dieta es inofensivo.) Tanto las grasas omega-3 como las omega-6 están en nuestros cuerpos por una razón: para crear un equilibrio, una especie de yin y yang. En ocasiones la constricción bronquial o la inflamación de tejido son necesarias; con más frecuencia nos sirve una reducción en la inflamación o una relajación de nuestras arterias cardiacas. Mi estrategia de salud nutricional aconseja el equilibrio sobre todo hacia las omega-3 porque comemos muy pocas. (Por supuesto, en la práctica, un perfil de ácidos grasos que exceda en omega-3 es difícil de lograr, y las personas que se aproximan a éste, los esquimales, muestran una buena salud cardiovascular sorprendente.)

Ácidos grasos omega-9. Las omega-9 pueden ser el subgrupo más reconocible, porque son, de hecho, las grasas monoinsaturadas y se encuentran en las aceitunas, almendras, macadamias, avellanas, cacahuates, semillas de ajonjolí y aguacates. Los aceites prensados de estos alimentos son ricos en grasa omega-9 en especial, la cual es excelente para cocinar. Las omega-9, con el aceite de oliva en un lugar destacado, explican la famosa superioridad de la dieta mediterránea. Es una grasa muy estable que impide que el colesterol se adhiera a las paredes arteriales. Las dietas altas en estas grasas han mostrado de manera repetida que son mucho más protectoras que la dieta alta en carbohidratos y ultra baja en grasas que en la actualidad se vende como la mejor para todos.

Sin embargo, por todos sus atributos saludables, los alimentos ricos en omega-9 en realidad son bastante bajos en ácidos grasos esenciales. Las omega-9 no son esenciales, ya que el cuerpo las puede producir. En efecto, sus beneficios son mínimos en comparación con el poder terapéutico de las omega-3 y las omega-6. En una dieta bien fortificada con estas grasas esenciales increíbles, las omega-9 sólo son adicionales. Si la comida basada en grasa monoinsaturada puede superar a la dieta baja en grasas en beneficios para la salud, no es ilógico que una dieta rica en ácidos grasos esenciales proporcionaría aún mayores beneficios para la salud.

El Malo y el Feo

Un desequilibrio omega no es la única forma en que la grasa de la dieta puede ponernos en peligro. A menudo el problema está en la forma en que se hacen o se usan las grasas y los aceites. Sin las margarinas y los aceites hidrogenados en la materia grasa vegetal, para dar un ejemplo absoluto, los estadounidenses podrían reducir a la mitad su riesgo de ataque cardiaco. La margarina sólo es un ejemplo de los errores nutricionales que contribuyen a las consecuencias perjudiciales de nuestra ingestión de grasa.

Procesamiento y empaque. En los aceites vegetales refinados, los cuales por lo general están en cualquiera de las marcas que se encuentran en los supermercados, los ácidos grasos esenciales a menudo han sido destruidos o dañados por procesos químicos muy duros. Además, el contenido de vitamina E y carotenoides casi siempre es eliminado. Además, los envases de vidrio o plástico de los aceites por lo general son claros, lo que expone al producto al daño de la luz que deteriora más al aceite. Aún peor, rara vez son orgánicos. Haría mejor comprando aceites en las tiendas de alimentos naturales, donde es mucho más probable que los productos hayan sido preparados con más responsabilidad y en forma más natural.

CALIENTE LAS GRASAS LO MENOS POSIBLE

El calor elevado inicia una variedad de cambios moleculares distintos en el alimento y crea elementos que promueven la enfermedad como los radicales libres y los lípidos peróxidos. El freído profundo, sin importar qué aceite se use, convierte a la grasa en una amenaza para la salud. Son mejores los alimentos que se fríen moviéndolos, siempre que evite la soya y otros aceites delicados que se queman con facilidad. Los aceites de cacahuate y de coco son más estables y pueden manejar mejor el calor mayor que se usa en el freído agitado.

¡MARGARINA NO, POR FAVOR!

No he comido conscientemente nada que contenga margarina desde la década de 1970, cuando el Dr. Carlton Fredericks me advirtió por primera vez de la amenaza que representa. La margarina es la causa principal de la aterosclerosis y la enfermedad cardiaca, no la mantequilla, como la Asociación Cardiaca Estadounidense le ha hecho creer. El Dr. Fredericks, Adelle Davis y otros nutriólogos progresistas trataron de alertar al público desde la década de 1940, pero sus palabras fueron ignoradas. Después de que experimentos con animales en la década de 1970 demostraron que la margarina puede causar endurecimiento de las arterias, la comunidad científica encontró la pista. La verdad surgió al final con toda la autoridad de la encuesta de salud más completa en la medicina, el Estudio de Enfermeras de Harvard de 85,095 mujeres.[1] La margarina, debido a sus ácidos transgrasos, se correlacionó con el riesgo de enfermedad cardiaca más fuerte que ningún otro alimento, incluyendo mantequilla, carne de res, puerco y cordero. Consumir otros alimentos altos en aceites vegetales parcialmente hidrogenados como la materia grasa, galletas, tartas y papas fritas también fue vinculado de manera significativa con un riesgo mayor de enfermedad cardiaca.

Meter sus Cabezas en la Arena

Desde entonces la evidencia se ha elevado casi a una capacidad mortal, con incontables estudios que muestran que los ácidos transgrasos en la margarina y la materia grasa vegetal incrementa el colesterol LBD, disminuyen el colesterol LAD benéfico[2] y elevan el riesgo general de enfermedad de arteria coronaria.[3] Las revistas médicas ahora advierten casi en forma rutinaria a los doctores del peligro en el consumo de margarina,[4] pero los que hacen la política nutricional estadounidense todavía están reacios a advertir al público en general. Aún es la única grasa recomendada en las dietas creadas por el Programa Nacional para la Educación sobre el Colesterol (NCEP, por sus siglas en inglés). La mayoría de las personas todavía cree en forma inocente que está siendo virtuosa al usar margarina. Y muchas de ellas todavía son víctimas inocentes de endurecimiento de las arterias, ataque cardiaco y muerte prematura. ¿Por qué el consenso de los grupos de expertos niegan de tal manera la evidencia? Compare la respuesta de Estados Unidos con la de Europa, donde la mayor parte de los países han promulgado leyes rígidas para limitar la cantidad de ácidos transgrasos en los alimentos. Muchas de las margarinas que se venden en Estados Unidos son ilegales en Europa.

Otra forma en que pueden procesarse las grasas para sabotear nuestra salud es por medio de la hidrogenación. Éste es otro proceso que hace a la margarina peor que la mantequilla, pero la margarina no es el único ejemplo de una grasa hidrogenada. Lejos de ello, las grasas parcialmente hidrogenadas (debido a sus propiedades físicas que proporcionan una vida prolongada en los estantes, la cual no puede duplicarse con sustancias naturales) están presentes en nuestra dieta. Cereales, panes, mezclas preempacadas, comidas para calentar y servir, galletas saladas, galletas, materia grasa y casi todos los aceites vegetales están parcialmente hidrogenados en cierto grado. Muchos productos que se venden en las tiendas de alimentos naturales contienen grasas hidrogenadas.

Si no puede evitarlas, asegúrese de que no están cerca del principio de la lista de ingredientes (la lista de ingredientes está ordenada en cantidad decreciente dentro de la "receta"). Estas grasas hidrogenadas empeoran el perfil de lípidos (LAD y LBD) e interfieren con el metabolismo de las omega-3 y las omega-6,[5] y lo hacen en proporción a la cantidad consumida.

CÓMO SE CONVIERTE EL AZÚCAR EN UNA GRASA MALA

Éste es un lugar tan bueno como cualquiera para repetir mi máxima favorita: evite el azúcar. Ésta, como cualquier otro carbohidrato o almidón, crea grasas malas cuando se consume más allá de lo que el cuerpo necesita. El azúcar se descompone en moléculas pequeñas y es rearmada como grasas. Estas grasas se conocen como triglicéridos. Éstas son las grasas que llenan nuestras células adiposas, deterioran el flujo de sangre dentro de los vasos sanguíneos y elevan el riesgo de estrechamiento de la arteria coronaria. El azúcar también eleva la insulina. Cuando circula demasiada insulina en el torrente sanguíneo, nuestros triglicéridos aumentan en forma astronómica y nuestras proporciones de colesterol también empeoran, disminuyendo la LAD y elevándose la LBD.

Como será evidente, el ciclo triglicérido-LBD es de importancia profunda. Usted no puede escapar de esta trampa de grasas malas tan sólo con no comer grasas malas. Tiene que evitar el azúcar y limitar también los carbohidratos. Recuerde, el bistec que atemoriza a las personas que le tienen fobia a las grasas fue creado alimentando a un novillo con todos los cereales que quiso.

LAS OMEGA-3: *las grasas muy buenas*

Si los doctores creen en verdad en la "medicina basada en la evidencia", están obligados a poner en práctica lo que ha determinado que es benéfico la evidencia científica. Como una palabra descriptiva, "benéfico" no hace justicia a la acción terapéutica increíble de los aceites omega-3. Nuestras dos fuentes complementarias son los aceites de pescado y el aceite de linaza. Aunque ambos son altos en ácidos grasos omega-3, a menudo no pueden usarse de manera intercambiable, así que es mejor considerarlos por separado. Comenzaremos con los aceites de pescado, a los cuales considero la prescripción nutricional más importante que he tenido para prevenir la enfermedad cardiaca.

NADA TURBIO AL RESPECTO

Debido a una dieta que consiste en forma casi exclusiva en carne de foca y grasa de ballena, los esquimales de Groenlandia "es probable que sean las personas más exquisitamente carnívoras de la Tierra", de acuerdo nada menos que con la autoridad del fisiólogo August Krogh, quien ganó un premio Nobel por su trabajo para prevenir la enfermedad cardiaca. Al mismo tiempo, los esquimales tienen uno de los índices más bajos de enfermedad cardiaca en el mundo. Su colesterol LBD es bajo, y sus lecturas de LAD son altas.[1] Una razón muy probable es que no comen azúcares refinadas o carbohidratos. La otra razón, también apoyada por evidencia científica: su dieta es alta en grasa y aceite de pescado, ambos fuentes ricas de dos ácidos grasos esenciales, EPA (ácido eicosapentaenoico) y DHA (ácido docosahexaenoico).[2]

Desde las primeras investigaciones de los groenlandeses, incontables esfuerzos científicos, incluyendo un estudio holandés realizado durante 20 años, han mostrado que al incrementar nuestro consumo de pescado de agua fría y aceites de pescado podemos reducir en forma drástica el riesgo de enfermedad cardiaca.[3] Otro estudio importante calculó una reducción del 50% en los ataques cardiacos mortales para personas que consumen más salmón y otros pescados de agua fría.[4] Los complementos son efectivos de manera parecida, de acuerdo con un grupo de científicos que comparó el pescado y los complementos de aceite de pescado. La reducción global en la mortalidad para el grupo que usó aceite de pescado fue extraordinaria. El número total de muertes disminuyó en un 29%, lo cual se traduce en la oportunidad de salvar 285,000 vidas estadounidenses cada año. Los resultados fueron tan sorprendentes que el estudio fue detenido a fin de que pudieran difundirse las buenas nuevas.[5]

Si usted es un paciente cardiaco, debo preguntarle esto: ¿por qué su doctor no le ha recetado aceite de pescado? Quizá debería exigir que su cardiólogo lea dos artículos recientes, uno en coautoría de Jorn Dyerberg, el investigador danés que descubrió la historia de los esquimales groenlandeses hace una generación. Las bibliografías de los artículos proporcionan toda la justificación médica que cualquier médico pudiera necesitar.[6]

CÓMO FUNCIONAN LOS ACEITES DE PESCADO

¿Cómo lo logran estos aceites de pescado? En una variedad de formas. El EPA y el DHA ayudan a evitar que se aglutinen las plaquetas sanguíneas, previniendo por tanto la formación de coágulos que pudieran causar un ataque cardiaco.[7] Su efecto en las plaquetas los hace la terapia alternativa número uno para la warfarina (Coumadin) anticoagulante y proporciona una opción más segura (aunque menos bien documentada) que los fármacos tóxicos en extremo de uso general. Incluso en una concentración alta no hay incremento en el sangrado anormal.[8] El EPA y el GLA también disminuyen la presión sanguínea y parecen proteger las arterias de la acumulación de placa.[9] En resumen, hacen muchas de las cosas que hacen los fármacos de prescripción para el corazón, y sin ninguno de los efectos comunes secundarios causados por los fármacos, en particular los medicamentos que disminuyen los lípidos.[10] Por estas razones, el aceite de pescado, con sus dos grasas omega-3, se coloca como el nutriente individual más importante para la prevención de la enfermedad cardiaca.

Mantener Bajas las Grasas en la Sangre

Gran parte de la investigación más reciente está corroborando al fin lo que los cardiólogos más perceptivos han sabido durante años: los triglicéridos elevados se asocian en forma más fuerte con la enfermedad cardiaca que el colesterol elevado. Incluso una lectura de triglicéridos de 100 mg/ml, alguna vez considerada "normal", ahora se asocia con el doble de riesgo cardiaco de una lectura más baja. Los aceites de pescado son muy confiables para disminuir la amenaza de los triglicéridos. Se ha logrado éxito con dosis diarias tan pequeñas como 1 gramo tanto de EPA como de DHA.[11] En suma, más de 70 estudios documentaron que los aceites omega-3 pueden disminuir los triglicéridos en un promedio del 25-35%.[12] Combine al EPA y el DHA con una reducción marcada de los carbohidratos y puede esperar que sus triglicéridos disminuyan en un 75%.

Arritmia. Los cardiólogos deberían usar aceites de pescado también para los que puede ser el mecanismo que salva más vidas: la prevención de un ritmo cardiaco irregular.[13] Varios de mis pacientes cardiacos han venido a mí después de que sus propios médicos han intentado infructuosamente controlar sus arritmias. En la mayoría de los casos se restableció un ritmo regular con complementos de aceite de pescado[14] y funcionaron en especial bien combinados con magnesio, potasio, taurina y una dieta sin azúcar.

Coronaria. Dosis grandes (hasta 10 gramos al día) han disminuido el número de ataques de angina en un 41%. La tolerancia al ejercicio también aumentó. Y esta dosis reduce el riesgo de muerte cardiaca súbita a la mitad.[15]

Presión sanguínea. La capacidad del aceite de pescado para disminuir la presión sanguínea está bien documentada, incluso con una dosis de sólo 2 gramos al día.[16] Los primeros estudios produjeron resultados inconsistentes, pero experimentos más recientes, usando 4 gramos de EPA y DHA diarios, han tenido bastante éxito.[17] Aunque el EPA y el DHA solos pueden no reducir la hipertensión lo suficiente, no obstante apoyan a nuestros mejores tratamientos nutricionales. El magnesio, potasio, Q_{10} y taurina, tomados dentro del contexto general de una dieta sin azúcar, regularán la presión sanguínea y evitarán la necesidad de fármacos más del 80% del tiempo.

Diabetes. Los triglicéridos plantean un peligro cardiovascular mayor que el normal para personas con diabetes, haciendo del aceite de pescado un tratamiento valioso en particular. Aun así, hay quienes cuestionan su papel en la terapia contra la diabetes en virtud de que algunos estudios mostraron que el EPA puede elevar la glucosa en la sangre.[18] Otros no han encontrado ningún impacto en absoluto,[19] mientras que otros más indican que la enfermedad puede interferir con la forma en que se metaboliza el EPA.[20]

Es mi opinión que el beneficio general del aceite de pescado sobrepasa con mucho a cualquier efecto modestamente elevador que pueda tener sobre el azúcar en la sangre. La investigación más reciente tiende a estar de acuerdo en que los aceites de pescado disminuyen de manera consistente la amenaza de los triglicéridos enfrentada por la mayoría de los diabéticos.[21] Además, el aceite de pescado mantiene la flexibilidad arterial, importante para prevenir la acumulación de placa que conduce al endurecimiento de las arterias. Por último, fuera del ámbito de la enfermedad cardiaca, estos complementos pueden reducir a la mitad el hallazgo patológico de proteína en la orina de personas con enfermedad renal diabética.[22]

Lo mejor de todo es que el límite del EPA no necesita llegar al riesgo de la glucosa elevada. Un simple complemento de 500 UI de vitamina E, según demuestra la investigación, puede prevenir la mayor parte de las elevaciones de azúcar en la sangre producida por el EPA.[23] La vitamina E y los aceites de pescado deben usarse juntos en cualquier caso. Tienen el efecto sinergístico de ayudar a aumentar la efectividad de la insulina e incrementar la fluidez de las membranas celulares, ambos vitales para la salud de los diabéticos.

Cáncer. Las culturas que se sabe que han consumido cantidades significativas de EPA y DHA han tenido niveles menores de cáncer, o al menos los tenían hasta que llegó el hombre "civilizado" con azúcar, harina blanca y aceites omega-6 refinados. Hasta la introducción de estos alimentos refinados, el cáncer era raro entre los esquimales groenlandeses. La diabetes, la caries dental y una gama completa de otros padecimientos también eran desconocidos antes de que se les diera comida chatarra.[24]

Los aceites omega-3 tienen un efecto inhibitorio particular en los cánceres de pecho[25] y colon.[26] Las mujeres que comen pescado alto en EPA, por ejemplo, tienen un índice significativamente inferior de cáncer de pecho. Además, las mujeres a quienes se les ha diagnosticado un tumor, por lo general exhiben una concentración menor de grasas omega-3 en su tejido mamario que sus semejantes sanas.[27]

Aunque muchas personas especulan que una dieta alta en grasas puede incrementar el riesgo de cáncer de colon, esta asociación simplemente no existe cuando las grasas son EPA y DHA. Por ejemplo, entre personas que toman complementos de omega-3, un estudio encontró una declinación en los cambios premalignos en el recubrimiento mucoso del colon, una señal de disminución del riesgo de cáncer y, con toda probabilidad, un indicio de que el aceite de pescado podría prevenir la aparición de pólipos precancerosos.[28] Cuando estaba presente un adenoma (una lesión precancerosa), los complementos normalizaron la proliferación de células en el recubrimiento rectal en doce semanas.[29] Los aceites de pescado bloquean las hormonas estimulantes de tumores que provienen de las grasas omega-6.

Tratamiento del cáncer. Los aceites de pescado son valiosos para tratar el cáncer establecido; pueden reducir el número de células T supresoras (las células que terminan con la respuesta inmunitaria) cuando se administran 18 gramos diarios.[30]

Además de prevenir e invertir diferentes variedades de cáncer, el EPA y el DHA pueden servir como una combinación de tratamiento progresista para evitar algo que enfrentan todas las personas con cáncer: la caquexia, la pérdida de masa muscular que desperdicia tejidos y amenaza a la vida. Detener esa pérdida y conservar el peso corporal es crítico para la supervivencia de cualquier paciente de cáncer. Un grupo de pacientes con cáncer pancreático estaba experimentando esta pérdida de masa corporal a una velocidad de alrededor de tres kilogramos al mes cuando los investigadores comenzaron a darles 2 gramos de EPA al día. Los participantes en el estudio no sólo dejaron de perder peso; en realidad aumentaron unos cuantos kilos. De manera más significativa, los marcadores de tumores en la sangre que revelan el progreso de la enfermedad estaban mejorando, una sugerencia de que el EPA estaba teniendo efectos anticáncer amplios además del aumento de peso. Este efecto puede representar una aplicación novedosa para el EPA y su uso más extendido en el tratamiento del cáncer.[31]

Enfermedades de las articulaciones. Como verá, el tema más recurrente de todos es la capacidad consistente del aceite de pescado para suprimir la inflamación y beneficiar a cualquiera con enfermedades en las que la inflamación desempeña un papel importante. Por ejemplo, en la artritis, los aceites de pescado remplazan en forma efectiva a los fármacos antiinflamatorios no esteroidales (AINES), los medicamentos analgésicos que conducen a la muerte de 20,000 estadounidenses cada año y causan hemorragia gastrointestinal a millones.[32] Los complementos de EPA disminuyen el dolor y aumentan la facilidad de movimiento.[33] Los eicosanoides creados por nuestro consumo excesivo de grasas omega-6 fomentan la inflamación causante de la artritis reumatoide, por lo que tiene sentido eliminarlos con eicosanoides omega-3 de los aceites de pescado.[34] Éstos son seguros y no son tóxicos, libres de la pérdida de sangre gástrica y otros efectos secundarios de los AINES. El éxito del aceite de pescado en la artritis inflamatoria es un ejemplo espléndido de un tratamiento nutricional bien documentado[35] que merece, pero todavía aguarda, la aceptación de la corriente principal.

El aceite de pescado no funciona tan rápido con un AINES. Usted no puede abrir una cápsula o dos y observar el reloj, esperando un poco de alivio temporal. Es necesaria una dosis diaria de 3-4 gramos y la mejora puede tomar meses en aparecer. La modificación completa de la función inmunitaria hacia menos reacciones inflamatorias puede persistir hasta nueve meses o más. La recompensa para el paciente, sin embargo, es un alivio del dolor más efectivo sin ningún riesgo de los que acompañan a los AINES.[36]

Enfermedades autoinmunitarias. La artritis reumatoide es sólo uno de varios trastornos autoinmunitarios que se benefician con los aceites de pescado. En tales enfermedades, el sistema inmunológico ataca a componentes de nuestros propios cuerpos como si fueran invasores, pero el EPA y el DHA, en dosis de 3 gramos al día durante sólo tres semanas, pueden suprimir este proceso autodestructivo. Ésta es una razón inestimable para cualquier paciente con lupus, escleroderma, esclerosis múltiple, trombocitopenia y otras enfermedades autoinmunitarias. Están comenzando a aparecer estudios clínicos que muestran la capacidad del EPA/DHA para producir remisiones en el lupus.[37]

Enfermedad inflamatoria del intestino. Todos los pacientes con colitis y enfermedad de Crohn que atiendo obtienen todos los ácidos grasos omega-3 por razones que son apoyadas por la investigación.[38] Los aceites de pescado disminuyen en forma marcada el daño que pueden causar estos trastornos a la pared del colon. Hacen esto reduciendo la sobreproducción de compuestos inflamatorios que se asocian con la colitis.[39] En un estudio doble ciego de un año de duración de 78 personas con enfermedad de Crohn, la proporción de aquellos que permanecieron libres de una recaída brincó de un 26 a un 59% una vez que comenzaron a tomar una dosis diaria de nueve cápsulas de aceite de pescado.[40] He visto veintenas de personas con estas dos enfermedades inflamatorias de los intestinos y siempre pregunto cómo han tratado sus gastroenterólogos sus trastornos. Todavía espero escuchar a alguien mencionar el aceite de pescado. No entiendo por qué el EPA y el DHA todavía no son medicamentos de la corriente principal para estos trastornos intestinales.

Trastornos de la piel. Un desequilibrio en la producción de hormonas inflamatorias en la piel puede causar cualquier número de reacciones, incluyendo el eczema atópico y el acné. Todos éstos pueden ser ayudados por los complementos de aceite de pescado. El EPA y el DHA son efectivos en especial en la psoriasis. Cuando las omega-3 fueron emulsificadas y administradas como infusión en un experimento alemán, 20 personas con casos agudos de psoriasis mejoraron en forma sorprendente en sólo una semana.[41] Sin embargo, se requieren dosis diarias de 10 gramos o más, ya que cantidades inferiores no siempre ayudan.

Trastornos pulmonares. Hay montones de evidencia de que el EPA y el DHA relajan los pulmones y los ayudan a trabajar mejor. En vista de que hay un componente inflamatorio fuerte en el asma, he dado aceites de pescado a cientos de mis pacientes con este trastorno y experimentan mucho menos ataques. De manera sorprendente, pocas investigaciones publicadas han cubierto esta área de tratamiento hasta hace poco.[42] Gran parte del trabajo que se ha hecho viene de Australia, donde la frecuencia de asma, en especial entre los niños, se ha incrementado con rapidez. Es probable que esto sea resultado del aumento dramático en el consumo de los ácidos grasos omega-6 allá, especuló un investigador.[43] Los niños estadounidenses comparten este rasgo. Las dificultades respiratorios aparecen con menor frecuencia entre niños que comen pescados aceitosos más a menudo. Y tomar complementos de aceite de pescado durante nueve meses mejora los resultados de los exámenes de función pulmonar para los pacientes con asma.

Se ha demostrado que los fumadores empedernidos pueden protegerse del enfisema con una ingestión dietética alta de omega-3. Los aceites, de acuerdo con investigadores de la Universidad de Minnesota, interfieren con los productos inflamatorios producidos por sus grasas omega-6 en las carnes y los aceites vegetales.[44]

Problemas renales. Siempre incluyo aceites de pescado en mi tratamiento de enfermedad renal inflamatoria y autoinmunitaria, y unos cuantos estudios apoyan esta práctica. Seis gramos al día de EPA pueden mejorar la recuperación y restablecer la función renal en los receptores de un transplante de riñón,[45] así como en personas con nefritis[46] y nefritis por lupus.[47] La forma más común de glomerulonefritis, la nefropatía IgA, por lo general se acompaña por una deficiencia de omega-3. Administrar EPA y DHA causó una mejora importante en la función renal en 15 pacientes con esta enfermedad.[48] Además, el EPA puede proteger a los riñones de los efectos tóxicos de medicamentos tales como la ciclosporina. Las personas sanas también pueden mejorar la función renal al tomar aceites de pescado.

Síndrome de fatiga crónica. Incluso en dosis pequeñas, el EPA puede corregir las deficiencias de ácidos grasos presentes en el síndrome de fatiga crónica, el cual se denomina en forma más precisa "síndrome de fatiga posviral". Es probable que agregar GLA y otras grasas esenciales aumentará la mejoría, como lo mostró un estudio de tres meses en el que la combinación de ácidos grasos de aceites de pescado con GLA ayudó al 85% de los participantes a sentirse mejor y con más energía.[49] Espero que continúen estas investigaciones, y con dosis mayores de estas grasas cruciales.

Trastornos del estado de ánimo. Desde el advenimiento de la dieta ultra baja en grasas, la cual no proporciona suficientes aceites omega-3 para la función cerebral saludable y unos niveles de estado de ánimo buenos, el EPA y el DHA se han vuelto importantes en forma crítica para el tratamiento de la depresión. Los prescribo en forma rutinaria para todos los trastornos del estado de ánimo. La depresión se correlaciona en forma más fuerte con la enfermedad de la arteria coronaria que cualquier otra variable de personalidad, probablemente debido a que ambas alteraciones son causadas por una falta de omega-3.

DHA: *grasa cerebral*

He venido considerando al EPA y al DHA como uno porque existen juntos como constituyentes del aceite de pescado. En su mayor parte, también han sido estudiados juntos. Pero los investigadores están descubriendo que los dos ácidos grasos tienen sus "personalidades" propias. El DHA puede tener algún valor real cuando se toma solo.

Lo que hemos visto es que el EPA demuestra acciones antiinflamatorias más fuertes, mientras que el DHA parece ser más importante para la salud cerebral, en particular en el desarrollo del cerebro y los ojos en bebés. De hecho, es probable que los complementos con EPA deban restringirse durante la infancia, en vista de que puede suprimir la acción de otras grasas esenciales como el ácido araquidónico, el cual es necesario para que los bebés crezcan. El DHA no sólo preserva estas grasas esenciales, sino también mejora los beneficios que el ácido araquidónico proporciona por sí solo a los bebés. La leche materna es rica en ácidos grasos omega-3, de manera notable DHA. Entre los expertos infantiles, está generándose un consenso de que los bebés deben obtener cantidades óptimas de DHA ya sea a través de la alimentación al pecho o de fórmulas fortificadas.[1]

EL MEJOR AMIGO DEL CEREBRO Y LA RETINA

El sistema nervioso del feto depende en forma crítica de las omega-3 para su desarrollo correcto, y el DHA es el omega-3 requerido por el cerebro y la retina. Las investigaciones han vinculado una mejor ingestión de DHA con, entre otros beneficios, una probabilidad menor de trastornos neurológicos. La visión también depende de un suministro saludable. Los bebés prematuros que no obtienen suficientes grasas omega-3, por ejemplo, podrían sufrir de un desarrollo retinal deficiente, mientras que los bebés que reciben una cantidad adecuada de DHA tienen mejores respuestas visuales. (Esto sugiere también que tienen un mejor desarrollo neurológico.) Los bebés a los que se les dieron fórmulas complementadas con DHA tuvieron una mejor agudeza visual que aquellos que obtuvieron complementos normales.[2] La ruta más emocionante de la investigación sobre los ácidos grasos y la infancia es que los bebés alimentados al pecho son más inteligentes. Tienen un mejor vocabulario y exhiben un mejor desarrollo conductual, de acuerdo con un estudio de 13,135 niños traviesos.[3]

Para los adultos, el DHA solo puede mejorar el tratamiento de la esquizofrenia. Las personas con este trastorno emocional tienen niveles particularmente bajos de la grasa esencial y en un estudio los complementos redujeron los síntomas en forma impresionante.[4] Y el DHA puede administrarse solo (1,250 mg diarios) para disminuir los triglicéridos y elevar la HDL.[5]

ACEITE DE LINAZA: *el rey de los aceites vegetales*

El aceite de pescado puede ser el Hércules de los complementos de salud omega-3, pero el aceite de linaza también nos sirve muy bien. Un extracto de la linaza café rojizo que crece en la parte norte de Estados Unidos y a lo largo de Canadá, el aceite de linaza es una fuente en extremo importante de una grasa omega-3 llamada ácido alfa linolénico (AAL). Este precursor de los eicosanoides posee muchos de los efectos antiinflamatorios y aumentadores de la respuesta inmunitaria del aceite de pescado. También es un buen protector del sistema cardiovascular, impidiendo la tendencia de las plaquetas a coagular, disminuyendo el colesterol y reduciendo la presión sanguínea. Muchos beneficios de la dieta mediterránea pueden derivarse de su contenido rico de las omega-3 como las que se encuentran en el aceite de linaza. Aunque el aceite de pescado puede ser más potente, la linaza puede ser un poco más costeable para que las personas la usen diario.

Aunque el aceite es notable, no descuente el valor de la linaza entera. Una fuente excelente de fibra, la harina de linaza contiene compuestos que se oponen al cáncer llamados lignanos, los cuales trabajan para desactivar las formas más estimulantes de las células del estrógeno. Cuando menos, esto ayuda a mitigar la influencia mensual de la hormona en la tensión premenstrual, pero un resultado más sorpresivo podría ser el poder de los lignanos antiestrogénicos, junto con apoyo adicional de las omega-3, para ayudar a prevenir tumores de seno y otros cánceres con base hormonal. También doy harina de linaza fresca a muchos de mis pacientes con cáncer de colon, animándolos a consumir al menos 100 gramos de harina recién molida al día.

SUGERENCIAS PARA LOS COMPLEMENTOS DE TODAS LAS OMEGA-3

¿Pescado o linaza? ¿Cuándo debe tomar complementos de aceite de linaza y qué ocasiones exigen aceites de pescado? El cuerpo convertirá los ácidos grasos del aceite de linaza en EPA y DHA, pero esto puede tomar semanas. Aun cuando ocurra, la concentración de DHA en la sangre no igualará a la lograda por los aceites de pescado. Por consiguiente, el aceite de pescado es la mejor opción para una respuesta más inmediata o para aliviar la inflamación o disminuir los triglicéridos.

Para salvaguardar todos los aceites esenciales de pescado, necesita tomar vitamina E. El DHA y el EPA son inestables en extremo y propensos a la degradación, tanto en la botellas del complemento como en el organismo. Si esto ocurre, en realidad pueden ser perjudiciales. Para minimizar esta amenaza de peroxidación, tome al menos 400 UI de vitamina E junto con sus aceites de pescado.

Dada la importancia del DHA para los bebés, las futuras madres deben tomar complementos durante todo su embarazo. Sin embargo, la necesidad del bebé es más crítica desde el principio del último trimestre hasta al menos los primeros tres meses de vida. Si las omega-3 tienen un suministro reducido, el bebé podría nacer con peso bajo. Los complementos de DHA enriquecen más la leche materna con grasas omega-3, y se las arreglan para reservar algo de su asistencia terapéutica para mamá. Sin ellas, es más probable la depresión posparto. Las futuras madres deben tomar al menos 1,000 mg de DHA al día junto con al menos una cucharadita de aceite de linaza. En un estudio, 1,000 mg de DHA y 1,600 mg de EPA fueron proporcionados por medio de complementos y sardinas; en dos meses elevaron el DHA en plasma en un 45%.[6]

Para aquellos que desean mantener una presencia en el cuerpo de omega-3 basadas en vegetales, deberán tomar una cucharadita y una cucharada de aceite de linaza diario. Cuando es necesario un efecto terapéutico, puede requerir tomar hasta 3 cucharadas al día. Asegúrese de comprar un aceite orgánico que venga en un envase negro opaco. Como he mencionado, la luz y el calor lo oxidan y lo destruyen, así que nunca lo use para cocinar. Sin embargo, es bueno para ensaladas.

Casi sin excepciones, salvo las pocas que se acaban de mencionar, casi todos pueden tomar con seguridad cualquiera de las dos omega-3 en las cantidades sugeridas. Pero si fuera a tomar cantidades prodigiosas (más de 5,000 mg) durante seis meses, entonces oxidaría a las grasas en sus glóbulos rojos. La escuela de pensamiento que aconseja "si algo es bueno, entonces más es mejor" rara vez se aplica en nutrición. Debido a que el aceite de pescado inhibe en forma tan poderosa la aglutinación de plaquetas, algunos han advertido que puede alargar el tiempo que se requiere para que una cortada deje de sangrar. La investigación muestra, sin embargo, que no existe peligro de una mayor pérdida de sangre. De hecho, el aceite de pescado puede tomarse en dosis bajas aun antes de una cirugía. Incluso aquellos que toman anticoagulantes de la sangre del tipo de la warfarina no necesitan evitar los aceites de pescado o la vitamina E, debido a que el sistema de separación de plaquetas y el sistema antagonista de la vitamina K (anticoagulantes convencionales) usan mecanismos diferentes por completo y sus efectos no son aditivos.

El tratamiento ideal para mis pacientes es tomar tanto aceite de pescado como aceite de linaza (y, como aprenderá pronto, GLA). En la página 380 aprenderá sobre la fórmula de aceites esenciales que prescribo a casi todos mis pacientes. Si aprendemos algo de los ácidos grasos esenciales es que la salud depende del equilibrio. Ahora que las grasas omega-3 se están aceptando con mayor amplitud y que los estudiosos las están considerando como parte de toda buena práctica médica, los artículos de investigación convencerán a nuestros médicos de atención primaria de recetarlas.

ÁCIDO GAMMA LINOLÉNICO: *la buena grasa omega-6*

Sin ninguna duda, el consumo excesivo de grasas omega-6 de la dieta desequilibrada de los estadounidenses es una causa significativa del envejecimiento prematuro y de nuestros índices casi epidémicos de artritis, cáncer, enfermedad cardiaca y otros padecimientos. Pero los integrantes de esta clase de ácidos grasos siguen siendo esenciales para nuestra buena salud e incluso para la vida misma. Sólo las omega-6 se pueden convertir a sí mismas en ácido gamma linolénico (GLA), el cual, aunque desde el punto de vista técnico no es un ácido graso esencial, es un nutriente esencial para todos los propósitos prácticos. Sin él no podríamos elaborar la superestrella de los eicosanoides, la prostaglandina E_1. La PGE_1, como se conoce para abreviar, es una de las terapias naturales más grandes del cuerpo para defendernos del envejecimiento prematuro, la enfermedad cardiaca, el cáncer, la artritis, las alergias, el asma y las enfermedades autoinmunitarias, entre otros trastornos.

Es obvio que aquí debe haber una dificultad en alguna parte. ¿Cómo puede un exceso de aceites omega-6 corresponder con un riesgo mayor de ciertas enfermedades, mientras que un ácido graso derivado de las omega-6 proporciona asistencia terapéutica contra los mismos problemas de salud? Hay una dificultad, y se llama delta-6-desaturasa (D6D). Sin esta enzima, las omega-6 no se transformarán en GLA. Muchos de nosotros, de hecho, carecemos de una cantidad suficiente de D6D. La perdemos conforme envejecemos y la suprimimos si consumimos mucha azúcar, alcohol, margarina u otros aceites parcialmente hidrogenados. Ciertas grasas saturadas también pueden disminuir su actividad. Además, la pérdida de esta enzima puede ser causada o exacerbada por la diabetes, el hipotiroidismo, una infección viral o el cáncer. La enzima se elabora con ayuda de la vitamina C, la vitamina B_6, la vitamina B_3, el cinc y el magnesio; una cantidad baja de cualquiera de estos nutrientes disminuirá la cantidad de D6D que produce el cuerpo. La gran mayoría de nosotros cae en una de estas categorías que roban la D6D y es probable que el 100% de nosotros podría usar más de su valioso producto final: GLA.

UN ÉXITO SEGURO

Uno de los conocimientos más remuneradores de mi vida en la medicina nutricional me llegó hace unos 15 años en un seminario de fin de semana conducido por la máxima autoridad mundial en GLA, el Dr. David Horrobin. Bajo su égida se han realizado muchos estudios doble ciego bien ejecutados para demostrar los usos clínicos del GLA. Para mi decepción y sorpresa, sin embargo, la corriente principal de la medicina no ha estado interesada en replicar o siquiera desafiar el trabajo de Horrobin. Esto es desconcertante en especial porque los aceites de pescado, los cuales desempeñan un papel paralelo, han sido estudiados a fondo y se han aceptado en forma amplia. Lo que puedo relatar, entonces, proviene sobre todo de un cuerpo de investigación publicada que no ha sido replicado tan bien como merece y de mi propia experiencia. La conclusión ineludible es que el GLA está listo para usarse como una terapia de la corriente principal.

EL PODER DEL GLA

Debilidad inmunitaria. Las infecciones virales tienen una inclinación a bloquear la capacidad del cuerpo para elaborar GLA. La escasez de GLA resultante deteriora en gran medida nuestras defensas inmunitarias. Para personas con síndrome de fatiga crónica (o posviral), el GLA junto con EPA produce mejoras mensurables desde el punto de vista clínico.[1]

Colesterol elevado. Durante casi dos décadas, los pacientes en el Centro Atkins han estado reduciendo sus niveles de colesterol tomando GLA, entre otros complementos. Los perfiles de lípidos mejoran o empeoran en forma directa con un incremento o disminución correspondiente de la dosis de GLA. (El beneficio es aún más pronunciado cuando se agrega EPA.) Este éxito es predecible y constato los resultados a diario. La conversión del ácido graso en PGE_1 es la razón de este beneficio. En células que pierden la capacidad para sintetizar la prostaglandina, la producción de colesterol se vuelve incontrolable.[2] Tomar 400 mg de GLA diario durante 12 semanas restablece en forma suficiente las reservas de PGE_1 del organismo y disminuye de manera significativa el colesterol.[3]

Cáncer. Cantidades grandes en extremo de GLA han triplicado la esperanza de vida para personas con cáncer pancreático terminal, de acuerdo con la investigación citada por Horrobin.

Artritis. El papel mejor documentado del ácido graso es la mejoría de condiciones inflamatorias, sobre todo la artritis. Después de tomar una dosis diaria de 10 gramos de aceite de borraja (que proporciona 800 mg de GLA) durante doce semanas, los integrantes de un grupo de estudio de la artritis disfrutaron de un incremento en la movilidad de las articulaciones y una reducción en la rigidez matutina. Sus patrones de sueño mejoraron también, mientras que los efectos secundarios fueron mínimos.[4] Otros estudios corroboraron estos resultados, aunque con una dosis mucho mayor (de manera típica alrededor de 1.4 gramos de GLA). Tomar esta cantidad permitió a los pacientes con artritis reumatoide en un par de estudios de la Universidad de Massachusetts reducir las evaluaciones de hinchazón y sensibilidad de las articulaciones en más del 40% sobre sus contrapartes que usaron un placebo.[5]

Esclerosis múltiple. No todos los pacientes con esclerosis múltiple responden al GLA. Sin embargo, para el 40% más o menos que sí responde, con frecuencia es uno de sus tratamientos más valiosos. Las dosis de GLA de 500 a 1,000 mg desaceleran o incluso detienen el progreso de la enfermedad en aquellos que responden. Los otros aceites esenciales, como el EPA y el aceite de linaza, también son necesarios para obtener un beneficio máximo, según he descubierto, al igual que la evitación estricta de alimentos fritos y cualquier cosa elaborada o cocinada con ácidos transgrasos.

TPM. Casi todos los practicantes de la medicina complementaria ofrecen GLA a mujeres agobiadas por la tensión premenstrual. El tratamiento es nada menos que notable. Algunos trabajos publicados justifican el tratamiento, por lo general con una dosis diaria de 300 mg.[6] Los niveles del ácido graso se reducen en gran medida en mujeres con TPM, tal vez debido a un deterioro de la capacidad de elaborar GLA (lo cual a su vez se debe a fluctuaciones hormonales mensuales intensas). La irritabilidad, los calambres y la sensibilidad de los senos[7] a menudo son eliminados con terapia de GLA después de tres meses.

Complicaciones diabéticas. La ciencia ha establecido en forma bastante concluyente que el GLA detiene el avance de otra manera inevitable del daño a los nervios causado por la diabetes. El GLA ayuda a sanar los nervios. Como mostró un estudio de 111 pacientes, las personas con cualquier forma de diabetes, tipo I o tipo II, pueden beneficiarse usando una dosis tan pequeña como 480 mg de GLA (de aceite de prímula vesertina) al día.[8] Otras investigaciones sugieren que el ácido graso incluso puede prevenir el deterioro de los nervios desde el principio.[9]

Es muy probable que alguna clase de anormalidad en el metabolismo del ácido graso esté implicada en el desarrollo de complicaciones diabéticas y quizá incluso en el de la diabetes misma. Las personas que tienen la enfermedad parecen incapaces de elaborar GLA a partir de las grasas de la dieta y por tanto pueden sufrir de una insuficiencia de PGE_1. En forma bastante coincidente, esta sustancia puede potenciar el trabajo de la insulina y ejerce acciones tipo insulina por su cuenta. Por consiguiente, los diabéticos necesitan toda la PGE_1 que el GLA pueda ayudarles a elaborar.

Piel saludable. El GLA es legendario por crear una piel suave y flexible, y los complementos corrigen con facilidad las uñas quebradizas o divididas. A menudo he dicho que muchas compañías de cosméticos quebrarían si el público conociera estos efectos notables. De manera irónica, los ácidos grasos esenciales alguna vez fueron un punto de apoyo de los tratamientos dermatológicos para diversos trastornos de la piel hasta el advenimiento de los esteroides tópicos más tóxicos, más costosos y, podría mencionar, menos efectivos.

Nueve estudios muestran que el GLA es útil para tratar el eczema. Con dosis entre 300 y 500 mg, los resultados pueden requerir de tres a seis meses para aparecer, pero vale la pena esperarlos. Otras investigaciones muestran que el ácido graso reduce la necesidad de medicamento para manejar la dermatitis atópica. La condición de la piel mejoró en 111 de los 179 participantes en el estudio, quienes tomaron cuatro cápsulas de prímula vespertina con las comidas dos veces al día para una dosis total de GLA de 360 mg.[10]

Vencer la sequedad. Conforme envejecemos, nuestros cuerpos tienden a perder la capacidad de secretar líquidos y lubricantes naturales. Incluso entre personas más jóvenes que siguen una dieta disciplinada baja en grasas, los ojos secos y la boca seca son problemas comunes. Los antihistamínicos u otros fármacos también pueden secar los conductos lagrimales y las glándulas salivales. El GLA es un remedio casi seguro.[11]

En el estudio que demostró el efecto del ácido graso en las uñas quebradizas, complementos diarios de 270 mg (de aceite de prímula vespertina) permitieron llorar a los participantes por primera vez en años. El protocolo del nutriente de un mes de duración también incluía vitamina B_6 y vitamina C.

Obesidad. La influencia de los ácidos grasos esenciales en el metabolismo es un área de investigación relativamente nueva. Aunque la primera investigación fue prometedora, no he visto ningún beneficio en la dosis usual, pero varias personas que han llamado a mi programa diario de radio describen pérdidas de peso de 15 kilogramos sin cambiar sus dietas. En el estudio que tuvo éxito, la mitad de las personas con sobrepeso perdieron peso sin ningún esfuerzo consciente en la dieta, con sólo tomar 400 mg al día de GLA.[12]

Otras enfermedades. Las investigaciones, tanto publicadas como sin publicar, están lejos de ser concluyentes, pero el GLA podría ofrecer alguna ayuda contra las anormalidades del riñón relacionadas con la neuropatía, las infecciones bacterianas por *E. coli* y la esquizofrenia. El trabajo preliminar con animales de laboratorio sugiere que reduce la excreción de calcio, lo que sugiere que puede figurar en los tratamientos para los cálculos renales y la osteoporosis.[13] Un artículo reciente que describe un índice de mejora del 86% en los dolores de cabeza de la migraña implicó dar GLA, 1,800 mg, combinado con ácido alfalinoléico.[14] Pero también requirió una dieta en extremo alta en carbohidratos. Se necesita más trabajo para aprender cómo hacer mejor el programa.

SUGERENCIAS PARA LOS COMPLEMENTOS

Durante un buen número de años se pensó que el aceite de prímula vespertina era nuestra única fuente de GLA (por esto la mayor parte de la investigación médica que he citado usó los aceites extraídos de las semillas de esta flor silvestre). Ahora sabemos que el GLA también existe en otras dos plantas, a saber las semillas de grosella negra y las semillas de borraja. Llego al extremo de asegurar que ninguna dieta usual incluye porciones saludables de ninguna de estas tres plantas, lo cual hace obligatorios los complementos.

El aceite de borraja parece ser la opción más económica y práctica. Una sola cápsula por lo general contiene al menos cuatro veces el GLA de una cápsula de prímula vespertina, la cual por lo general contiene sólo 45 mg del ácido graso omega-6. Las cápsulas de borraja por lo general contienen 240 mg de GLA. Para un efecto terapéutico, alrededor de 240 mg de GLA diarios es el requerimiento mínimo; como hemos visto, sin embargo, algunas condiciones, como la artritis reumatoide, necesitan al menos 1,400 mg al día para mejorar.

Aunque algunos han afirmado que la GLA compite con los aceite omega-3 y los hace menos efectivos, en realidad sus efectos son sinergísticos. Yo, como también la mayoría de otros practicantes que respaldan a las grasas esenciales, uso tanto las omega-3 como el GLA, dándole al cuerpo toda la materia prima para elaborar cualesquier eicosanoides que necesite más. En la mayor parte de los casos prescribo seis cápsulas al día de una fórmula de aceites esenciales que contiene 400 mg de cada uno de los siguientes: aceite de borraja, aceite de linaza y un complemento de aceite de pescado rico en EPA. Esto se traduce en 576 mg de GLA, 720 mg de EPA y 480 mg de DHA, además de 1,080 mg de ácido linoléico, 984 mg de ácido alfalinoléico y 912 mg de aceite monoinsaturado, lo cual no sorprende que cubra todas las bases.

El efecto diferencial en los lípidos séricos (el GLA tiene un efecto que disminuye el colesterol y el EPA tiene un efecto que disminuye los triglicéridos) me sirve como una guía para individualizar la dosis. Para aquellos cuyo colesterol está alto y es más del doble que los triglicéridos (la proporción usual), tiendo a dar GLA extra; para aquellos cuyos triglicéridos están altos y son más de la mitad del número de colesterol, puedo prescribir EPA extra.

7. Nutrición basada en grasas

TRIGLICÉRIDOS DE CADENA MEDIA: *grasas para energía y pérdida de peso*

Cuando hablamos acerca de los peligros cardiacos de los triglicéridos elevados nos estamos refiriendo a grasas de cadena larga: ácidos grasos que, bioquímicamente hablando, tienen una cadena larga de átomos de carbono unida a ellos. Debido a esta cadena, no son metabolizados muy bien y por tanto son capaces de acumularse en el torrente sanguíneo. Peor aún, se almacenan en las células adiposas.

Sin embargo, cuando la cadena de carbono es un poco más corta, los triglicéridos se comportan en una manera por completo diferente. Son absorbidos con rapidez y transportados en forma directa al hígado para usarlos como energía. Estos triglicéridos de cadena media (TCM), como se les conoce, no se ponen rancios, no vagan en la sangre y no se acumulan en el tejido adiposo. Estas propiedades no califican a los TCM como grasas esenciales, pero presentan suficiente poder terapéutico como para ser considerados como un complemento valioso.

El aceite TCM, la forma complementaria más común y versátil, proporciona una fuente rápida de energía sostenida. Por esto es popular entre los atletas. Las ratas que fueron alimentadas con TCM, por ejemplo, incrementaron de manera significativa su resistencia para nadar en comparación con ratas que fueron alimentadas con triglicéridos de cadena larga. Como complemento, los TCM también figurarán en su programa para bajar de peso. Comparten con las grasas de la dieta la virtud de proporcionar saciedad y no afectar el azúcar en la sangre. Pero debido a que se queman casi de inmediato, no se depositan en su abdomen o caderas. Además, algunas investigaciones sugieren que podrían incrementar la tasa metabólica de reposo del cuerpo, la cual quema grasa adicional.[1]

Desde el punto de vista medicinal, los TCM pueden contribuir a la terapia contra el cáncer, en particular contra las malignidades cerebrales. Las células del cáncer se alimentan de azúcar, y los TCM ayudan al cuerpo a imitar el estado metabólico tipo cetógeno que priva a las células cancerosas de nutrición. Otra investigación ha sugerido un papel de los TCM en el manejo de la fibrosis cística, la epilepsia, los cálculos biliares de colesterol[2] y la cirrosis. Debido a que son absorbidos con rapidez desde los intestinos, estas grasas no acumulables se han convertido también en una parte establecida de las terapias nutricionales para trastornos digestivos.

SUGERENCIAS PARA LOS COMPLEMENTOS

Aunque el aceite de TCM está disponible en cápsulas de 1,000 mg, la forma líquida ofrece posibilidades de consumo más sabrosas. Utilícelo en todo aquello en que de otra manera usaría mantequilla (o margarina), aceite vegetal o aderezo para ensaLADas. Con un punto de ahumado elevado y una consistencia delgada, es perfecto para un salteado rápido y puede mezclarse casi con cualquier especia. El aceite TCM con sabor a mantequilla es delicioso cuando se usa en un tazón de palomitas de maíz. Para propósitos complementarios más mundanos, como un incremento general de la energía, una dosis diaria estándar es de 1 cucharadita o cinco cápsulas de 100 mg, tomadas con las comidas. Para aumentar la resistencia en los deportes, pruebe tomando 1-3 cucharaditas del aceite al día. El rango superior de la dosis tiene una desventaja autolimitante: si toma más de lo que puede manejar su tracto intestinal, experimentará diarrea o quizá un poco de náusea. Así que aumente sus cantidades de manera gradual.

ESCUALENO: *oxigenador, luchador contra el cáncer*

El oxígeno es el gran olvidado de los nutrientes, y la gran olvidada de las deficiencias de nutrientes. Una carencia de éste ha sido señalada como una causa o factor contribuyente de casi todas nuestras enfermedades degenerativas.

El escualeno es lo más cercano que tenemos a un complemento de oxígeno. Este compuesto notable empapa a los tejidos y órganos de nuestros cuerpos con el elemento que sostiene a la vida por medio de una simple interacción química con agua. El proceso no tiene nada que ver con la respiración pulmonar, así que no confunda el escualeno con un nutriente para mejorar la respiración. No aliviará el asma ni reducirá la cortedad de la respiración ni le permitirá bucear sin un tanque de oxígeno, aunque al liberar oxígeno dentro de los tejidos corporales contribuye a una de las funciones de los pulmones.

Un extracto delgado tipo aceite, el escualeno fue aislado por primera vez del hígado de una especie rara de tiburón de aguas profundas, aunque también se encuentra en forma natural en el cuerpo humano, de manera principal en la piel. Ahora sabemos que el aceite de oliva también es una fuente rica. De hecho, la sustancia puede explicar una buena cantidad de las cualidades protectoras del corazón del aceite de oliva.

Los tiburones usan el escualeno para manejar la cantidad limitada de oxígeno en su ambiente en aguas profundas. Por encima del nivel del mar, nuestra atmósfera ha perdido algo del contenido de oxígeno que tenía hace un siglo, lo cual podría explicar en parte nuestros índices casi epidémicos de cáncer, enfermedad cardiaca y mal funcionamiento del sistema inmunológico, para nombrar sólo unas cuantas enfermedades. En Alemania, Japón, Corea y otras naciones, los complementos de escualeno fortifican los programas de tratamiento para el endurecimiento de las arterias, la enfermedad cardiaca isquémica, el colesterol elevado, los trastornos del hígado y problemas de la piel.[1]

Enfermedad cardiovascular. Las células cardiacas pueden sufrir más por la carencia de oxígeno. Por esta razón en ocasiones doy escualeno a pacientes con falla cardiaca congestiva, quienes necesitan toda la ayuda que puedan conseguir para llevar oxígeno al músculo cardiaco privado de éste. La dependencia de la vida del oxígeno, sin embargo, trae consigo el costo de la oxidación. El escualeno ayuda a compensar cualquier posible riesgo adicional debido a que es un antioxidante, trabajando con la vitamina E y nutrientes similares para proteger a las células del daño que permite al colesterol acumularse dentro de las arterias.

Los cínicos de los complementos podrían señalar que el escualeno es uno de los mismos ingredientes que el cuerpo usa para producir colesterol en primer lugar. Esto es cierto. Pero los complementos no elevan los niveles sanguíneos de colesterol. Por el contrario, la investigación sugiere que el compuesto *disminuye* las concentraciones sanguíneas elevadas de colesterol y triglicéridos. Un estudio reveló que una dosis diaria de 860 mg, aumentó la capacidad de los medicamentos contra el colesterol para disminuir el colesterol LBD e incrementar el de LAD.[2]

Cáncer. Una deficiencia de oxígeno y el daño celular por la oxidación son razones importantes para el desarrollo y diseminación de tumores, así que no deben sorprender las propiedades anticáncer del escualeno.

Los médicos progresistas, incluido yo mismo, y muchos de sus pacientes con cáncer en todo el mundo estamos convencidos de que el escualeno controla más la diseminación de las malignidades. La investigación con animales respalda nuestra creencia. En uno de estos estudios de laboratorio, el escualeno, junto con vitamina E y áloe vera, redujo los tumores en más de un 33%.[3]

Debilidad inmunitaria. Nuestra capacidad general para luchar contra las enfermedades depende a final de cuentas de un sistema inmunológico lleno de vitalidad, el cual a su vez depende de un suministro constante de oxígeno. El escualeno mejora varias mediciones de fuerza del sistema inmunológico, en especial contra tumores cancerosos, y de actividad en general. Conforme aumenta la dosis, también lo hacen los resultados de los exámenes inmunológicos.[4] El escualeno evita las sustancias cancerígenas, bacterias, hongos, el virus del herpes, el virus Epstein-Barr y enfermedades autoinmunitarias como la leucemia. El escualeno desintoxica varias sustancias químicas capaces de dañarnos. Su presencia también ha impedido las muertes de animales experimentales a los que se les han administrado dosis letales de teofilina, fenobarbital y estricnina; sobrevivieron cuando estaban protegidos con el aceite. Los ratones de laboratorio expuestos a un nivel letal de radiación sobrevivieron más tiempo cuando se les dio escualeno.[5]

Problemas de la piel. La abundancia de escualeno en la piel es suficiente prueba de su necesidad ahí. Mantiene la humedad, lo cual ayuda a conservar la piel suave y flexible. Los estudios han encontrado buenos indicios de que puede prevenir contra la radiación ultravioleta y, junto con su influencia anticáncer y proinmunidad, formas de cáncer de piel.

SUGERENCIAS PARA LOS COMPLEMENTOS

Ningún estudio publicado ha encontrado algún efecto perjudicial en la complementación a largo plazo de escualeno, así que los problemas de seguridad no son una consideración. Para oxigenar el organismo y como un aumento de la salud general, por lo normal recomiendo una dosis diaria de 1-3 gramos. Prescribo 2-4 gramos para personas con cáncer. A juzgar por la cantidad de oncólogos europeos que también lo usan, espero ver pronto un artículo importante que narre el éxito clínico del escualeno.

MONOLAURATO DE GLICEROL: *terapia antiviral*

Una de mis prescripciones para ciertas infecciones virales es una clase especial de ácido graso cuya deficiencia puede explicar en parte el crecimiento desenfrenado de las enfermedades infecciosas en todo el mundo.

Blanco Terapéutico: La Envoltura por Favor

El monolaurato de glicerol, un compuesto químico de glicerina y una grasa de cadena media llamada ácido láurico, demostró por primera vez su poder hace más de una década. Además de dejar fuera de combate al virus de la influenza, ataca a los virus herpes 1 y 2 y a los tres microbios principales que se ven en el síndrome de fatiga crónica: el citomegalovirus, el virus Epstein-Barr y el virus herpes 6. En experimentos de laboratorio realizados en los Centros para el Control de Enfermedades, mató cantidades considerables de 14 diferentes virus de los llamados de envoltura.[1] Estos diversos bichos se distinguen por sus cubiertas de ácidos grasos que los rodean, lo cual les permite pegarse a las células de nuestro cuerpo e infectarlas. El monolaurato de glicerol disuelve la "envoltura" de ácido graso, e incapacita al virus para asirse a las células y diseminarse.

El Ácido Láurico es Efectivo

Hemos conocido el poder de lucha contra la infección, seguro por completo de ciertos ácidos grasos desde hace mucho tiempo. Sin embargo, el ácido láurico cayó víctima de un mal golpe, debido a que sus fuentes principales incluyen el aceite de palma, el aceite de coco y la grasa de la leche: todas ellas grasas saturadas que la sabiduría médica tradicional afirma que elevarán el colesterol. Aunque ésta es todavía la línea oficial, investigaciones más complejas nos dicen ahora que estos ácidos grasos de hecho elevan el nivel del colesterol LAD deseable.[2] Entre los polinesios, cuya dieta típica incluye una cantidad abundante de ácido láurico de aceites tropicales, los índices de enfermedad cardiaca son muy bajos.

La presencia de enfermedades infecciosas en todo el mundo parece corresponder con la disminución en el consumo de grasas de cadena media, lo que ha llevado a algunos investigadores a especular que las grasas como el ácido láurico pueden proporcionar alguna protección contra los virus. Otros señalan que el VIH y el VLTH, los patógenos asociados con el SIDA, son virus de envoltura y es más probable que se extiendan en un mundo deficiente de grasas de cadena media.

Sugerencias para los Complementos

No soy un entusiasta de la administración rutinaria de inyecciones contra la gripe cada invierno. Tan a menudo como puedo, les digo a mis pacientes que las eviten. La mejor protección contra los resfriados y virus más graves es un sistema inmunológico bien nutrido, combinado con la estrategia de que un equipo de vitanutrientes dirigidos se usará a los primeros síntomas de una enfermedad parecida a la gripe. El monolaurato de glicerol, al cual podrá ver en las tiendas de alimentos naturales bajo el nombre comercial de monolaurina o lauricidina, es un miembro vital de ese equipo, junto con la vitamina C, la vitamina A, el cinc, el aceite de orégano y extracto de hojas de oliva. El monolaurato de glicerol debe darse a la primera señal de una infección viral. El primer día receto de cuatro a seis cápsulas de 300 mg cada una. Cuando la enfermedad comienza a amainar, reduzco a dos a cuatro cápsulas al día.

ALQUILGLICEROLES: *inflamación, luchador contra el cáncer*

Es probable que usted nunca haya escuchado de estos compuestos liposolubles, pero si conoce a alguien que esté sufriendo una tanda de tratamientos de radiación o quimioterapia, podría desear leer sobre ellos. Los alquilgliceroles mejoran las terapias ortodoxas contra el cáncer y salvan al cuerpo de algo de su daño inherente. Estos compuestos excelentes también proporcionan un poco más de protección del sistema inmunológico contra los resfriados o la gripe. Y debido a que ayudan a reducir la inflamación, podrían ser útiles para la artritis y la psoriasis. También aumentan la capacidad de otras células para protegerse a sí mismas del daño de los radicales libres.[1]

He limitado mi uso de los alquilgliceroles de manera principal a los pacientes con cáncer, basado en la investigación sueca que se remonta a la década de 1970. Un estudio encontró que la quimioterapia, en especial como un tratamiento para el cáncer uterino, reduce los tumores de manera más significativa cuando el paciente está tomando complementos de alquilgliceroles.[2] Al mismo tiempo, los alquilgliceroles protegen a las células saludables de algo del daño infligido por la terapia de radiación.

Para personas mayores o cualquiera con un sistema inmunológico débil, los complementos ofrecen un poco de resistencia ante un resfriado, una gripe o una infección bronquial. Su contribución a la fuerza inmunitaria proviene de su creación y apoyo de los glóbulos blancos, los cuales luchan contra las bacterias, virus y otros invasores. A diferencia de los fármacos, son por completo inofensivos y pueden usarse durante tanto tiempo como lo desee. El cuerpo nunca desarrolla una inmunidad a ellos.[3]

Los alquilgliceroles, que se encuentran en forma natural en el bazo, el hígado, la médula ósea y la leche materna, ayudan al cuerpo a producir glóbulos blancos, glóbulos rojos y plaquetas. Siempre que cualquiera de estos componentes de la sangre está bajo, los complementos pueden ser de utilidad.

Sugerencias para los Complementos

Para el mantenimiento diario de la salud, por lo general recomiendo 500 mg de extracto de aceite de hígado de tiburón, el cual produce 100 mg de alquilgliceroles. Si una infección grave, cáncer o VIH demandan una respuesta inmunitaria más fuerte, prescribo 1,000-1,500 mg.

Pocas compañías pueden realizar en forma correcta la delicada y difícil extracción de los alquilgliceroles del hígado de tiburón, así que la calidad de muchas marcas de complementos no puede asegurarse. En lugar de correr riesgos con productos que se venden sin receta médica, es probable que deba consultar a un médico complementario.

CETIL MIRISTOLEATO: *la curación real para la artritis*

Además de las revistas médicas, las ideas para las terapias con vitanutrientes que uso en mi práctica y reporto en este libro a menudo provienen de las reuniones médicas a las que asisto. Dos organizaciones, la Fundación para el Avance de la Medicina Innovadora (FAIM, por sus siglas en inglés), de la cual fui presidente fundador, y el Colegio Estadounidense de Avance en la Medicina (ACAM, por sus siglas en inglés), me proporcionan foros excelentes en los que se presentan por primera vez los progresos en la medicina complementaria.

Los doctores en ambas reuniones recientes estaban emocionados con reportes de que ahora estaba disponible un nuevo tratamiento natural inofensivo que remplazaría a los tratamientos farmacológicos estándares para todas las formas de artritis.[1] La sustancia nutritiva se llama cetil miristoleato, o CMO, para abreviar.

Le pedí a sus proponentes que me mostraran la literatura publicada sobre el CMO y dijeron que aunque ninguno había sido publicado todavía, un estudio interesante estaba aguardando su publicación. Revisé ese artículo y encontré que era tan prometedor que, habiendo asegurado que el CMO era perfectamente seguro, comencé a usarlo en aquellos pacientes míos que todavía estaban incapacitados por la artritis reumatoide o por la osteoartritis.

EL ESTUDIO EUROPEO

Más de 400 pacientes entraron en el estudio, y 200 de ellos fueron tratados con CMO. Alrededor de cien de los últimos también se les dieron tratamientos acompañantes (sulfato de glucosamina, extracto de cartílago y cohombro de mar). Pacientes con osteoartritis y artritis reumatoide estaban en ambos grupos. Comparados con pacientes de artritis no tratados, sólo el 14% de los cuales mostró alguna mejoría, los usuarios del CMO se beneficiaron 63% del tiempo.

Cuando los tres auxiliares fueron agregados al tratamiento, el índice de mejora se elevó al 87%. Los efectos secundarios fueron menores en el peor de los casos. Si los resultados se sostienen, este programa por sí solo podría calificar como el tratamiento de elección para todas las formas de artritis.

El CMO proviene de fuentes animales como el esperma de ballena, de ratones y de castores. El compuesto, una unión del ácido graso miristoléico y el alcohol cetílico, lubrica las articulaciones, suprime la inflamación y frena la reacción autoinmunitaria que se dirige a las propias articulaciones del cuerpo.

El CMO puede demostrar ser de utilidad en una variedad de enfermedades inflamatorias. En vista de que ninguno de los pacientes tratados con CMO ha experimentado ninguna reacción adversa y muchos han reportado un alivio de los síntomas bastante gratificante, siento que es bastante apropiado explorar estas posibilidades con pacientes que estén experimentando una mayor incomodidad.

Sugerencias para los Complementos

He estado usando el mismo protocolo que en el estudio europeo, el cual implica un total de 180 cápsulas de 100 mg de cetil miristoleato cada una. Las cápsulas pueden administrarse en el transcurso de 30 a 45 días (se usarían de seis a cuatro diarias) junto con los nutrientes acompañantes. Después de dos semanas por lo general se notaba algún alivio de los síntomas. La enseñanza inicial fue que el tratamiento con CMO no necesitaba reanudarse a menos que reaparecieran los síntomas, pero prefiero prescribir una dosis de mantenimiento de dos a cuatro cápsulas diarias.

8. Auxiliares para la digestión

Hay una amplia gama de auxiliares para la digestión, desde el muy discutido valor de la fibra hasta los azúcares poco conocidos que ofrecen beneficios especiales. Comenzaremos con la fibra.

FIBRA: *forraje duro para vivir bien*

Dennis Burkitt, un brillante médico inglés que residió en África durante 20 años, notó algo extraordinario en las áreas rurales donde trabajó: una ausencia casi completa de diabetes, venas varicosas, apendicitis, enfermedad cardiaca, cáncer de colon, intestinos irritables, enfermedad de la vesícula biliar, estreñimiento y hernia hiatal. Después de examinar con cuidado la dieta africana, notó que comían algo en cantidades mucho mayores que el mundo "civilizado": fibra.[1] Aunque es tentador concluir a partir de sus hallazgos que la fibra corrige el espectro completo de las enfermedades modernas, los descubrimientos de Burkitt eran tan sólo observaciones epidemiológicas. Este tipo de investigación puede encontrar correlaciones entre causas posibles y resultados, pero la correlación no es causalidad. Estos hallazgos podrían ser explicados en otra forma: quizá el refinamiento de alimentos en los países occidentalizados está eliminando nutrientes claves necesarios para la salud. (El capitán cirujano D.L. Cleave confirmó el patrón de enfermedad africano idéntico, pero vio a los carbohidratos refinados como el villano.)

Aunque ésta es una explicación igual de atractiva, otra investigación ha demostrado que la fibra es una parte integral de una dieta saludable. Desempeña un papel importante en el mantenimiento de la salud del sistema digestivo y parece tener un valor tangible para la prevención de enfermedades cardiovasculares, cáncer, diabetes y otros padecimientos.[2] La fibra en la dieta se encontró, en un estudio epidemiológico finlandés reciente muy grande, asociada con una reducción del 30% en las muertes relacionadas con el corazón.[3]

¿Qué es la Fibra?

La fibra es la porción de las plantas comestibles que no es digerida por el cuerpo y a menudo se hace referencia a ella como forraje. Debido a que el cuerpo no absorbe la sustancia, requirió mucho esfuerzo de parte del Dr. Burkitt y otros convencer a la medicina occidental que esta porción no utilizada del alimento cumple un propósito importante: limpia nuestro tracto intestinal y aumenta su función, beneficiando por tanto casi a cualquier padecimiento digestivo. Metabolizada por bacterias intestinales en sustancias que previenen el cáncer de colon, la fibra también diluye y acelera la eliminación de carcinógenos y otras toxinas en el alimento de modo que preserva el delicado recubrimiento del tracto gastrointestinal. También ayuda a lograr un control óptimo del azúcar en la sangre y los niveles de colesterol al hacer más lenta la digestión y maximizar la excreción de colesterol. La fibra se encuentra en los cereales enteros, frijoles y leguminosas, frutas, vegetales, nueces y semillas, pero no en la carne, pescado, huevos, queso o productos lácteos.

¿Adónde Va la Fibra?

El siglo XX ha sido testigo de una gran reducción en la ingestión de fibra y de un incremento considerable en nuestra ingestión de carbohidratos refinados. No puede haber duda de que el agravamiento espantoso general de las enfermedades degenerativas es un resultado de estos fenómenos relacionados. En la década de 1890 comenzó la refinación a gran escala de cereales, y productos como el trigo entero fueron convertidos en harina blanca en una escala masiva. En la misma década el consumo de azúcar aumentó en forma espectacular, conforme la pasión por beber Coca-Cola se extendía por toda la nación, hasta el punto en que los estadounidenses consumen ahora más azúcar sin fibra en una semana de la que consumían sus contrapartes del siglo XIX en un año. Y, de manera alarmante, el incremento de 50 gramos al día en la ingestión de carbohidratos durante la década anterior se debe por completo a un incremento en estos carbohidratos sin fibra.

El Lado Oscuro de la Refinación

Los efectos devastadores de estos carbohidratos refinados comenzaron a materializarse por primera vez en 1920, cuando una palabra nueva entró en los diccionarios médicos: "infarto al miocardio", el término científico para los ataques cardiacos. Por muy difícil que resulte creerlo, los ataques cardiacos eran desconocidos antes del siglo XX (la primera descripción de un ataque cardiaco en una revista médica apareció en 1912), y tenemos que agradecer por su aparición a los refinadores de alimentos. El dolor opresor de pecho de la angina, también una rareza, se volvió mucho más común para la década de 1920. Y conforme los alimentos de carbohidratos refinados como el trigo blanco y el espagueti hicieron más de una incursión hasta las mesas de los comedores estadounidenses, se incrementó nuestro riesgo de una variedad de problemas digestivos, incluyendo apendicitis, hernia hiatal, hemorroides, estreñimiento y diverticulosis. Las dietas bajas en fibra y altas en azúcar también aumentan el riesgo de cáncer colorrectal, cáncer de pecho y, en especial, diabetes e hipertensión y sus muchas consecuencias.

Debido a que los alimentos bajos en fibra proporcionan menos saciedad a largo plazo, comenzamos a comer en exceso. El resultado no muy sorprendente es que el siglo XX se ha convertido en la era de la obesidad. Los estadounidenses literalmente se llevan la palma como el pueblo con mayor sobrepeso en el mundo debido en gran parte al consumo excesivo de alimentos refinados y bajos en fibra. La obesidad, a su vez, ha contribuido a la condición epidemiológica de todos los problemas que se acaban de enumerar.

REGRESO A LOS ALIMENTOS ENTEROS

Por décadas he estado exhortando a mis pacientes para que restrinjan los carbohidratos (si tienen sobrepeso) y consuman más fibra. Para muchos de ellos, esto plantea un dilema y requiere una estrategia personalizada. Necesitan fuentes de fibra que contengan cantidades pequeñas o moderadas de carbohidratos, así que a menudo recomiendo vegetales de hoja verde, harina de linaza recién molida, nueces y semillas. Para personas que no necesitan restringir carbohidratos, los cereales enteros, las frutas y las legumbres son fuentes excelentes. No piense que los beneficios de la fibra significan que puede comer todos los alimentos de cereales enteros altos en carbohidratos que desee. Aun cuando son mucho mejores para usted que los cereales refinados como las harinas blancas y las pastas, muchas personas piensan que demasiados carbohidratos las engordarán. Para quienes enfrentan este dilema, mi estrategia para solucionarlo es ésta: la mejor forma de aumentar su ingestión de fibra es usar complementos de fibra.

Obtener fibra en forma de complemento significa que puede evitar el aumento en la ingestión de carbohidratos y aún conseguir todos los beneficios del nutriente. El salvado de trigo, el salvado de avena, la goma guar, la pectina de manzana y todos los complementos de fibra pura contienen muy pocos carbohidratos digeribles y por tanto no cuentan como calorías o para su ingestión total de carbohidratos. ¡Ahora sabe por qué receto complementos de fibra!

FIBRA: SOLUBLE O INSOLUBLE

La fibra viene en dos formas básicas: soluble (lo que significa que se disuelve en agua) e insoluble (que no se disuelve). Los alimentos altos en fibra soluble incluyen avena y salvado de avena, cebada, cáscaras de *psyllium*, harina de linaza, frijoles, chícharos, zanahorias, frutas cítricas y manzanas. Esta forma ha mostrado que disminuye los niveles de colesterol y triglicéridos, y estabiliza el azúcar en la sangre al hacer más lenta la absorción de azúcar desde el tracto digestivo. Esto hace a la fibra soluble útil para los diabéticos, en especial desde que ha mostrado que ayuda a disminuir los niveles de insulina y triglicéridos. La fibra soluble también tiene la ventaja de estar libre de los fitatos, que se encuentran en las fibras insolubles y que tienden a bloquear la absorción de minerales.

La fibra insoluble se encuentra en alimentos como el salvado de trigo, el salvado de maíz, apio y las cáscaras de frutas y tubérculos. Su lista impresionante de beneficios incluye reducir el riesgo de cánceres intestinales, ayudar a prevenir el estreñimiento y la diverticulitis, absorber las toxinas del alimento y reducir la producción de toxinas bacterianas en el tracto gastrointestinal. De manera ideal se debe equilibrar la fibra soluble y la insoluble para aprovechar sus diferentes beneficios.

Cáscaras de psyllium. Uno de mis complementos de fibra favoritos, las cáscaras de *psyllium*, ayuda a aliviar tanto el estreñimiento como la diarrea, en especial cuando se combina con salvado de arroz o de trigo. Estas cáscaras son una fuente excelente de fibra soluble y muchos estudios han mostrado que disminuye el colesterol y los triglicéridos.[4] No confunda el polvo de cáscara de *psyllium* con las semillas de *psyllium*. Encuentro más efectivas las cáscaras (y, a diferencia de las semillas, no contribuyen a la ingestión de carbohidratos).

Pectina. Suministrada con amplitud en manzanas, fresas y cítricos, la pectina ha mostrado ser una de las formas más confiables de fibra para disminuir los niveles de colesterol y triglicéridos.[5] Al desacelerar la absorción de azúcares en el tracto digestivo, la pectina también ayuda a equilibrar los niveles de azúcar en la sangre en diabéticos y en aquellos con azúcar baja en la sangre. Los estudios con animales sugieren que la pectina también reduce la acumulación de placa en las paredes de las arterias del corazón.[6]

De acuerdo con estudios con animales, la pectina parece mejorar la capacidad del tracto intestinal para funcionar e igualar su tamaño,[7] un beneficio que puede ser importante para aquellos con una capacidad digestiva deteriorada. La pectina también puede ser un complemento de fibra importante para aquellos que experimentan un adelgazamiento de la pared intestinal, debido a los efectos de medicamentos como los antibióticos y los analgésicos antiinflamatorios. Los complementos de pectina también demostraron ser valiosos para los sobrevivientes del desastre de Chernobyl al mantener normales sus niveles de antioxidantes y por tanto protegiéndolos de la radiación que habían absorbido.[8] Es probable que esto sea resultado de su capacidad para impedir la absorción de toxinas.

La pectina no tiene el efecto de amontonamiento que tienen otras fuentes de fibra porque es metabolizada por completo por las bacterias en el intestino.[9] Por consiguiente, no debe tomar pectina para aliviar el estreñimiento. Tómela si desea equilibrar el azúcar en la sangre, disminuir el colesterol, ayudar a su cuerpo a eliminar toxinas y promover la salud de su tracto gastrointestinal.

Harina de linaza. Aunque usada con frecuencia como complemento, la harina de linaza técnicamente es un alimento debido a que consta nada más de semillas de linaza puras. Aunque contiene carbohidratos, el porcentaje es bastante bajo cuando se compara con otros alimentos altos en fibra. Al mismo tiempo, sus beneficios de aumento de la salud son impresionantes.

Las diversas fibras y ácidos grasos en la harina de linaza pura fresca son efectivos en extremo para aliviar el estreñimiento y los problemas inflamatorios del intestino. Aún mejor, estas semillas pulverizadas contienen lignanos, compuestos que ayudan a promover el equilibrio hormonal femenino y reducen el riesgo de cánceres relacionados con las hormonas femeninas.[10] Esta acción doble hace a la harina de linaza mi fibra de elección para el manejo de estos cánceres, al igual que de la TPM, los fibroides, la endometriosis, los síntomas menopáusicos y una gran variedad de problemas relacionados con el desequilibrio hormonal femenino.[11]

Para hacer su propia harina de linaza, compre semillas de linaza orgánicas y muélalas en un pequeño molinillo para café o en un procesador de alimentos. Esto es importante para una frescura y beneficio óptimos. Unas cuantas compañías han sacado harina de linaza pura que es razonablemente estable cuando se mantiene refrigerada. Aquellos con tractos digestivos débiles quizá deseen remojar sus semillas de linaza en agua durante una noche antes de molerlas. (Esto le ayudará a digerirlas con más facilidad.) Por lo general recomiendo 1-3 cucharadas al día disueltas en agua o mezcladas con alimento semisólido como crema ácida. Es mejor tomarlas temprano en el día, ya que estas semillas de linaza vigorizantes pueden dificultar quedarse dormido si se ingieren por la tarde.

Los que siguen dietas bajas en carbohidratos deben notar que 30 gramos de harina de linaza contienen 11 gramos de carbohidratos, 6 de los cuales son fibra, dejando sólo 5 gramos de carbohidratos digeribles.

Goma guar. Una fibra que forma gel extraída del frijol de mata indio, goma guar, como otras fibras solubles, ha mostrado que disminuye el colesterol, y lo hace hasta en un 28%.[12] Debido a que ayuda a desacelerar la liberación de azúcar del tracto gastrointestinal, puede ser útil para los diabéticos tipo I[13] o tipo II[14] que desean mantener sus niveles de azúcar en la sangre y de insulina bajo un mejor control. La hipertensión arterial también disminuyen con complementos de goma guar.[15]

Prescribiría en forma rutinaria goma guar en pacientes diabéticos si no fuera por un efecto secundario: gas. Además, el pago por la liberación más lenta de azúcar de la goma guar es un proceso de digestión más largo. Los usuarios de goma guar pueden contrarrestar esta demora tomando alguna fibra insoluble.

Salvado de avena. De acuerdo con numerosos estudios realizados durante muchas décadas, tanto las avenas enteras como el salvado extraído de ellas disminuyen el colesterol. Aunque el efecto es leve, no obstante está bien establecido.[16] El agente activo en el salvado de avena que disminuye el colesterol parece ser el betaglucano, el cual también se encuentra en la cebada. Esta sustancia incrementa la excreción de colesterol del cuerpo.[17] Quizá los complementos de betaglucano exhibirán aún más poder de reducción del colesterol que el salvado de avena.[18] Sin embargo, el salvado de avena entero puede ser más útil que el extracto y tiene el beneficio adicional de ser un ingrediente fácil de usar en muchas recetas.

Salvado de trigo y arroz. La fibra soluble en el salvado de trigo es excelente para eliminar el estreñimiento y suavizar las heces. También puede ayudar a elevar los niveles del colesterol LAD benéfico. La mayoría de las personas tolera bien el salvado de trigo, incluyendo aquellos con alergia al trigo. ¿Por qué? Porque la proteína que desencadena estas alergias no está presente en la porción de salvado de la planta. (Sin embargo, si es muy sensible al trigo, use salvado de trigo sólo bajo la supervisión de su médico.) El salvado de trigo también ayuda a regular los niveles de estrógeno y, como la harina de linaza, puede ser útil en la prevención y tratamiento de trastornos relacionados con las hormonas como los fibroides uterinos, la endometriosis y el cáncer de pecho.[19]

Otra fuente excelente de fibra insoluble es el salvado de arroz, el cual también contiene compuestos valiosos como gamma-orizanol y tocotrienoles.

Pectina cítrica modificada. Una forma especial de fibra soluble, la pectina cítrica modificada (PCM), ha mostrado en estudios con animales que ayuda a prevenir la diseminación de cáncer en el cuerpo, en particular en el de próstata.[20] La PCM se hace al descomponer las moléculas de cadena larga de la pectina en unas más pequeñas que el cuerpo pueda absorber. Una vez absorbidas, estas moléculas de cadena corta parecen detener el crecimiento y la progresión del cáncer en el cuerpo. La pectina regular no puede hacer esto porque no es lo bastante pequeña para ser absorbida.

En animales de laboratorio a los que se ha dado PCM, el cáncer hace metástasis o se disemina hacia nuevos lugares a sólo la mitad de su velocidad usual.[21] En el hombre, la PCM aumenta la acción de las células asesinas naturales, miembros importantes de nuestro sistema inmunológico. (Aunque todavía es necesario realizar investigaciones adicionales en el hombre, algunas investigaciones muestran que la PCM estimula al sistema inmunológico. Esto sugiere que la PCM puede demostrar ser valiosa en la lucha contra otros cánceres además del cáncer de próstata.) Las dosis de tratamiento son altas, alrededor de 15 gramos al día, por lo general en forma de polvo para ayudar a mantener bajo el costo de este complemento costoso. En el Centro Atkins, la PCM se usa en forma rutinaria para pacientes en todas las etapas de cáncer de próstata, y un porcentaje muy pequeño de ellos desarrolla una enfermedad diseminada. Sin embargo, nuestra experiencia pretendía ser tan sólo una buena atención del paciente, no un estudio científico.

Engaños de la Fibra

Por favor no se convierta en víctima de las campañas publicitarias de cereales, panes u otros alimentos fortificados con *psyllium*, salvado de avena o alguna otra fibra. A pesar de su aura saludable, estos alimentos de manera típica son altos en azúcares. Agregar fibra a los pastelillos Twinkies no los hace saludables, y muchos de estos alimentos no están muy lejos de esto. Observe todos los ingredientes en la etiqueta, no sólo el contenido de fibra. Los alimentos altos en fibra apropiados para el desayuno son cereales enteros puros y sin adulterar; por ejemplo, harina de avena y arroz entero cocinados como un cereal caliente, de preferencia con harina de linaza pura fresca encima. Los frijoles son otra buena fuente, en especial los negros. Para aquellos que están en un plan de alimentación baja en carbohidratos, las nueces y las verduras de hoja son buenas fuentes.

Sugerencias para los Complementos

¿Cuánta fibra debe comer? Los estadounidenses consumen alrededor de 10-12 gramos al día, aunque no estoy seguro de que incluso 30 gramos al día sean suficientes. (Algunas comunidades en el área rural de China consumen hasta 75 gramos al día.) Como mínimo, trate de tomar 1-3 cucharadas de una mezcla de *psyllium*, salvado de trigo, salvado de arroz y harina de linaza al día, comenzando quizá con sólo una cucharadita y aumentando a partir de ahí en el transcurso de unas cuantas semanas. Es mejor introducir la fibra despacio. Un incremento súbito en la fibra puede irritar el tracto digestivo, causando una inflamación molesta, en especial en aquellos que no han consumido mucha fibra durante años.

Yo prefiero sobre todo las formas en polvo sobre las cápsulas y tabletas. Son más fáciles de ingerir y son esenciales para obedecer la regla fundamental de la complementación de fibra: tome fibra junto con mucha agua. En el intestino, la fibra chupa agua como una esponja. Si ya tiene cápsulas o tabletas, agítelas en un vaso de agua y déjelas ahí durante un minuto antes de beberlas.

Para un mejor equilibrio de los atributos de salud, tome tanto fibra soluble como insoluble, enfatizando cualquiera que se adapte a sus objetivos. Por último, no tome fibra al mismo tiempo que otros complementos en su programa de nutrientes. Puede interferir con su absorción.

BACTERIAS BENÉFICAS: *los verdaderos protectores de nuestros intestinos*

AMIGOS EN EL INTERIOR

Louis Pasteur planteó hace mucho la teoría de que tener las bacterias correctas en el tracto digestivo era esencial para la buena salud, y la ciencia moderna demostró que tenía razón. Pero incluso Pasteur no comprendió la participación completa de esta "flora amigable" en la enfermedad y los padecimientos. Las bacterias benéficas representan una minoría entre los billones de organismos que se encuentran en los intestinos humanos. La colonia bacteriana entera, la cual pesa hasta 1.5 kilogramos, es tan fundamental para la salud general que se ha hecho referencia a ella como el "órgano olvidado".

Durante la mayor parte de la historia la importancia de la comunidad bacteriana dentro de nuestros intestinos ha permanecido desconocida, ya que la naturaleza pretendía que el equilibrio interno fuera autocorregible. Sin embargo, durante los pasados 50 años el mundo occidental ha producido una nueva forma de patología cuyas consecuencias han obligado a las bacterias buenas a ocupar el centro del escenario. Los villanos principales en este drama son los antibióticos, los cuales destruyen de manera indiscriminada tanto a las bacterias malas como a las buenas. Su uso excesivo trastorna el delicado equilibrio bacteriano del tracto digestivo, dándole una ventaja a ciertos microorganismos de los más perjudiciales como las levaduras, al igual que permite que surjan microbios mutantes. Otros perturbadores del equilibrio bacteriano son una dieta mala, la tensión psicológica y las sustancias químicas ambientales: por ejemplo, el cloro y el fluoruro que se agregan al agua del grifo que tienen el hábito repugnante de matar a nuestras bacterias más benéficas.

LOS CHICOS BUENOS

Para compensar los efectos negativos de la terapia antibiótica, los practicantes más sensatos ahora abogan por tratar a los pacientes con "probióticos", el nombre que se da a las bacterias benéficas. Además de promover la digestión y la salud intestinal general, estos organismos apoyan nuestras defensas inmunitarias y en realidad elaboran ciertos nutrientes, incluyendo ácido fólico, biotina y vitamina K. Una deficiencia de bacterias buenas puede causar o exacerbar diversos padecimientos, como las alergias a los alimentos, así como los muchos problemas de salud resultantes. Repoblar el intestino con bacterias buenas es vital para vencer la diarrea y otros trastornos del intestino y a menudo aliviar también la intolerancia a la lactosa.

LOS TRES MOSQUETEROS

Hay muchas clases de flora amigable, pero yo tengo tres favoritos: *Lactobacillus acidophilus*, bifidobacteria y *Lactobacillus bulgaricus*. Estudiados en forma más extensa que los demás, estos tres parecen estar asociados con los mayores beneficios para la salud y son los que uso con mayor frecuencia en mi práctica. Demos un vistazo rápido a cada uno:

• *Acidophilus*. Este probiótico inhibe el crecimiento de la levadura *Candida albicans*, *E. coli* y otras bacterias perjudiciales.[1] Al ayudar al cuerpo a producir interferón, también aumenta la función inmunitaria. Aunque sobre todo es un residente del intestino delgado, el acidófilo también es parte de la flora protectora en la vagina, donde es central para proteger de las infecciones por levaduras. La investigación demuestra que comer yoghurt que contiene cultivos de acidófilos activos puede disminuir la incidencia de infecciones vaginales de levaduras.[2] A mi parecer, dado el contenido elevado de azúcar y carbohidratos de la mayor parte de los yoghurts comerciales disponibles, los complementos de acidófilos son claramente una mejor opción.

• *Bifidobacteria*. La más importante y la más populosa de la flora amigable, la bifidobacteria contribuye a disminuir los niveles de colesterol, impedir el envenenamiento por alimentos, digerir la lactosa y elaborar muchas vitaminas B.[3] Desde su residencia principal en el intestino grueso, este probiótico también disminuye los niveles sanguíneos de amoniaco (el cual es tóxico para el cuerpo) y protege contra muchos otros compuestos dañinos. Puede ser muy útil para combatir la intolerancia a la lactosa.[4] Antes de viajar a un país extranjero, cárguese de complementos de bifidobacteria. Ofrecen a su cuerpo protección máxima contra las muchas bacterias extrañas o nuevas que pueden causar diarrea del viajero.

• *Bulgaricus.* Este probiótico puede estimular al sistema inmunológico más que el acidófilo. En un estudio alentador de 100 pacientes con cáncer, la cepa de bulgaricus conocida como LB-51 mostró resultados muy impresionantes como un tratamiento adjunto para una variedad de cánceres. Permitió a los pacientes vivir más, detuvo o desaceleró el crecimiento de tumores y evitó la diseminación del cáncer por todo el cuerpo.[5]

RESCATE DEL TRACTO DIGESTIVO

Las bacterias benéficas son una piedra angular de mis tratamientos para casi todos los trastornos intestinales, incluyendo la enfermedad de Crohn, la colitis, el síndrome de intestino irritable y la proliferación de *Candida albicans.* Casi cada uno de estos padecimientos es causado, en parte, por una deficiencia de bacterias buenas.[6] Siempre que se sospeche que una alergia al alimento está detrás de un problema médico, los probióticos resultarán benéficos. Un estudio reciente en niños con eczema atópico confirmó muy bien este punto.[7]

El estreñimiento quizá es el problema intestinal más común que se deriva de un desequilibrio bacteriano. Aunque la fibra, el magnesio, la vitamina C, la ingestión de agua y la función tiroidea apropiada son importantes para restablecer la regularidad, la herramienta más valiosa para hacer que las cosas se muevan de nuevo son los complementos probióticos. He visto personas, estreñidas durante décadas, que han ingerido cantidades enormes de fibra en vano. Después de tomar el trío de probióticos durante una semana, regresaron a mi oficina con muchas historias de "movimiento". ¿Por qué? Gran parte de las heces está formada por bacterias, y el aumento de la cantidad de estos chicos buenos en los intestinos incrementará su importancia para el volumen, lo que permite que el tracto intestinal funcione en forma normal de nuevo.

Amplia Esfera de Influencia

Es evidente que los problemas intestinales se vinculan con los constituyentes del tracto intestinal. Puede sorprenderlo, sin embargo, que otras enfermedades por todo el cuerpo también son influidas por nuestra flora amigable.

Artritis. Por razones que los científicos no entienden por completo, la bacteria errónea en el sistema digestivo puede causar o empeorar la artritis.[8] Este padecimiento se asocia fuertemente con problemas gastrointestinales como la enfermedad de Crohn, la colitis y la enfermedad celiaca. Las bacterias benéficas son una parte crucial del manejo, y quizá incluso de la prevención, de los trastornos de las articulaciones. Es probable que el uso excesivo de antibióticos, los cuales matan a la flora amigable, sea una de las causas de la artritis epidémica en Estados Unidos. Los ancianos tienen mayor probabilidad de estar bajos en bacterias benéficas, lo cual podría explicar por qué también son más propensos a la artritis.

Disfunción cerebral. La investigación ha sugerido que una sobrecarga de toxinas en el tracto digestivo y el hígado podría ser una causa de la enfermedad de Alzheimer y la enfermedad de Parkinson.[9] Las bacterias perjudiciales en el tracto digestivo crean muchas toxinas cuyo exceso en el cuerpo puede matar a las células cerebrales y nerviosas y a su vez conducir a estos padecimientos. La hiperactividad en los niños también puede ser causada por dichas toxinas del intestino. Los complementos probióticos, felizmente, pueden reducir la acumulación de estos venenos metabólicos.

Daño por oxidación. Sabemos que los nutrientes antioxidantes como la vitamina C y la vitamina E luchan contra los compuestos radicales libres indeseables que dañan a los tejidos y causan o empeoran casi todas nuestras plagas modernas, incluyendo cáncer, enfermedad cardiaca, artritis, esclerodermia y anemia de célula falciforme. Una mejor idea que combatir el ataque de los radicales libres podría ser prevenir su formación en primera instancia. El sitio número uno de producción de radicales libres es el intestino grueso,[10] donde son creados por bacterias perjudiciales. Al inhibir el crecimiento de estos chicos malos, la flora amigable se suma a nuestras defensas antioxidantes.

SUGERENCIAS PARA LOS COMPLEMENTOS

Hay formas de apoyar el crecimiento de bacterias benéficas además de tomar complementos. Primero, asegúrese de que la levadura *Candida albicans* no crece en exceso en el colon, atestándolo de probióticos. Necesitará una evaluación médica para estar seguro. Segundo, recuerde que la fibra, en especial las formas insolubles de salvado de maíz y trigo, puede alimentar a las bacterias benéficas en el intestino grueso, aunque no necesita hacerlo en exceso. Evitar el alcohol, los antibióticos y los alimentos altos en azúcar son otras formas de prevenir un crecimiento excesivo de bacterias dañinas, al igual que de minimizar la tensión psicológica. Los FOS (véase la página 275) son un promotor específico de bifidobacterias.

Estas estrategias de apoyo, a pesar de su importancia, no sustituyen el uso de complementos probióticos de alta calidad. Casi todos, incluso aquellos que no tienen problemas gastrointestinales, deberían tomar complementos de acidófilos, bulgaricus y bifidobacteria. No sólo representan una de las estrategias antienvejecimiento y de lucha contra la enfermedad más importante que podamos montar, sino que es probable que aseguren una mejor absorción de todos los vitanutrientes, tanto en la dieta como en "píldoras de vitaminas". Para un beneficio máximo consúmalos en forma regular, al menos una vez por semana. Su uso es absolutamente crucial si ha estado bajo tratamiento con antibióticos de prescripción de amplio espectro.

La potencia y la pureza son importantes para todos los nutrientes, pero en especial para las bacterias benéficas. Después de todo, están vivas. Cuando las compre, vea la fecha de "caducidad" y una garantía respecto al número de bacterias viables y la cepa. Como he mencionado, la cepa LB-51 de bulgaricus parece tener el mayor beneficio. Ciertas cepas de acidófilos (DDS-1) y bifidobacteria (la cepa de Carolina del Norte) también son mejores que otras. El fabricante también debe poder dar fe de que la cepa es benéfica para los humanos.

Los mejores complementos bacterianos estarán en la sección refrigerada de la tienda de alimentos naturales, ya que un clima frío ayuda a los complementos de bacterias benéficas a conservar su potencia. Los cultivos pueden crecer en una variedad de medios, incluyendo leche, arroz y soya. Evite la variedad basada en leche. Por lo general uso las formas en polvo de bacterias benéficas debido a que son más fáciles de tomar cuando se tratan trastornos digestivos. Para la mayor parte de las aplicaciones terapéuticas recomiendo tomar entre ½ y 1 cucharadita de acidófilos y de bifidobacterias. Mezcle cada uno en un vaso de agua templada y tómelos diario, de preferencia en la mañana y más o menos unos veinte minutos antes de comer. Las bifidobacterias por lo general se toman en una proporción de dos a uno de acidófilos. Si toma ¼ de cucharadita de acidófilos, debe tomar ½ cucharadita de bifidobacteria. El bulgaricus debe tomarse también antes de las comidas y en una dosis similar a la de acidófilos.

No concluya que la trinidad de probióticos que hemos comentado en esta sección representa la lista entera de bacterias benéficas. Hay docenas de otras posibilidades. Por ejemplo, muchos pacientes con una proliferación de *Candida* se han recuperado con la administración de una especie de laterospora. La lección importante es que todos podemos beneficiarnos con una dosificación frecuente de una variedad de probióticos.

AUXILIARES PARA LA DIGESTIÓN: *poner a la disposición nuestro alimento*

Los nutriólogos más tradicionales, al investigar lo adecuado de la dieta de una persona, estiman el contenido nutricional de los alimentos tomados y comienzan a sumar las cantidades. Su suposición, que las personas absorben cualquier cosa que tomen, está lejos de la verdad. De hecho, facilitar esta absorción puede ser una de las mejores estrategias en toda la nutrición. La absorción de alimentos y nutrientes a menudo es obstruida, y corregirlo puede hacer una gran diferencia.

Necesitará la ayuda de un médico con orientación nutricional para averiguar si hay eslabones débiles en su cadena digestiva. Si los exámenes de laboratorio revelan que sus niveles de nutrientes están por debajo de lo que se debería esperar, hay varios auxiliares digestivos que podría considerar.

ÁCIDO CLORHÍDRICO

Síntomas como plenitud o flatulencia o náusea después de tomar vitaminas puede proporcionarle la primera clave de que tiene una deficiencia de ácido clorhídrico (HCl), nuestro principal ácido estomacal.

Una falta de ácido estomacal es muy común, resultado del envejecimiento, la genética, el uso de ciertos medicamentos y una variedad de otros factores. Hasta la mitad de todas las personas mayores de 60 años no secretan suficiente HCl, el cual proporciona el paso inicial en la digestión de proteína. Una cantidad insuficiente de este ácido puede causar o agravar toda clase de problemas, incluyendo asma,[1] diabetes, alergias a los alimentos, osteoporosis,[2] anemia por deficiencia de hierro, anemia perniciosa y proliferación de *Candida albicans*.[3] Observaciones que datan de hace 75 años vinculan los niveles bajos de HCl con la artritis reumatoide, las infecciones intestinales[4] y enfermedades de la piel como psoriasis, vitiligo,[5] urticaria, eczema, dermatitis, herpetiforme y acné.[6] También puede incrementar el riesgo de cáncer gástrico.

El HCl bajo también deteriora la absorción de minerales y otros nutrientes, sobre todo el ácido fólico. Si no digerimos perfectamente la proteína, a la que está ligado el ácido fólico, no lo absorbemos. La mejor manera de determinar su necesidad de HCl es por medio de un examen Heidelberg, o gastrograma, en el que tragará un transmisor eléctrico (seguro, pequeño y desechable) que proporciona información acerca de lo bien que elabora ácido digestivo su estómago.[7] Una prueba de aliento de hidrógeno de magnesio también puede evaluar su necesidad del ácido.[8]

Aunque abastecer HCl es un tratamiento muy valioso, debe hacerlo con la supervisión de un doctor. El HCl, consumido en exceso o cuando no es necesario, puede irritar el tracto gastrointestinal, causar úlceras o permitir una pérdida de minerales. El agente que más se emplea para reponer el ácido estomacal es un compuesto llamado betaína-HCl, el cual si se toma justo antes de comer liberará suficiente HCl para reponer una parte de lo que se perdió. Tiene el riesgo de una sobredosis, la cual si no es seguida de inmediato por alimento puede irritar la mucosa gástrica. Las personas con una producción baja de HCl pueden notar beneficios mensurables al tomar dos a cuatro tabletas de betaína-HCl espaciadas a lo largo de una comida.

ENZIMAS PANCREÁTICAS

La mayor parte de los nutrientes entra al torrente sanguíneo desde el intestino delgado, un rizo de unos seis metros de largo con un área de absorción total más o menos del tamaño de una cancha de tenis. Después del estómago, el intestino delgado es la siguiente parada a lo largo del tracto digestivo. El alimento (sea proteína, grasa o carbohidrato) es absorbido con éxito aquí sólo si es descompuesto primero por las enzimas pancreáticas. La flatulencia o la inflamación más o menos una hora después de comer puede señalar una falta de estas sustancias, pero, una vez más, la mejor manera de saberlo es practicar un examen de laboratorio.

Aunque las enzimas derivadas de animales pueden ser algo más efectivas, aquellas derivadas de plantas son toleradas mejor y permanecen activas a lo largo del tracto gastrointestinal. Las enzimas pancreáticas derivadas de animales sólo funcionan en el ambiente alcalino del intestino delgado; las enzimas de plantas también son activadas en escenarios ácidos y neutros.

La falla en digerir el alimento con frecuencia conducirá a problemas graves que vienen de una dirección opuesta. Muchas veces absorbemos partículas grandes sin digerir, llamadas macromoléculas, las cuales pueden causar un daño grave a nuestra salud. La enfermedad, llamada "síndrome de intestino agujereado", conduce a problemas comunes como las alergias a los alimentos, colitis y debilidad del sistema inmunológico.

Una enzima fungal (la mejor estudiada proviene del *Aspergillus oryzae*) parece mejor equipada para corregir el fenómeno del intestino agujereado. Beneficia los síntomas de intolerancia al gluten, a la lactosa, la alergia a los alimentos y los basados en la mala absorción, que son tan frecuentes. Además, incluso ayuda a disolver coágulos en los vasos sanguíneos, haciéndola un candidato para remplazar a la terapia anticoagulante estándar.[9]

TERAPIA ENZIMÁTICA SISTÉMICA

Las más de tres mil enzimas presentes en nuestro organismo hacen más que digerir alimentos. Contribuyen a elaborar ADN, reducir la inflamación, fortalecer la inmunidad y luchar contra el cáncer, entre otras actividades. Las enzimas proteolíticas, las cuales digieren la proteína, son de renombre terapéutico especial. Tema de alrededor de 25 años de investigación, gran parte de ella realizada en Alemania, donde llegaron a ser conocidas en forma colectiva como terapia Wobenzima, las enzimas pueden fomentar la curación en problemas como la artritis, la insuficiencia inmunitaria, la pancreatitis y ciertas lesiones deportivas.[10] Los primeros investigadores laetrile, seguidos por especialistas en cáncer alternativos exitosos como los doctores William Donald Kelley, y Nicholas Gonzalez,[11] incorporaron estas enzimas derivadas del páncreas en sus protocolos anticáncer y nuestros médicos en el Centro Atkins ahora las administran en forma rutinaria para luchar contra las malignidades.

Lograr una mejor digestión no es el objetivo aquí. Si están presentes en el torrente sanguíneo en un nivel alto las 24 horas, de acuerdo con la teoría, las enzimas pancreáticas pueden desgastar el escudo que usan las células tumorales para protegerse del sistema inmunológico. Un mecanismo similar puede trabajar contra las enfermedades auto-inmunitarias. Tomando la delantera de la investigación alemana que demostró alguna ayuda al controlar las recaídas agudas sufridas por muchas personas con esclerosis múltiple, lanzo una salva preotolítica siempre que un arrebato de cólera alcanza a uno de mis pacientes con esclerosis múltiple. Muchas veces la respuesta es rápida y sorprendente.

Enfermedades graves como el cáncer y la esclerosis múltiple requieren dosis de enzimas que son altas en extremo. Puedo prescribir seis a veinte tabletas de extractos de páncreas animales refinados en crudo para proporcionar una potencia máxima en el tratamiento de estos pacientes. Para usos digestivos, una o dos cápsulas de enzimas pancreáticas con cada comida es una dosis apropiada. Debo advertirle que hay una variación considerable de un producto a otro. Por consiguiente, dar un consejo sobre la dosis podría resultar engañoso.

FOS (FRUCTOOLIGOSACÁRIDOS): *los azúcares benéficos*

Durante 25 años he estado advirtiendo a la gente que el consumo de azúcar a largo plazo es la forma más segura de crear una enfermedad. No obstante, un auxiliar digestivo especial parecido al azúcar llamado FOS (fructooligosacáridos) puede ofrecer algunos beneficios que el azúcar de mesa nunca podría proporcionar: podría ayudar a disminuir el azúcar alta en la sangre y, igual de improbable, ayudar a prevenir caries.

Los FOS hacen estos trucos porque no son absorbidos por el organismo. Pero sirven de forraje para la flora amigable en nuestros intestinos. Consumir el compuesto permite a nuestras bacterias benéficas crecer y proliferar. El término aplicado a estos benefactores de los probióticos es "prebióticos". Los FOS son los más importantes de este grupo.[1] Mientras florecen, lo mismo sucede con nuestra salud. Además de controlar las caries y disminuir el azúcar en la sangre de los diabéticos,[2] los FOS pueden influir de manera favorable en la presión sanguínea, el colesterol y los triglicéridos, de acuerdo con la pequeña cantidad de investigaciones realizadas hasta ahora. Una vez más al nutrir a las bacterias amigables, también puede aliviar el estreñimiento y la diarrea.[3] He encontrado que los FOS son un tratamiento útil para aliviar los síntomas de úlcera.

Los FOS se encuentran en forma natural en muchas frutas y vegetales, incluyendo plátanos, cebollas, cebada, jitomates, espárragos y ajo. Sin embargo, no se puede obtener una cantidad terapéutica de la comida y la presencia de otros azúcares disminuye o anula su efecto. Para cualquier posible beneficio para la salud, necesita ingerir un extracto puro, ya sea como jarabe o en polvo.

Sugerencias para los Complementos

Los que usan FOS por primera vez deben comenzar despacio. El cuerpo necesita algún tiempo para adaptarse a ellos. Si la cantidad de bacterias benéficas en sus intestinos es baja, dosis grandes pueden causar diarrea. Para una mejor introducción, comience por tomar ¼ de cucharadita diario con un complemento de bacterias benéficas. Conforme crezca la población de bacterias buenas, tolerará con mayor facilidad dosis mayores.

En ausencia de problemas importantes de salud, mantenga la dosis diaria en ¼ de cucharadita. Si tiene diabetes o presión arterial alta, aumente hasta una dosis de ½-1 cucharadita al día. El alivio de las úlceras puede requerir 1-2 cucharaditas diarias. Tenga cuidado si tienen una proliferación grave de levaduras; su síntoma más característico es inflamación abdominal baja y la flatulencia que la acompañan. Una pequeña fracción de azúcares FOS (hasta 3%) será digerida; algunas personas pueden ser muy sensibles incluso con una cantidad pequeña.

Para las papilas gustativas, los FOS son más o menos la mitad de dulce que otros azúcares, así que puede remplazar hasta la mitad del azúcar especificada en muchas recetas. Descubrirá que el extracto, en especial el jarabe, hace un trabajo estupendo para mantener la humedad de los alimentos.

CARBÓN VEGETAL: *absorbente de veneno*

Todos los hogares deberían tener algo de carbón vegetal a la mano. No, no para una barbacoa improvisada en el patio trasero. Para el botiquín de las medicinas. Aunque nunca será considerado un complemento diario, el carbón vegetal es el mejor remedio disponible contra el veneno, en especial para sobredosis de fármacos. Las familias que tienen a mano un suministro listo de carbón vegetal comestible, han demostrado los estudios, están mucho mejor equipadas para tratar el envenenamiento accidental en niños.[1]

El carbón vegetal absorberá casi cualquier cosa, incluyendo, por desgracia, los nutrientes. Por esto no puede considerarse un complemento diario, ni un antídoto para las indiscreciones dietéticas (comer un montón de azúcar o beber demasiado alcohol, por ejemplo). Sin embargo, es un excelente tratamiento de urgencia para el envenenamiento con alimentos, en especial cuando se combina con 2-4 gotas de aceite de orégano.

Muchas personas toman remedios basados en carbón vegetal para aliviar la flatulencia, y de seguro es una bendición para los casos ocasionales cuando el gas intestinal es excesivo o embarazoso. Pero el carbón vegetal sólo es un paliativo temporal, que aborda sólo los síntomas de un problema, no la causa. La flatulencia es causada por una digestión deficiente en el tracto intestinal y la presencia de bacterias malas. A la larga, los complementos de enzimas digestivas y bacterias benéficas son un enfoque más efectivo.

SUGERENCIAS PARA LOS COMPLEMENTOS

Para un caso de sospecha de intoxicación, sea por alimentos o por una sobredosis de algún fármaco, no tome algo de carbón vegetal y suponga que todo va a estar bien. Aún necesita ponerse en contacto con un doctor, una sala de urgencias de un hospital o el centro local de control de envenenamientos. Tomado en forma repetida en *dosis grandes*, el carbón vegetal puede causar problemas intestinales, lo cual puede ser mitigado al consumirlo junto con algún alimento alto en fibra. Como primeros auxilios para el envenenamiento, una dosis única típica sería de 1 gramo por kilogramo de peso corporal.

9. Superalimentos densos en nutrientes: todos los nutrientes de la naturaleza

Aunque la naturaleza de manera típica dota a los vegetales y otros alimentos con cantidades generosas de complejos de nutrientes individuales, algunos parecen favorecidos en especial y contienen cantidades inusitadamente amplias de nutrientes en concentraciones altas. Estos "superalimentos" densos en nutrientes proveen para el crecimiento de generaciones futuras de cada especie al reunir cada nutriente individual que se espera desempeñe un papel en la propagación de la siguiente generación. Buscar estos alimentos germinativos no sólo proporcionaría todos los nutrientes sinérgicos sin que faltara un solo eslabón, sino que también suministraría cualesquiera nutrientes que todavía no se hayan descubierto. En especial si usted no come una amplia variedad de alimentos proteínicos y vegetales frescos, debería asegurarse de sacar ventaja al menos de uno de estos superalimentos.

Los complementos de estas fuentes únicas de nutrición son bastante populares últimamente, aunque el concepto no es nuevo. La mezcla amplia de complejos de nutrientes en la levadura de cerveza y los extractos de hígado atrajeron a los nutriólogos hace dos generaciones. Pero con tristeza nuestras indulgencias con los antibióticos y otros factores han dado paso a millones de personas con una proliferación de la bacteria *Candida albicans* que no pueden tolerar la levadura en ninguna forma. Los extractos de hígado, una fuente concentrada de la mayor parte de los nutrientes, también han caído en desprestigio, estropeados por su asociación con una amplia gama de pesticidas, hormonas y sustancias químicas tóxicas que inundan a nuestro ganado y al ecosistema de la tierra.

Por fortuna la naturaleza distribuyó la riqueza de los nutrientes a muchas otras sustancias. De ellas, he seleccionado unas cuantas favoritas: hierba de cebada y trigo, clorela, espirulina, polen de abeja, propóleos de abeja y jalea real.

JUGO DE HIERBA DE CEBADA Y TRIGO: *la esencia de los granos germinados*

El rey Nabucodonosor de la antigua Babilonia no comió más que hierbas durante siete años para recuperar su salud y su lucidez mental. No sé si comenzó la primera manía por las dietas, pero sospecho que su plan de alimentación representó el primer uso medicinal de las hierbas de cereales.

Directo de la tierra, el trigo, la cebada, el kamut y otros cereales son extraordinariamente altos en vitaminas, minerales, clorofila, aminoácidos y otros nutrientes. Conforme crecen los cereales, sus cuentas de carbohidratos aumentan y la concentración del nutriente disminuye en forma considerable. Para cuando son cosechados, molidos, procesados y empacados, contienen poco o nada del valor nutricional inicial. Sin embargo, ingerir formas concentradas de los germinados tiernos nos da una colección maravillosa del apoyo terapéutico del alimento completo.

Los análisis de laboratorio muestran que los extractos de hierba de trigo y cebada contienen compuestos que pueden evitar que las células se vuelvan cancerosas.[1] Aunque no sabemos si el uso a largo plazo en verdad previene el cáncer en las personas, los científicos han verificado que la acción protectora es única de las hierbas e independiente de cualquier nutriente. El sistema inmunológico también se beneficia.[2]

SUGERENCIAS PARA LOS COMPLEMENTOS

Los extractos de hierba de cebada y trigo están disponibles en forma de tabletas y en polvo, pero sus partidarios insisten en que las bebidas de jugo fresco, a menudo llamadas "bebidas verdes", son más terapéuticas. El sabor puede ser difícil de tomar, pero muchos de mis pacientes han reportado haber derrotado a enfermedades graves tomando jugos verdes en ayunas. Los polvos y jugos por lo general contienen otros ingredientes saludables, como extractos de hierbas y clorela.

El concepto de bebidas verdes combina bien con mis recomendaciones dietéticas generales, aunque sugiero revisar las etiquetas para ver que los tónicos o polvos son bajos en carbohidratos y no contienen jugo de manzana u otros endulzantes naturales. Incluso las personas que son sensibles al trigo pueden consumir estos productos, porque las proteínas que podrían desencadenar reacciones alérgicas no se han formado todavía en los brotes tiernos.

CLORELA: *la conexión con la clorofila*

La clorela, un alga unicelular cultivada originalmente para países del tercer mundo como un sustituto barato para las carnes de animales, resultó ofreciéndonos mucho más que proteínas. Podría ser el antídoto perfecto para algunos de los problemas de salud causados por los alimentos refinados, dietas deficientes en nutrientes y nuestro ambiente tóxico.

La clorela está cargada de nutrientes y otros compuestos únicos, incluyendo las vitaminas B (contiene más ácido pantoténico que cualquier otra fuente natural), magnesio y otros minerales menores. Su alta concentración de clorofila, un pigmento verde con cualidades limpiadoras notables, es necesaria en cualquier programa de desintoxicación o purificación del cuerpo y como una fuente de hierro orgánico. También ayuda al cuerpo a eliminar cadmio y uranio, dos metales tóxicos.[1] El amplio espectro de carotenoides del alga es superior al beta caroteno solo para defender a las células contra la oxidación. Otro constituyente químico, el clorelano, fortifica nuestro sistema inmunológico al contribuir a la producción de interferón.

Al estimular el crecimiento de bacterias benéficas en los intestinos, la clorela estimula la curación en todo el tracto gastrointestinal. Las úlceras, la colitis, la enfermedad de Crohn y las diverticulosis parecen mejorar cuando se agrega clorela a la dieta. Los estudios con animales confirman que ayuda a curar úlceras. Para reducir el colesterol alto, el alga (en una dosis diaria de 5 gramos durante tres meses) es tan efectiva como muchos fármacos, y sin los efectos secundarios.[2] Es un excelente limpiador facial y puede aplicarse en forma directa en la piel para ayudar a curar heridas. Algunas personas afirman que la clorela suprime sus apetitos, aunque no he notado el efecto. Otros encuentran que incrementa su energía y sensación de bienestar.

SUGERENCIAS PARA LOS COMPLEMENTOS

Para la salud general, la mayoría de las personas pueden tomar ½ cucharadita de clorela al día. Si se tiene que tratar un padecimiento de los que se acaban de mencionar, use 1-2 cucharaditas. Dosis mayores pueden ser necesarias para enfermedades degenerativas, pero tómelas sólo bajo el cuidado de su médico. No comience por consumir cantidades mayores. El tracto intestinal necesita acostumbrarse a la clorela.

Muchos vegetarianos estrictos dependen de la clorela y otras algas para obtener proteínas y vitamina B_{12}, basados en los hechos de que el alga contiene moléculas parecidas al nutriente del complejo B y que puede elevar los niveles sanguíneos de la vitamina. Pero aunque la mitad del peso en seco de la clorela es proteína de fácil asimilación, no lo considere una fuente confiable de B_{12}; los vegetarianos estrictos aún deben tomar B_{12} complementaria.

ESPIRULINA: *el alga azul verde*

Cuando los exploradores españoles del siglo XVI vieron a los aztecas cosechando esta alga nutriente, la apodaron "lodo azul". Espirulina, un nombre que abarca unos cuantos miles de especies de alga azul verde, ha servido a las necesidades de salud de las personas al menos desde la época de los aztecas. El manejo del cáncer podría ser el papel terapéutico más fuerte de esta fuente de nutrientes concentrada de manera maravillosa.[1] Es evidente que se necesita más investigación, pero los estudios iniciales han atraído algún interés de científicos y nutriólogos por igual.

De acuerdo con los resultados de experimentos con animales, la espirulina aumenta la función inmunitaria, en particular al estimular los macrófagos, glóbulos blancos especiales que ayudan a eliminar los desechos del cuerpo.[2] Alguna investigación con seres humanos sugiere que el alga puede luchar contra las malignidades orales. Los científicos encontraron que las lesiones en la boca que por lo general son precursoras del cáncer retrocedieron por completo para casi la mitad de los mascadores de tabaco que tomaron complementos de espirulina durante un año.[3] No se elevaron los niveles sanguíneos de beta caroteno, uno de los muchos nutrientes en el alga, de los que tomaron espirulina, lo cual sugiere que algo más está desalentando al cáncer.

SUGERENCIAS PARA LOS COMPLEMENTOS

Además de proteína, vitaminas del complejo B, ácido gamma linolénico y una forma muy absorbible de hierro, la espirulina contiene lo que parecería ser vitamina B_{12}, un nutriente que de otra manera no se encuentra en las plantas. Pero como con la clorela, no puede depender del alga para satisfacer la demanda corporal de este nutriente crucial. Esta forma de B_{12} no es asimilada con facilidad. La dosis usual es 1-2 cucharaditas o 6-9 tabletas.

PRODUCTOS DE ABEJA: *polen, propóleos y jalea real*

Cuando usted aprendió sobre las aves y las abejas, ¿se le dijo sobre el vínculo especial entre la complementación de nutriente y el sistema reproductor? Esto es en esencia lo que hacen las abejas, ayudar a poner en práctica el plan maestro de la naturaleza de concentrar los nutrientes en los sistemas reproductores de plantas y animales. Estamos más familiarizados con alimentos germinativos como nueces, semillas, hueva y yemas de huevo, y en efecto están entre las mejores fuentes de nutrientes. Pero al no sacar ventaja de los tres productos apícolas: polen, propóleos y jalea real, nos estamos privando de lo mejor de lo mejor.

Polen de abeja. Entre la flor y la colmena, el polen se convierte en una fuente completa de proteína, vitaminas, minerales y ácidos grasos, suficiente nutrición para mantener la vida de animales de laboratorio durante muchas generaciones.[1] Es una fuente buena en especial de rutina, un bioflavonoide que ayuda a fortalecer los capilares y a tratar el glaucoma. Algunas investigaciones sugieren también que el polen de abeja contiene compuestos antibióticos naturales que pueden prevenir la salmonella y otras bacterias dañinas.[2]

La aplicación más emocionante, sin embargo, ha sido el tratamiento del agrandamiento benigno de la próstata, la prostatitis, y otros trastornos de la glándula. Un extracto de polen de flores se ha usado con éxito en Europa durante 30 años. Y el polen de abeja podría encontrarse al lado del palmito sierra y el pygeum para aliviar los síntomas causados por la enfermedad de la próstata.[3] No estamos seguros aún de cuál componente del polen de abeja posee las cualidades terapéuticas. Los nutrientes, aunque abundantes, no aparecen en cantidades lo bastante elevadas, así que de hecho un compuesto único todavía sin identificar puede ser el causante.

Propóleos de abeja. Aunque considerados un producto de abeja, los propóleos en realidad son una sustancia de las plantas modificada por las abejas. Los flavonoides proporcionan la mayor parte de su actividad curativa, así que piense en ellos como un extracto potente de flavonoides que nos preparan nuestras amigas zumbadoras.

Las abejas usan esta sustancia pegajosa, estructuralmente resinosa, como un auxiliar para construir colmenas y taponar agujeros. También podemos sacar ventaja de su protección microbiana. La investigación ha documentado su valor contra parásitos, infecciones por hongos y virus, en especial herpes[4] y la gripe.[5] Sus capacidades antibacterianas son de valor significativo contra las infecciones respiratorias superiores.[6] Es probable que debido a los flavonoides también sea un antioxidante.

En forma tópica, los propóleos ayudan a curar heridas; en las encías, podría ser útil en particular para luchar contra la enfermedad periodontal. Algunos estudios con animales han encontrado que su aplicación directa en células cancerosas inhibió la malignidad y disminuyó el tamaño de los tumores hasta en un 74%.[7] Cuando son ingeridos, pueden ayudar a curar úlceras. Aunque hay una escasez de investigación clínica en personas, el trabajo inicial es alentador.

Jalea real. Con su tamaño, longevidad y ventajas reproductoras sorprendentes, la abeja reina no rige por accidente. Reina sobre su desfile de abejas obreras porque la alimentan nada más con jalea real. Ya sea en el mundo de las abejas o en el del *Homo sapiens*, este superalimento muy concentrado en efecto es digno de una reina.

La jalea real se ha vuelto un complemento popular para impulsar la energía, fortalecer las glándulas suprarrenales y apoyar al sistema inmunológico. De sus muchas ventajas para la salud, la más importante puede ser su capacidad para incrementar la absorción de nuestros nutrientes, permitiendo a nuestro organismo obtener lo máximo del alimento que comemos. También es una fuente concentrada de nutrientes, incluyendo minerales, vitaminas B y compuestos que no están disponibles en ninguna otra parte. Por ejemplo, los científicos han identificado dos sustancias antibacterianas únicas que residen dentro de ella: una proteína llamada realisina y un ácido graso nombrado 10-HDA. Otros asesinos bacterianos quizá más fuertes pueden aguardar nuestro descubrimiento, debido a que la jalea real entera exhibe diez veces el poder desinfectante de cualquier compuesto aislado. Pienso que es otro testimonio de que el todo terapéutico es mayor que la suma de sus partes nutrientes.

Incluidos entre los componentes químicos de la jalea real hay precursores de las hormonas humanas, lo cual valida el uso tradicional de la sustancia como un alimento que aumenta la fertilidad. También funciona un poco como la insulina en el cuerpo.[8] Otras investigaciones han afirmado su capacidad para disminuir el colesterol total y mejorar la proporción entre LBD y LAD.[9] Además, cuando es inyectada en el cuerpo, según experimentos con animales, la jalea real se opone al cáncer. Ratones de laboratorio con cáncer permanecieron vivos y sanos durante más de doce meses después de recibir ya sea inyecciones de 10-HDA o jalea real entera sin procesar. Los ratones que no recibieron el complemento murieron dentro de doce días.[10]

SUGERENCIAS PARA LOS COMPLEMENTOS

Dada mi preocupación repetida acerca de los azúcares naturales y sus efectos nocivos en nuestra salud, puede preguntarse cómo puedo recomendar otros productos de los generadores de la miel en la naturaleza. Algunos fabricantes pueden agregar miel u otros endulzantes a sus productos, pero en sus formas naturales, el polen de abeja, los propóleos y la jalea real no contienen cantidades apreciables de miel o carbohidratos (aunque en unos cuantos casos inusitadamente sensibles de diabetes o resistencia a la insulina los complementos alimentarios pueden no ser aconsejables). La mayoría de las personas pueden sacar ventaja completa de ellos, con base en los siguientes lineamientos:

• *Jalea real.* Más parecida a una pasta amarillenta que a jalea y con un ligero sabor amargo, por lo general se encuentra en las secciones refrigeradas de las tiendas de alimentos naturales. Los apicultores locales también la suministran. Consiga jalea real con un procesamiento mínimo que no esté seca y congelada; es más probable que sus proteínas y ácidos grasos delicados estén intactos. Evite las mezclas cargadas de miel que son más endulzante que sustancia. Recomiendo una dosis de ¼ de cucharadita al día, tomada con el estómago vacío. Pueden pasar semanas o meses antes de que note un incremento en la energía u otros beneficios, pero vale la pena esperar.

• *Polen de abeja.* Si usted es sensible a todo el polen, tenga cuidado al tomar estos complementos. El polen de abeja puede provocar una reacción alérgica como cualquier otro polen. La mayoría de los partidarios del polen toman una cucharadita de los gránulos cada mañana. Su alta densidad de nutrientes lo hace una buena adición para un batido saludable.

• *Propóleos de abeja.* Las tinturas de alcohol pueden ser la forma más potente de obtener la protección antiinmunitaria y antiinfecciosa de los propóleos. La dosis preventiva usual es ½ gotero de la tintura mezclado con té o agua. Para un resfriado, gripe u otra infección respiratoria, sugiero 2 goteros. También puede desear probar un aerosol de propóleos herbarios o jarabe contra la tos. Sin embargo, algunas personas son sensibles a éste y pueden desarrollar en ocasiones dermatitis de contacto. Aplique un poco en un área pequeña de la piel para asegurarse de que no es muy sensible.

Algunas compañías productoras de polen usan los tres productos apícolas juntos. Uno de estos productos administrado en dosis grandes en una sola mañana desempeñó un papel histórico importante en la creación de la Oficina de Medicina Alternativa (OAM, por sus siglas en inglés) a escala federal. El beneficiario fue el senador Tom Harkin, de Iowa, y la erradicación rápida de sus alergias lo llevó a concluir que puede valer la pena escudriñar en las terapias alternativas. Harkin se ha convertido desde entonces en el principal defensor de la medicina alternativa en el Senado y la fuerza impulsora detrás de la OAM.

10. Vitanutrientes con papeles únicos

COENZIMA Q_{10} (UBIQUINONA): *el nutriente vital*

Cuando acuñé la palabra "vitanutriente" estaba pensando en la coenzima Q_{10}, o CoQ_{10}. No es una vitamina (el cuerpo puede producirla a partir de otros nutrientes) ni mineral ni aminoácido, pero es vital en absoluto para nuestra salud y vital que obtengamos suficiente de ella. La CoQ_{10} es esencial para la producción de energía en cada una de nuestras células, permitiendo a las células vivir más. Está presente en el cuerpo en forma universal, tanto que la ciencia la nombró formalmente "ubiquinona".

Enfocados en su metodología circunscrita, los primeros investigadores nunca preguntaron por qué una sustancia bioquímica que se supone "no es esencial" era ubicua. Por fortuna algunos investigadores progresistas preguntaron y con el tiempo aprendieron la respuesta: en cantidades lo bastante altas realiza una gama entera de funciones esenciales para la salud óptima. La naturaleza, al parecer, debe querer que esté disponible en todas partes en nuestros cuerpos.

Más allá de producir energía, la CoQ_{10} puede proteger al organismo de los radicales libres destructivos y aumentar nuestras defensas inmunitarias, haciéndola en extremo importante para prevenir y tratar la enfermedad cardiaca, la diabetes, la enfermedad periodontal, la hipertensión, la obesidad, el cáncer y una lista creciente de alteraciones neurológicas. Por encima de todo, puede ayudar a frenar el proceso de envejecimiento.

Todos los beneficios de esta lista para la lavandería son alcanzables, pero sólo cuando nos proporcionamos una cantidad óptima de CoQ_{10}, la cual sólo puede lograrse con complementos. Los alimentos sólo contienen cantidades menores, y nuestros organismos la elaboran en cantidades en ocasiones adecuadas, pero nunca óptimas. Las deficiencias, por desgracia, son bastante comunes.

LA SALUD COMIENZA CON EL CORAZÓN

Todos los órganos con demandas elevadas de energía necesitan mucha CoQ_{10}, y el más importante es el corazón. A principios de 1990, unos 50 estudios alrededor del mundo atestiguaron el impacto de la CoQ_{10} en la cardiomiopatía, la arritmia, la enfermedad de arteria coronaria, la falla cardiaca congestiva, el prolapso de la válvula mitral y la hipertensión.[1] Cuando las personas que necesitaban transplantes de corazón tomaron el nutriente, sus males mejoraron en forma tan notable que ya no fue necesaria la cirugía de transplante.[2] Cuando se administró después de una operación de derivación coronaria, la CoQ_{10} redujo el tiempo de recuperación. Y tres estudios separados mostraron que cuando se dieron 100 mg diarios a varios miles de personas que sufrían de falla cardiaca, más del 75% mostraron mejoras en la función pulmonar, el edema y las palpitaciones cardiacas, sin efectos secundarios.[3] Nada en la cardiología de la corriente principal se acerca a esta clase de éxito. No me explico por qué la CoQ_{10} no se prescribe en forma rutinaria a todos los pacientes cardiacos.

Estoy impresionado en particular por la fuerza terapéutica de la CoQ_{10} en el tratamiento de la cardiomiopatía, una bolsa mixta de enfermedades que deterioran el músculo cardiaco que en forma colectiva son la tercera forma más común de enfermedad cardiovascular. A menudo la cardiomiopatía es la mayor amenaza a la vida de todas las enfermedades cardiacas, y es probable que sea la primera razón por la que las personas sufren una operación de transplante cardiaco. La complementación mejora el pronóstico en tantos casos que creo que esta enfermedad se describe mejor como una deficiencia de CoQ_{10}.[4]

Dosis generosas de CoQ_{10} han ayudado a una mayoría clara de mis pacientes de cardiomiopatía, y varios de ellos, que estaban en la lista de espera para un donador de corazón, encontraron que su viejo corazón funcionaría bien. Mi experiencia de ninguna manera es única, como lo documenta la abundante investigación.[5] En un estudio, el 87% de 126 pacientes con cardiomiopatía mostraron una mejoría notable en la función cardiaca, una vez más sin efectos adversos, después de tomar 100 mg al día.[6]

La ausencia casi total de efectos secundarios podría considerarse como la mayor ventaja de la CoQ_{10}. Los fármacos tan sólo enmascaran los síntomas; no solucionan el problema subyacente, el cual para la mayor parte de la enfermedad cardiaca es la presencia continua de acumulación de placa aterosclerótica que al final bloquea los vasos sanguíneos. La mayor parte de los fármacos cardiovasculares no sólo fallan en tratar el endurecimiento de las arterias, sino que en muchos casos lo agravan, exponiendo a las personas a riesgos aún mayores. La CoQ$_{10}$, en contraste, enfrenta en forma efectiva la mayor parte de los factores que causan la aterosclerosis.

El corazón depende por completo de la CoQ$_{10}$ para satisfacer sus necesidades constantes de energía; el músculo contiene el doble del nutriente que cualquier otro órgano o tejido en el cuerpo. Las personas con enfermedad cardiaca tienen un 25% menos de CoQ$_{10}$ que sus contrapartes sanas. Si la deficiencia llegara al 75%, han especulado algunos expertos, el corazón dejaría de latir.[7]

Quizá esto explique por qué la lovastatina y los otros fármacos que disminuyen el colesterol que son recetados en exceso tienen un récord tan mediocre para salvar vidas: uno de sus efectos secundarios es inhibir la capacidad natural del cuerpo de elaborar CoQ$_{10}$. Una investigación documentó seis casos de cardiomiopatía que fueron causados por la lovastatina. Los fármacos contra el colesterol son contraproducentes en otra forma relacionada con la CoQ$_{10}$. La quinona ubicua en realidad es un buen antioxidante que ayuda a prevenir la oxidación del colesterol LBD, considerado como la sustancia que tapona más las arterias.[8] Debido a que la CoQ$_{10}$ migra en forma natural al corazón, algunos investigadores sugieren que puede ser el más importante de todos los antioxidantes para prevenir la aterosclerosis.[9]

Presión arterial alta. La hipertensión es un factor de riesgo importante para la enfermedad cardiaca, pero la contribución de la CoQ$_{10}$ para derrotar al trastorno vale el esfuerzo de mencionarse por separado. Debido al nutriente en una parte no pequeña, más o menos el 85% de todas las personas que tratamos por presión arterial alta pueden dejar de depender de medicamentos antihipertensión. Muchos estudios confirman que dosis de 60-100 mg al día disminuirán de manera significativa las lecturas de presión sanguínea.[10] Esta capacidad explica por qué de manera ocasional aconsejo a los hipotensos no tomar CoQ$_{10}$: podría disminuir aún más su presión sanguínea.

Diabetes. La diabetes puede considerarse como la causa metabólica más común de enfermedad cardiaca. Felizmente, una dosis diaria de 60 mg de CoQ$_{10}$ puede ayudar a reducir el azúcar alta en la sangre dentro de seis meses.[11] Debido a que el endurecimiento de las arterias es una complicación de la diabetes que se encuentra con frecuencia, la CoQ$_{10}$ tiene el doble de importancia.

Obesidad. Décadas pasadas observando a las personas con sobrepeso volverse delgadas y bien proporcionadas me convencen de que la dieta Atkins, u otro plan de alimentación bajo en carbohidratos, es la forma más segura de perder kilos. La CoQ_{10} le echa los kilos para que reduzca los suyos, piensan los investigadores, al facilitar el uso de la grasa almacenada como combustible. Más o menos la mitad de las personas con problemas de peso carecen de una cantidad suficiente del nutriente de energía, lo cual puede ayudar a explicar por qué las personas obesas son propensas a la enfermedad cardiaca y a la diabetes.

El valor de la CoQ_{10} es fácil de ver en un estudio de personas con sobrepeso que siguen una dieta baja en calorías. Aquellos que estaban deficientes en el nutriente tomaron un complemento diario de 100 mg del nutriente; los otros no recibieron apoyo nutricional adicional. Después de dos meses los que tomaron el complemento habían perdido 13 kilogramos, considerablemente más de los 6 kilogramos que habían bajado sus contrapartes.[12]

Cáncer. La presencia de cáncer se correlaciona fuertemente con una cantidad reducida de CoQ_{10}. Los practicantes complementarios saben esto desde hace mucho y los estudios con animales refuerzan el vínculo. Lo inverso de esta relación se está volviendo evidente también y ahora estoy convencido que la CoQ_{10} debe ser un auxiliar permanente en la terapia contra el cáncer. Si las conclusiones de la investigación son ciertas para todas las personas, podemos haber encontrado algo que puede detener en seco ciertas malignidades.

Hace varios años investigadores daneses dieron 390 mg diarios en complementos (una dosis bastante pesada) a integrantes de un grupo de mujeres con cáncer de pecho metastásico. Después de varios meses el cáncer entró en remisión en cuatro mujeres. Después de once meses el cáncer de una mujer, el cual se había extendido desde el pecho hasta el hígado, había desaparecido por completo y los doctores reportaron que su salud era excelente.[13]

Al parecer la dosis es la clave aquí. En una prueba anterior, los investigadores daneses dieron 90 mg al día a un grupo diferente de pacientes con cáncer de pecho. Esta cantidad no invirtió el ataque maligno, aunque es probable que ayudara a prolongar las vidas de las mujeres.[14]

Como la mayor parte de otras terapias complementarias contra el cáncer, la CoQ_{10} parece funcionar revitalizando al sistema inmunológico, no atacando en forma directa al tumor. Si esto es cierto, tenemos la mayor desventaja debido a algunas de las regulaciones retorcidas impuestas a los investigadores del cáncer por el Instituto Nacional del Cáncer. El NCI (por sus siglas en inglés) autoriza investigaciones de sustancias potencialmente terapéuticas sólo si son "agentes efectivos". El instituto define "efectivo" como la capacidad para acabar con las células tumorales. Si una sustancia ataca al cáncer en cualquier otra forma, no califica. La CoQ_{10} (o cualquier otro agente inofensivo, que no sea tóxico, que ayude a realizar el trabajo a sus propias defensas contra el cáncer) es considerado por tanto "ineficaz" e inútil en forma intrínseca. Esta estipulación alienta a los científicos a trabajar sólo con terapia de radiación y fármacos quimioterapéuticos, ambos tratamientos a menudo inútiles y letales.

Otras enfermedades. El alcance terapéutico completo de la CoQ_{10} todavía se desconoce en gran medida. Puede ser que no resulte una panacea, pero muchos estudios sugieren un mundo amplio de posibilidades. Contra la enfermedad de Alzheimer, para usar un ejemplo, la CoQ_{10} se unió al hierro y a la vitamina B_6 para minimizar los síntomas de demencia y desacelerar la pérdida progresiva de la memoria. Para algunas personas en el estudio, los síntomas en realidad mejoraron lo suficiente para que los investigadores las diagnosticaran como "normales".[15]

Otro trabajo sugiere un papel para la enzima de la energía en la prevención de abortos y el tratamiento del tinnitus, la enfermedad de Ménière, la parálisis de Bell, la sordera, la distrofia muscular,[16] la enfermedad de Huntington,[17] úlceras y una cuenta espermática baja.[18] Siete pruebas clínicas diferentes demostraron su capacidad para invertir la enfermedad periodontal.[19] Debido a que fortifica el sistema inmunológico, la CoQ_{10} también enriquece mi tratamiento general del síndrome de fatiga crónica. Por la misma razón, incluso puede ayudar a personas infectadas con VIH.

Fatiga. Para una ventaja cotidiana, he dejado lo mejor para el final. En parte debido a que es un antioxidante y en parte porque ayuda a convertir el alimento en energía, la CoQ_{10} es un luchador contra la fatiga por excelencia. Es valioso en especial para los atletas selectos, como los maratonistas y los participantes en el triatlón, quienes deben desempeñarse bajo condiciones aeróbicas prolongadas. Esta actividad genera radicales libres capaces de dañar a las mitocondrias, los pequeños hornos generadores de energía dentro de cada una de nuestras células. Es ahí donde la CoQ_{10} ejerce mucho de su poder protector. Con toda probabilidad, los atletas que se "consumen" en forma prematura y ya no pueden desempeñarse como lo hacían antes, de hecho, son víctimas de una deficiencia relativa de CoQ_{10}.

Las personas con problemas de salud notarán más mejoras al usar complementos que los atletas selectos. Cuando, por ejemplo, un grupo de personas con enfermedad pulmonar crónica tomó 90 mg de CoQ_{10} durante ocho semanas, mostraron una normalización significativa de sus niveles de oxígeno. En contraste, un grupo similar de hombres jóvenes sedentarios pero por lo demás sanos sólo obtuvieron una mejora moderada (3-12%) en la capacidad pulmonar.[20]

En aquellos casos raros en que las mitocondrias son el foco de la enfermedad, como la encefalomiopatía mitocondrial, la administración de CoQ_{10} produce una inversión drástica de los síntomas.[21]

SUGERENCIAS PARA LOS COMPLEMENTOS

Nuestra necesidad de complementos de CoQ_{10} puede ser pronunciada, en especial después de los 40 años de edad, cuando comenzamos a elaborar menos nutrientes. La producción del organismo alcanza su máximo alrededor de los 20 años de edad, declinando más o menos un 60% por debajo de esa marca para cuando cumplimos 80 años. Es probable que los que siguen dietas bajas en grasas tengan reservas corporales menores que el promedio de CoQ_{10} debido a que nuestras mejores fuentes alimentarias son carnes orgánicas (como el corazón y el riñón), otras carnes rojas, nueces y aceites vegetales sin procesar. El salvado de cereal y los vegetales verde oscuro proporcionarán una cantidad menor. El consumo del nutriente con un aceite o una grasa mejora su absorción, mientras que nuestra propia producción interna depende de la presencia de una cantidad suficiente de las vitaminas del complejo B.

Yo tomo CoQ_{10} todos los días y la receto con facilidad a cualquiera que tenga un problema de salud relacionado con el corazón, la presión sanguínea, el metabolismo, el nivel de energía o el cáncer. Esto parece ser justo a cualquiera que trate. En la mayor parte de los casos 90 mg diarios es apenas el mínimo requerido para obtener una respuesta terapéutica. Para protección contra el cáncer la dosis usual es de 200-400 mg al día.

Estudios sin publicar que circulan dentro de la industria de la vitamina sugieren que gran parte del CoQ_{10} disponible en forma comercial se absorbe o se asimila mal. Se afirma que los productos etiquetados "hidrosoluble" logran niveles sanguíneos significativamente mayores. Si encuentra un producto así, puede ser que obtenga resultados equivalentes con la mitad de la dosis.

ÁCIDO LIPOICO: *tratamiento diabético comprobado*

Ácido lipoico, ácido alfa lipoico o ácido tióctico, como quiera llamarlo, el hecho sigue siendo que hasta hace unos cuantos años nadie había oído de él. En la actualidad, sin embargo, los defensores de la salud progresiva lo reconocen como un antioxidante universal y un tratamiento importante para la neuropatía diabética. Si cumple con lo que sugiere la investigación, el ácido lipoico se convertirá en uno de nuestros nutrientes más preciados para ayudar a contener muchas de las repercusiones del azúcar alta en la sangre y quizá incluso el proceso mismo del envejecimiento.

Lo esencial del poder del ácido lipoico es su papel doble en el cuerpo. Como el integrante del equipo que puede jugar tanto a la ofensiva como a la defensiva, puede actuar como un antioxidante y como un protector de antioxidantes tanto solubles en agua como liposolubles, incluyendo el glutatión, la vitamina C, la vitamina E y la coenzima CoQ_{10}.[1] Ésta es una hazaña que ningún otro nutriente puede lograr. Además, el ácido lipoico alienta al cuerpo a convertir el alimento en energía de manera más eficiente, ayuda a prevenir que lo que comemos sea depositado como grasa y participa en la limpieza de toxinas y otros productos secundarios del metabolismo de la grasa.

LA DEFENSA CONTRA LA DIABETES

Pocos compuestos son de mayor valor para el diabético sea tipo I o tipo II, dos trastornos bastante diferentes. Basando mi opinión en trabajo realizado en Europa, donde ha sido usado durante unos 30 años, estoy convencido de que el ácido lipoico está destinado a convertirse en nuestra terapia individual más efectiva para la neuropatía diabética. En especial en vista de que no existe ninguna otra ayuda terapéutica, es un ejemplo excelente de una sustancia natural que merece, pero no recibe, la clasificación de tratamiento de elección; en este caso la degeneración dolorosa de los nervios en los brazos y las piernas de la diabetes.

En un estudio, una dosis diaria de entre 300 y 600 mg de ácido lipoico disminuyó el dolor de la neuropatía dentro de doce semanas, aunque la función real del nervio no mejoró.[2] El alivio duradero fue producido en otro estudio con dosis orales e intravenosas de 600 mg.[3] En otro experimento más, los investigadores calcularon una mejora del 80% en los síntomas después de que 320 personas hospitalizadas por neuropatía tomaron un tratamiento de tres semanas del nutriente.[4]

El exceso de azúcar en el torrente sanguíneo causa el daño nervioso de la retinopatía diabética. El proceso, llamado "glicosilación", es una de las formas principales de destrucción celular que los científicos asocian con el envejecimiento. Cualquier cosa que le jale las riendas a los niveles de glucosa, entonces, podría desacelerar, si no es que invertir por completo, algunas de las consecuencias de envejecer.

El ácido lipoico lucha contra la resistencia a la insulina y estimula en forma marcada la utilización de glucosa en nuestras células. Por ejemplo, una dosis intravenosa de 1,000 mg incrementó la utilización de la glucosa celular en un 50%. Los resultados de experimentos con animales demuestran que el ácido lipoico también protege a las células pancreáticas que producen insulina. La destrucción de estas células conduce a la diabetes tipo I y a la dependencia consecuente de inyecciones de insulina. Desde el punto de vista teórico el ácido lipoico debe ser útil como parte de un tratamiento para las primeras etapas del tipo I, cuando no todas las células de insulina en el páncreas han muerto. He comenzado a usarlo con este propósito, pero no he tratado a suficientes de estos pacientes para reportar mis conclusiones.

Satisfacción de Necesidades Universales

Cualquiera que tenga sobrepeso o que siga una dieta alta en carbohidratos corre el riesgo de desarrollar un trastorno de la insulina, así que el ácido lipoico es potencialmente útil para la mayoría de nosotros. Otros peligros de salud comunes también incrementan la necesidad. El nutriente hace más lentas todas las formas de oxidación de los radicales libres, ya sea en las arterias o en los ojos. En el cerebro puede ayudar a frenar o prevenir el daño celular de la enfermedad de Alzheimer.[5] La investigación con animales ya ha demostrado su capacidad para aumentar la memoria y la función cognoscitiva.

El ácido lipoico también es un protector poderoso del hígado, donde rechaza los efectos tóxicos del alcohol, según un estudio de bebedores de vino.[6] También es un componente vital de cualquier terapia contra el SIDA debido a que inhibe la reproducción del VIH. También podría ser útil como un agente quelante, en especial para deshacerse del exceso de cobre en el cuerpo.

En ausencia de cualquier problema médico, una buena dosis diaria de ácido lipoico varía de 100 a 300 mg. Tome también algo de vitamina B_1, como un nutriente de apoyo. Para enfermedades que requieren una respuesta antioxidante completa para vencer la resistencia metabólica a perder peso, prescribo entre 300 y 600 mg al día. Como parte de un programa para tratar la diabetes, el cáncer o el SIDA, uso 600-900 mg.

Excepto por reacciones cutáneas raras, el ácido lipoico no tiene efectos adversos ni interacciones con fármacos. La única consecuencia medicinal posible sería la necesidad de que los diabéticos reduzcan su dependencia de la insulina u otro fármaco antidiabético bajo la guía de un médico. Pero esto, después de todo, debería ser uno de sus principales objetivos.

FOSFATIDIL SERINA: *el nutriente inteligente*

De todos los nutrientes cerebrales que uso y recomiendo, la fosfatidil serina (FS) puede ser el más efectivo. Al maximizar la transmisión nerviosa entre las células cerebrales y suministrarles este nutriente valioso en extremo, la FS puede invertir, como concluyó un investigador, más de una década de declinación mental relacionada con la edad.

Creo que la FS es un detergente biológico para nuestros cerebros. Mantiene a las membranas celulares fluidas, solubles a las grasas y flexibles a las neuronas. También puede incrementar el número de sitios receptores en las células cerebrales, proporcionándonos más puntos de acoplamiento y circuitos para la comunicación neurológica. El impacto combinado mejora la memoria, vigoriza el razonamiento y contrarresta el daño neurológico relacionado con la tensión psicológica. El desempeño mental mejora incluso en personas con enfermedad de Alzheimer o enfermedad de Parkinson.

Nuestros cerebros están flotando en ácidos grasos esenciales y fosfolípidos, uno de los cuales es la fosfatidil serina. Alrededor del 60% de nuestro tejido cerebral es grasa y si no tiene suficiente a la mano el cerebro no puede trabajar bien. La relación entre salud mental y grasa en la dieta es importante. Sin grasas el cerebro no puede producir y transmitir energía eléctrica con facilidad. Una falta de fosfolípidos como la FS también hace más lentos nuestros procesos mentales, sin importar cuál sea nuestra edad. Como muestran unas dos docenas de estudios, el reabastecimiento del suministro de FS aumenta el poder cerebral, el estado de ánimo y la capacidad de aprendizaje, y los beneficios más pronunciados se ven entre los ancianos.

El efecto terapéutico ayuda contra problemas mentales y neurológicos graves, como veremos pronto, y contra la pérdida de memoria "normal" relacionada con la edad, como se demostró en un estudio de 149 personas mayores de 50 años de edad. Algunas de ellas tomaron 300 mg de FS diario durante 12 semanas, mientras que las otras tomaron placebos. Al final del experimento los usuarios de FS mejoraron sus puntuaciones en pruebas de memoria y aprendizaje en un 15%. Las personas que tenían el mayor deterioro en sus facultades mentales mejoraron más. Los beneficios permanecieron hasta por cuatro semanas después de que los sujetos dejaron de tomar el nutriente. Uno de los autores del estudio concluyó que parece ser que la FS invierte alrededor de 12 años de declinación mental.[1]

Daño por tensión psicológica. Tomar FS en forma regular puede controlar la producción de cortisol en el cuerpo, una de las hormonas secretadas en respuesta a la tensión emocional o física. El ejercicio intenso y el simple proceso de envejecimiento también generan una producción mayor de cortisol. Aunque la hormona es esencial para nuestras vidas, demasiada inflige una pérdida. Un exceso puede impedir que el cerebro se nutra de glucosa, inhibir la comunicación entre células cerebrales, lesionar los vasos sanguíneos, acabar con el tejido muscular y debilitar al sistema inmunológico, por nombrar sólo algunas de sus consecuencias.

Depresión estacional. Prescribo FS para todas las personas que trato por depresión. Es útil en particular para aliviar el trastorno afectivo estacional, la melancolía invernal causada por una falta de exposición a la luz natural. Sin causar ninguna complicación, el nutriente puede ser tomado junto con los antidepresivos, aunque muchos de mis pacientes me dicen que ya no necesitan esos fármacos cuando usan FS.

Enfermedad de Parkinson. Los cambios en los niveles de fosfolípidos se asocian con una deficiencia de dopamina, el neurotransmisor ausente en los cerebros de personas con enfermedad de Parkinson. La medicina supo esto hace más de dos décadas, pero fomenta la terapia farmacológica con L-dopa para tratar esta enfermedad neurológica degenerativa. Los complementos de FS, en dosis de 300-500 mg diarios durante tres a seis meses, han incrementado en forma considerable la actividad cerebral, medida con técnicas de exploración modernas.[2]

Enfermedad de Alzheimer. Las personas con un inicio temprano de esta enfermedad destructora de la memoria muestran un uso muy superior de energía por sus células cerebrales con el uso regular de fosfatidil serina. Recordaron mejor nombres, se acordaron de la ubicación de objetos mal colocados, relataron más detalles de acontecimientos recientes y exhibieron una concentración más intensa. Ésta es una noticia de primera plana, y todos nosotros deberíamos emocionarnos al saber que la nutrición, no los fármacos, tienen el poder de preservar o invertir el daño cerebral que ocurre conforme envejecemos.

Recuperación del ejercicio. La actividad física de gran intensidad desencadena la liberación de cortisol y otras hormonas de la tensión que acaban con el tejido muscular. En un intento por limitar el aumento en la secreción, los fisicoculturistas y otros atletas están tomando complementos de FS.[3]

Influencias alcohólicas. No encontrará esto descrito en ningún estudio de investigación. Tomada antes de una fiesta para catar vino o un evento similar, la FS puede hacerlo más resistente de manera notable al efecto embriagador del alcohol. Aun cuando todavía necesite nombrar a un conductor designado, tendrá un control considerablemente mejor de sus sentidos. La FS no protegerá su hígado o su cintura de los efectos del alcohol. No estoy fomentando la bebida; estoy fomentando la sobriedad.

SUGERENCIAS PARA LOS COMPLEMENTOS

La FS es muy segura y no tiene efectos secundarios. Como con cualquier nutriente vigorizante del cerebro, no la tome en la noche porque puede mantenerlo despierto. Es mejor usada como un despertador cerebral antes del desayuno. La dosis usual es de 300 mg al día durante un mes, después de lo cual puede tomar la dosis de mantenimiento de 100 mg al día. Si está deprimido, sufre de trastorno afectivo estacional o tiene enfermedad de Alzheimer o Parkinson, puede necesitar tomar 300-500 mg al día de manera indefinida. Debido a que es una grasa, la

FS es vulnerable al daño de los radicales libres y por tanto debe tomarse con algún apoyo antioxidante de vitamina E, vitamina C y selenio.

Usted puede aumentar sus reservas de FS por medio de la dieta. Está presente en casi todos los alimentos, pero sólo en cantidades menores. Por esto aun cuando se usa soya para elaborar los productos de FS disponibles en las tiendas de alimentos naturales, no puede obtenerla tomando lecitina, en sí misma rica en otros fosfolípidos. La producción del cuerpo también está lejos de la cantidad óptima necesaria.

Durante la década pasada ha habido un interés considerable en tomar "fármacos inteligentes", el término aplicado a los medicamentos que aumentan la función cerebral. Pero ahora que vitanutrientes como la FS, la acetilcarnitina y el NADH están disponibles sin receta médica, la proporción entre beneficio y riesgo ha aumentado en forma exponencial y los fármacos representan un papel cada vez más pequeño.

DMSO: *el curador penetrante*

Podría preguntarse por qué he incluido un solvente de pintura en este libro. El DMSO (dimetil sulfóxido) es un remedio natural extraordinario. Ya sea usado en forma tópica o intravenosa, promueve la curación de las heridas, mitiga el dolor, previene el deterioro celular y mejora los síntomas de una amplia variedad de enfermedades autoinmunitarias. Desde tobillos torcidos y malestar por la artritis hasta una disfunción urinaria previamente intratable, la cantidad total de problemas de salud para los que puede usarse el DMSO parece demasiado bueno para ser cierto. Se han realizado más de 40,000 estudios sobre el DMSO, muchos de ellos concentrados en los beneficios de salud para el ser humano. Las conclusiones, aunque no son unánimes, reafirman en forma abrumadora el valor del solvente.[1] A cambio de su influencia aliviadora, sin embargo, los usuarios deben tolerar un efecto secundario inusual: un olor muy desagradable que emana de su aliento y de su cuerpo.

El aroma, que recuerda al ajo, de seguro es una razón por la que no usamos el DMSO en el Centro Atkins en forma tan regular como merece ser usado. Cuando lo usamos, queda un remanente olfatorio en el edificio durante días. Su presencia inconfundible puede explicar, al menos en parte, por qué los científicos no han realizado estudios doble ciego con el DMSO. La ausencia de un uso a gran escala, creo, puede atribuirse más a su pequeño potencial de beneficio que a su falta de seguridad o efectividad.

La Esencia del Éxito

La FDA ha obstruido con frecuencia la investigación sobre el DMSO, cediendo sólo a autorizar varios usos definidos de manera estrecha: para conservar los órganos para transplante, para tratar lesiones cerradas de cabeza y para aliviar una enfermedad de vejiga dolorosa llamada cistitis intersticial. No obstante, el DMSO puede ser usado para mucho más. Su mayor aplicación puede ser el alivio del dolor, lo cual es probable que lo logre al bloquear la conducción de las fibras nerviosas que transmiten las señales de dolor.[2] Aun así, la FDA parece reacia a permitir que alguien documente este uso. La ironía (o, quizá, la razón) es que es probable que el DMSO demuestre ser mucho más seguro y más efectivo que muchos de los medicamentos recetados por lo común en la actualidad. A menudo funciona cuando los analgésicos normales fallan.[3]

Otras tres cualidades le dan valor al compuesto DMSO: es un antioxidante, un penetrante de la piel y un antiinflamatorio. Todo junto, suena como hecho a la medida para personas con **artritis**, y lo es. En esta área lo uso a él o a su primo biológico, metil sulfonil metano (MSM), con buenos resultados. Por consiguiente, la escasez de trabajos publicados en el tratamiento de la artritis es bastante extraña. Otras aplicaciones están documentadas en forma un poco más completa.

Úlceras. El DMSO se compara en forma muy favorable con el fármaco popular para la úlcera: cimetidina. En un experimento, 220 personas con úlcera duodenal comenzaron a tomar 500 mg de DMSO en forma oral diario. Al final del estudio, tenían menos de la mitad de las recurrencias de úlcera experimentadas por personas que toman sólo cimetidina.[4]

Escleroderma. Este trastorno por lo general mortal, en el que crece tejido fibroso en la piel y los órganos internos, no se consideraría intratable si la medicina observara un poco más de cerca al DMSO. Produjo resultados notables en 26 de 42 pacientes de escleroderma que participaron en un estudio pequeño.[5] Además, el solvente al parecer es el tratamiento más efectivo disponible para librar a los riñones de la amiloidosis secundaria, en la que ocurren crecimientos fibrilares parecidos al escleroderma junto con ciertas enfermedades crónicas.[6]

Cistitis intersticial. Durante años la medicina convencional ha ignorado este curioso problema de la vejiga, considerando infundadas las quejas de cientos de enfermos, casi todos ellos mujeres. No se ha identificado ninguna infección u otra anormalidad, pero los síntomas, que incluyen dolor o una sensación de ardor al orinar y unas ganas casi constantes de evacuar, son reales. El DMSO es una de las pocas sustancias que alivian el dolor. Una mayoría de las mujeres en un estudio grande se beneficiaron en forma considerable de un coctel de DMSO que incluía esteroides, heparina y bicarbonato inyectado en la vejiga a través de la uretra.[7] Los resultados fueron buenos en forma tan consistente que la FDA se sintió obligada a permitir el uso del solvente para esta enfermedad. Al hacerlo, permitió que decenas de miles de pacientes demostraran su seguridad para uso humano.

Problemas de absorción. Cuando el DMSO penetra la piel, lo cual hace con rapidez, lleva consigo cualquier cosa que se mezcle con él y esto permite algunas aplicaciones fascinantes. Los problemas de digestión, como sabemos, deterioran la absorción de nutrientes en ancianos, dejándolos vulnerables a infinidad de problemas de salud. En un estudio de degeneración macular, un grupo de ancianos mejoró su vista con sólo frotar en su piel una solución de DMSO que contenía nutrientes que se sabe invierten el curso de esta enfermedad ocular degenerativa. La tendencia a la penetración, sólo rivalizada por otra sustancia natural, el ácido hialurónico, también aumenta la efectividad de un fármaco antimicótico contra infecciones en las uñas de los pies y el trabajo del alfainterferón contra el herpes genital. También disuelve ciertas hemorroides de la noche a la mañana.

Tobillos torcidos. Una de las aplicaciones más generalizadas del DMSO, en especial por varios equipos deportivos profesionales, es el tratamiento de los tobillos torcidos. Si se frota en forma directa en la articulación lesionada alivia el dolor y reduce la inflamación dentro de una hora. Puede suponer que el tobillo no es el único sitio donde pueden tener lugar las torceduras que responden al DMSO.

SUGERENCIAS PARA LOS COMPLEMENTOS

La calidad del DMSO varía en gran medida. Recomiendo una marca de grado farmacéutico que es entre el 50 y el 70% dimetil sulfóxido puro. También debe usarlo sólo bajo la supervisión de un practicante de la atención a la salud que esté familiarizado con él. Debido a su absorbencia fenomenal, debe ejercerse un cuidado especial. El DMSO llevará a su torrente sanguíneo casi cualquier cosa que esté en su piel. Lave y enjuague por completo el área en el que lo va a aplicar. Lo mismo se recomienda para sus manos.

CALCIO AEF (FOSFATO DE COLAMINA): *el nutriente más subestimado; salvador autoinmunológico*

Para ser un nutriente con un valor medicinal casi invaluable, el calcio AEF (fosfato de colamina) en forma trágica se ha usado muy poco y es lamentable que no se haya investigado. Es el primer mineral al que acudo cuando trato la esclerosis múltiple, la diabetes tipo I y la mayor parte de otras enfermedades que se derivan de un trastorno autodestructivo del sistema inmunológico.

La sal de calcio de 2 amino etanol fosfato, o calcio AEF, está distribuido en forma amplia en todo el organismo, pero no conocemos su función. Pero los pocos doctores que trabajan con él entienden que ofrece una esperanza terapéutica verdadera contra las enfermedades autoinmunitarias, condiciones donde el sistema inmunológico se vuelve contra sus propias células, atacando articulaciones o nervios u otros tejidos como si fueran un virus o alguna otra sustancia extraña.

La medicina convencional no ofrece una terapia efectiva para los trastornos autoinmunitarios aparte de los esteroides tipo prednisona y fármacos que suprimen al sistema inmunológico y por tanto exponen a las personas a una variedad de efectos secundarios peligrosos. El calcio AEF no hace esto. Para una alteración autoinmunitaria como la esclerosis múltiple, permite mejoras neurológicas reales. Y no funciona sólo para un puñado de gente; funciona para una mayoría.

Un médico, Hans Nieper, merece todo el crédito por descubrir los beneficios impresionantes del calcio AEF hace más de 35 años. El oncólogo y cardiólogo alemán lo administró con grandes resultados a más de 4,000 personas. He tratado más de 1,000 de mis propios pacientes con él y puedo atestiguar los hallazgos clínicos de Nieper.

La parte más difícil es notificar al resto del mundo. Desde las publicaciones iniciales de la investigación de Nieper en 1966-1968, casi ningún otro investigador se ha molestado en experimentar con esta sustancia notable. Por razones poco claras, la FDA desaprueba esta sustancia inofensiva y con frecuencia interfiere con los intentos de usarla en Estados Unidos. Por tanto, con bastante tristeza, es invaluable pero permanece en gran medida ignorado.

NO ES SU CALCIO ORDINARIO

Tal vez debería referirme al calcio AEF por su otro nombre, fosfato de colamina. Cuando ensalzo sus virtudes, un paciente dirá de manera típica: "Pero ya estoy tomando calcio. No necesito más." Bueno, éste no es su complemento de calcio promedio. El AEF es el caballo de tiro en este compuesto. Transporta minerales como calcio, magnesio y potasio a posiciones a lo largo de las membranas celulares, lo cual sirve para proteger las células del daño mientras permite entrar a los nutrientes y a las sustancias bioquímicas. Basado en estas acciones, Nieper llama al calcio AEF "factor de integridad de la membrana", o vitamina M_i, para abreviar.

La protección proporcionada por el AEF es adecuada en forma ideal para tratar cualquier trastorno autoinmunitario, incluyendo artritis reumatoide, lupus, escleroderma, enfermedad de Crohn, colitis, fibrosis pulmonar y gastritis. Aunque uso el fosfato de colamina siempre que un examen de sangre revela un incremento en el ANA, una sustancia bioquímica asociada con disfunciones autoinmunitarias, los resultados más sorprendentes aparecen en personas con esclerosis múltiple o en la etapa inicial de diabetes tipo I.

Esclerosis múltiple. Durante las primeras etapas de este trastorno autoinmunitario, marcado por la erosión causada por el sistema inmunológico a la mielina, la cubierta protectora que rodea a nuestros nervios, el fosfato de colamina por lo general proporciona un alivio significativo, si no es que una remisión completa. Las personas son más coordinadas, sienten menos entumecimiento de los miembros, experimentan menos espasmos musculares y a menudo tienen un incremento espectacular en la energía. La ayuda terapéutica no es benéfica en forma tan consistente cuando la enfermedad está muy avanzada. Pero mi experiencia la coloca años luz adelante de cualesquiera terapias convencionales que se usan ahora.

Sin embargo, no crea en mi palabra. Pregunte a personas que lo hayan probado. Alrededor del 63% de los 151 pacientes estadounidenses de Nieper han dicho que su esclerosis múltiple mejoró con calcio AEF. Otro 19% reportó que su esclerosis múltiple se había estabilizado, un resultado considerado igual de notable en esta enfermedad debilitante progresiva. Sólo el 3% reportó que su salud empeoró, el destino desafortunado de la mayoría de las personas tratadas en forma convencional para la esclerosis múltiple. Los resultados de mis pacientes son parecidos a los de Nieper. La mayoría de ellos dice que experimenta menos fatiga, una función mejorada de la vejiga, un paso más firme al caminar, más fuerza, mejor equilibrio, coordinación mejorada, menos entumecimiento de brazos y piernas y menores espasmos musculares.

Contraste estos resultados con los del beta-interferón, el tratamiento farmacológico costoso, promovido en forma amplia y sancionado en forma oficial para la esclerosis múltiple. La comunidad médica se ha maravillado por su supuesto éxito, pero el beta-interferón tan sólo permite que la enfermedad avance más despacio. Cuando el fracaso se vuelve la norma para el éxito, se hace evidente la futilidad de las ofertas de la corriente principal.

Diabetes insulinodependiente. Mis éxitos más notables con el calcio AEF han sido con personas en las etapas iniciales de diabetes tipo I. Aquí el sistema inmunológico asalta a las células pancreáticas que elaboran insulina. Cuando es destruido un número suficiente de células, el organismo ya no puede producir suficiente insulina para ayudar a metabolizar los azúcares en el alimento. Entonces inyecciones diarias de insulina deben compensar la pérdida de la hormona, y comienza una lucha de por vida contra la inestabilidad del azúcar en la sangre y sus muchas consecuencias indeseables. Sin embargo, inyecciones regulares de calcio AEF pueden alejar a la enfermedad durante años, a condición de que la atrapemos lo bastante pronto, lo cual por lo general es la dificultad. De manera típica, para cuando una persona es diagnosticada con tipo I, su maquinaria de producción de insulina ha sido dañada en forma irreparable. Marie Speller, sobre quien aprendió en la página 19, es uno de nuestros éxitos con el AEF, pero todavía no hemos referido suficientes pacientes con diabetes tipo I inicial para saber cuán consistentemente podemos anticiparnos a la destrucción. Quizá el conocimiento que pueda proporcionar este libro dará al mundo una oportunidad de controlar esta enfermedad.

Cáncer. En forma curiosa, pocos de los pacientes de Nieper con esclerosis múltiple han desarrollado cáncer, lo cual va contra las probabilidades y sugiere que el calcio AEF podría prevenir de alguna manera la enfermedad. Confía en que una mayor investigación confirmará algún papel para el calcio AEF en la disminución del riesgo de cáncer. Esperamos que tenga razón. La idea del calcio unido a una molécula que lo transporta hasta su objetivo significa que el calcio AEF ayudaría a restablecer la pérdida de hueso de la osteoporosis o cáncer óseo. La experiencia de Nieper en ambos casos lo ha llevado a decirme que éste es su tratamiento de elección.

SUGERENCIAS PARA LOS COMPLEMENTOS

El calcio AEF inyectable no está disponible para el usuario promedio de complementos y debe obtenerse en el extranjero. Necesitará encontrar un médico que esté familiarizado con él o que al menos esté de acuerdo en administrárselo. Para la fuerza terapéutica completa, debe ser inyectado en forma intravenosa pero nunca por vía intramuscular. La dosis más común usada es de 400 mg de un frasco de 10 cc, inyectados tres veces por semana.

Se dispone por correo de formas orales, ya sea de calcio AEF o de una combinación de sales de calcio, magnesio y potasio de AEF. Se las doy a mis pacientes para aumentar los efectos de las inyecciones, pero por sí solas simplemente no poseen la efectividad del calcio AEF intravenoso.

CREATININA: *de lo que están hechos los músculos*

La creatinina es una de las sustancias proteínicas más abundantes e importantes para el organismo. Es el sustrato principal para la fosfocreatinina, la cual abastece nuestras contracciones musculares, así que es lógico que los atletas competitivos la estén probando ahora.

La mayoría de nosotros llevamos alrededor de 120-140 gramos de creatinina en nuestros músculos, pero el nutriente no es esencial para nuestra dieta. Los vegetarianos no toman creatinina en forma esencial, pero rara vez están deficientes, elaborándola de los aminoácidos dietéticos arginina, glicina y metionina.

UN AUMENTADOR PROBADO DEL DESEMPEÑO

El valor de la creatinina parece ser en el aumento del desempeño atlético a corto plazo, como en las arrancadas, las aceleraciones en el ciclismo y el levantamiento de pesas. Se han usado dosis de 20-25 gramos en la mayor parte de los estudios.[1,2] La creatinina parece trabajar al ayudar a mantener altos nuestros suministros de energía inmediata. También previene el aumento de los niveles de amoniaco en plasma, lo cual haría más lento el desempeño atlético. No hay evidencia de que la creatinina mejore nuestro vigor a largo plazo. Pero permite a los levantadores de pesas incrementar la masa muscular en unos dos kilogramos, de acuerdo con un fisiólogo sueco del deporte.[3]

Su Valor Médico

Desde el punto de vista terapéutico, la creatinina parece ser útil para tratar y prevenir perturbaciones en el ritmo cardiaco. Para 50 personas que iban a someterse a una operación para remplazar una válvula cardiaca, la complementación redujo las arritmias en un 75%.[4] Personas con falla cardiaca crónica también han usado el complemento, en una dosis diaria de 20 gramos, para incrementar su capacidad de ejercicio.[5] Otra investigación sugiere que puede tener alguna actividad anticáncer.[6]

Sugerencias para los Complementos

La dosis efectiva para la creatinina parece ser de más o menos 20 gramos al día, lo cual puede ser costoso. No está claro que dosis menores tengan algún beneficio. Su uso completo, por tanto, puede limitarse a atletas selectos, personas que entrenan con pesas de carga grande y personas con ciertas enfermedades cardiacas. La dosis de 20 gramos parece ser muy segura y sin efectos secundarios. Una dosis en este rango se toma mejor en polvo (que se vende en las tiendas de alimentos naturales). Cuatro cucharaditas (es decir, 20 gramos) se recomienda como una dosis antes de un entrenamiento.

OCTACOSANOL: *combustible cerebral confiable*

En los primeros días de mi carrera nutricional fui bastante afortunado al trabajar al lado del Dr. Carlton Fredericks, uno de los grandes en verdad en la medicina nutricional. Con alimentación parenteral de octacosanol, ayudó a docenas de personas a salir de comas que habían dejado perplejos a los doctores convencionales. Los casos fueron tan numerosos y los resultados tan sorprendentes que nadie familiarizado con ellos podría concluir nada más que el octacosanol es un nutriente cerebral milagrosamente efectivo. Pero aunque los resultados son impresionantes, pocos estudios médicos han examinado o intentado explicar sus poderes. La triste verdad es ésta: la ausencia de estudios significa que la corriente principal no lo acepta. Así que las personas en coma continuarán perdiendo la oportunidad de beneficiarse con octacosanol.

Comencé mi propio uso terapéutico del octacosanol al prescribirlo a pacientes que se quejaban de una falta general de energía. Impresionado por sus mejoras, volví mi atención a un grupo de personas cuya fatiga estaba asociada con daño cerebral: esclerosis múltiple (una falta de vigor es uno de los síntomas más frecuentes del trastorno autoinmunitario). Cientos de ellos han continuado desde entonces con vidas más activas y plenas. Estimo que alrededor del 90% de mis pacientes de esclerosis múltiple han reportado que nuestro programa, el cual siempre incluye octacosanol, redujo sus sensaciones de fatiga. Incluso cuando los beneficios del tratamiento no fueron evidentes desde el punto de vista neurológico, estas personas dijeron que podían hacer más que antes y sentían que lo hacían mejor.

El valor del octacosanol fue demostrado por primera vez por Thomas Cureton, un pionero en el campo de la fisiología del ejercicio. Cureton[1] demostró que los complementos de aceite de germen de trigo, de donde se extrae el octacosanol, pueden incrementar la resistencia y el consumo de oxígeno de un atleta en una gran altitud. Los científicos identificaron más tarde al octacosanol como el ingrediente más potente del aceite de germen de trigo, aunque otros componentes (incluyendo el triacontanol, el tetracosanol y el hexacosanol) también pueden contribuir a su efectividad, como cree el Dr. Fredericks.

TRASTORNOS NEUROLÓGICOS

El escaso número de estudios científicos publicados tiende a confirmar que la mejor aplicación terapéutica del octacosanol es contra ciertas enfermedades neurológicas degenerativas.[2] Tomar 5 mg al día, mostró un experimento pequeño, mejoró la coordinación muscular para personas con enfermedad de Parkinson. Una dosis mayor, encontré yo, es aún más efectiva.[3] Las personas con enfermedad de Lou Gehrig esclerosis lateral amiotrófica (ELA) han notado alguna ligera mejoría en sus síntomas después de tomar 40 mg al día,[4] aunque los cambios no son considerables. El octacosanol también podría ayudar a personas que tienen distrofia muscular, sugiere otra investigación,[5] aunque el beneficio aquí podría provenir de otros compuestos en el aceite de germen de trigo.

SUGERENCIAS PARA LOS COMPLEMENTOS

Desde el punto de vista terapéutico, un extracto natural de aceite de germen de trigo funciona mejor que el octacosanol sintético. En el pequeño número de estudios publicados, las dosis variaron entre 40 y 80 mg al día, aunque el adulto promedio puede tolerar con facilidad hasta 150 mg. Por lo general doy a mis pacientes con esclerosis múltiple 15-30 mg al día. Ésta es una buena cantidad también para cualquiera que desea nutrición adicional para el sistema nervioso central. Cantidades mayores pueden ser algo costosas pero en definitiva valen la pena y al parecer son seguras.

GAMMA-ORIZANOL: *el curador de úlceras*

Espero que comparta mi entusiasmo por el gamma-orizanol, un extracto del aceite de salvado de arroz cuyos poderes curativos contra los padecimientos gástricos y cardiovasculares han sido investigados durante las dos décadas anteriores fuera de Estados Unidos, en especial en el Lejano Oriente. Científicos japoneses son líderes en el campo de la investigación del compuesto. Unas dos docenas de estudios, muchos de ellos que incluyeron pacientes hospitalizados, atestiguan su poder medicinal contra úlceras, gastritis y síndrome de intestino irritable, así como el colesterol alto y los síntomas de la menopausia.

Problemas digestivos. Los complementos de gamma-orizanol ayudan a estimular el alivio en problemas gastrointestinales en sólo unas cuantas semanas. Uno de los estudios con base más amplia en toda la medicina nutricional comparó tomar 300-600 mg de gamma-orizanol diarios contra tratamientos ortodoxos para padecimientos gastrointestinales. El estudio fue realizado en 375 hospitales japoneses con miles de pacientes. Después de tres semanas más del 90% de los usuarios de gamma-orizanol lograron mejores recuperaciones que los pacientes que usaron medicamentos convencionales.[1]

Enfermedad cardiaca. Una disminución considerable en los triglicéridos altos y el colesterol LBD acompaña de manera típica a la complementación con gamma-orizanol.[2] Los niveles de LAD también pueden incrementarse en forma moderada. Dosis de 300-600 mg al día al parecer logra esta mejora al bloquear la absorción del colesterol y acelerar su conversión en bilis.

Menopausia. Los bochornos, sudores nocturnos y otros síntomas menopáusicos disminuyen para muchas mujeres que usan gamma-orizanol en forma regular. Dependiendo del estudio, hasta el 85% de las que tomaron complementos notaron un beneficio.[3] En estos estudios las dosis efectivas variaron desde tan poco como 30 mg al día hasta tanto como 300 mg.

Otras alteraciones. Los resultados preliminares de otra investigación sugieren una posible función del gamma-orizanol en el tratamiento de la depresión y para ayudar a los levantadores de pesas a formar tejido muscular.[4] Algunos pacientes encuentran que alivia los síntomas asociados con los trastornos de próstata. En Japón se usa en forma amplia el gamma-orizanol. Esta lista más bien variada de usos clínicos puede ser tan sólo la punta de un iceberg terapéutico.

Sugerencias para los Complementos

Para enfermedades gastrointestinales y perturbaciones graves del colesterol, por lo general prescribo 450-600 mg de gamma-orizanol al día. Cuando estos problemas son secundarios a otros padecimientos o cuando se trata la menopausia, por lo normal reduzco la dosis a entre 150 y 450 mg diarios. Las cantidades superiores no acarrean ningún riesgo. Tan sólo encuentro que el rango inferior es igual de terapéutico.

DMG (DIMETILGLICINA): *luchadora contra la fatiga, conquistadora del autismo*

Para la fatiga común y corriente promedio, la DMG (dimetilglicina) casi es el tónico rápido ideal, un aumentador de la energía seguro por completo que dura la mayor parte del día. He recetado el nutriente antes de que se convirtiera en uno de los complementos más extraordinarios de la década de 1970 (anunciada en forma errónea como "vitamina B_{15}"). Continúo administrándola en la actualidad como un tratamiento no específico para la fatiga.

La DMG está preparada para ser mucho más que una píldora de energía natural. Debido a que es uno de los llamados donadores de metilo, el organismo la usa para miles de reacciones bioquímicas saludables al agregar un solo grupo de carbono extra, convirtiendo por tanto una sustancia química en otra, neutralizando las toxinas y protegiendo nuestros genes. El éxito de la DMG con mis pacientes me convenció de que una buena cantidad de nosotros padece una escasez relativa de los nutrientes donadores de metilo. La investigación publicada sobre la DMG es escasa, pero podemos vislumbrar algún indicio de sus otras capacidades terapéuticas a partir de la experiencia de los médicos que la usan.

Función inmunitaria. De acuerdo con los resultados de un estudio,[1] la DMG cuadruplicó las respuestas inmunitarias de personas que tomaron 120 mg diarios durante diez semanas. Los investigadores concluyeron que la DMG fortalece las defensas del organismo en un nivel celular y hormonal. También ayuda a las células a usar el oxígeno en forma más eficiente.

Resistencia atlética. La reputación de la DMG fue enlodada debido a su confusión con un compuesto similar, ácido pangámico, que se estudió por primera vez en Rusia. Los investigadores rusos mostraron que el ácido pangámico mejoró la resistencia atlética al prevenir una acumulación de ácido láctico en el cuerpo. También se consideró que era posible que la DMG contribuyera al desempeño atlético, pero la cuestión sigue abierta hoy, con pocos estudios que muestren que ofrece algún beneficio atlético. Sin embargo, uno de los experimentos positivos concluyó que tomar 5 mg al día permite que un atleta ejercite durante más tiempo antes de llegar al agotamiento físico. En otra serie de experimentos, una dosis de 1.6 mg por kilogramo de peso corporal dio a los caballos algo de vigor adicional y redujo el ácido láctico.[2]

Frecuencia de ataques. Aunque los estudios con animales sugieren que la DMG puede reducir la frecuencia de ataques epilépticos,[3] las pequeñas pruebas clínicas que incluyen a personas no han podido encontrar un beneficio. Por otra parte, la evidencia anecdótica de doctores que la usan es bastante diferente. De acuerdo con reportes de casos, el número de ataques disminuyó de manera significativa cuando las personas con epilepsia tomaron 180 mg diarios de DMG. Cuando dejaron de tomar el complemento, experimentaron considerablemente más episodios.[4]

Terapia para el autismo. El principal proponente de la medicina basada en nutrientes para el autismo, Dr. Bernard Rimland, presenta reportes de casos que muestran que la DMG puede alargar los periodos de atención de niños autistas, alegrar sus estados de ánimo y reducir sus berrinches y su comportamiento obsesivo-compulsivo.[5] En varios casos, niños autistas con mutismo comenzaron a hablar de un día para otro. No se han realizado estudios formales, pero la ausencia de investigación documentada de ninguna manera socava la evidencia de primera mano. Las experiencias clínicas personales pueden ser muy convincentes y contribuyen en forma inmensa a la educación de un doctor. Los pacientes de Rimland reportan una gran medida de éxito entre niños que exhiben síntomas obsesivo-compulsivos.

Acción antioxidante. El Dr. Gary Price Todd, un importante oftalmólogo nutricional, ha reportado que dosis diarias de 250 mg de DMG invirtieron el crecimiento temprano de cataratas en algunos de sus pacientes.[6] Una vez más, no existe investigación de apoyo, pero los reportes de Todd dan crédito a una conclusión en el estudio inmunológico de que la DMG muestra capacidades antioxidantes.

SUGERENCIAS PARA LOS COMPLEMENTOS

La experiencia clínica personal a menudo es una de mis mejores guías, así que la falta de una evidencia de investigación sólida significa poco. Creo que la DMG tiene muchos usos terapéuticos y se requiere más investigación y observación empírica para localizarlos con precisión. mientras tanto, continuaré confiando en mis propios ojos y recomendando el complemento en una base de probar y ver como un remedio para la fatiga. Si un paciente nota un incremento en la energía o el vigor, la hago una prescripción regular. La medicina convencional a menudo acepta esta especulación con los fármacos de prescripción, aun cuando éstos conllevan efectos secundarios perjudiciales. Cualquier cosa que se pueda afirmar o negar de la DMG, al menos es segura por completo, basado en toda la evidencia clínica.

Las tabletas de DMG pura que contienen 125 mg cada una son la única forma disponible del complemento. Colocada bajo la lengua, la píldora es absorbida en segundos, así que si va a animar ese letargo, lo notará dentro de unos cuantos minutos.

TRIMETILGLICINA (BETAÍNA): *donadora de metilo, luchadora contra la homocisteína*

Si dos grupos metilo son benéficos, entonces tres deben ser mejores. Muchos científicos creen que esto es cierto y yo estoy de acuerdo. La trimetilglicina, también conocida como betaína, puede no ser un nutriente reconocible de inmediato, pero está disponible con facilidad (en forma de clorhidrato de betaína) como un auxiliar digestivo. Para los millones de personas que carecen de una cantidad suficiente de ácidos gástricos, es un complemento en verdad útil (véase la página 272 sobre el HCl).

En fechas recientes, el interés en la betaína, aparte del clorhidrato, el cual libera ácido clorhídrico, ha sido reavivado debido a que reduce los niveles sanguíneos de homocisteína, un aminoácido tóxico y un factor de riesgo independiente peligroso para la cardiopatía, entre otras enfermedades.[1] Hay poca necesidad de aprovecharnos de la betaína en forma específica para el control de la homocisteína, debido a que el ácido fólico, las vitaminas B_6 y B_{12} hacen el trabajo muy bien.

Su valor real, sin embargo, está en una donación generosa de metilo, el cual viene por cortesía de ese tercer grupo metilo. La betaína neutraliza la homocisteína por medio de esta reacción, convirtiéndola en el aminoácido metionina. El proceso también podría estar ligado a una protección contra el cáncer, con base en algunas investigaciones con animales, trastornos del hígado y el acto mismo de envejecer.

La investigación en esta dirección todavía es muy temprana y está demasiado fragmentada para saber cómo acabará este concepto, pero sospecho que demostrará ser más valioso que la DMG. La dosis usada más a menudo es de 125 mg tres a cuatro veces al día.

NADH: *el energizante celular*

Cualquiera que entienda la bioquímica del metabolismo de la energía sabe el papel fundamental que desempeña el NAD (dinucleótido de nicotinamida adenina) en la producción de energía para nuestro organismo. Cuando está en su forma oxidada usual, sirve como un vehículo para casi todas las reacciones de energía que tienen lugar en las células de nuestro organismo. En su forma reducida (es decir, después de que se le agrega un hidrógeno extra) está listo para suministrar energía cediendo ese hidrógeno. Puede requerirse un bioquímico para entender esta reacción, pero una cosa es clara: el NAD reducido, llamado NADH o coenzima 1, es la forma específica en la que todas nuestras células obtienen su energía. Esto haría del NADH la quintaesencia de los vitanutrientes que proporcionan energía, pero hay una trampa. En el pasado, nadie podía entregar esta molécula muy activa en una forma lo bastante estable como para existir en una prescripción oral. Por suerte científicos europeos han tenido éxito ahora para hacer la coenzima 1 disponible en forma de complemento.

Cuando las personas con enfermedad de Parkinson han tomado esta forma de vitamina B_3 (la que toma su nombre de la parte de nicotinamida de la molécula), sus manos han dejado de temblar y han recuperado una marcha estable. Las personas con enfermedad de Alzheimer mejoraron su memoria. Cualquier otra persona que use el complemento puede esperar un aumento pronunciado de la energía que ayude al desempeño atlético, la depresión, los problemas cardiacos y otros padecimientos.

No todos disfrutarán un cambio completo tan pronunciado después de usar la coenzima 1, pero la mayor parte de sus fallas se deben a que se dan dosis demasiado bajas, en vista de que no todos pueden solventar el costo cuando son necesarias dosis altas. Encontrado en forma natural en el corazón y el cerebro, el NADH extiende su protección antioxidante a la fuente de poder de nuestras células, la mitocondria. El cuerpo por lo normal elabora su propio NADH a partir de la niacinamida, pero el envejecimiento y la enfermedad hacen más lenta la conversión.

Enfermedad de Parkinson. Cuando uno de mis pacientes con enfermedad de Parkinson tratados con NADH regresa con una mejoría mensurable en sus síntomas, no tengo palabras para describir la satisfacción que siento. La diferencia puede ser notable en los ancianos, quienes parecen obtener un beneficio mayor que mis pacientes más jóvenes. Dejaré que la investigación hable por sí misma:

De unas 900 personas con enfermedad de Parkinson que tomaron complementos de NADH en forma regular, el 80% mostró un alivio de moderado a excelente de los temblores de manos, el bamboleo de la cabeza, la rigidez de los miembros, el andar lento, la fatiga y otros síntomas de la enfermedad. Con años de uso regular, también parece desacelerar el deterioro del sistema nervioso.[1]

En el cerebro, el NADH ayuda a las neuronas a hacer dopamina, un neurotransmisor que es relativamente deficiente en las personas con enfermedad de Parkinson. La medicina convencional trata la enfermedad con L-dopa, un remplazo de la dopamina de prescripción que, a la larga, deteriora más la capacidad del cerebro para elaborar el neurotransmisor. Por estas razones, Jorg Birkmayer, el investigador austriaco que desarrolló el producto e hizo la mayor parte del trabajo original con NADH, recomienda a los doctores permitir que sus pacientes con enfermedad de Parkinson tomen una dosis menor de L-dopa mientras prueban la terapia con NADH. La L-dopa causa la liberación de radicales libres, los cuales pueden dañar las células cerebrales, mientras que el NADH es uno de los antioxidantes más poderosos del cerebro. Por tanto, el NADH por lo general proporciona los mismos beneficios que la L-dopa, pero sin los efectos secundarios.[2]

Enfermedad de Alzheimer. He usado el NADH en personas con todos los grados de pérdida de la memoria, y un porcentaje sorprendentemente alto de ellas recuperó al menos algo de memoria a corto plazo. Birkmayer probó el complemento en 17 personas con enfermedad de Alzheimer, la cual comparte muchas semejanzas bioquímicas con la enfermedad de Parkinson. Todos sus pacientes mejoraron de manera significativa su ejecución en pruebas de memoria estándares. La progresión del deterioro cerebral, en el presente una ocurrencia inevitable con la enfermedad, también se hizo más lenta.[3]

Depresión. La tercera enfermedad que estudió Birkmayer de manera formal fue la depresión. Se benefició el 93% de 205 sujetos deprimidos, aunque muchos recibieron una forma inyectable de NADH.[4]

Enfermedad cardiaca. Aunque los investigadores están comenzando a explorar sus posibles usos en cualquier parte, el NADH parece tener ya un valor significativo contra la enfermedad cardiaca. Ya ha salvado las vidas de diez personas con falla cardiaca terminal. Cuando los doctores administraron 15 mg del nutriente en forma intravenosa en este pequeño experimento, no se esperaba que sus pacientes vivieran más de dos días. Pero vencieron las probabilidades y terminaron viviendo mucho más de lo que esperaban sus médicos.

A mí me parece que combinar NADH con otros nutrientes cardiovasculares estándares, como la coenzima Q_{10} y la carnitina, servirá a personas con muchos tipos de padecimientos cardiacos. En otra investigación muestra señales de disminuir las lecturas de colesterol y de presión sanguínea elevadas.

Fatiga crónica. Aunque hay muchas causas de este síndrome debilitante y mal comprendido, los resultados preliminares con NADH son alentadores, y ahora están en marcha las pruebas clínicas.

Aumento de la energía. Animados por los estudios europeos exitosos sobre desempeño atlético, ahora están en progreso estudios estadounidenses. En el estudio que se ha reportado, 17 atletas con edades entre 18 y 35 años lograron tiempos de reacción más rápidos y un desempeño general mejor después de cuatro semanas tomando 5 mg de NADH.

Sugerencias para los Complementos

Si toma demasiado, el NADH puede estimularlo demasiado; usado tarde en el día puede impedir que se quede dormido. Debe tomarse en ayunas. Si lo toma con una comida, los jugos digestivos acabarán con el recubrimiento.

Su mejor fuente para obtener NADH puede ser un médico complementario, porque una forma efectiva podría ser difícil de encontrar. Las tiendas de alimentos naturales pueden tener algo llamado NAD, pero ésta sería ineficaz. En este libro no he hecho recomendaciones de productos por marca registrada, pero hasta el momento de escribir esto sólo he encontrado una forma efectiva de NADH: el NADH elaborado con el proceso del Dr. Birkmayer.

Las dosis precisas deben individualizarse, porque cada persona reaccionará en forma diferente. Es fácil encontrar su dosis ideal porque demasiado de él lo estimulará en exceso, así que comience con 2.5 mg cada mañana y agregue un incremento de 2.5 mg cada semana hasta que encuentre la mezcla óptima de energía y capacidad para dormir tranquilo. Para las enfermedades de Alzheimer y de Parkinson, el rango terapéutico efectivo puede extenderse hasta unos 20 mg al día o más.

11. Nutrientes elaboradores de cartílago

CARTÍLAGO DE TIBURÓN Y BOVINO: *terapia para la artritis, esperanza para el cáncer*

La terapia con cartílago ha fomentado mucho debate, no sólo de sus críticos, sino también entre sus defensores en competencia. Aunque es casi seguro que ayuda a tratar enfermedades inflamatorias como la artritis, aviva las llamas de la controversia como una terapia contra el cáncer.

Los proponentes de la medicina alternativa por lo general consideran al cartílago al menos como algo útil y en ocasiones esencial. Entre los defensores del tratamiento en verdad dedicados, una cuestión disputada en forma más acalorada es cuál de los dos tipos es mejor, el cartílago de bovino o el cartílago de tiburón. Cada uno tiene una historia diferente.

Cartílago de bovino. Siendo el primer producto de cartílago que se usó en forma clínica, basado en el trabajo del Dr. John Prudden, el cartílago de bovino demostró al principio su valor médico al mejorar la curación de las heridas en personas que estaban tomando el fármaco cortisona. Fortaleció la calidad del tejido recién formado y aceleró el proceso de curación.[1] Encontró que el extracto de cartílago de bovino aplicado en forma directa a una herida quirúrgica fue un potente acelerador de su curación.[2] El cartílago bovino resulta ser muy útil para tratar el alvéolo seco, una complicación dolorosa que en ocasiones ocurre después de la extracción de un diente.

A continuación Prudden descubrió que el cartílago de bovino era un antiinflamatorio potente con un cierto valor para aliviar el dolor de la osteoartritis y de la artritis reumatoide. El tratamiento disminuyó el dolor e incrementó la movilidad de las articulaciones.[3] En el 90% de 700 personas incluidas en uno de sus estudios, el 60% consideró excelentes los resultados generales.

Los críticos, sin embargo, desean estudios independientes para confirmar las afirmaciones de Prudden de que el cartílago de bovino, en

315

dosis de 9 gramos al día, puede curar por completo el cáncer de la próstata y del páncreas. También ha reportado buenos resultados contra el cáncer pulmonar, renal y de colon, así como una forma de cáncer cerebral llamado glioblastoma. De acuerdo con uno de sus estudios, el cartílago bovino benefició casi a todos los 31 pacientes de cáncer que lo tomaron, habiendo reportado al 35% curado.[4]

Cartílago de tiburón. Aunque mejor conocido y promovido que su competidor bovino, el cartílago de tiburón también carece de confirmación independiente de su capacidad anticáncer reputada. Su máximo defensor, el Dr. William Lane, afirma que su investigación, realizada en Cuba y México, demuestra su efectividad. Sin embargo, no he visto ningún reporte de un porcentaje alto de éxitos a largo plazo. En unos cuantos casos los tumores se han reducido de tamaño, de acuerdo con evidencia de laboratorio que, dice Lane, viene de Cuba. Quizá son de mayor interés, sin embargo, las diapositivas de Lane que muestran hojas de tejido fibroso invadiendo el tumor. Éste es un esfuerzo corporal típico para controlar una enfermedad. Aunque el tumor permanecía, este tejido cicatrizal fibroso había remplazado al cáncer, imposibilitándole crecer.

Como una herramienta para curar enfermedades inflamatorias, ambas preparaciones de cartílago (de hecho, cualquier producto de cartílago) tienen credenciales impresionantes. Después de todo, son fuentes importantes de sulfato de condroitina y glucosaminoglicanos y por tanto comparten sus capacidades para el éxito en la artritis y miles de otras enfermedades inflamatorias. Reportes sin publicar de éxitos espectaculares de pacientes con la enfermedad autoinmunitaria que tensa la piel, escleroderma, sugiere que un extracto de cartílago de tiburón puede probar ser su terapia más efectiva.

SUGERENCIAS PARA LOS COMPLEMENTOS

No puedo escoger un ganador entre los dos cartílagos competidores. Cada uno parece trabajar de manera impresionante alrededor del 20% del tiempo, estimo, basado en mis propias observaciones con pacientes de cáncer en el Centro Atkins. Debido a que trato el cáncer con 20 o más sustancias biológicas de manera casi simultánea, aislar el impacto de una puede ser difícil. Me gustaría ver análisis comparativos realizados, pero no estoy dispuesto a retener ningún tratamiento efectivo para un paciente con el fin de aprender algo.

Los tratamientos como el cartílago (bovino o de tiburón, ambos disponibles con facilidad en las tiendas de alimentos naturales) hace una contribución importante a la calidad general de nuestra lucha al ayudarnos a lograr un objetivo por lo general rechazado en los círculos de la corriente principal: luchar contra el cáncer hasta un punto muerto sin siquiera tratar de curarlo. Muchos practicantes opinan que el cartílago de bovino funciona mejor, aunque creo que el cartílago de tiburón puede tener la ventaja. A menudo tomamos la decisión basados en la facilidad de su administración y en su costo. Para luchar contra el cáncer o la escleroderma, mi favorito es el extracto de cartílago congelado. Todo lo que necesita hacer es colocar una cucharadita al día debajo de su lengua. El polvo de cartílago de tiburón requiere una dosis diaria muy grande: al menos un gramo por cada kilogramo de peso corporal, consumido por vía oral o introducirlo por vía rectal. La dosis efectiva del bovino, por el Dr. Prudden, es de 9 gramos al día, ya sea que el problema sea una enfermedad inflamatoria o maligna.

GLUCOSAMINA: *el mejor tratamiento para la osteoartritis*

El progreso hacia mi objetivo, hacer de la curación natural parte de la corriente principal, se logra cuando un libro logra suficiente popularidad para crear una demanda para un tratamiento específico. Debo confesar que espero que este libro haga eso.

Los siguientes dos nutrientes que describiré son ejemplos de la forma en que puede suceder.

El sulfato de glucosamina es considerado por los doctores complementarios como el tratamiento de elección para la osteoartritis no sólo porque todos hemos tenido largas sucesiones de pacientes satisfechos, sino porque puede jactarse de una colección de estudios clínicos impresionantes que atestiguan su efectividad.

Pero casi ningún reumatólogo de la corriente principal la prescribió hasta que se vieron inundados por sus propios pacientes que se las solicitaban y que les exigían que leyeran un libro de gran venta del Dr. Jason Theodosakis, *The Arthritis Cure*.

La glucosamina funciona porque proporciona los elementos fundamentales para cartílago nuevo, el acojinamiento protector de la articulación que impide que los huesos se raspen entre sí cuando nos movemos pero que se desgasta por esta forma común de artritis degenerativa (desgaste).[1] Nos permite tratar esta enfermedad de manera efectiva, posiblemente por primera vez en la historia.[2]

Para los 30 millones de estadounidenses con osteoartritis, el tratamiento preferido de la medicina es el uso prolongado de medicamentos
analgésicos a corto plazo. Estos fármacos antiinflamatorios no esteroidales (AINES, por sus siglas en inglés) no curan el daño de la articulación
osteoartrítica. Muchos de ellos, incluyendo la aspirina, aceleran el deterioro y detienen el crecimiento de cartílago.

Aunque los AINES pueden usarse para un alivio temporal, el uso habitual es ruinoso, ya que estos fármacos matan más que el dolor.[3] Cada
año mueren alrededor de 20,000 personas por usar AINES. Otros cientos
de miles desarrollan úlceras sangrantes y daño del hígado, para nombrar dos de los efectos secundarios notorios de los fármacos. Algunas
personas terminan con diálisis de los riñones.

RESOLUCIÓN DE LA ARTICULACIÓN

Las articulaciones sanas producen su propia glucosamina, un elemento
fundamental para el cartílago. El organismo elabora cartílago, pero sólo
si es abundante la glucosamina. Cuando falla la producción del nutriente
las articulaciones comienzan a perder cartílago, los huesos se erosionan
conforme se desgastan entre sí y empieza la osteoartritis. Conforme
avanza esta situación dolorosa, la producción de glucosamina puede
cesar por completo.

De acuerdo con investigaciones comparativas, tomar complementos
(lo cual parece desencadenar la producción del nutriente por las propias
articulaciones) disminuirá el dolor osteoartrítico y aumentará la movilidad de la articulación mejor que tomar analgésicos farmacológicos.[4] La
terapia con nutriente también exhibe alguna acción antiinflamatoria.

El alivio y rejuvenecimiento de la glucosamina no son inmediatos.
Aunque algunas personas con osteoartritis notan una mejora dentro de
unas cuantas semanas, algunos de mis pacientes tuvieron que tomarlo
hasta por seis meses para sentir un efecto. Pero el alivio bien vale la
espera. En un estudio de ocho semanas que midió a la glucosamina
contra el ibuprofeno, un analgésico común para la osteoartritis, los participantes reportaron que al principio sintieron un mayor alivio con el
ibuprofeno. Pero para el final del experimento los usuarios de
glucosamina se sintieron mucho mejor. Muestras de células de sus articulaciones ofrecieron una prueba visible: las articulaciones degenera-
das de hecho estaban sanando, algo nunca antes observado en usuarios de ibuprofeno.[5]

Se encuentran disponibles diferentes formulaciones de glucosamina, y aunque algunas de ellas son útiles, existe algo de debate sobre cuál funciona mejor. Es probable que el sulfato de glucosamina, respaldado por más de 20 estudios realizados en forma sólida en personas, sea mejor para el alivio de la osteoartritis. Ahora está siempre presente en las tiendas de alimentos naturales. El clorhidrato de glucosamina, que ha mostrado que cura el cartílago en estudios con animales, es el más barato. La N-acetil glucosamina, otra formulación más, no llevará tanto del ingrediente activo a las articulaciones como sus dos competidoras.

Cualquiera que sea la preparación que se elija, la dosis usual es de 500 mg tres veces al día. Es segura y, excepto por algún malestar digestivo menor, libre de efectos secundarios. Sin embargo, no veo razón para no dar 3,000 mg diarios o más: la seguridad no es un problema. Para aumentar su poder medicinal, la combino con sulfato de condroitina (véase más adelante), aceites de pescado, cartílago de bovino o de tiburón, pepino de mar, cetil miristoleato y los antioxidantes. Cualquiera mayor de 40 años de edad puede querer usarla en forma preventiva contra la osteoartritis, la cual será desarrollada por la mayoría de nosotros, en algún grado, conforme envejezcamos. Tomar 500 mg dos veces al día puede demorar lo que de otra manera podría ser inevitable.

SULFATO DE CONDROITINA: *cómo se restablecen las articulaciones*

Alimentamos a nuestros perros con huesos porque queremos que estos miembros leales de la familia tengan huesos fuertes. La misma lógica nos dice que si deseamos reconstruir nuestro cartílago, como debemos hacerlo si la osteoartritis está cobrando su cuota, entonces tal vez deberíamos alimentarnos con cartílago.

Bueno, durante décadas los connotados científicos han estado demostrando la efectividad del constituyente único principal del cartílago, el sulfato de condroitina. Aunque no es una entidad química aislada, sino más bien una clase de sustancias relacionadas, la condroitina tiene una gama sorprendentemente amplia de actividades. Su actividad proviene de su contenido de un grupo de moléculas complejas de azúcar llamados glucosaminoglicanos, los cuales pueden ofrecer efectos antiinflamatorios y actividad contra la enfermedad cardiaca como un bono a su capacidad de ayudarnos a restaurar el cartílago.

Aunque se encuentra sobre todo en los huesos, cartílago y tejido conectivo, el sulfato de condroitina extiende su influencia curativa por todo el cuerpo aliviando el dolor, ayudando a sanar a las heridas y mejorando la salud cardiovascular.

La Otra "Cura para la Artritis"

Los dolores de la osteoartritis disminuyeron para un grupo de 200 personas que participaron en un estudio con sulfato de condroitina. El efecto antiinflamatorio también les permitió doblar las rodillas, codos y otras articulaciones con mayor libertad y sin ninguna de las complicaciones de los medicamentos normales para la artritis.[1] Las personas con gota también pueden disfrutar de algún alivio al dolor, debido a que los complementos reducen los niveles altos de ácido úrico.[2]

Otras Virtudes de la Condroitina

En el sistema cardiovascular, el sulfato de condroitina funciona en varios niveles. Estimula el metabolismos de las grasas, disminuye el colesterol,[3] reduce la coagulación sanguínea, inhibe la acumulación de placa y mejora la circulación. Las incisiones quirúrgicas curan más rápido cuando son recubiertas con un concentrado de sulfato de condroitina. Las células normales pueden convertirse en cancerosas con mayor rapidez, sugiere la investigación con animales, frente a una deficiencia de sulfato de condroitina,[4] mientras que otros experimentos de laboratorio insinúan alguna acción directa contra el VIH.[5]

Sugerencias para los Complementos

Para la artritis o desequilibrios de los lípidos en la sangre, tome entre 250 mg y 1 gramo de sulfato de condroitina al día. Cuando se administra junto con sulfato de glucosamina para la osteoartritis, como se hace ahora en una escala extensa, su dosis en miligramos por lo general es el 60-80 de la glucosamina. Los doctores han administrado dosis tan altas como 10 gramos diarios durante seis años sin notar efectos secundarios, así que esta sustancia es segura en forma incuestionable. Aunque sus glucosaminoglicanos son moléculas complejas de azúcar, no trabajan como azúcar y no crean un problema para alguien con diabetes o un trastorno relacionado con la insulina. Si no puede encontrar un productos, que sólo contenga "sulfato de condroitina" en la etiqueta, tome cartílago bovino o alguna otra forma de cartílago. Es otra buena fuente.

PEPINO DE MAR: *aliviador de articulaciones*

El pepino de mar es una criatura viva, no un vegetal del océano. Obtuvo su nombre por su aspecto, pero no espere hacer un encurtido con él. Es más probable que él lo saque de un lío, el causado por la artritis.

El pepino de mar (*bêche-de-mer*) es uno de los tratamientos más útiles contra la artritis que he administrado. Sin ningún efecto secundario, alivia de manera significativa los dolores de las articulaciones y la rigidez, en particular cuando se combina con los aceites esenciales, sulfato de glucosamina, cetil miristoleato y otros nutrientes en mi terapia para la artritis. Los chinos han conocido su poder terapéutico durante 4,000 años. La medicina moderna todavía no lo ha comprendido, al menos no en Estados Unidos. El equivalente de la FDA en Australia designó al pepino de mar como un tratamiento oficial para la artritis en 1992.

La criatura, pariente de la estrella de mar, procede de las aguas de la Gran Barrera de Arrecifes de Australia. Los estudios a largo plazo aún están por realizarse, pero experimentos clínicos informales muestran que los complementos reducen en forma considerable el dolor de la artritis y permite la movilidad de las articulaciones en alrededor del 60% de las personas que lo toman. Lo he usado en la atención de pacientes durante años, y para mí la cifra de mejoría del 60% parece un poco subestimada. El pepino de mar proporciona glucosaminoglicanos, lo que lo convierte en una alternativa para la condroitina. Sospecho que también tiene otros principios activos, y en vista de que no tiene efectos secundarios negativos, me inclino a prescribir ambos.

SUGERENCIAS PARA LOS COMPLEMENTOS

El grado de alivio depende de la dosificación. Con los nuevos pacientes de artritis tiendo a comenzar con 3 o 4 cápsulas de 500 mg al día, disminuyendo la dosis a 2 cápsulas diarias una vez que comienzan a sentirse los efectos.

12. Hormonas y glandulares

Las hormonas no son nutrientes: son fármacos. Como tales, deben ser recetadas por un doctor. Pero los acontecimientos han tomado un giro curioso, aunque alentador, ya que algunas hormonas ahora están disponibles sin receta médica, vendidas como vitanutrientes en farmacias, tiendas de abarrotes y tiendas de alimentos naturales. Por tanto es importante conocerlas, no sólo porque están ahí, sino porque son controladoras potentes de muchas funciones corporales.

Aunque estos complementos que se venden sin receta médica pueden satisfacer algunas de las necesidades fundamentales del cuerpo, están entre las sustancias que tienen menor probabilidad de ser recomendadas por su doctor. En muchos sentidos, averiguar cuáles hormonas son correctas para usted puede ser de mayor importancia que determinar las dosis correctas de vitaminas y minerales. Enfrentémoslo: las hormonas son moduladoras de la salud mucho más fuertes que los nutrientes. Aunque es emocionante tener esta clase de poder aumentado al alcance de la mano, también significa que usted debe ser responsable al usarlo.

Conforme avancemos, tenga en cuenta la diferencia importante entre las hormonas que se venden sin receta médica y otros complementos. La vitamina C, la vitamina E y casi todos los demás nutrientes son seguros casi para cualquiera en un rango de dosificación vasto. No podemos ser tan desenvueltos con las hormonas. Éstas requieren dosis individualizadas específicas, basadas en mediciones sanguíneas de "antes" y "después". Aun cuando están relativamente libres de riesgos, su uso más seguro requiere la guía experta de un médico; uno familiarizado con sus beneficios, indicaciones y dosis, así como con las necesidades particulares de usted. Ofrezco mis propios lineamientos sólo porque dichos profesionistas no se encuentran en abundancia.

Las tres hormonas que se encuentran con facilidad, DHEA, pregnenolona y melatonina, comparten una característica notable: sus niveles naturales en su cuerpo alcanzan su máximo durante principios de su tercera década de vida y luego descienden en forma constante y drástica conforme envejecemos. Su disminución se asocia mucho con varios de los cambios relacionados con la salud que ocurren conforme envejecemos. En realidad, algunos de estos cambios podrían invertirse al restablecer las hormonas a lo que llamo sus "niveles óptimos", las cantidades que su cuerpo generó durante su máximo, que es alrededor de los 30 años de edad. Una complementación medida con cuidado puede lograr esto; las megadosis no.

DHEA: *la hormona madre*

Si existe un antídoto para el envejecimiento, bien podría ser la DHEA. Mejora el impulso sexual, aumenta la función inmunitaria, renueva la energía y el vigor, hace que el estado de ánimo sea más brillante, una memoria más aguda: todo se ha atribuido al reabastecimiento de un nivel sanguíneo menguante de la "hormona madre", llamada así porque es la fuente de todas las otras hormonas sexuales y esteroides. El cuerpo produce DHEA (dehidroepiandrosterona) a partir del colesterol, ese infame lípido sanguíneo tan valioso para mí y tan injuriado por la corriente principal de la medicina. La misma presencia de la DHEA es otro ejemplo más de nuestra necesidad innegable de colesterol en la dieta. Sin una cantidad adecuada, la DHEA y su descendencia hormonal tendrían un suministro escaso.

Cuando los niveles de DHEA son menos que óptimos, la salud es menos que óptima. A los 70 años de edad, sólo contamos con el 10% de lo que teníamos a los 25 años. Como lo muestra un cuerpo de investigación en verdad notable, no es coincidencia que la buena salud se asocie con la juventud y con una concentración sanguínea fuerte de DHEA. Comencé a prescribir la hormona hace varios años y ahora más de la mitad de mis pacientes mayores la toman.

La inspiración inicial provino de un estudio de la Universidad de California, encabezado por el Dr. Samuel Yen. Todos los días durante tres meses dio ya sea 50 mg de DHEA o un placebo a un grupo pequeño de hombres y mujeres con un rango de edad entre 40 y 70 años. Luego, durante los siguientes tres meses, los grupos fueron cambiados.[1]

Como resultado, durante el periodo de uso de la DHEA, más de tres cuartas partes de los hombres y mujeres dijeron que sentían un incremento extraordinario en el bienestar físico y psicológico generales. El malestar de la artritis mejoró, el sueño fue más reparador y los niveles de energía aumentaron en forma espectacular. Sólo el 10% se sintió mejor cuando tomó lo que resultó ser los complementos ficticios. En esta clase de estudio, estos resultados estadísticos que implican la cuestión de tan sólo "sentirse mejor" casi no tienen precedentes.

Desde que comencé a medir los niveles de DHEA de mis pacientes, noté varias correlaciones interesantes. Una sobresale en particular: mis pacientes más enfermos, a pesar de sus dolencias, casi de manera invariable tenían las lecturas más bajas de DHEA. Incluso pacientes más jóvenes que no respondían bien a terapias específicas de manera típica tenían un nivel de DHEA muy por debajo de lo que esperaba para su edad. Más importante aún, la mayoría de los pacientes, jóvenes y viejos, comenzaron a sentirse mucho mejor una vez que la complementación restableció la DHEA en un nivel óptimo.

Aunque la hormona eleva la salud y el bienestar generales, la literatura médica y los resultados con mis propios pacientes clínicos señalan hacia varios beneficios específicos, incluyendo los siguientes.

Fatiga. Una de las razones más comunes por las que los doctores recetan a la hormona madre es para vencer la fatiga. Nuestras glándulas suprarrenales, cada vez con mayor trabajo y exhaustas conforme envejecemos, secretan cantidades disminuidas de sus hormonas, incluida la DHEA. Los complementos, en especial para personas mayores de 50 años, pueden revivir los niveles de energía en sólo unos cuantos días o unas cuantas semanas.[2]

Debilidad inmunitaria. En experimentos de laboratorio, los investigadores ven que la DHEA protege al sistema inmunológico de algo del daño infligido por la tensión psicológica y la liberación de cortisona y otros glucocorticoides desencadenada por la tensión.[3] También refuerza ciertos componentes del sistema de autodefensa natural del cuerpo, incluyendo a las células asesinas naturales y a las células T. ¿Qué significa esto en la práctica? Bueno, para muchos de mis pacientes con síndrome de fatiga crónica, SIDA y otras enfermedades que paralizan al sistema inmunológico, las lecturas de DHEA a menudo son muy bajas antes de tomar complementos, y la corrección de la deficiencia fortalece, con una consistencia parecida, la función inmunitaria, alivia la depresión, aumenta la energía y agudiza el pensamiento.

Enfermedades autoinmunitarias. La DHEA puede regular nuestras defensas internas en otra forma: cuando el sistema inmunológico se vuelve contra los mismos tejidos corporales que debe proteger. Un tratamiento de seis meses de DHEA, con una dosis diaria de 200 mg, disminuyó en forma marcada los síntomas de lupus para un número pequeño de mujeres implicadas en un estudio de la hormona. Debido a las mejoras, los investigadores pudieron reducir las dosis de medicamentos de las mujeres (siempre un objetivo debido a los efectos secundarios de estos fármacos supresores inmunológicos).[4]

La artritis reumatoide es otro padecimiento autoinmunitario para el que prescribo DHEA. La mayoría de las personas que luchan contra la enfermedad degenerativa de las articulaciones tienen lecturas más bajas de lo usual de la hormona.[5]

Cáncer. Se ha publicado poca investigación en seres humanos sobre el potencial anticáncer de la DHEA, pero un cúmulo de trabajo está en proceso, incluyendo estudios en los que se administran hasta 3,000 mg diarios a pacientes con cáncer activo. Las personas mayores de 60 años de edad enfrentan un riesgo de cáncer diez veces mayor que una de 20 años, y la declinación en la DHEA puede ser una de las explicaciones. Las concentraciones sanguíneas son menores en personas con cáncer de la vejiga que en sus contrapartes sin cáncer.[6] Por tanto, parecería que la DHEA es una buena protección contra muchos tipos de malignidades.

Sin embargo, hay una excepción importante: el cáncer de próstata. La DHEA puede estimular la producción de testosterona, y la hormona masculina alimenta los tumores prostáticos. Cualquier hombre con cáncer de próstata o con un riesgo alto de cáncer de próstata deberá tomar complementos de DHEA, pero sólo cuando sean recetados por un médico que 1) comprenda los riesgos y los beneficios y 2) esté dispuesto a vigilar con frecuencia los niveles sanguíneos de PSA (los cuales miden el riesgo de cáncer de próstata).

Enfermedad cardiaca. Es probable que la reducción en el consumo de colesterol no reducirá el colesterol en la sangre, pero puede inhibir la producción de DHEA. Tomar complementos de DHEA, sin embargo, puede reducir un nivel alto de colesterol.[7] Ésta es sólo una forma en que la hormona ayuda a prevenir la enfermedad cardiaca. También desbarata la formación de coágulos sanguíneos[8] y puede fomentar que se relajen los vasos sanguíneos, lo cual podría disminuir la presión arterial alta. En pacientes que han sufrido un ataque cardiaco fatal, los niveles de DHEA están deprimidos en forma notable, como lo están también en hombres con estenosis de las arterias.

Pérdida de peso. Gran parte de la emoción por la DHEA en artículos de revistas y periódicos se centra en su supuesta capacidad para quemar grasa corporal. Los experimentos de laboratorio con animales muestran una disminución en la grasa, pero sólo si se toman dosis muy altas. En mi práctica, el desempeño de la DHEA para ayudar a la pérdida de peso no ha sido impresionante.

Libido baja. Aunque todavía necesitamos la verificación clínica, la evidencia anecdótica está ahí. La DHEA rejuvenece el impulso sexual en adultos mayores, tanto hombres como mujeres. Los hombres con un nivel natural decididamente bajo parecen beneficiarse más, con toda probabilidad debido a que el cuerpo utiliza la DHEA para producir testosterona. Quizá más valioso en este sentido es un metabolito de la DHEA llamado andristeriediona, el cual sirve como el precursor inmediato de la testosterona. Es capaz de elevar los niveles sanguíneos de la hormona masculina.

Perturbaciones mentales. Como demostró un estudio de cuatro semanas de adultos mayores que tomaron 75 mg de complementos diario, la DHEA mejoró la memoria y alegró el estado de ánimo.[9] También puede proteger al cerebro contra la enfermedad de Alzheimer, pero esta investigación hasta ahora no es concluyente.

Inestabilidad del azúcar en la sangre. Los estudios de personas (no los de laboratorio con animales) también son escasos en esta área. Si los resultados de experimentos con animales se aplican a los humanos, los complementos pueden mejorar la sensibilidad del cuerpo a la insulina, lo cual ayudaría a mantener a raya al azúcar en la sangre.

PREGNENOLONA: *la hormona abuela*

Si la DHEA es la "hormona madre", entonces la pregnenolona es la "hormona abuela", la sustancia a partir de la cual el cuerpo elabora la DHEA y casi todas las otras hormonas esteroides sexuales, incluyendo la testosterona, el estrógeno, el cortisol y la aldosterona. Sin embargo, la pregnenolona, a diferencia de la DHEA, puede conducir a la producción de progesterona, lo que la hace un complemento vital especial para las mujeres al crear un equilibrio con el estrógeno para reducir el riesgo de ciertos cánceres que se desarrollan en las mujeres.

El interés en la pregnenolona se remonta a la década de 1940, cuando el Dr. Hans Selye, el padre de la teoría de la tensión psicológica de "pelear o huir", estudió su utilidad contra la ansiedad y la fatiga. En 1950 sus contemporáneos la estudiaron contra la artritis reumatoide.

La pregnenolona controló el dolor, la inflamación y otros síntomas de la enfermedad tan bien como las otras hormonas esteroides suprarrenales del cuerpo, pero con una diferencia importante: fue la única hormona probada que no causó efectos secundarios metabólicos.

Por desgracia la profesión médica abandonó la pregnenolona, quizá debido a que las corporaciones no patentaron esta sustancia natural, y volvieron la atención de sus investigaciones a uno de sus descendientes, el cortisol y sus derivados sintéticos. Los doctores pronto anunciaron los derivados del cortisol como "fármacos milagrosos" para el alivio de la artritis reumatoide y otros padecimientos inflamatorios y autoinmunitarios. Es cierto, la pregnenolona no era tan poderosa como la prednisona, prednisolona o medicamentos similares. Pero no causaba ninguno de los efectos adversos horrendos por los que ahora son tan bien conocidos los corticosteroides, incluyendo retención de agua, presión arterial elevada, susceptibilidad a infecciones, aumento de peso, mayor riesgo de diabetes y esa hinchazón de la cara conocida como "cara de luna".

En estos días, muchos médicos dudan en mantener a sus pacientes con fármacos corticosteroides, reconociendo que el tratamiento puede ser peor que la enfermedad. "Si sólo hubiera una posibilidad", estoy seguro de que se dicen a sí mismos. La hay. Me atemoricé al conocer la historia de la pregnenolona, y ahora estamos redescubriendo sus posibilidades emocionantes. Los doctores del Centro Atkins están usando ahora el complemento de la hormona para tratar cualquier enfermedad para la que se recetaría prednisona: artritis, esclerosis múltiple, asma, artritis temporal y lupus, por nombrar sólo algunas.

Combinada con DHEA, la pregnenolona demuestra ser muy útil para aliviar la depresión. Por último, si los resultados recientes de algunas investigaciones con animales se aplican a los seres humanos, la hormona abuela puede convertirse en una de las sustancias más poderosas que se han encontrado hasta ahora que mejoran la memoria.[1]

Debido a su tendencia bioquímica hacia la progesterona, la pregnenolona podría volverse el tratamiento de elección para varios problemas de salud relacionados con el estrógeno. En el cuerpo de una mujer, la progesterona logra más que la regulación del ciclo menstrual mensual. Impide la tendencia de ciertas formas de estrógeno a estimular en exceso las células de los senos y uterinas. A menos que sea verificada por la progesterona, esta estimulación excesiva puede conducir a cáncer de pecho, fibroides uterinos y enfermedad mamaria fibrocística.

MELATONINA: *el misterio de la pineal*

Además de su clasificación como una hormona y del hecho de que nuestros niveles declinan conforme envejecemos, la melatonina comparte poco con la DHEA, la pregnenolona o cualquier otra secreción suprarrenal. Como una terapia y tal vez como un preventivo, podría emplearse en forma amplia para cualquier cosa, desde el alivio del insomnio hasta protegernos del cáncer.

Entre más aprendemos sobre la melatonina, la hormona activa de la glándula pineal, más se distingue como un antioxidante de clase mundial. Al estimular a nuestra enzima antioxidante número uno[1] nos protege de dos de los radicales libres más peligrosos, hidroxilo y peroxilo. Por tanto, en una cantidad óptima, la melatonina puede protegernos contra cataratas, enfermedad cardiaca, trastornos neurológicos y, quizá, cáncer.[2] Debemos comenzar, sin embargo, con su uso más popular.

Insomnio. Nuestra glándula pineal, al liberar melatonina, mantiene nuestro ciclo de vigilia y sueño en una sincronización perfecta con el día y la noche. Para casi cualquiera que no pueda dejarse llevar cuando está en reposo, la melatonina es la mejor píldora para dormir activa fisiológicamente de que se dispone.

En especial para los ancianos, es una solución bien establecida para el insomnio. Un estudio demostró que con sólo tomar una dosis de 0.3 mg de melatonina al irse a dormir (yo uso diez veces esa cantidad) se mejora en forma marcada los patrones de sueño entre los ancianos que tenían problemas para quedarse dormidos y permanecer dormidos durante el resto de la noche.[3] La mayoría de los que toman complementos dicen que su descanso es más prolongado y profundo y que se despiertan sintiéndose refrescados y rejuvenecidos.

Con precisión suiza, la melatonina pone en la hora nuestros relojes internos, lo que la hace la poción perfecta para los trabajadores que rolan turnos y los viajeros. Su valor para vencer los síntomas del retraso por viajes trasatlánticos se ha confirmado.[4] Su uso a corto plazo, a este respecto, es seguro para casi cualquier adulto. Una dosis de entre 1 y 3 mg cada noche durante una semana lo aclimata pronto a un nuevo horario de sueño, restaurando el sueño profundo (en la oscuridad) con una cantidad mínima de fatiga al despertar (cuando hay luz).[5]

Las fórmulas de liberación prolongada, en dosis tan bajas como un solo miligramo, pueden ser más ventajosas.[6] Impiden que el nivel de la hormona alcance su máximo demasiado pronto, lo cual lo despertaría demasiado temprano.

Cáncer. Sea para la prevención o el tratamiento, la melatonina podría convertirse en un arma importante contra ciertos cánceres, de manera notable aquellos de pecho, piel y próstata. La lista crecerá, estoy seguro, conforme se amplíe este campo de investigación. La hormona rejuvenece varios componentes de nuestro sistema de defensa natural, y su fuerza se combina para crear una inmunidad más poderosa. Una forma en que la melatonina podría luchar contra el cáncer es al estimular a las células asesinas naturales del sistema inmunológico.[7] Otros estudios confirman que la hormona envía una señal a los glóbulos blancos para proteger al cuerpo[8] y la investigación con animales señala hacia su capacidad para incrementar la inmunidad general.[9] Algunos científicos especulan que este impacto inmunológico podría dirigirse contra el SIDA.[10]

He estado diciendo a la mayoría de los pacientes con cáncer del Centro Atkins que tomen entre 12 y 20 mg de melatonina todas las noches. En algunas investigaciones, las personas con cáncer metastásico han vivido más al tomar al menos esta cantidad.[11] Incluso dosis diarias de 200 mg, de acuerdo con investigadores europeos, son seguras.

Enfermedad cardiaca. En un futuro no distante, los cardiólogos podrán tomarle una lectura de melatonina para evaluar el riesgo que tiene de sufrir una enfermedad cardiaca. Conforme disminuye la concentración de melatonina en el organismo, afirma la investigación, aumenta la probabilidad de enfermedad cardiaca. También se asocia una deficiencia con los niveles sanguíneos elevados de colesterol y triglicéridos.[12]

Jaquecas. Encontré un estudio piloto prometedor que sugiere que la melatonina (10 g) podría prevenir la ocurrencia de las jaquecas en serie (punzadas que vienen en grupos).[13] Si esto se repite, millones de enfermos podrían beneficiarse.

Enfermedad de Alzheimer. Por lo común aparece una deficiencia de melatonina en personas con esta enfermedad que destruye la mente. La implicación, por supuesto, es que los complementos pueden desempeñar un papel preventivo o de remedio. Las células cerebrales afectadas por la enfermedad de Alzheimer también están dañadas por el hidroxilo, una de las moléculas radicales libres que controla la melatonina en forma tan efectiva.

Otra aplicación posible: doctores italianos han reportado un éxito inicial sorprendente después de dar dosis de 20 mg diarios de melatonina a dos personas con sarcoidosis.[14]

El restablecimiento de la hormona no es un proyecto estilo hágalo usted mismo. Las necesidades de cada uno son diferentes. Requerirá la ayuda de un doctor que pueda medir sus niveles existentes y continuar supervisándolos mientras toma los complementos. Yo mido los niveles sanguíneos de cada uno y prescribo en consecuencia, ajustando las dosis con base en pruebas subsecuentes. La experiencia, sin embargo, nos enseña que los resultados de laboratorio no son los únicos determinantes. En una persona una dosis pequeña puede incrementar la concentración en sangre en forma considerable; en otra persona una cantidad grande puede tener sólo un impacto mínimo.

La DHEA y la pregnenolona parecen compensar entre sí sus ventajas y debilidades, así que por lo normal establezco sus dosis juntas. Para estos propósitos, sin embargo, abordaré cada una de las hormonas en forma individual.

DHEA. La calidad y absorbilidad de los complementos de DHEA variarán de una marca a otra, y no estoy del todo seguro de que todo lo que esté etiquetado como "DHEA" sea en realidad lo que pretende. Algunos productos contienen dioscorea, también conocida como "ñame camote mexicano", cuyos fabricantes afirman que es DHEA verdadera o uno de sus precursores naturales. No se deje embaucar. No existe ninguna vía metabólica para convertir este extracto de planta en DHEA.

Pregunte a un médico enterado por el nombre de una marca reputada o vaya con un farmacéutico especializado en preparar recetas y en obtener medicamentos difíciles de conseguir. No se necesita una receta para comprar DHEA con un boticario con esta especialidad, pero estará seguro de su calidad. (También puede conseguir pregnenolona y melatonina de calidad incuestionable de esta fuente.)

El cuerpo humano promedio de 20 años de edad produce entre 20 y 30 mg de DHEA al día; quizá una décima parte de ésta se elabora a los 70 años de edad. Muchos adultos, por consiguiente, toman entre 5 y 25 mg al día. Sin embargo, los científicos no han determinado con claridad si el organismo absorbe todo en cada complemento, así que pueden requerirse dosis mayores para reabastecer su nivel sanguíneo.

Como regla empírica, trato de obtener mediciones sanguíneas de DHEA-S (sulfato de DHEA, la forma en que se convierte cuando es metabolizada) en un rango de 400-600 (μg/dL) para los hombres y 300-500 (μg/dL) para las mujeres. Sin embargo, cada cual es único, y unos cuantos puntos en cualquier sentido pueden hacer una gran diferencia. Si no trabaja con su profesional de la salud para establecer la dosis óptima, se pondrá a sí mismo en una gran desventaja.

Cuando es secretada durante los años de la juventud, la DHEA alcanza su máximo en las horas de la mañana. Para imitar los altibajos naturales, tome sus complementos al despertar. Los efectos secundarios son relativamente menores y pueden corregirse ajustando la dosis. La DHEA puede incrementar en forma ligera los niveles naturales de testosterona, así que de manera ocasional las mujeres y los hombres desarrollan un poco de acné. Las mujeres también pueden notar el crecimiento de un poco de vello facial. Lo bueno de la DHEA, sin embargo, es que sabrá si lo ayuda; deberá sentir una diferencia tremenda en un corto tiempo. Y si la DHEA le permite vivir más, puede disfrutar los años adicionales con una salud más vibrante.

Pregnenolona. La hormona abuela no ha sido estudiada en forma tan extensa como la DHEA, así que tenemos menos lineamientos para su uso. Sabemos que el colesterol es el elementos fundamental básico de la pregnenolona, lo cual podría significar que un esfuerzo determinado para disminuir su colesterol, ya sea modificando su dieta o tomando fármacos, podría crear una deficiencia de pregnenolona.

El alimento, como sabemos, a menudo no nos proporciona suficiente de nuestros promotores de la salud naturales, ya sean nutrientes o los elementos fundamentales de las hormonas. Por tanto una persona típica de 75 años de edad tendrá alrededor del 60% menos pregnenolona que alguna de 35 años de edad. Dependiendo de los resultados de los exámenes sanguíneos, podría empezar administrando por la mañana a un paciente una dosis diaria entre 20 y 40 mg. Después de dos meses más o menos y otro examen de la sangre, podría incrementar en forma gradual esta cantidad. Los síntomas que sugieren que la dosis es demasiado alta son inflamación y retención de líquidos, evocadores del síndrome premenstrual, un momento en que la progesterona está en su nivel más elevado.

Las cápsulas se encuentran disponibles por lo común en dosis de entre 5 y 100 mg por píldora. También se venden tabletas sublinguales y aerosoles orales. Para la mayor parte de los propósitos, no tome más de 60 mg al día sin la evaluación de un doctor. Cuando trato de remplazar la prednisona como un tratamiento para la artritis reumatoide u otra enfermedad, podría prescribir en forma concebible hasta 200 mg al día, aun si los exámenes sanguíneos sugieren una dosis mucho menor. Por lo general, sin embargo, prescribiré 60-100 mg, más el doble de esa cantidad de DHEA.

Melatonina. Una variedad de factores puede suprimir nuestra producción natural de la hormona, incluyendo el consumo de alcohol, la falta de sueño y la exposición insuficiente a la oscuridad. La radiación electromagnética, como la emitida por un cobertor eléctrico o un calentador para cama de agua, también pueden reducir la producción de la glándula pineal.

Para darle a nuestro cuerpo su mejor oportunidad de elaborar melatonina por sí mismo, no beba alcohol, dese suficiente tiempo para descansar y no se duerma con las luces encendidas. Ciertos nutrientes también estimulan su producción, incluyendo las proteínas, la niacinamida, la vitamina B_6, la vitamina B_{12} y la acetil carnitina.

Sin embargo, los complementos no funcionan con todos los que padecen insomnio. Una variedad de factores, tanto fisiológicos como psicológicos, influyen en el sueño y no todos ellos están sometidos al control de la hormona. Sus mejores aplicaciones son para corregir una deficiencia, lo cual se vuelve más probable conforme envejecemos, y para readaptarnos de manera ocasional al ciclo de vigilia y sueño.

Algunas personas pueden experimentar efectos secundarios indeseables con la melatonina, como un sueño intenso o desagradable ocasionales. Sin embargo, en lo personal y en mi práctica, rara vez encuentro estos efectos adversos.

Por lo general no se dispone de pruebas sanguíneas para melatonina, de modo que suelo comenzar con una dosis baja diaria, que puede ser de 2 mg y quizá tan pequeña como .5 mlg. Aumente la cantidad si no observa efecto alguno tras varios días. Una dosis de 200 mg al día puede ser segura, sin alterar el equilibrio hormonal natural del organismo.

EXTRACTOS GLANDULARES (PROTOMORFÓGENOS): *¿el órgano puede hacer el trabajo?*

Comer hígado es bueno para su hígado. Esto tiene un sentido perfecto, porque la carne del órgano contiene nutrientes que necesita su hígado. Sin embargo, no necesariamente se debe concluir que comer una glándula tiroides o tomar un extracto de glándula suprarrenal lleva algo de valor a la glándula correspondiente en su cuerpo. Aun cuando la investigación ofrece poco apoyo documentado para tomar estos complementos que se venden sin receta médica, algunos de ellos, según sé, promueven y restablecen la salud y algunos otros desempeñan un papel importante en mi estrategia de tratamiento de los pacientes.

Las mayores ventajas terapéuticas de una glándula son sus hormonas. Por ley, los extractos glandulares de una tienda de alimentos naturales no pueden contener ninguna cantidad apreciable de una hormona activa. Sin embargo, alguna evidencia sugiere que si son procesadas en forma apropiada, ciertas proteínas de las glándulas de animales pueden sobrevivir el proceso digestivo y ser absorbidas intactas.[1] La investigación sobre la utilidad de estos protomorfógenos, como se llaman, todavía está en sus etapas iniciales, pero miles de practicantes se han apuntado una buena marca de éxitos con ellos.

Glandulares del timo. La glándula timo es el órgano de la inmunidad y, como tal, su producción es necesaria en forma vital para manejar a todo paciente cuya respuesta inmunitaria necesite apoyo. No obstante, rara vez es parte de una prescripción de la corriente principal. Aun después de ser despojado de su contenido hormonal y procesado como complemento, el extracto de timo todavía conserva alguna actividad biológica que puede ayudar a apoyar a su propio timo. Se ha encontrado que los complementos de alta calidad (prefiero los elaborados en Alemania) aumentan la función inmunitaria, en especial contra la hepatitis.[2] También los prescribo, en una dosis diaria de 2 gramos, para el espectro completo de problemas inmunitarios, incluyendo infecciones recurrentes, crecimiento excesivo de levaduras, cáncer y SIDA.

Pero dos nuevos avances prometen hacer de la terapia con timo más valiosa que nunca. Un proceso de extracción nuevo por completo puede mejorar la calidad general de los glandulares y reducir su costo, otro factor que limita su uso. He estado usando estos complementos en años recientes. El nuevo proceso de extracción se basa en la terapia de células vivas de Paul Niehans, el renombrado médico suizo que trató a Churchill, De Gaulle y otras figuras célebres del siglo XX. Niehans inyectó a los pacientes con un extracto animal de un órgano específico; aquellas células migraban entonces al órgano correspondiente del receptor, después de lo cual a menudo mejoraba la función del órgano. En el nuevo proceso de extracción se usa un extracto congelado del timo del animal. Después de que el líquido es descongelado se disuelve bajo la lengua, se supone que se absorbe intacto.

El segundo avance se basa en un procedimiento nuevo en el que las células del timo son perpetuadas haciéndolas crecer en cultivos celulares; éstas producen una proteína llamada proteína tímica A, la cual fortalece la función inmunitaria.[3] La he usado para producir algunos cambios impresionantes en las cuentas de células T de mis pacientes.

Extractos suprarrenales. La fatiga persistente y una falta al parecer inexplicable de vitalidad a menudo señalan agotamiento suprarrenal. La tensión psicológica a menudo agota a nuestras glándulas suprarrenales, las cuales controlan el equilibrio del azúcar en la sangre, la alerta mental y una infinidad de otras funciones corporales. Aunque es probable que los extractos suprarrenales no contengan una cantidad significativa de hormonas, miles de doctores atestiguan el cambio completo en la energía que han experimentado sus pacientes después de usar los complementos. Practicantes entusiasmados por su estrategia terapéutica han recurrido al uso de extractos ováricos, testiculares, pituitarios, tiroideos y otros.

SUGERENCIAS PARA LOS COMPLEMENTOS

Debido a que la terapia glandular presenta más interrogantes que respuestas, no intente sacar ventaja de ella por su cuenta. Proceda con la guía de un profesional experimentado. Éste puede determinar las mejores formas de abordar sus necesidades individuales y puede recomendarle extractos de alta calidad de animales alimentados en forma orgánica.

13. Hierbas

A primera vista, las hierbas podrían parecer inapropiadas para un libro sobre terapia con nutrientes. Sin embargo, muchas de ellas son, de hecho, alimentos, como los hongos, los arándanos, el ajo, el jengibre y la pimienta de Cayena. Al revisar mis planes de tratamiento para varias enfermedades, no podía ignorar el hecho de que las hierbas son una parte inseparable de la medicina nutricional.

Si la distinción entre hierbas y nutrientes parece difusa, tómese un momento para considerar la distinción entre las hierbas y los fármacos. Alrededor de un tercio de nuestros medicamentos de prescripción (digital, antiespasmódicos, analgésicos y ciertos agentes quimioterapéuticos, por citar algunos ejemplos) se derivan de plantas. Por tanto, es irónico que la corriente principal de la medicina por lo general tienda a mirar en forma despectiva los tratamientos herbolarios. Esta actitud no existió siempre. Hasta la década de 1920 más o menos, las escuelas de medicina enseñaban a los estudiantes a reconocer el valor terapéutico de las plantas por medio del estudio de la farmacognosia, y las farmacias llenaban sus anaqueles con hierbas que los doctores recetaban con regularidad. Pero en alguna parte del camino cambió el énfasis a los fármacos y a la profesión se le negó el acceso a este conocimiento maravilloso.

Aunque las compañías farmacéuticas nunca perdieron de vista el potencial medicinal de las hierbas, siempre buscaron más dinero del que podría proporcionar la explosión natural. Debido a que los extractos de plantas y las sustancias naturales no se pueden patentar, se pierde el camino más seguro para obtener mayores ganancias. Los investigadores farmacológicos, por consiguiente, comienzan a buscar ingredientes activos individuales dentro de cada hierba terapéutica, diseccionando las hierbas químicamente en busca de algo que puedan duplicar en forma artificial y patentar. Al hacerlo así, se concentran en las sustancias químicas de las plantas que poseen efectos adversos significativos, ignorando el poder considerable de conceder salud de las hierbas enteras y los extractos enteros equilibrados en forma natural.

El redescubrimiento actual de una farmacología de plantas más natural ocurrió en gran medida a través del trabajo de investigadores en Europa, donde los medicamentos herbolarios son una parte rutinaria de la corriente principal de la medicina, fabricados con las mismas normas rigurosas que los fármacos. Algunos de los laboratorios más reconocidos en el mundo elaboran y promueven medicinas herbolarias. Por ejemplo, en Alemania los médicos escriben millones de recetas cada año de un extracto herbolario de grado farmacéutico de *Ginkgo biloba*. Aquí en Estados Unidos, aun cuando tenemos acceso a un ginkgo de la misma calidad, la corriente principal de la medicina todavía rehusa reconocer sus papeles medicinales.

En este capítulo he dividido las hierbas usadas en forma más común en varias categorías, de acuerdo con la frecuencia en que las usamos. Estas clasificaciones pueden parecer arbitrarias, pero esto se debe a la naturaleza misma de nuestras hierbas medicinales. La mayor parte de ellas se resisten a la clasificación porque funcionan de manera simultánea en varios niveles. La misma hierba que doy a un paciente como una cura para el resfriado, por ejemplo, también puede ayudar a otro paciente con cáncer. En muchos casos incluso las hierbas con propósitos específicos pueden mejorar nuestra salud en otras formas, y por fortuna la mayor parte de estos extractos naturales están disponibles sin receta médica.

HIERBAS PARA PROPÓSITOS MÚLTIPLES

Ginkgo Biloba

Derivada de la especie vegetal viviente más antigua del mundo, el *Ginkgo biloba* es la medicina basada en plantas más importante de que se dispone. Una parte importante de la corriente principal de la medicina en Europa, con ventas que corresponden a más del 1% de todas las compras farmacéuticas, es anunciada en forma amplia como un estimulante mental y vascular y un protector importante del cerebro, el hígado, los ojos y el sistema circulatorio.[1]

Como lo demuestran más de 300 estudios, el ginkgo facilita un mejor flujo sanguíneo a lo largo del cuerpo, sobre todo en el cerebro, donde protege y promueve la memoria y la función mental, incluso para personas con enfermedad de Alzheimer.[2] El mayor flujo sanguíneo también puede estabilizar un ritmo cardiaco irregular, ayudar a los hombres a mantener las erecciones y aliviar el entumecimiento y el dolor de la claudicación intermitente, un trastorno circulatorio de las piernas. Tomar el extracto también puede ayudar a tratar cataratas, retinopatía, degeneración macular, tinnitus, vértigo, asma, jaquecas, síndrome premenstrual y depresión.

Casi toda la investigación del ginkgo se basó en un extracto estandarizado que contenía una concentración del 24% de glucósidos de flavona, los ingredientes químicos activos de la planta. Preparaciones más débiles podrían ser benéficas, pero prefiero usar aquellos productos cuya etiqueta especifica la concentración del 24%. A nadie con un problema mental o vascular grave debe administrársele una terapia con fármacos, creo yo, sin probar primero el ginkgo en un rango terapéutico de 240-360 mg al día. Para una agudeza mental general, cualquiera de 40 años de edad o mayor debería tomar 120-160 mg todos los días. De hecho, el amplio rango de beneficios del ginkgo, combinado con su seguridad casi completa, hace que valga la pena probarla casi en cualquier caso.

GINSENG

El ginseng es conocido como un "adaptógeno", lo que significa que ayuda al cuerpo a adaptarse. ¿A qué? Bueno, casi a cualquier tensión fisiológica. Esta raíz, apreciada durante milenios, parece exhibir la rara capacidad de restablecer el equilibrio corporal, ya sea estimulando o disminuyendo ciertos procesos bioquímicos que quedan fuera de sincronía por una variedad de tensiones. Es obvio que éste es un remedio natural muy adaptable.

Las dos variedades principales de ginseng tienen efectos un poco diferentes. Dependiendo de la condición, puede usar ya sea *Eleutherococcus senticosus*, conocido por lo común como "ginseng siberiano", o el panax potencialmente más poderoso, mejor conocido como ginseng chino o coreano. El *Panax quinquefolium*, llamado "ginseng americano", es otra variedad de panax bien considerada.

Ginseng siberiano. Esta forma desempeña papeles especiales en el fortalecimiento del sistema inmunológico y la estabilización del azúcar en la sangre. Para personas con diabetes ya sea del tipo I o del tipo II, una dosis diaria de 200 mg del extracto estandarizado redujo el azúcar alta en la sangre, mejoró el estado de ánimo y aumentó la resistencia física general.[3] Muchos de mis pacientes que siguen dieta están convencidos de que les ayudó a perder peso. Usted no necesita tener un problema metabólico para disfrutar de la estimulación mental y física del ginseng siberiano. Algunos estudios muestran que puede permitirle trabajar mejor bajo tensión.[4] Las personas con cáncer o con SIDA se benefician del refuerzo del sistema inmunológico que proporciona la hierba, el cual puede medirse en exámenes de laboratorio.

Panax ginseng. Para el vigor mental y físico, el panax es más potente que el eleutherococcus. Esta estimulación fuerte es adecuada de manera ideal para personas con cáncer, quienes necesitan sus mayores poderes vigorizantes.[5] El ginseng chino o coreano podría ser demasiado potente, de hecho; algunos usuarios se han quejado de irritabilidad, ansiedad e insomnio.[6] Por esto prefiero usar *Panax quinquefolium*. Su efecto estimulante es más suave, pero la revitalización del sistema inmunológico sigue siendo excelente. La combinación, un éxito de ventas europeo bajo el nombre comercial de Ginsana, en estudios controlados con placebo fue un benefactor significativo contra el resfriado común y el virus de la influenza.[7]

Cualquiera que sea la variedad de ginseng que elija, recuerde que sus efectos no se sentirán de inmediato. Puede tomar complementos durante semanas o meses antes de sentirse con más energía o más alerta. Algunos productos contienen una forma en polvo de la raíz, pero prefiero una píldora o extracto de ginseng líquido cuya concentración está estandarizada y es consistente. En ciudades con enclaves asiáticos, usted encontrará tiendas de ginseng en las que puede comprarse la raíz entera. Los expertos en ginseng pueden juzgar cuál raíz es más potente con sólo examinarlas. Traducir esta variabilidad de una pieza a otra en recomendaciones en miligramos sería hacer un perjuicio. Será mejor probar unas cuantas cápsulas cada día y juzgar el efecto usted mismo.

UÑA DE GATO

Muchas personas, incluido yo, abrigan una creencia fantástica pero plausible de que la naturaleza ha creado en efecto una cura botánica para todo enterrada en las profundidades de alguna selva tropical y todavía no tocada por la civilización. Un día, quizá, descubriremos esta planta mítica. Mientras tanto, tenemos la uña de gato, considerada por muchos como lo más cercano a una panacea herbolaria.

Cosechada en la selva tropical peruana, la uña de gato es una de las hierbas que prescribo más seguido. Los herbolarios sudamericanos la han administrado durante siglos, y yo la uso para tratar muchos de los mismos padecimientos: problemas digestivos, úlceras, artritis y padecimientos inflamatorios. Desde la década de 1970 los investigadores europeos han estado estableciendo un fundamento científico sólido para éstas y otras aplicaciones. La hierba puede disminuir la presión sanguínea y el colesterol y, como sugieren los estudios con animales, puede ayudar a impedir la coagulación de la sangre.[8] También contiene varios compuestos que, entre otros efectos, puede aumentar el sistema inmunológico e inhibir el cáncer.

No todas las variedades de uña de gato ofrecen el mismo beneficio terapéutico. El tipo *Uncaria tomentosa* posee las cualidades más saludables. Una variedad similar, *Uncaria guianesis*, es útil pero carece del compuesto más importante desde el punto de vista médico de la tomentosa, llamado isopterodina. Es probable que los tés preparados y los extractos diluidos, conocidos como tinturas, sean las mejores formas de absorber los ingredientes activos en la uña de gato, aunque las cápsulas parecen funcionar igual de bien si contienen un extracto estandarizado. Evite los complementos de corteza de uña de gato pura. La corteza es indigesta y, por consiguiente, es probable que no sea de ningún beneficio.

He encontrado una variedad inaceptablemente amplia de potencias entre los productos de un distribuidor y de otro. Esto dificulta hacer recomendaciones de dosificaciones. Por ejemplo, la uña de gato que prescribo para mis pacientes es efectiva en tres a seis cápsulas de 500 mg cada una. Un practicante herbolario experimentado debe poder aconsejarle.

ÁLOE VERA

Esta planta popular representa una verdadera atención a la salud cultivada en casa. Si la áloe vera no requiere luz, recomiendo poner la maceta justo adentro de su botiquín de medicinas. Una planta viva y en crecimiento (conservada en un antepecho soleado, por supuesto) es la mejor fuente de energía curativa de la áloe vera. Los ungüentos comerciales son benéficos y convenientes, pero nada supera la efectividad o la economía de la resina de áloe fresca de una hoja recién cortada.

La mayoría de las personas usan "la planta de la inmortalidad", como la llamaban los egipcios, para acelerar la curación de quemaduras menores, cortadas y raspones, pero también es un bálsamo calmante para quemaduras de sol, celulitis, choques eléctricos menores y congelación. Aplique el gel lo más pronto posible, y trate de mantener la herida cubierta al menos durante 24 horas, lo cual, al menos cuando se trata una quemadura, minimizará la cicatriz. Aunque los estudios con animales sugieren el papel de la áloe vera en el tratamiento de las úlceras en la piel de los diabéticos, no confíe en ella para curar heridas profundas o lesiones cutáneas más graves. En estos casos en realidad puede impedir la curación.

Algunas de las investigaciones más recientes sobre la áloe señalan las capacidades adicionales de la planta contra debilidad inmunitaria, infecciones virales y, quizá, cáncer. Aquí se necesitan preparaciones más fuertes, pero no siempre pueden ser prácticas debido a las dosis altas implicadas. Los complementos orales se prescriben con frecuencia contra toxinas intestinales, y la investigación muestra que pueden contribuir a la terapia contra las úlceras.[9] Otra investigación ofrece alguna esperanza para personas con asma[10] y diabetes tipo II.[11]

No coma hojas de áloe en un intento por aprovechar su potencial terapéutico, y no deje que la reputación de la planta lo persuada de usar algunos productos de áloe anunciados como "laxantes naturales". Aunque la cáscara de la planta contiene una sustancia amarga que ejerce un efecto laxante, el alivio se produce a costa de dolores intestinales agudos. Por fortuna la mayoría de los fabricantes comerciales eliminan el compuesto nocivo de sus productos.

Otros ingredientes activos en la áloe podrían reforzar al sistema inmunológico lo suficiente para afectar el curso de infecciones virales y del cáncer, pero no se ha realizado suficiente investigación para demostrar esto en forma definitiva. Sabemos, sin embargo, que el mejor conocido de estos compuestos, acemannan, es un tratamiento veterinario aprobado para la leucemia felina, que se cree es causada por un virus con una acción parecida al VIH. Los beneficios de la acemannan pueden ser bastante sorprendentes, según reportes que he escuchado de mis colegas. En unas pequeñas pruebas clínicas, el complemento mejoró ciertos indicadores de actividad del sistema inmunológico en personas con SIDA.[12]

La disponibilidad de la acemannan y el costo elevado presentan dos obstáculos prácticos importantes para una mayor experimentación clínica y personal. La dosis diaria efectiva es al menos de 800 mg, el equivalente a beber 1.7 litros de jugo de áloe vera todos los días. Aunque esto puede ser factible para algunas personas, en especial cuando el cáncer o el SIDA son la motivación, no podemos estar seguros de que el jugo contiene acemannan, el cual es químicamente inestable. La alternativa es convencer a un veterinario de que usted es en efecto el gato de la familia. Para enfermedades de la piel, tan sólo aplique el contenido de la hoja sobre el área afectada. Para enfermedades intestinales, la dosis diaria efectiva es de una cucharada tres veces al día.

REGALIZ (GLICIRRICINA)

Mucho antes de que se convirtiera en un clásico en el mostrador de dulces, el regaliz era una hierba favorita entre los indígenas americanos, los practicantes médicos chinos y los antiguos griegos. La acentuada acción antiinflamatoria de su principal constituyente químico, la glicirricina, hace más lento el deterioro de los esteroides suprarrenales propios del cuerpo que luchan contra la inflamación y aumenta el poder de otras hierbas. La investigación se remonta a su uso para tratar artritis reumatoide, alergias, trastornos bronquiales, virus, úlceras en la boca (hierva algo de raíz de regaliz en agua y úsela como enjuague bucal), fatiga crónica, desequilibrios del azúcar en la sangre y varias afecciones de la piel, incluyendo eczema, dermatitis e impétigo.

La ciencia ha sabido desde principios de la década de 1960 que el regaliz puede aliviar una tos igual de bien que la codeína. El extracto aumenta la acción calmante de las agruras de los antiácidos en un 80%, reduce a la mitad el potencial formador de úlceras de la aspirina, e incluso puede minimizar la placa dental. También puede prevenir que el VIH se desarrolle en SIDA declarado e inhibe el crecimiento de otros virus, incluyendo el de la hepatitis B y el de Epstein-Barr.[13]

Tomada en dosis altas durante un periodo prolongado, la glicirricina puede elevar la presión sanguínea y causar retención de líquidos, efectos secundarios que recuerdan a los de los fármacos corticosteroides; esto se debe a que impide la descomposición de los esteroides suprarrenales de nuestro propio cuerpo.[14] Para evitar tales problemas, la mayoría de los herbolarios usan la hierba completa o un extracto sin glicirricina, aun cuando son menos potentes que el extracto puro. El regaliz sin glicirricina es el que se usa en forma más extensa, y es un tratamiento de elección para la úlcera péptica y otros trastornos gastrointestinales. En una comparación frente a frente, previno las úlceras con mayor efectividad que el fármaco contra úlceras más vendido, la cimetidina.[15]

No vaya a la dulcería para que le surtan su receta. La deliciosa comida chatarra que lleva el nombre de la hierba contiene azúcar y saborizantes artificiales y poco o nada de regaliz. Por lo general prescribo tres a seis cápsulas que contienen 300-600 mg para mis pacientes con úlcera, alergia o trastornos inflamatorios.

AJO

Este bulbo picante merece cuatro capítulos, no cuatro párrafos. Una de las plantas mejor estudiadas en el mundo, el ajo es una panacea verdadera, ya sea ingerido como alimento o usado como un extracto medicinal. Su gama de beneficios es asombrosa. Para los principiantes, aumenta la función inmunitaria, modifica en forma favorable el curso de casi cualquier enfermedad infecciosa. Disminuye el azúcar alta en la sangre y podría incrementar el metabolismo del cuerpo lo suficiente para estimular la pérdida de peso.[16] Dosis grandes del extracto pueden ayudar incluso a prevenir el cáncer.[17]

El uso más emocionante del ajo, creo, es la reducción del riesgo de enfermedad cardiaca. Disminuye el colesterol, previene que las grasas en la sangre se adhieran a las paredes arteriales y reduce la hipertensión.[18] También inhibe la liberación de tromboxano B_2, una sustancia vasoconstrictora y los conductos bronquiales.[19]

¿Cuál es la mejor forma de obtener su ajo? Cualquier forma que sea conveniente. Si no le gusta el sabor o no puede consumirlo todos los días, pruebe un extracto de ajo viejo, ya sea en cápsula o como líquido. Inodoro e insípido, es la forma que los investigadores han estudiado en forma más extensa. Debido a que la fuerza curativa de la hierba se incrementa de manera proporcional con la dosis, los complementos son la mejor elección terapéutica. Recomiendo tomar 2,400-3,200 mg todos los días.

Tenga cuidado con los productos que promueven su contenido de alicina. La alicina es una sustancia de vida breve formada al machacar ajo fresco. No es absorbida por el tracto digestivo, y por una buena razón: daña a los glóbulos rojos e irrita los tejidos, según estudios de laboratorio.

JENGIBRE

Puede ser que lo conozca por la cocina china, el pan de jengibre o ese refresco que no es de cola, pero el jengibre ganó primero una reputación en la medicina herbolaria. Previene que se coagule la sangre de manera igual de efectiva que la aspirina, pero sin la irritación estomacal que ésta causa u otros efectos secundarios. La especia también reduce el colesterol, fortalece el funcionamiento general del corazón y es un agente antiinflamatorio muy efectivo que ayuda en la artritis reumatoide.[20]

El uso tradicional del jengibre para calmar un malestar estomacal ha sido validado por completo por la ciencia. Los complementos, como demostró un estudio, contrarrestan las náuseas y el vértigo del movimiento mejor que el Dramamine, la marca popular que se vende sin receta médica de dimenhidrinato.[21] El jengibre también puede aliviar la náusea matutina en las embarazadas[22] y reducir la necesidad de antiheméticos en una variedad de situaciones.[23] Incluso alivió a los marinos daneses mareados que fueron observados en aguas profundas y turbulentas del océano.[24]

CÚRCUMA

Aunque se agrega a los polvos de curry por su coloración amarilla más que por su sabor, el cual es más bien suave, la cúrcuma de seguro condimenta un programa de antioxidantes. Una dosis de curcumina, su compuesto activo, tan baja como 20 mg reduce de manera considerable la capacidad de dañar las células de las moléculas radicales libres. También reduce la amenaza cancerígena de fumar cigarrillos y, cuando se aplica en forma directa, ayuda a mejorar el tratamiento del cáncer de piel.

Debido a que la curcumina alivia los tejidos inflamados, es un aliado esencial contra la artritis, el síndrome de intestino irritable, el asma y cualquier otro padecimiento inflamatorio.[25] Al estimular la secreción de bilis en el hígado, mejora la digestión. El extracto también mejora el metabolismo del azúcar, se opone al aumento del colesterol e impide la coagulación de la sangre. De acuerdo con algunos experimentos de laboratorio, también muestra una capacidad para inhibir al virus VIH.[26] Se mostró recientemente que invierte las lesiones precancerosas de la boca al aumentar la actividad antioxidante de las células sanas.[27]

Por lo general recomiendo entre 400 y 1,200 mg de curcumina todos los días, aunque a menudo duplico la dosis para mejores resultados contra la artritis y problemas inflamatorios similares. No se fíe de la especia entera para una asistencia terapéutica. La cúrcuma en sí misma sólo contiene un 1% de curcumina; las cápsulas con una concentración consistente del extracto contienen un 95%.

HIERBAS QUE INTENSIFICAN LA INMUNIDAD

HONGOS MEDICINALES

No se engañe por la designación "medicinal". Aunque constituyen una parte importante de la terapia contra el cáncer en Japón y China, los hongos medicinales más potentes están también entre los que tienen mejor sabor. Cada uno tiene un sabor diferente, tanto desde el punto de vista del gusto como del terapéutico, pero comparten la capacidad de producir vigor, reforzar al sistema inmunológico y estimular la salud general. Son usados hongos diferentes por diversos practicantes complementarios en todo el mundo, pero cuatro merecen atención especial.

Shiitake. Debido a que es un pilar de la dieta japonesa, este hongo tiene el récord de seguimiento más largo para la atención de la salud, mostrando promesas para el tratamiento del cáncer y, quizá, del VIH. El lentinano, el ingrediente activo más fuerte del shiitake, por lo general es administrado en forma intravenosa debido a que existe alguna duda respecto a si se absorbe bien en forma oral. Sin embargo, un estudio encontró algún beneficio contra el cáncer de estómago cuando es ingerido.[1]

Aunque de seguro necesita consultar a un doctor complementario para las inyecciones de lentinano, debería hacer de estos hongos deliciosos una parte de su dieta. Tal vez sus otros constituyentes terapéuticos, el más importante de los cuales es el polisacárido KS-2, se absorben mejor. Cualquier tienda de abarrotes asiática bien surtida debe tenerlos. Los complementos de shiitake son otra alternativa. Compre en su tienda de alimentos naturales una marca que tenga estandarizado su contenido de KS-2.

Reishi. Este hongo es mi tónico contra el agotamiento, un buen restaurador para los adictos al trabajo, los que tienen personalidad tipo A y otras personas hiperactivas que nunca parecen capaces de calmarse. Como todos los grandes hongos, el reishi incrementa el bienestar general, pero tiene propósitos más específicos, como tratar las alergias y controlar la coagulación sanguínea y la presión arterial alta. Algunos de sus componentes activos energizan al sistema inmunológico, mientras que otros luchan contra los tumores.

Para hacer un tónico reishi refrescante, mezcle en un vaso de agua un gotero del extracto líquido que puede encontrar en las mejores tiendas de alimentos naturales. Tres o cuatro cápsulas del extracto estandarizado proporcionan una cantidad parecida. Para un tónico terapéutico anticáncer, cantidades tres veces mayores son benéficas y seguras.

Maitake. El hongo que receto con mayor frecuencia, casi de manera rutinaria, para pacientes con cáncer, es el maitake. Los complementos de su ingrediente activo, llamado la "fracción D", ha prevenido la diseminación de tumores malignos. Por desgracia, ninguna de las investigaciones con maitake se ha realizado en el hombre, pero muchos doctores lo están usando con éxito. Las pruebas clínicas, cuando por fin concluyan, prometen confirmar esta experiencia.

Aunque el hongo por lo general ha sido administrado en forma intravenosa en los experimentos con animales, nosotros damos el extracto líquido en forma oral a nuestros pacientes con cáncer, por lo normal en una dosis de 50-80 gotas al día. Cuando el objetivo es la prevención del cáncer más que el tratamiento, puedo prescribir la mitad de esta cantidad.

PSK. Por suerte, una de las terapias auxiliares contra el cáncer derivada de los hongos más emocionante que ha surgido en mucho tiempo puede estar pronto al alcance de los estadounidenses. El polisacárido K (PSK) estaba a punto de estar disponible en Estados Unidos cuando este libro entró a impresión. No lo he usado, pero su reputación está bien establecida. En Japón el PSK es usado en tratamientos posoperatorios de rutina y las ventas anuales allá alcanzan los cientos de millones de dólares.

Un extracto del hongo llamado corioulus versicolor, el PSK eleva más del doble los índices de supervivencia a largo plazo de los pacientes con cáncer pulmonar, aun si por lo demás son tratados en forma convencional.[2] Otro estudio reveló que aquellos pacientes con cáncer de colon que recibieron PSK permanecieron más saludables y sobrevivieron más de manera significativa que aquellos que no lo recibieron.[3] Cuando el hongo medicinal fue administrado a personas con cáncer de estómago, el índice de supervivencia de cinco años se elevó del 59 al 70%.[4] A diferencia de las tradicionales terapias contra el cáncer, el PSK no mostró efectos secundarios.

No estamos seguros por completo de cómo el PSK interrumpe el crecimiento de los tumores, pero los estudios con animales indican que revitaliza dos componentes del sistema inmunológico, las células asesinas naturales y las células T. También aumenta la fuerza terapéutica de otros tratamientos contra el cáncer, genera una mayor producción de la enzima antioxidante natural SOD y protege a los cromosomas del daño.[5] Lo más maravilloso es que el PSK no es tóxico en absoluto y puede ser tomado en forma oral. Considerándolo todo, está listo para convertirse en un complemento de enorme significado. Todo lo que necesitamos es la autorización de la FDA para importarlo. Cuando esto suceda, lo usaré con mis pacientes y lo reportaré en futuras publicaciones. (Véase la página 430.)

MUÉRDAGO

Además de corregir una deficiencia de besos en la temporada navideña, el muérdago (*Viscum album*) ha sido ingerido por siglos para tratar todo desde la epilepsia hasta la presión arterial elevada. Su uso más establecido es fortificar el sistema inmunológico. Como lo muestran con mucha frecuencia los resultados de los exámenes de mis pacientes, los exámenes sanguíneos para demostrar la extensión del cáncer, llamados marcadores tumorales, disminuyen de manera notoria después de una serie de inyecciones de muérdago dos veces a la semana. La calidad de la vida, algo que los fármacos quimioterapéuticos rara vez mejoran, también parece mejor después de tomar la hierba, como lo muestra un estudio reciente con seres humanos.[6]

Como cualquier otra terapia que restablece al sistema inmunológico, el muérdago funciona mejor en un organismo que no ha sido dañado por la quimioterapia o la radiación. Por esto es tan crucial encontrar un practicante dispuesto a administrar el extracto lo más pronto posible después de que se descubre un cáncer. El muérdago viene en diversas variedades y, aunque puede ser tomado en forma oral, requiere de un practicante experimentado para ser usado en forma efectiva, en vista de que la forma inyectable es mucho más efectiva.

ASTRÁGALO

De las muchas plantas que estimulan un sistema inmunológico letárgico, el astrágalo es una de mis favoritas. Es un tónico a largo plazo maravilloso para cualquiera, en especial para los pacientes con cáncer y ancianos que necesitan protección extra contra las infecciones durante el invierno. En un estudio la hierba cuadruplicó la actividad mortífera de las células naturales, una medición del vigor del sistema inmunológico, entre personas con miocarditis viral.[7] Otra investigación sugiere que podría reducir la presión sanguínea, aumentar la energía e incrementar la motilidad de los espermatozoides lo suficiente para superar la infertilidad.[8]

La tintura de astrágalo funciona mejor, en mi experiencia. Ponga 1-2 goteros en un vaso de agua, mezcle y bébalo.

LAPACHO

La corteza rojiza de un árbol tropical sudamericano, el lapacho posee propiedades antibacterianas, antivirales y antifungales fuertes, pero su mayor ventaja medicinal parece ser la terapia contra el cáncer. En 1968 científicos del Instituto Nacional del Cáncer aprendieron que el lapachol, el constituyente químico más activo de la corteza, tiene extraordinarias capacidades anticáncer, pero en 1973 la investigación fue discontinuada, un rechazo que ocurre con demasiada frecuencia con los compuestos prometedores que no son tóxicos. Los estudios con animales reportaron más tarde los hallazgos iniciales, los cuales por sí solos justificaron las pruebas clínicas en seres humanos. No estoy dispuesto a perder las contribuciones de la hierba, así que continúo recetándola, a menudo mezclando 2 goteros de la tintura con otras hierbas en un té.

Busque una garantía por escrito de que un extracto de lapacho contiene, en realidad, los componentes activos de la corteza. En 1987 un análisis químico de una docena de complementos canadienses que están disponibles en forma común descubrió que no contenían más que un rastro de lapachol.[9] Se encuentra con facilidad en las tiendas de alimentos naturales.

LUCHADORES CONTRA LA INFECCIÓN

EQUINACEA

Muchos jardineros adoran cultivar el girasol rojo pero no se percatan de sus beneficios medicinales. Investigadores alemanes pusieron esta hermosa planta y sus hojas color magenta en el mapa de la terapia herbolaria. A través de su investigación exhaustiva, aprendimos, al igual que lo hicieron los indígenas de las planicies, y más de 300 estudios han confirmado que la equinacea refuerza nuestras defensas naturales en diversas formas.[1]

Al dirigirse a los invasores virales y bacterianos, la equinacea puede prevenir y tratar infecciones respiratorias superiores[2] e infecciones vaginales de levaduras.[3] También acelera el tiempo de recuperación de una infección sin causar ninguno de los efectos secundarios típicos de los antibióticos farmacológicos, en especial el crecimiento excesivo de levaduras intestinales causantes de una gran cantidad de enfermedades crónicas.

El extracto líquido, el té de equinacea, y el jugo recién exprimido son preparaciones buenas, pero el polvo de equinacea deshidratado y congelado logra los mejores resultados. Como preventivo del resfriado y la gripe, tome dos o tres cápsulas que contienen 760-1,040 mg todos los días. Para tratar una infección, sugiero algo más, por lo general seis a ocho de estas cápsulas al día.

Sello de Oro

Antes de que la ciencia moderna desarrollara los antibióticos, los indígenas americanos tenían su propia terapia excepcionalmente buena. El sello de oro (*Hydrastis canadensis*) les proporcionaba una fuente excelente de berberina, una sustancia que bloquea el crecimiento bacteriano, a la levadura *Candida albicans* e incluso a algunos parásitos.[4] La hierba parece ser más eficaz contra infecciones urinarias, respiratorias y nasales, así como otras que se instalan en las membranas mucosas del cuerpo. También resulta excelente contra formas de diarrea infecciosa.[5] Además de elevar la cantidad de glóbulos blancos, una señal de un sistema inmunológico más sano, el sello de oro contribuye a la disminución del azúcar en la sangre y la presión sanguínea. También ayuda a controlar las perturbaciones en el ritmo cardiaco.

Debido a varias reacciones adversas notables, no use el sello de oro o cualquier otra planta que contenga berberina durante ningún periodo prolongado. Estimulan en exceso al sistema nervioso, causan problemas intestinales e incluso pueden inducir el aborto. Como un tratamiento a corto plazo prefieren la tintura estandarizada, que contenga 5% de hidrastina, otra de las sustancias químicas activas. Un buen rango de dosis es 750-1,500 mg al día, en cápsulas que encontrará en cualquier tienda de alimentos naturales. Combinado con la equinacea, es un gran remedio contra el resfriado y la gripe.

Hoja de Oliva

Uno de los luchadores contra la infección más nuevos no es tan nove-
doso: los doctores usaban hojas de oliva desde 1927 para combatir la
malaria. El enolato de calcio, el ingrediente más activo de la hoja, es un
extraordinario exterminador de virus y bacterias. También impide que
se activen los virus latentes.[6]

La hoja ofrece al menos algún alivio, si no es que una recuperación
completa, de toda la gama de criminales microbianos: neumonía, gono-
rrea, tuberculosis, influenza, encefalitis viral, meningitis viral, hepatitis
B, herpes zoster, herpes y enfermedad de Epstein-Barr. También es un
tratamiento valioso para infecciones urinarias, infecciones quirúrgicas y
cualquier clase de infección bacteriana. Pero la hoja de oliva también
destruye las infecciones por levadura al mismo tiempo.

La hoja de oliva atrajo mi atención debido a su capacidad para producir un efecto secundario. Sin embargo, es un efecto secundario benéfico que refleja su valor. Aunque el extracto no es tóxico por completo,
tomar demasiado y muy aprisa puede empeorarlo antes que aliviarlo.
Este efecto secundario temporal al parecer se deriva de la llamada reacción de extinción, la cual normalmente sólo es de interés cuando los
agentes antimicrobianos son efectivos en extremo. Matar a microorganismos grandes, como las levaduras, en una escala masiva inunda al
organismo con toxinas de los organismos que mueren, y el hígado no
puede desecharlos con la rapidez deseada. Los síntomas varían, dependiendo de la infección, pero al principio puede sentirse peor, sobre todo
cansado. Una vez que pasa la reacción, poco después de que reduzca la
dosis, su padecimiento desaparece también por lo regular. Y esto es lo
que me impresiona respecto de la hoja de oliva. Después de todo, los
antibióticos no acaban con bacterias y levaduras.

He podido minimizar el riesgo del ir muriendo al mantener pequeña
la dosis inicial de la hoja de oliva, por lo general una sola cápsula de
500 mg al día. En el transcurso de la semana incremento la cantidad
hasta que mi paciente está tomando 2,000 mg al día, lo cual por lo
general es todo lo que se necesita. Una vez que la enfermedad comienza a ceder, disminuyo la dosis a una o dos cápsulas al día. Hay varios
fabricantes, pero la mayoría elabora cápsulas de 500 mg.

ACEITE DE ORÉGANO

Los aceites extraídos de las especias, como tomillo, clavo, romero y orégano, a menudo son buenos luchadores contra los hongos y los virus. Es probable que el aceite de orégano sea el campeón. Desde que lo conocí, cuando una sola dosis alivió con rapidez un mal resfriado invernal que había contraído, he usado orégano para muchos pacientes. Ahora he llegado a depender de él para tratar casi cualquier infección, incluyendo la proliferación de levaduras, para la que es uno de los mejores tratamientos.

Es probable que dos antioxidantes en el orégano, timol y carvacrol, expliquen su capacidad antimicrobiana. Las hojas de orégano enteras contienen suficiente de los dos compuestos como para rechazar ciertos hongos que se transportan en el alimento y prevenir la descomposición de la carne fresca. Para cambiar el curso de una infección, sin embargo, necesitará tomar un extracto, en una dosis de 2-4 gotas. También funciona en forma tópica. Para aliviar un dolor de muelas, ponga 1-2 gotas en una bola de algodón y frote la pieza dentaria. Un linimento de aceite de orégano, hecho mezclando una parte del extracto con tres partes de aceite, alivia muy bien torceduras y miembros reumáticos.

Sin embargo, hay una dificultad y no es muy agradable: el aroma. El aceite de orégano es tan fuerte que una sola gota impregna una habitación con el olor de una fábrica de orégano. Si no nota la esencia, no tiene aceite de orégano verdadero. La esencia acre, la cual persiste durante un día o dos, no necesita desperdiciarse. Unas cuantas aspiraciones ayudarán a limpiar una infección del seno nasal.

Mi única precaución contra el aceite de orégano se dirige a las mujeres embarazadas. No use éste o algún otro aceite herbolario durante su embarazo. Los aceites pueden ser potentes y no sabemos lo suficiente acerca de su seguridad o su efecto en el bebé en gestación.

ACEITE DE ÁRBOL DE TÉ

Si está planeando un viaje familiar a acampar y sólo puede llevar consigo un remedio tópico de primeros auxilios, su elección deberá ser aceite de árbol de té (melaleuca). Sus propiedades antibacterianas, antifungales y antisépticas son ideales como un desinfectante general y como un tratamiento para el acné, las infecciones por hongos, el pie de atleta y herpes labial. El aceite, obtenido de un árbol nativo de Australia, iguala la efectividad de los medicamentos fungicidas normales, como lo demostró un estudio de 117 personas que tenían infecciones en las uñas de los pies.[7] Las cortadas leves también se curan en forma más efectiva y con menos infecciones.

Una sola gota o dos contienen todo el poder antiséptico que necesita. Sin embargo, mi advertencia contra el uso de un aceite herbolario también se aplica aquí. Por lo demás es seguro para cualquier uso externo pero no debe ingerirse. Prepárese no sólo para su escozor cuando se aplica en una herida abierta, sino también para su aroma fuerte. Por último, observe donde pone el aceite. Mancha la ropa.

HIERBAS CARDIOVASCULARES

ESPINO

Llamo a esta hierba "la digital del hombre sabio" en tributo a la excelente medicina, derivada de la planta digital, que los cardiólogos usaron alguna vez para fortalecer al corazón y reducir la rapidez de su latido. Para nuestro gran perjuicio, las compañías farmacéuticas extrajeron sólo uno de los constituyentes de la digital y crearon un fármaco diferente, digoxina, cuyos efectos secundarios incluyen bloqueos del corazón y perturbaciones en el ritmo.

El extracto de espino funciona igual de bien que la digoxina y su predecesor, casi sin ningún efecto secundario ni riesgos a largo plazo. En mi opinión, la hierba (*Crataegus oxyacantha*) debe prescribirse como tratamiento de rutina a toda persona con un problema cardiovascular.

En muchas formas sutiles, el espino aborda de manera impresionante casi cualquier factor importante implicado en la enfermedad cardiaca. Al mantener relajados los vasos sanguíneos, reduce la presión sanguínea y permite un flujo más libre de sangre al músculo cardiaco.[1] El mejor flujo sanguíneo, a su vez, incrementa el suministro de oxígeno al corazón, permitiendo al músculo bombear con mayor eficiencia y con menos tensión.[2] Además, a través de su influencia en la inflamación y las reacciones alérgicas, la hierba produce algún alivio terapéutico de los dolores de pecho (angina), un ritmo cardiaco inusitadamente rápido (taquicardia), cortedad de la respiración e hipertensión.

El extracto es bastante potente. La dosis usual es de 240-480 mg diarios. Si necesita medicamentos para el corazón, úselo sólo bajo la guía de un doctor. Debido a que funciona casi de la misma manera que los medicamentos para el corazón, puede hacer excesiva la medicación y es probable que el doctor tenga que disminuir las dosis de algunos medicamentos.

COLEO (*COLEUS FORSKOCHLII*)

Aunque puede ser que pocas personas estén familiarizadas con el *Coleus forskohlii*, siento que esta hierba ayurvédica, gracias al compuesto activo forskolina, está destinada a un futuro famoso. Un frenesí de investigaciones durante los últimos años ha establecido que la forskolina puede disminuir la presión sanguínea, incrementar la fuerza del corazón y aliviar la falla cardiaca congestiva.[3] Se ha mostrado que el extracto beneficia a los asmáticos[4] y también puede aliviar la psoriasis. Algunos investigadores le ven un papel en la pérdida de peso, debido a que la forskolina estimula la liberación de la hormona tiroidea y ayuda al cuerpo a metabolizarla.[5] Para propósitos cardiovasculares, tome 50 mg del extracto dos a cuatro veces al día.

BROMELIA

Aunque a menudo la receto para minimizar la coagulación sanguínea, la bromelia ganó su reputación por su uso extendido en la medicina del deporte y el tratamiento de traumatismos. Una enzima que se encuentra en los tallos de la piña, reduce la inflamación y estimula la curación en músculos y articulaciones lesionados. La influencia antiinflamatoria también entra en juego para aliviar las molestias del asma, la artritis, la colitis y los trastornos inflamatorios del intestino.[6]

Algunos cardiólogos europeos usan bromelia para invertir los síntomas de la enfermedad cardiaca coronaria. He visto a algunas personas beneficiarse con ella. Puede hacer más por el corazón que su efecto conocido de impedir que nuestras plaquetas sanguíneas se peguen entre sí, un proceso que se sabe está implicado en la formación de placa.

Sólo los complementos de alta calidad son capaces de producir estos efectos terapéuticos. Busque una tableta o cápsula clasificada como 2,000 GDU. Una dosis de 600 mg al día parece funcionar bien contra la inflamación. Tómela con el estómago vacío o le servirá más como un auxiliar digestivo que como un antiinflamatorio.

Capsaicina

Uso capsaicina, el poderoso extracto de la pimienta de Cayena, casi rutinariamente para tratar a pacientes cardiacos, a menudo combinada con espino. También confío en ella como un analgésico tópico. Como un medicamento cardiaco herbolario, la capsaicina (*Capsicum annum*) puede reducir el colesterol, disminuir la presión arterial elevada, adelgazar la sangre y ayudar a combatir la fatiga. Estas acciones la hacen adecuada como un complemento cardiovascular general y como un tratamiento para padecimientos cardiacos específicos, incluyendo dolores de pecho y perturbaciones en el ritmo.

En cualquier parte del cuerpo, la capsaicina es un analgésico tópico efectivo como ninguno que hayamos visto. Sabiendo que es algo excelente, las compañías farmacéuticas ahora la usan como el ingrediente activo en sus preparaciones para el dolor a un precio elevado y con muchas publicidad. Vendida originalmente sólo con receta médica, pero ahora disponible sin ella, el ungüento de capsaicina tiene capacidad para aliviar todo, desde el tradicional músculo adolorido hasta el dolor de una mastectomía. Como dicen los anuncios, es el analgésico que la mayoría de los doctores recomiendan. Sólo que no se les ocurre mencionar que puede obtener lo mismo, a menudo a un precio más razonable, en una tienda de alimentos naturales.

El efecto desensibilizador, entumecedor de los nervios, de la Cayena, de acuerdo con la investigación, alivia la artritis, el herpes zoster,[7] la psoriasis, el asma, la incontinencia y la enfermedad inflamatoria del intestino. También puede aliviar el dolor de la neuropatía diabética y la fibromialgia.[8] El extracto líquido, aplicado con masaje en las encías, eliminará el dolor de muelas. Frotado dentro de la nariz, aliviará una jaqueca en racimo; en la vagina eliminará un caso doloroso de vestibulitis vulvar.[9] Y aunque alguna vez se pensó que la especia causaba úlceras, ahora sabemos que en realidad puede prevenirlas.

Como una alternativa a la compra de crema de capsaicina, podría preparar un ungüento hecho en casa, mezclando algo de polvo de Cayena en una base de manteca de cacao. También puede comer alimentos condimentados con pimienta de Cayena, aunque sugiero comenzar con una simple pizca si no está acostumbrado a las especias picantes.

En forma de cápsula, la fuerza de la Cayena no se mide en miligramos, sino en unidades de un "índice de calor". Entre mayor sea el número de unidades de calor, más ingrediente activo contiene. Use los quemadores verdaderos, los complementos que contienen 100,000 unidades de calor.

GUGGULÍPIDO

Un extracto de una goma india llamada "guggul", el guggulípido es otro aliado natural en la lucha contra los triglicéridos altos en la sangre y una proporción deficiente entre la LBD y la LAD.[10] Al ayudar a reducir la viscosidad de la sangre, también nos da protección extra contra los coágulos sanguíneos. Se expende en las tiendas de alimentos naturales, una dosis típica es de 50-100 mg dos veces al día.

CACTUS (CIRIO QUE FLORECE DE NOCHE)

En 1921, años antes de que la industria farmacéutica y los comités de consenso de expertos asumieran el control de la profesión médica, un distribuidor importante de medicinas herbolarias entrevistó a médicos para saber cuáles hierbas recetaban con mayor frecuencia. Una de las favoritas resultó ser el cirio que florece de noche, el cual puede ser más conocido como cactus.

En el consultorio promedio del doctor actual, es más probable encontrar el cactus en un antepecho que en el dispensario, y como resultado casi todos los pacientes cardiacos han empeorado. El cactus es un intensificador efectivo del corazón, capaz de reducir en forma considerable la necesidad de medicamentos arriesgados y costosos para el corazón.

Si el cactus fuera un fármaco que se pudiera patentar en lugar de una hierba barata, es probable que su rango impresionante de beneficios lo hicieran el medicamento de mayor venta. Aunque puede fortalecer el músculo cardiaco en casi cualquier forma de enfermedad cardiaca, da su mejor desempeño en el tratamiento de trastornos del ritmo cardiaco y prolapso de la válvula mitral, la cual implica una debilidad en una válvula cardiaca.[11]

Cuando el cactus es tomado con espino, magnesio, coenzima Q_{10}, taurina y L-carnitina, entre otros nutrientes cardiacos, el efecto terapéutico puede ser sorprendente. Lo maravilloso del cactus es que entre más tiempo lo use funciona mejor. No debilita el corazón, como lo hacen muchos medicamentos cardiacos. De hecho, el uso regular a menudo reduce en gran medida la necesidad de dichos fármacos.

El valor del cactus es terapéutico, no preventivo, así que sólo las personas diagnosticadas con una enfermedad cardiaca deberán usarlo, de preferencia como una tintura que se encuentra en las tiendas de alimentos naturales. La dosis típica es de ½ cucharadita diaria. Como con el espino, anticipe una necesidad menos extrema de medicamentos para el corazón. Sin embargo, reduzca la dosis sólo bajo la supervisión de un médico.

HIERBAS METABÓLICAS

CARDO LECHERO

De manera incuestionable el más potente de todos los desintoxicantes herbolarios, el cardo lechero (*Silybum marianum*) es un complemento que debe tener cualquiera preocupado por el azúcar en la sangre, la salud del hígado, la contaminación, las alergias químicas o el cáncer. En una dosis de 600 mg al día, permitió a personas con cirrosis hepática debida a la diabetes disminuir la cantidad de insulina que necesitaban.[1] Como un medicamento para el hígado, el cardo lechero redujo el índice de mortalidad por cirrosis en un sorprendente 50% y mejoró el resultado de los tratamientos de hepatitis.[2] Complementos diarios de 150-300 mg estimularon al hígado a producir glutatión, uno de los mejores antioxidantes del cuerpo. Se requieren dosis de 400-800 mg para tratar enfermedades hepáticas.

FENOGRECO

El té preparado con esta hierba (*Trigonella foenumgraecum*) termina con la congestión y afloja la flema cuando se tiene un resfriado, pero el verdadero talento medicinal del fenogreco está en sus semillas. En cantidades muy grandes (entre 25 y 100 gramos al día), las semillas pulverizadas reducen de manera impresionante las grasas altas en la sangre y el azúcar sanguíneo de personas con diabetes tipo I y tipo II.[3] Los estudios usaron semillas desgrasadas que fueron incorporadas en recetas. Los complementos también funcionan bien, pero pueden ser difíciles de encontrar en la cantidad necesaria. Sin embargo, tomar cantidades menores proporciona alguna mejoría en las mediciones de lípidos en la sangre.

GYMNEMA SILVESTRE

Sólo unos cuantos experimentos, todos ellos llevados a cabo en India, han probado la capacidad terapéutica de esta hierba, pero espero que otros científicos investiguen el extracto y encuentren un potencial similar. La *Gymnema silvestre*, de acuerdo con los reportes, permite a algunas personas con diabetes tipo I reducir sus necesidades de insulina casi a la mitad.[4] Para personas con la forma tipo II de la enfermedad, el extracto herbolario puede disminuir los requerimientos de dosificación de sus fármacos orales para la glucosa.[5] En la actualidad doy 100 mg tres veces al día a muchos de mis pacientes con diabetes tipo II.

HIERBAS PARA EL HOMBRE

PALMITO SIERRA (*SERENOA REPENS*)

Más de 20 estudios realizados de acuerdo con las normas científicas más estrictas han establecido que esta hierba es superior al Proscar, el fármaco favorito de algunos urólogos para tratar el agrandamiento benigno de la próstata.[1] Ayudarían a más personas usando hierbas. El fármaco no ayuda a más del 60% de los hombres que lo toman, según estudios comparativos, mientras que el extracto de palmito sierra (*Serenoa repens*) ayuda más o menos al 90%. En un solo mes alivia síntomas como el flujo urinario constreñido y la necesidad de viajes nocturnos frecuentes al cuarto de baño. Funciona al bloquear la enzima que parece causar el agrandamiento de la próstata.[2]

La ciencia está menos segura de otra de las supuestas cualidades del palmito sierra: el rejuvenecimiento sexual. La hierba, en realidad un arbusto nativo de Florida, ha sido anunciado durante siglos como un afrodisiaco. La investigación no corrobora la afirmación, aunque algunos de mis pacientes dicen que ayuda.

El extracto de palmito sierra debe contener una concentración del 85% de esteroles activos, los ingredientes medicinales de la planta. Disponible en las tiendas de alimentos naturales, puede tomar cápsulas de 160 mg dos veces al día con los alimentos.

Pygeum Africano

Derivado de la corteza de un árbol de hoja perenne, el pygeum es otro tónico herbolario excelente para la próstata. El extracto estandarizado alivia en forma confiable los problemas urinarios, como el flujo constreñido y otros síntomas de infecciones de la próstata, así como el agrandamiento benigno de la misma, de acuerdo con la investigación europea.[3] A la mayoría de los hombres, hasta donde puedo determinar, no les importa el efecto afrodisiaco leve que otorga.

Por lo normal recomiendo una dosis diaria de 100 mg de extracto de pygeum, junto con palmito sierra y otros varios nutrientes, incluyendo cinc y los ácidos grasos esenciales. Cada una de las hierbas está bien probada por sí misma, pero su efecto sinergístico es mejor.

Yohimbe

La historia del yohimbe es muy básica: casi la mitad de los hombres que usan su derivado farmacológico recuperarán en alguna medida su capacidad eréctil.[4] Pero la hierba entera, y los complementos de yohimbe anunciados como tónicos sexuales, muestran poco de este efecto. Sólo el fármaco de prescripción yohimbina contiene suficiente del ingrediente activo para ofrecer siquiera alguna esperanza.

Aunque la concentración podría ser un poco mayor en algunos extractos líquidos que se venden sin receta médica, ninguna forma de yohimbe deberá ser considerada como una solución de primera elección para problemas de erección. Ni debe ser usado como un auxiliar para la pérdida de peso, aunque podría ser efectivo en forma leve a este respecto. La yohimbina puede elevar la presión sanguínea, entre otros efectos secundarios, incluso en hombres sanos. Debe usarse con gran precaución si se tiene hipertensión, enfermedad cardiaca, diabetes, un trastorno de la tiroides, una enfermedad del riñón o una enfermedad mental.

Los trastornos circulatorios y relacionados con el corazón a menudo subyacen a la falla de la erección en los hombres. El proceso, después de todo, es una cuestión de circulación sanguínea. En lugar de buscar ayuda terapéutica directa del yohimbe y complementos similares, enfóquese en controlar la diabetes o en reducir la presión arterial elevada (y por tanto en dejar de tomar medicamentos) y los lípidos elevados en la sangre. Pero dígale a su doctor que desea explorar la medicina nutricional antes de recurrir a los fármacos. Los medicamentos recetados para tratar la presión arterial elevada y otros problemas cardiacos son notorios por causar dificultades eréctiles.

HIERBAS PARA LA MUJER

Cohosh Negro

El efecto de los ingredientes activos en el cohosh negro (*Cimicifuga racemosa*) se parece mucho a la influencia del estrógeno en el cuerpo.[1] La hierba por tanto es muy útil para aliviar los calambres menstruales y problemas menopáusicos como los bochornos y los sudores nocturnos. Una tableta o cápsula diaria de 16 mg por lo general disminuye los síntomas dentro de dos semanas.

El cohosh negro también es un excelente tónico para el sistema nervioso tanto para hombres como para mujeres y proporciona el alivio buscado con desesperación para los dolores musculares inexplicables de la fibromialgia.

Camote Mexicano (Dioscorea)

Los complementos de este vegetal, que no se debe confundir con el dulce tradicional del día de Acción de Gracias, han sido considerados por todos como una hormona sexual natural. No se deje embaucar.

Los extractos de camote mexicano han sido lanzados para los hombres como un complemento formador natural de músculos y elevador de la erección y para las mujeres como una opción para la terapia de remplazo de estrógeno. De acuerdo con las afirmaciones de la publicidad, el cuerpo convierte el ingrediente activo del extracto, llamado diosgenina, ya sea en progesterona, testosterona o DHEA, precisamente de la que depende el público al que está dirigido.

En el mundo real, el cuerpo no convierte la diosgenina en nada, al menos nada que se parezca a las hormonas sexuales de cualquiera de los géneros. Para lograr la hazaña, puede comenzar con la dioscorea, pero también necesitará un laboratorio, conocimientos de un procedimiento químico complicado y un suministro de ácido sulfúrico.

Sea como fuere, junto con miles de mis pacientes encontramos que los complementos, y en especial las cremas, que contienen camote mexicano han minimizado sus padecimientos menopáusicos y premenstruales y le permitió a muchas de ellas dejar de tomar estrógeno. Sin embargo, la dioscorea, no merece todo el crédito. A los más efectivos de estos productos se les han añadido versiones sintéticas de progesterona natural o contienen otras sustancias naturales, como pregnenolona y vitamina A, que ayudan al cuerpo a generar un poco más de sus propias hormonas femeninas.

VITEX (*VITEX AGNUS CASTUS*)

Esta planta maravillosa, llamada la baya casta debido a su reputación de suprimir la libido de la mujer, ha sido usada durante siglos como un tónico para la salud femenina general. Parece nutrir a la glándula pituitaria, un centro de control para equilibrar la actividad hormonal. Si se toma una cápsula de 175 mg una vez cada mañana, el extracto puede disminuir la tensión premenstrual y varios síntomas de la menopausia.[2] No espere resultados inmediatos. En ocasiones pueden pasar de tres a seis meses antes de que note la influencia del vitex.

ESTIMULANTES CEREBRALES

YERBA DE SAN JUAN (HYPERICUM)

La yerba de San Juan es otro ejemplo de una sustancia natural a la que se le podría otorgar la categoría de tratamiento de elección; en este caso, como un antidepresivo. Su ingrediente clave, hipericina, eleva el estado de ánimo de las personas con depresión de leve a moderada. Los científicos que investigan la hierba administraron 300-1,000 mg en ocho estudios controlados diferentes, junto con antidepresivos normales. Sin embargo, los fármacos causaron 2.67 veces el número de efectos secundarios. Es más, otros 15 estudios controlados han demostrado la eficacia del hypericum. Lo prescribo con frecuencia para la depresión y la mayoría de mis pacientes sienten una mejoría notoria en el estado de ánimo después de tomar la dosis equivalente de 30 gotas más o menos del extracto dos veces al día. Las tiendas de alimentos naturales también proveen cápsulas de 300 mg, que a menudo se toman tres veces al día.

Además, la yerba de San Juan lucha contra el virus de la influenza y el de Epstein-Barr, entre otros.[1] La investigación preliminar sugiere un papel en el tratamiento del SIDA (ha eliminado al virus en estudios de tubo de ensayo),[2] aunque las pruebas clínicas de personas con VIH ha sido, en gran medida, desalentadoras. Nuestro grupo de pacientes con SIDA parece haber respondido cuando se las administramos en forma intravenosa; como mínimo, ayudó a elevar los estados de ánimo de aquellos que estaban deprimidos.

EFEDRA (MA HUANG)

Este complemento ofrece una lección de lo más importante sobre la medicina herbolaria. Un buen número de fármacos de alguna manera son extraídos o derivados de alguna otra manera de las plantas. Sin embargo, muchas plantas, tienen un efecto farmacológico en su estado natural. La efedra, o ma huang, como también se le conoce, puede venderse con libertad como una hierba, pero en realidad es un fármaco. Como tal, debemos evitarla con la precaución respetuosa que reservamos por lo normal para los fármacos.

La efedra es la fuente natural de la efedrina, un fármaco tipo adrenalina que suprime el apetito, dilata las vías bronquiales y estimula el metabolismo, entre otras acciones. Las tiendas de alimentos naturales han atiborrado sus anaqueles en años recientes con auxiliares "naturales" para la dieta y estimulantes mentales que contienen la hierba. En mi opinión, todo es una treta para engañar a las personas y hacerlas tomar medicamentos tipo anfetamina bajo la falsa suposición de que están aprovechando las maravillas de la medicina herbolaria. Este uso muy extendido también le da a la FDA un pretexto perfecto para interferir con la disponibilidad de los complementos naturales. Hay una razón amplia para estar preocupados con las acciones de la agencia contra los complementos seguros y efectivos.

La efedra en efecto alienta la pérdida de peso, en parte al suprimir su deseo de comer y en parte al acelerar el metabolismo. Las ventajas, sin embargo, son temporales e ilusorias. Después de interrumpir su uso, su apetito regresará más fuerte que antes, y su metabolismo antes acelerado regresa a su velocidad anterior. Entonces subirá de peso, a menudo más de lo que perdió. Como descubren con pesar muchas personas que están a dieta, la efedra es inútil y contraproducente a largo plazo, y controlar la obesidad es una cuestión de muy largo plazo.

Como un estimulante del sistema nervioso central, la hierba también es potencialmente perjudicial, en especial para cualquiera con presión arterial alta, diabetes o enfermedad cardiaca. Todas estas enfermedades, por cierto, son comunes entre personas con sobrepeso. La efedra aumenta la ansiedad, interfiere con el sueño y lo hace sudar con profusión. También puede irritar la glándula prostática, quizá lo suficiente para desencadenar un agrandamiento benigno. El único tratamiento positivo que ofrece es como broncodilatador. Algunos medicamentos contra el asma que no requieren receta médica contienen efedrina como ingrediente activo, pero deben usarse sólo en forma ocasional, si no es que nunca. Otras hierbas y nutrientes, como el magnesio, los aceites de pescado, la vitamina C y la pantetina son mucho más seguros.

HIDROCOTIL

Esta notable planta asiática (*Centella asiatica*) sufre de un poco de encasillamiento terapéutico, al que supongo que estoy contribuyendo. Funciona muy bien como un energizante cerebral o estimulante mental que el público tiende a pasar por alto sus otras características saludables.

Debido a una aparente capacidad para nutrir a la piel y al tejido conectivo, la hierba nos proporciona apoyo tanto cosmético como clínico para tratar problemas relacionados con la piel. Acelera la curación de heridas[3] y mejora la celulitis. Es probable que la centella sea la hierba de elección para tratar venas varicosas y flebitis. Acelera la curación, mejora la circulación y reduce la inflamación de los tobillos.[4] Las personas con escleroderma, una proliferación interna grave de tejido conectivo a lo largo del cuerpo, podrían beneficiarse también.

Hay alguna evidencia de que el hidrocotil energiza el cerebro. Algunos expertos han especulado que incita al cuerpo a producir colina, lo cual podría explicar por qué puede aumentar la función cerebral en niños con retardo mental.[5] La dosis normal de hidrocotil para las indicaciones que he expuesto es de 60-120 mg diarios del extracto titulado de *Centella asiatica*.

RELAJANTES MENTALES

KAVA

Una hierba individual con un trabajo individual que realiza muy bien, la kava es un modelo de eficiencia. Como un tranquilizante natural, elimina la ansiedad sin causar somnolencia.[1] Al mismo tiempo, de manera notable, aumenta su capacidad para pensar y eleva el estado de ánimo. La sensación placentera que induce funciona en varios niveles, lo que convierte a la hierba en un sustituto ideal para las "píldoras nerviosas" farmacológicas, el café e incluso el alcohol.

Al permitir relajarse al cuerpo y a la mente, creo, facilita la curación, así que considero a la kava importante para el tratamiento del cáncer, SIDA o cualquier otra enfermedad que amenace la vida.[2] La investigación sugiere que también podría usarse como relajante muscular, un anticonvulsivo, un anestésico local y un analgésico. El alboroto reciente cuando el gobierno federal rechazó el referéndum de los votantes (en California y Arizona) para permitir el uso medicinal de la mariguana sirvió para enfatizar con cuánta desesperación necesitan algunos pacientes con cáncer aliviar su dolor sin estragos en la función intestinal, como ocurre con la mayor parte de los fármacos. La capacidad de la kava para potenciar el alivio del dolor de fármacos más leves ha sido la respuesta para muchos de mis pacientes.

Los tés y las tinturas son formas igual de buenas para tomar kava. Igual sucede con las cápsulas con una concentración estandarizada de los ingredientes activos, llamados kavalactonas. Una dosis diaria de 100-200 kavalactonas por lo normal es suficiente, aunque una cantidad mayor podría ser necesaria para ayudarlo a quedarse dormido. Tomarla durante el día no le causa somnolencia, sólo lo hace estar más calmado y, sí, más feliz.

VALERIANA

Si se siente ansioso o tiene problemas para dormir, la valeriana puede ser para usted. Tomar unas cuantas cápsulas de la hierba justo antes de irse a dormir ayuda a muchas personas a conciliar el sueño sin causarles ninguno de los efectos secundarios tan comunes en los medicamentos para dormir.[3] La mayor parte de las formas de la hierba, estandarizadas o no, parecen ser útiles en este sentido. Muchos de mis pacientes beben una taza de té de valeriana antes de irse a dormir; otros toman 150-450 mg de las cápsulas.

En otras posibilidades de tratamiento, la variedad *officinalis* de la valeriana alivió la gastroenteritis viral aguda mejor que los antibióticos normales en un estudio. Investigadores alemanes, mientras tanto, han estado explorando las propiedades anticáncer de ciertos extractos de valeriana llamados "valepotriatos". De acuerdo con este trabajo, estos compuestos parecen contrarrestar la malignidad de las células tumorales.[4]

HIERBAS PARA PROPÓSITOS ÚNICOS

ARÁNDANO

Sólo hasta fechas relativamente recientes ha estudiado la medicina convencional la sabiduría tradicional de beber jugo de arándano para tratar o prevenir una infección del tracto urinario.[1] Los bioflavonoides en la baya con sabor a tarta interfieren con los intentos de la bacteria *E. coli* de adherirse al recubrimiento interior de la vejiga. Alguna evidencia sugiere también que los arándanos podrían prevenir o disolver los cálculos renales al desalentar la excreción de calcio.[2]

Muchos de mis pacientes juran que la terapia con arándano es un tratamiento efectivo para las infecciones recurrentes de la vejiga. Por lo normal recomiendo tomar 6,000-9,000 mg de extracto de arándano (cuatro a seis cápsulas), no beber jugo de arándano. El jugo por lo general contiene demasiada azúcar, la cual suprime al sistema inmunológico y puede fomentar una infección más fuerte. Si un paciente prefiere usar el jugo, insisto en que no sea endulzado.

MATRICARIA

Las migrañas son difíciles de tratar y no puedo prometer que un remedio natural siempre será útil. No obstante, la matricaria es gratamente confiable. Tome una dosis diaria de 100-200 mg del extracto en cápsulas, el cual deberá tener una concentración garantizada de partenólidos, los compuestos activos de la hierba. No sea impaciente. Puede no notar una disminución en el número de migrañas durante varios meses.

GAYUBA

Los militares mantienen muchas tradiciones, en ocasiones por hábito, a veces por razones prácticas. Una práctica intencional es el uso del extracto de gayuba. Desde la Segunda Guerra Mundial hasta la Guerra del Golfo Pérsico, los pilotos confían en él para aumentar su visión nocturna.

Los bioflavonoides en la gayuba, un pariente europeo del huckleberry americano (*Vaccinium myrtillus*), tiene una afinidad por la retina en la parte posterior del ojo. Restablecen el desgaste normal en este tejido sensible a la luz y generan la producción de rodopsina, una proteína ocular necesaria para la visión nocturna. La exposición a la luz brillante, la luz de alto contraste y las pantallas de computadoras agotan el suministro de rodopsina de los ojos.

La investigación, llevada a cabo sobre todo en Italia, ha descubierto también el potencial de la gayuba para tratar problemas retinales que se derivan de la circulación deficiente de la sangre, glaucoma causado por la diabetes y ceguera diurna. El extracto, junto con vitamina E, detuvo la formación de cataratas en el 97% de las personas que participaron en un estudio.[3] En otro experimento, la gayuba sólo mejoró en forma marcada la miopía del 75% de las personas que la tomaron como complemento.[4]

Los flavonoides de la baya, llamados antocianósidos, son antioxidantes, así que son útiles cuando se enfrenta cualquier padecimiento vascular. Limitan los depósitos de calcio y los coágulos sanguíneos dentro de las arterias, ayudan a dilatar los vasos sanguíneos, alivian la inflamación y el entumecimiento de las piernas causados por la circulación y disminuyen las venas varicosas y las hemorroides posparto. En personas con artritis, el complemento alivia las articulaciones inflamadas y puede ayudar a prevenir el deterioro del colágeno de la articulación.

Los mejores extractos de gayuba son estandarizados para contener 25% de antocianósidos. Con esta concentración, una dosis efectiva sería entre 250 y 500 mg al día.

TERAPIA DIRIGIDA CON VITANUTRIENTES

14. Aplicación del programa

TRATAMIENTO DE SUS PROBLEMAS DE SALUD CON VITANUTRIENTES

Cuando hojee este libro por primera vez, de manera comprensible podría comenzar con esta sección. ¿Por qué? Porque proporciona la solución a aquellos problemas de salud que son de mayor preocupación para usted y su familia. En efecto, éste es el servicio más esencial que puedo ofrecerle.

En el Centro Atkins, mi personal y yo ayudamos a nuestros pacientes a usar vitanutrientes para lograr sus objetivos de salud, y esto es lo que me gustaría hacer por usted en esta sección.

¿Puede manejar su propio caso? En las siguientes páginas le proporcionaré "protocolos" de tratamiento con vitanutrientes individualizados, los enfoques únicos que enseño a mi personal profesional y la capacitación de los médicos. Como una persona lega, es probable que no tenga el conocimiento médico y la experiencia necesarios para tratar sus propias enfermedades. Por consiguiente, deberá trabajar con su médico familiar para evaluar lo que puede estar causando cualesquier problemas que esté experimentando y el estado de su salud en general. (Determinar con precisión la causa de sus problemas de salud es, después de todo, el principio básico de la medicina complementaria y de prescribir los vitanutrientes apropiados.)

¿Ayudará su doctor? Dado el estado de resistencia ante la medicina nutricional, deberá asegurarse de que su doctor comparte su deseo de maximizar la terapia de nutrición, recurriendo a los fármacos y medicamentos sólo para emergencias y para los casos en que la nutrición no pueda optimizar su salud. Si el médico se resiste a este enfoque, podría presentarle las partes de este libro que se refieran a sus problemas específicos de salud. Su bibliografía por sí sola podría convencer a los doctores dedicados que desean tratar a sus pacientes con métodos científicos. Si esto falla, lamentablemente necesitará cambiar de doctor. Si un médico recalcitrante le ha sido asignado a través de una organización de manejo de la atención, deberá quejarse ante los administradores de su plan. Si escuchan suficientes quejas similares, se verán obligados a incorporar la medicina nutricional.

La idea misma de que mis sugerencias puedan conducirlo a abandonar el cuidado médico estándar a favor de un enfoque nutricional para su atención a la salud puede causar que los profesionales de la corriente principal se ahoguen con sus cereales en el desayuno. Y si fuera a recomendar medicamentos o hierbas que se venden sin receta médica con efectos parecidos a los de los fármacos, sentiría también que estoy sometiendo a mis lectores a riesgos innecesarios. Pero estoy tratando con sustancias nutritivas con un margen de seguridad tan grande que, siempre que observe unas cuantas advertencias necesarias, no se estará sometiendo a ningún riesgo. Por esto cuando digo que vale la pena probar un nutriente, usted puede suponer que lo peor que podría suceder es que no pase nada.

Debido a que los nutrientes que se tratan en este libro han sido bien investigados y probados es seguro suponer que, mientras observe unas cuantas advertencias necesarias, están libres de riesgos. Sin embargo, tomar medicamentos prescritos con vitanutrientes podría ser una historia por completo diferente. Asegúrese de que su doctor está familiarizado a fondo con la efectividad de los vitanutrientes que estará utilizando usted. Los nutrientes pueden hacer lo mismo que los fármacos y en ciertas circunstancias pueden convertir a los fármacos en una sobredosis. Si esto sucediera, la estrategia más sensata sería disminuir la dosis del fármaco.

Los nutrientes no sólo son más seguros que los fármacos; son naturales para el cuerpo. Nuestros cuerpos están adaptados para manejar nutrientes debido a que pertenecen a él. Sin embargo, no siempre están bien equipados para manejar sustancias químicas sintéticas recién inventadas. Las enfermedades de la época moderna como la cardiopatía y la diabetes en realidad son trastornos relacionados con la dieta, y parte de su tratamiento implica corregir deficiencias: de antioxidantes, minerales como el magnesio y el cromo, y otros vitanutrientes como la coenzima Q_{10} y la carnitina. No puede haber deficiencias de bloqueadores beta o fármacos antidiabéticos.

La Controversia Natural vs. Sintético

Antes de entrar en cuestiones específicas para individualizar su programa de vitanutrientes, tal vez desee saber lo que pienso acerca de las dos grandes controversias de la nutrición: 1) ¿es mejor buscar los nutrientes en el alimento o en los complementos? y 2) ¿debe consumir nutrientes naturales o sintéticos? Mi posición es que las fuentes naturales de nutrientes por lo general son superiores a las fuentes sintéticas o que no son naturales, aunque la magnitud de esta ventaja varía de una vitamina a otra. Sin embargo, el costo de extraer vitaminas de las fuentes naturales las hace tan caras que son prohibitivas comparadas con las variedades sintetizadas que casi han desaparecido del mercado. De hecho, casi todos los estudios científicos convincentes realizados que establecen los beneficios comprobados de los nutrientes usaron nutrientes de una fuente que no es alimentaria. Por tanto, parecería que los complementos sintéticos no sólo funcionan, sino que funcionan muy bien.

Pero cuando el beta caroteno sintético no pudo igualar las capacidades preventivas del cáncer de sus contrapartes naturales en varios estudios recientes, los científicos recordaron que a veces las fuentes de vitanutrientes naturales son las más efectivas. En efecto, muchos artículos científicos del pionero de la nutrición Royal Lee, y otros escritos en las décadas de 1930 a 1950 mostraron que los complejos de nutrientes enteros eran más efectivos de manera significativa que las vitaminas sintéticas.

Muchas veces he estado tentado a diseñar dietas en las que los alimentos naturales proporcionen todos los nutrientes necesarios. Pero en la práctica he encontrado que las cantidades de nutrientes que mis pacientes podrían obtener de esas fuentes eran menos que óptimas. Peor aún, aquellos con problemas de peso tenían que tomar más carbohidratos para lograr el objetivo nutritivo, y esto conducía a una mayor ganancia de peso.

La solución del Centro Atkins para este dilema fue crear la mayor amplitud de complementación posible. En lugar de proporcionar una pequeña cantidad de sustancias químicas producidas en forma barata que suministren el constituyente central de un complejo vitamínico, como lo recomienda el gobierno en su programa de fortificación, proporcionamos el complejo entero. Por ejemplo, recomendamos todos los tocoferoles, no sólo uno, cuando usamos la vitamina E. Luego nos aseguramos que usamos tantos complejos de nutrientes *diferentes* como podría necesitar el cuerpo. Con esta fórmula básica que proporciona el fondo para más prescripciones de nutrientes, reducimos la probabilidad de tener dificultades inherentes de dosis aisladas de vitaminas. Una buena formulación múltiple de vitaminas y minerales contendría al menos 40 nutrientes diferentes. Esta forma de "terapia de grupo" permite dar las vitaminas en dosis altas con seguridad, lo que fortalece por tanto el efecto terapéutico.

Una parte importante de este concepto es que aquellos vitanutrientes que no están en la lista usual de vitaminas y oligoelementos pueden tener un impacto tremendo. Nutrientes como el glutatión, la coenzima Q_{10}, la taurina, el picnogenol, el ácido lipoico y muchos otros descritos en este libro agregan en forma clara elementos sinérgicos a la cadena nutritiva. Este enfoque de equipo lleva una fuerza terapéutica mucho más grande que la administración de sólo un puñado de vitaminas aisladas en la manera en que eran realizadas las primeras investigaciones.

Aún más importante es el principio de obtener el valor nutricional máximo del alimento que comemos. Los huevos, la carne y otros productos animales contienen un amplio espectro de vitanutrientes. Las nueces y semillas son fuentes extraordinariamente buenas, y ciertas grasas y aceites, como el aceite de linaza, de borraja y de prímula vesprina, pueden estar entre los nutrientes más valiosos de todos. Vegetales específicos, en particular aquellos con alto contenido en complejos C y E, también son vitales. Pero las calorías vacías, que provienen de los dulces y los alimentos refinados, y los alimentos diseñados para tener una vida larga en los anaqueles, tienen un efecto antinutriente. Nuestra celebrada pirámide alimentaria, la cual ha sido rediseñada para estar basada en productos de grano, no distingue el alimento de calorías vacías del alimento denso desde el punto de vista nutricional. Por tanto, no puede confiarse en ella para prevenir la deficiencia de nutrientes, mucho menos para proporcionar una nutrición óptima.

Los fitoquímicos, los cuales, como el nombre sugiere, son las sustancias químicas que se encuentran en las plantas, desempeñan papeles nutricionales muy importantes. La genisteína del frijol de soya, el licopeno de los jitomates y el sulforafano del brócoli están entre las más conocidas de estas sustancias. Con toda probabilidad proporcionan muchos de los eslabones perdidos entre el beneficio moderado proporcionado por las vitaminas en tabletas individuales y el beneficio mayor del alimento que contiene dichas vitaminas. (Había pensado incluir una sección sobre estos nutrientes en este libro, pero debido a que nuestro conocimiento médico de ellos está en pañales, decidí que sería mejor escribir respecto a ellos después de haber adquirido mi propia experiencia clínica con una dieta alta en fitoquímicos.)

Por ahora, el mensaje es elegir sus alimentos en forma sabia. Ciertas proteínas, como los huevos y la hueva, son mejores que otras. Ciertas grasas, como el aceite de linaza y el aceite de salmón, son mejores que otras. En cuanto a los carbohidratos derivados de plantas, aquellos que se comen en forma directa después de cosecharlos o recolectarlos contendrán su complemento completo de fitoquímicos y vitanutrientes, mientras aquellos sometidos a refinación es probable que estén vacíos desde el punto de vista nutricional.)

Incluso las personas que siguen una dieta baja en carbohidratos, al elegir alrededor de 40 gramos al día de carbohidratos densos de fitonutrientes derivados sobre todo de vegetales frescos, bajos en almidón, pueden obtener más fitonutrición, sin contar los complementos, que el estadounidense promedio, quien por lo general consume siete veces la cantidad de carbohidratos. Estoy seguro de que yo hago exactamente esto.

Por la misma razón, los vegetarianos y las personas que siguen dietas bajas en grasas y en proteínas deben elegir en forma sensata para asegurarse de que consumen niveles suficientes de ácidos grasos y aminoácidos esenciales desde el punto de vista nutricional. Los sustitutos del huevo y la margarina no los contienen. Las dietas ultra bajas en grasas seguidas por el nivel de austeridad recomendado por algunos seguidores de Pritikin pueden hacer imposible la ingestión adecuada de ácidos grasos, causando de manera potencial, por tanto, una gama de padecimientos relacionados vinculados con esta inadecuación nutricional.

La tercera solución lógica al dilema es incluir alimentos que son, en sí mismos, completos desde el punto de vista nutricional. Los dos viejos recursos, la levadura de cerveza y el extracto de hígado, se han vuelto problemáticos desde su auge en la década de 1930. La levadura de cerveza es tolerada mal por los millones de personas que luchan con una *Candida* epidémica; las fuentes de hígado están cada vez más contaminadas por residuos pesticidas. Pero las espirulinas y las otras algas, los propóleos y la jalea real sirven para proporcionar los factores nutricionales accesorios que estamos buscando.

Si se desarrollara una tecnología para administrar fuentes naturales de nutrición a un costo comparable con las formas que usamos ahora, podría demostrar ser un avance significativo. Pero el programa que usamos en el Centro Atkins, que incluye vitaminas que se encuentran en los estantes de las tiendas, seleccionadas en dosis efectivas, administradas con un amplio espectro de otros nutrientes, y con alimentos ricos en nutrientes escogidos en forma sabia, ha alcanzado un récord de éxitos envidiable.

Advertencia. Para usar esta sección en forma segura y efectiva, debe comprender por completo y seguir esta advertencia:

Al tratar cualquier enfermedad, no tome ningún vitanutriente en dosis más allá de la dosis básica para propósitos generales sin leer y comprender por completo el capítulo dedicado a ese nutriente. En particular, asegúrese de observar las declaraciones como "debe usarse con precaución si se están tomando ciertos medicamentos" o "debe tomarse bajo supervisión médica". Si no sigue estas advertencias, un vitanutriente seguro podría volverse peligroso.

ASIGNAR UN OBJETIVO A SU NUTRICIÓN

Tras mi éxito abrumador con la terapia de vitaminas, pronto se hizo evidente que necesitaría desarrollar un sistema formal para seleccionar vitaminas para mis pacientes. Este programa podría proporcionar tanto los nutrientes que todos necesitan como las dosis efectivas de los nutrientes que corregirían los problemas específicos de una persona.

No es sorprendente que estos dos requisitos a menudo exigieron una cantidad mayor de complementos. Por consiguiente, a fin de crear un programa de complementos dirigido hacia sus objetivos específicos de salud, necesitará determinar cuáles son más importantes para usted. (Por ejemplo, si decide que quiere controlar el colesterol, mejorar el sueño y prevenir la osteoporosis, podría necesitar reducir la complementación en otra esfera.)

Y esto es con exactamente lo que tendrá que hacer. Para establecer esta clase de programa, siga estos diez pasos:

Paso uno: establezca los básicos.

Seleccione una fórmula de vitaminas y minerales básicos de buena calidad y gran amplitud. (Es la amplitud de esta combinación de vitanutrientes la que demostrará ser lo más importante, debido a su mayor necesidad en una fórmula básica es asegurarse de que no falta ningún nutriente esencial.) Su meta es asegurarse de que su ingestión de nutrientes hace caso de la máxima de Roger Williams: "Un programa nutricional sólo es tan bueno como el eslabón más débil de la cadena." Revise para asegurarse de que están presentes todos los oligominerales y los constituyentes del complejo B (que se describen en la segunda parte).

Otra parte del requisito básico es una fórmula de ácidos grasos esenciales. Los menciono por separado debido a que la mecánica de la elaboración de las vitaminas los mantiene separados. En sus estados físicos pueden existir como un aceite, mientras que la mayor parte de los otros vitanutrientes son polvos deshidratados. Es de particular importancia tener en cuenta estos aceites, ya que una deficiencia de ácidos grasos esenciales podría ser el tipo más significativo de carencia nutricional.

Estoy tentado a agregar otro ingrediente a su lista de requerimientos básicos: una fuente natural rica en fitoquímicos, densa en nutrientes, de nutriente no descubierto. Con esto quiero decir algas, levadura de cerveza, polen de abeja y cosas por el estilo. Si su dieta contiene una amplia variedad de diversos vegetales frescos, es probable que esté obteniendo lo que necesita. Sin embargo, un complemento de superalimento todavía sería una buena adición a la mezcla. Mientras lee el capítulo sobre superalimentos (página 279), vea si uno o más de los actores presentados le suena a tono en particular para sus necesidades.

Paso dos: identifique los vitanutrientes específicos que le resulten apropiados.

Antes que nada, identifique cualquier problema médico que necesite tratar.

• ¿Está tomando medicamentos o se los han recetado?

Creo que los medicamentos innecesarios, en general, plantean el mayor riesgo de todos para la salud. He aprendido que los nutrientes pueden remplazar a los fármacos para tratar enfermedades crónicas más de cuatro veces de cada cinco, y éste es el mayor logro de la solución con vitanutrientes.

• ¿Se le ha diagnosticado alguna enfermedad?

Aquí es donde sus niveles de colesterol, triglicéridos, azúcar sanguíneo, presión sanguínea, etc., entran en escena. Aquí también es donde es importante considerar la historia clínica familiar u otros factores genéticos. Los vitanutrientes son adecuados en forma ideal para mejorar los factores de riesgo. Un diagnóstico serio por lo general, pero no siempre, es una llamada para el tratamiento. Cuando no hay un tratamiento efectivo en la corriente principal de la medicina, no se ofrece ninguno, ni debe serlo. El tratamiento podría ser peor que la enfermedad. No conozco ejemplos en donde se aplique esta afirmación en las terapias nutricionales.

• Identifique cualesquiera síntomas que necesiten ser tratados.

Al revisar su historia clínica, es importante considerar los síntomas cotidianos que puede pasar por alto. ¿Está usted cansado, irritable, sujeto a cambios en el estado de ánimo u olvidadizo? ¿Está adolorido, rígido, sometido a resfriados y virus? ¿Está soñoliento o tiene problemas para dormir? ¿Qué hay de su función intestinal, su apetito, su vigor, su temperamento? Todos estos síntomas y más son abordables de manera eminente con vitanutrición.

• ¿Hay tensiones físicas en su vida que pueda tener que vencer? ¿Su horario de trabajo es demasiado agotador? ¿Duerme lo suficiente? ¿Su hogar y su lugar de trabajo tienen una ventilación apropiada? ¿Encuentra con frecuencia olores que no puede tolerar? ¿Su comunidad está cubierta con smog o contaminación?

De ser así, los antioxidantes son de importancia particular en su fórmula básica de vitanutrientes.

Paso tres: cree una lista de todas las áreas descubiertas en el punto anterior que sienta que se aplican en forma específica a usted.

Si su lista es larga, divídala en necesidades primarias y secundarias.

Paso cuatro: determine con claridad los vitanutrientes específicos que abordan los problemas que ha enumerado en el paso tres.

Aunque este proceso puede consumir bastante tiempo, de hecho es la forma más directa en la que este libro puede ayudarle. Comience viendo la sección de tratamientos con vitanutrientes (página 383) y localice aquellos ejemplos que se parecen a sus propios problemas. Si no puede encontrar ninguna descripción que concuerde, busque en el índice analítico (la exposición puede localizarse bajo la alteración nombrada o quizá bajo una causa de su síntoma o enfermedad). Y, por supuesto, si tiene más preguntas o no se siente seguro acerca de la terapia vitanutriente correcta, es posible que desee ponerse en contacto con un consejero nutricional o médico. El Centro Atkins también proporciona servicio de asesoría nutricional; véase el apéndice para los detalles.

Paso cinco: enumere todos los nutrientes que abordan las enfermedades o los síntomas que desea tratar.

Este paso es más fácil de lo que pueda parecer al principio porque ahora hay formulaciones de vitanutrientes dirigidas a enfermedades específicas. Y estas formulaciones, de las que es pionero el Centro Atkins, se están volviendo cada vez más populares en todo el país. Por consiguiente, es posible que encuentre las formulaciones que combinen tantos elementos fundamentales de los vitanutrientes en una sola cápsula o tableta como haya disponibles.

Paso seis: use tantas fórmulas de elementos fundamentales apropiados como sea posible.

Escriba todas las formulaciones y nutrientes individuales que son apropiados para usted, junto con el rango de la dosis. Luego anote el número de tabletas o cápsulas que se aproxime más al rango de dosis sugerido. Aquí, puede encontrar alguna variación en las cantidades si usa formulaciones de elementos fundamentales, pero acérquese lo más que pueda. Si un nutriente aparece en su lista más de una vez, es probable que sea valioso en extremo para usted; por consiguiente, conserve estos nutrientes en el extremo superior del rango de la dosis.

Paso siete: sume el número real de formulaciones de vitanutrientes y píldoras que tendría que tragar todos los días para lograr los objetivos indicados en el paso seis.

Si el número total parece manejable, proceda con el paso nueve. Si no, vaya al paso ocho.

Paso ocho: estime el número de vitanutrientes enumerados en el paso siete que podría tomar cómodamente con cada una de sus tres comidas.

Divida ese número entre el total en el paso seis y determine el porcentaje de los vitanutrientes que estaría tomando en forma cómoda. Multiplique la lista entera por esta fracción para obtener su programa completo. Otra opción es omitir los vitanutrientes relacionados con objetivos terapéuticos de menor importancia para usted.

Paso nueve: ahora tiene su solución de vitanutrientes dirigida personalizada.

Si no está acostumbrado a tomar complementos, empiece en forma lenta. Comience con una tercera parte o la mitad del total de complementos de vitanutrientes e incremente la cantidad cada día. De esta forma puede encontrar que al final llega al total indicado en el paso seis.

Paso diez: disminuya su dosis de vitanutrientes.

Una vez que note el beneficio máximo de su programa de vitanutrientes, puede disminuir las cantidades que toma. Y conforme se vuelven controlables sus problemas de salud, también podrá reducir los nutrientes pertinentes a esos problemas. La razón, en parte, es que se requiere de dosis mayores de vitanutrientes para vencer una deficiencia a largo plazo que mantener un nivel óptimo después de que la deficiencia total es corregida.

Estos diez pasos deben permitirle que usted mismo realice algunas tareas, lo que yo hago por mis pacientes todos los días. Si el proceso al principio parece desalentador, tranquilícese: conforme adquiere más experiencia usando vitanutrientes, la terapia dirigida se volverá mucho más fácil.

CÓMO USAR LOS TRATAMIENTOS CON VITANUTRIENTES

La fórmula básica. Debido a que las dietas de tantos adultos carecen de tantos nutrientes esenciales, todos deberían elaborar sus programas de vitanutrientes alrededor de ciertos nutrientes básicos. Estas fórmulas multivitamínicas generales proporcionan un fundamento que pueden aumentar los vitanutrientes específicos. Además, incrementar la ingestión ordinaria elevará en casi todos los casos el nivel del nutriente cerca del rango óptimo. El resultado es un programa de salud individualizado dirigido para propósitos particulares.

Comencemos con una fórmula prototípica, similar a la que desarrollé para mis pacientes en el Centro Atkins y que ahora está disponible también para mis lectores en muchas tiendas de alimentos naturales o por medio del número telefónico 800 que se encuentra en la página 430. Los básicos para todos incluyen esa combinación de vitaminas y minerales múltiple extra amplia, más cápsulas de los ácidos grasos esenciales (y casi esenciales). También puede elegir una de los cientos de otras fórmulas básicas; sólo asegúrese de que aquella con la que termine sea parecida a esta fórmula, tanto en amplitud como en dosis. En Estados Unidos deben tomarse algunas provisiones para compensar la regulación del gobierno que limita el contenido de ácido fólico de una vitamina múltiple a un nivel peligrosamente bajo. Para la mayoría de las personas, deberá incluirse ácido fólico extra.

Fórmula de Vitaminas y Minerales para una Nutrición Básica

Ingestión diaria	Dosis individuales
Beta caroteno natural	3,000-6,000 UI
Vitamina A	1,500-3,000 UI
Vitamina B$_1$	30-60 mg
Vitamina B$_2$	24-48 mg
Niacina	15-30 mg
Niacinamida	30-60 mg
Ácido pantoténico	75-150 mg
Pantetina	75-150 mg
Vitamina B$_6$	30-60 mg
Ácido fólico	2,000-4,000 mcg*
Piridoxal-5-fosfato	6-12 mg
Biotina	225-450 mcg
Vitamina B$_{12}$	180-240 mcg
Vitamina C	500-1,000 mg
Vitamina D$_2$	90-180 UI
Vitamina E	150-300 UI
Cobre	600-1,200 mcg
Magnesio	50-100 mg
Calcio	200-400 mg†

Fórmula de Vitaminas y Minerales para una Nutrición Básica
Ingestión diaria   *Dosis individuales*
(CONTINUACIÓN)

Colina	300-600 mg
Inositol	240-480 mg
APAB	300-600 mg
Manganeso	12-24 mg
Cinc	24-48 mg
Bioflavonoides cítricos	450-600 mg
Cromo	150-300 mcg
Selenio	120-240 mcg
N-acetil cisteína	60-120 mg
Molibdeno	30-60 mcg
Sulfato de vanadil	45-90 mcg
Octacosanol	450-900 mcg
Glutatión reducido	15-30 mg

* A menos que sea una mujer que necesita reducir fibroides uterinos, prevenir recurrencias de cáncer de pecho o tratar endometriosis o senos fibrocísticos, deberá complementar su fórmula básica con suficiente ácido fólico para proporcionar al menos 3,000 mcg (3 mg). Esto significa tomar cuatro tabletas de 800 mcg cada una. Si las condiciones anteriores necesitan su atención, mantenga su complemento de ácido fólico por debajo de 600 mcg.

† Nótese que para el propósito de hacer menos voluminosas las fórmulas básicas, muchos fabricantes proporcionan menos del requerimiento diario mínimo de calcio, como sucede con este ejemplo. Si selecciona una fórmula así y su ingestión de calcio en la dieta es baja, deberá incluir una tableta de calcio de 500 mg, como carbonato de calcio, como parte de su programa básico.

El otro requerimiento básico para la salud óptima es la fórmula de grasas esenciales basadas en aceites. Para la mayoría de mis pacientes prescribo una combinación de los tres aceites con las mayores concentraciones de las grasas esenciales más necesarias. Fue desarrollada para la línea de productos Nutrición Dirigida y proporciona una mezcla igual de aceite de borraja (la fuente más rica del ácido graso GLA), aceites de pescado (concentrados para el contenido de EPA y DHA) y aceite de linaza (una fuente para los ácidos grasos esenciales ácido linoleico y alfa linolénico.) Cada cápsula contiene 1,200 mg de la combinación (400 mg de cada uno) y recomiendo al menos tres de ellas diario, incluso para adultos sanos. Mientras lee los protocolos dirigidos, verá que se hace referencia a ésta como la "fórmula de aceites esenciales".

Otras descripciones diversas

• Para complementos de bacterias benéficas, recomiendo una mezcla igual de acidófilos y bifidobacterias, las dos bacterias buenas más importantes para promover la salud digestiva. La bulgaricum también puede ser parte de la combinación en dicho complemento. Por lo general recomiendo ¼-½ de cucharadita de este polvo en la mayor parte de las aplicaciones. Si no desea usar un polvo, puede usar de tres a seis cápsulas de una fórmula con una mezcla parecida. Sin embargo, las versiones en polvo son más efectivas.

•Un complemento de fibra mixta se refiere a una mezcla de fibras benéficas como el salvado de avena, el psyllium y el salvado de arroz. Recuerde que para maximizar los beneficios de la fibra, debe consumir una mezcla de fibras, no una sola forma.

• Tenga en cuenta que la mayor parte de los complementos de pantetina contienen una mezcla igual de pantetina y su pariente el ácido pantoténico. Cuando sugiero una determinada cantidad de pantetina en un tratamiento determinado, ésta se refiere a la cantidad de ambos nutrientes, asumiendo que la mitad es pantetina.

• Los protocolos que siguen fueron creados con la suposición de que usted ya está tomando una fórmula multivitamínica básica parecida a la que acabo de proporcionar. Los nutrientes encontrados en la formulación básica son importantes para tratar todos los padecimientos. Por consiguiente, asegúrese de que los siguientes protocolos por lo general sólo son una adición, no un remplazo, de la fórmula básica que ya debe estar tomando. Sin embargo, deberá notar que hay dosis mayores en los protocolos que en la fórmula básica, así que tan sólo aumente su ingestión para alcanzar las dosis mayores de un nutriente. En otras palabras, tan sólo agregue la diferencia entre la cantidad señalada en su fórmula básica y el total que se menciona para el padecimiento.

Complejo B. Hay tantas fórmulas diferentes de complejo B como las hay de multivitaminas para todos los propósitos, y a menudo las prescribo como una unidad. Nótese que se hará referencia a éste tan sólo como "complejo B" y se considerará con una "fuerza de 50 mg", aun cuando no todos los constituyentes tengan 50 mg (el cuerpo necesita más de ciertas vitaminas B que de otras; una fórmula perfectamente "balanceada" es inapropiada). El siguiente es un ejemplo típico de una fórmula de complejo B que se encuentra en la mayor parte de las farmacias o tiendas de alimentos naturales.

B_1	50 mg
B_2	25 mg
Niacina	25 mg
Niacinamida	50 mg
B_6	50 mg
Piridoxal-5-fosfato	2 mg
Ácido pantoténico	50 mg
Ácido fólico	400 mcg[*]
B_{12}	100 mcg
Biotina	100 mcg
APAB	50 mg[†]
Colina	50 mg[†]
Inositol	50 mg[†]

[*] Nutriente esencial bajo en forma inapropiada, debido a la regulación de la FDA. Necesita ser complementado con 2-3 mg diarios. Sin embargo, las mujeres que necesitan reducir fibroides uterinos, prevenir recurrencias de cáncer de pecho o tratar endometriosis o senos fibrocísticos deben mantener el complemento de ácido fólico por debajo de los 600 mcg.
[†] La dosis usual que se incluye, pero baja en forma inapropiada.

15. Las soluciones con vitanutrientes

He explicado el valor de dirigir su programa de complemento de vitanutrientes a padecimientos específicos que usted y su doctor consideren los más importantes para usted; ahora me gustaría proporcionar los datos específicos.

Su primera tarea es identificar cuáles de la siguiente lista de trastornos tratables en forma nutricional se aplican mejor a usted. Las he agrupado en categorías cardiovasculares y alteraciones metabólicas, problemas del sistema nervioso, problemas gastrointestinales, fatiga, infecciones, alergias, enfermedades pulmonares, cáncer, problemas específicos del género y, por último, artritis, enfermedades inmunitarias y problemas de la piel, las encías y los ojos. Por favor hojee las siguientes páginas y trate de localizar cualesquiera enfermedades de interés para usted. Si no las encuentra, use el índice analítico para localizarlas. En ocasiones la información que necesita se mencionará en la exposición de vitanutrientes individuales.

En las páginas siguientes verá una exposición muy breve de los tipos principales de alteraciones que responden bien a la terapia nutricional (la lista está incompleta, por necesidad), seguida de listados de vitanutrientes que uso para tratarlos y prevenirlos. En la mayor parte de las listas verá una subdivisión de dos agrupamientos, los más esenciales y aquellos que son valiosos en forma moderada y que por tanto merecen probarse. Estos agrupamientos fueron creados para asegurar, primero, que no omite los nutrientes más valiosos para su padecimiento y, segundo, para ayudarle a seleccionar otros si necesita más ayuda. He intentado elaborar las listas en orden descendente de importancia.

En todos los casos supondré que usted estará tomando todos los nutrientes básicos descritos en las páginas 379-380. El rango de dosificación indicado en las siguientes listas representa su nueva dosis diaria *total* (incluyendo la dosis en el programa básico). Deben dividirse uniformemente (a menos que se especifique lo contrario) en tres o más dosis casi iguales a fin de que puedan tomarse con las comidas (o antes de ellas, cuando se especifique así). El extremo inferior del rango se aplica a adultos que pesen menos de 59 kilogramos o para aquellos con enfermedades menos graves. El extremo superior del rango se aplica a las personas que pesan más de 108 kilogramos o para aquellos con una gran necesidad de terapia efectiva. Ahora le presentaré los tratamientos en sí.

Alteraciones Cardiovasculares

De seguro es lógico que empecemos con el corazón, el órgano más responsable de determinar la duración de nuestra vida. La enfermedad cardiovascular es uno de los ejemplos más evidentes del mal manejo de los problemas de salud en la medicina actual. Aunque los cardiólogos poseen habilidades de diagnóstico excelentes, muchos muestran una ignorancia de la medicina nutricional, lo cual puede conducir con facilidad a una atención de la salud de segunda categoría. La coronariopatía, de manera más específica, el taponamiento de las arterias que conduce a ataques cardiacos y deterioro del músculo cardiaco, era sumamente rara hace cien años. (De hecho, el complejo de síntomas de dolor aplastante del pecho y muerte repentina ni siquiera habían sido descritos por los autores médicos hasta la primera parte del siglo XX.) Hace cien años, las personas comían azúcar y almidones refinados en una cantidad menor en forma considerable. También consumían un gran porcentaje de la grasa dietética de fuentes animales, un hecho que debería hacer que usted cuestionara la advertencia oficial de evitar estas grasas.

Cualquiera que afirme que ésta es la única dieta que prevendrá la enfermedad cardiaca debe estar equivocado, al menos en parte. Hay varios caminos relativamente diversos para la enfermedad cardiaca, y ninguna dieta la evitará para todos. El secreto es encontrar las anormalidades específicas, si es que existen, que sirven como factores de riesgo metabólicos y erradicarlas en forma tan drástica como sea posible. La más común de estas anormalidades no es, como se pensaba antes, un problema de colesterol elevado. Más bien implica un defecto en la actividad de nuestra insulina contra la glucosa. Esto puede detectarse por los niveles anormales de glucosa e insulina durante un examen de tolerancia a la glucosa o siempre que la proporción entre triglicéridos y LAD, que es de importancia crítica (pero rara vez se enfatiza), sea mayor que dos a uno. (Puede calcularla usted mismo con los números en su perfil de lípidos.) Otras anormalidades implican niveles elevados de homocisteína y una variedad de perturbaciones de los lípidos como los niveles elevados de colesterol LBD oxidado o de lipoproteína (a). Cada uno se corrige mejor con un programa diferente.

Se aplican ciertas generalidades. Ingiera una dieta en extremo baja en azúcar, jarabe de maíz u otros endulzantes naturales. Evite la margarina o cualquier otra grasa similar que proporcione una fuente de ácidos *trans*grasos que no son naturales. Trate de comer al menos tres porciones de pescado grasoso de agua fría a la semana (salmón, sardinas, macarela, etc.) o tome complementos de aceite de pescado. Use aceite de linaza y aceite de oliva en sus alimentos, y aléjese de los alimentos con efectos antinutrientes, como la harina blanca y el almidón de maíz. Las nueces y semillas ricas en ácidos grasos esenciales deben incluirse como bocadillos adicionales.

La cardiopatía también puede prevenirse tomando suficientes antioxidantes (como las vitaminas C y E) y minerales (como magnesio, cinc, cobre, cromo y selenio). Esta lista breve de nutrientes también es valiosa para tratar la cardiopatía establecida. Los nutrientes que vigorizan al corazón como la carnitina y la CoQ_{10} son jugadores importantes, como las hierbas como el espino y el ajo. Y no olvidemos el ácido fólico y la vitamina B_6, los cuales son cruciales para prevenir que la homocisteína dañe las arterias coronarias.

Mi programa general para maximizar la salud cardiaca se enumera a continuación (nótese que no incluye multivitaminas).

Salud del corazón y vascular

De mayor importancia	Importantes en forma moderada
Magnesio 400-800 mg	Ajo 1,600-3,200 mg
CoQ_{10} 60-120 mg	Bromelina 200-400 mg
L-carnitina 1,000-2,000 mg	Gamma-orizanol 300-600 mg
Taurina 500-1,000 mg	Acetil L-carnitina 500-1,000 mg
Vitamina E 400-800 UI	Selenio 150-300 mcg
Vitamina C 1-3 gramos	Vitamina B_6 100-200 mg
Fórmula de aceites esenciales 3,600-7,200 mg	
Tocotrienoles mixtos 100-200 mg	Ácido fólico 3-6 mg*
Cromo 200-400 mcg	Quercetina 300-600 mg
Pantetina 450-900 mg[†]	Ácido lipóico 100-300 mg
Beta caroteno de fuente natural 25,000 UI	Fibra 7.5-15 gramos
	Semilla de uva/picnogenol 150-300 mg

Extracto de Ginkgo biloba 240-360 mg
Espino 240-480 mg
Complejo B 50 mg

Calcio 600-1,200 mg
Cayena (tres píldoras)
Coleus forskohlii 50-100 mg

* Las mujeres que necesitan reducir fibroides uterinos, prevenir recurrencias de cáncer de pecho o tratar endometriosis o senos fibroquísticos deben mantener el complemento de ácido fólico por debajo de los 600 mcg.
† Véase la exposición de los complementos de pantetina en la página 381.

Angina de pecho. Las palabras significan "dolor de pecho" y éste es el síntoma más característico de un estrechamiento o espasmo de los vasos coronarios, que son los que suministran la sangre vital del corazón. Debido a que el dolor del pecho puede anunciar un ataque cardiaco inminente, recomiendo dosis mayores que las que se encuentran en el protocolo cardiovascular general, como mostrará el siguiente cuadro. Nótese que la lista está encabezada por la arginina, la cual, junto con una práctica complementaria no nutricional notable llamada terapia de quelación, es mi tratamiento de elección para la angina.

De mayor importancia	*Importantes en forma moderada*
Arginina 2-4 cucharaditas (8-16 gramos en total)	Fórmula de aceites esenciales 3,600-7,200 mg
L-carnitina 1,500-3,000 mg	Ajo 2,000-4,000 mg
CoQ$_{10}$ 100-200 mg	Espino 360-720 mg
Vitamina E 800-1,600 UI	Pantetina hasta 900 mg*
Magnesio 800-1,200 mg	Beta caroteno de fuente natural 25,000-50,000 UI
Bromelina 450-600 mg	N-acetil cisteína 1,500-3,000 mg

* Véase la exposición de los complementos de pantetina en la página 381.

Arritmia y prolapso de la válvula mitral. Un ritmo cardiaco irregular plantea una amenaza diferente a la de la angina. Aunque el escenario del peor caso es la muerte repentina, la ocurrencia más usual es tan sólo el síntoma molesto de las palpitaciones. El prolapso de la válvula mitral, la inflamación de una válvula no dañada, puede conducir a anormalidades en el ritmo y también se incluye aquí. Las dosis más altas de los nutrientes benefactores del ritmo cardiaco son éstos:

De mayor importancia	Importantes en forma moderada
Magnesio 600-1,000 mg	Inositol 500-1,500 mg
Potasio 600-1,200 mg	Bromelina 400-800 mg
Espino 240-480 mg	Manganeso 30-60 mg
Taurina 2,000-3,000 mg	Cactus (tintura en alcohol) 8-16 gotas
L-carnitina 1,250-2,500 mg	Cromo 300-600 mcg
CoQ$_{10}$ 100-200 mg	

Cardiomiopatía y falla cardiaca congestiva. La falla cardiaca es el resultado de la incapacidad del órgano para mantener la efectividad de su actividad de bombeo de sangre. Esto conduce a una acumulación de líquido en los pulmones y en las piernas. La cardiomiopatía se refiere a una variedad de trastornos que deterioran la capacidad de bombeo del corazón, las cuales son una causa común de la falla cardiaca. Dosis aumentadas de los siguientes nutrientes son útiles para contrarrestar esta alteración peligrosa:

De mayor importancia	Importantes en forma moderada
Taurina 2,000-4,000 mg	Sebacato de cobre 2-4 mg
CoQ$_{10}$ 200-400 mg	Pantetina 600-1,200 mg*
L-carnitina 2,000-4,000 mg	Vitamina E 600-1,200 UI
Espino 300-480 mg	Cactus (tintura en alcohol) 5-10 gotas
Magnesio 600-1,200 mg	Fórmula de aceites esenciales
B$_1$ 150-300 mg	4,800-9,600 mg
	Complejo B 100 mg

* Véase la exposición de los complementos de pantetina en la página 381.

ELEVACIONES DE LÍPIDOS EN LA SANGRE

Los niveles elevados de lípidos en la sangre, como el colesterol y los triglicéridos, son una de las causas más extendidas de ataques cardiacos, apoplejías y taponamiento de las arterias en general. Recuerde, a pesar de toda la publicidad, el colesterol elevado no es una enfermedad. Más bien, ésta y otras anormalidades de los lípidos tan sólo son factores que predisponen a un endurecimiento de las arterias. Por consiguiente, cambiar los niveles de los lípidos sin cambiar la razón por la que están elevados puede no prevenir ni revertir la enfermedad. Sin embargo, al mantener bajo control en forma consistente estos marcadores sanguíneos para la salud del corazón y de las arterias, la dieta y la terapia con nutrientes le permitirá, al menos, evitar los fármacos contra el colesterol cargados de efectos secundarios. Algunas personas obtienen los mejores resultados al restringir las grasas saturadas, mientras que otros están mejor si eliminan toda el azúcar de su dieta y reducen el consumo de carbohidratos. Debe averiguar qué funciona mejor para usted. En cualquier caso, sus niveles de lípidos mejorarán si agrega los nutrientes que corresponden a su propia necesidad.

Colesterol alto

De mayor importancia	Importantes en forma moderada
Pantetina 600-1,200 mg*	Sebacato de cobre 2-4 mg
Hexanicotinato de inositol 500-1,500 mg	Vitamina E 400-800 UI
Cromo 300-600 mcg	Taurina 1-2 gramos
Fórmula de aceites esenciales 7,200 mg	Jengibre 2-3 cápsulas
Vitamina C 1-5 gramos	Fenogreco 1-4 cápsulas
Complemento de fibra mixta 10 gramos	Selenio 200-400 mcg
Gránulos de lecitina 2-3 cucharadas	Ácido fólico 3-6 mg†
Guggulípido 100-200 mg	Arginina 6-12 gramos
GLA (aceite de borraja) 1,200-3,600 mg	Inositol 500-1,000 mg
Ajo 2,400-4,000 mg	Clorela ¼-½ cucharadita
Gamma-orizanol 300-600 mg	Jalea real ¼-½ cucharadita
Tocotrienoles mixtos 200-400 mg	DHEA 20-40 mg
Beta caroteno 25,000-50,000 UI	Sulfatos de condroitina 250-500 mg

* Véase la exposición de los complementos de pantetina en la página 381.
† Las mujeres que necesitan reducir fibroides uterinos, prevenir recurrencias de cáncer de pecho o tratar endometriosis o senos fibroquísticos deben mantener el complemento de ácido fólico por debajo de los 600 mcg.

Triglicéridos altos y colesterol LAD bajo. Los niveles de triglicéridos altos y LAD bajos son dos de las anormalidades de los lípidos que en forma clara e inequívoca se relacionan con la resistencia a la insulina y con la ingestión de carbohidratos. Las personas que son resistentes a la insulina deben evitar el exceso de carbohidratos o incluso niveles "promedio" de carbohidratos, porque su química corporal convierte los carbohidratos en triglicéridos, los cuales a su vez parecen inhibir la formación de LAD, o el colesterol "bueno". La experiencia del Centro Atkins es que las personas cuyos niveles de triglicéridos son más del doble de sus niveles de LAD (en mg/ml) mejoran con una restricción de carbohidratos, así que debe asegurarse de evitar los azúcares en todas sus formas, incluso en frutas y jugos de frutas, y deberá mantener su ingestión de almidones al mínimo. Al tratar los triglicéridos altos deberá seguir el régimen para "Colesterol alto" (página 388), pero incremente la dosis para los siguientes nutrientes en los niveles indicados:

L-carnitina 1,500-3,000 mg
EPA/DHA (de aceite de pescado) 1,200-2,400 mg
Cromo 400-800 mcg
Sulfato de vanadilo 15-30 mg

Lipoproteína (a) alta. Esta proteína, a la que se unen los lípidos, es un factor de riesgo para la enfermedad cardiaca con una gran capacidad predictiva. Las elevaciones no son disminuidas por los enfoques usuales modificadores del colesterol. Sin embargo, los siguientes nutrientes pueden demostrar ser valiosos y deben elevarse a los siguientes niveles:

N-acetil cisteína 2-4 gramos
Vitamina C 4-8 gramos
Hexanicotinato de inositol 1,500-3,000 mg
Gamma-orizanol 300-1,200 mg
Lisina 600-1,200 mg
Prolina 600-1,200 mg

Hipertensión. La hipertensión (o presión arterial alta) es un factor de riesgo importante para la apoplejía. Aunque los científicos debaten lo que causa en realidad la hipertensión, una cosa es clara: es muy sensible a la terapia con nutrientes y a la dieta. En el Centro Atkins vemos en forma rutinaria que la presión sanguínea se normaliza cuando se usa la dieta Atkins junto con los nutrientes correctos. Es importante una dieta baja en carbohidratos, porque esto ayuda a disminuir la respuesta elevada de la insulina que parece ser una de las causas principales de la hipertensión. A ésta agregamos los siguientes nutrientes:

De mayor importancia	*Importantes en forma moderada*
Taurina 1,500-3,000 mg	Vitamina C 1-3 gramos
Magnesio 500-1,000 mg	N-acetil cisteína 1-2 gramos
Espino 240-480 mg	GABA 2,000-4,000 mg
Aspartato de potasio 400-800 mg	Arginina 2-5 gramos
Vitamina B$_6$ 100-200 mg	Inositol 500-1,500 mg
Fórmula de aceites esenciales	Kava 100-200 mg
3,600-7,200 mg	Extracto de reishi 2-4 cápsulas

Ajo 2,400-3,200 mg

CoQ$_{10}$ 100-200 mg

Carnitina 500-1,000 mg

Cromo 300-600 mcg

Colina 1,000-1,500 mg

Calcio 750-1,500 mg

Una advertencia para los hipertensos: introduzca en forma lenta la vitamina E si no la ha tomado antes, porque al principio puede incrementar en forma ligera la presión sanguínea alta. Esto se hace mejor bajo la supervisión de un médico.

DESEQUILIBRIOS DEL AZÚCAR EN LA SANGRE: DIABETES E HIPOGLUCEMIA

Considero los desequilibrios del azúcar en la sangre como las alteraciones basadas en la nutrición más importantes en el mundo occidental. La diabetes es una enfermedad importante por su propio derecho y un factor de riesgo importante para la coronariopatía.

El término "diabetes" se aplica en realidad a dos enfermedades muy diferentes. El tipo I es una enfermedad autoinmunitaria adquirida en la que se destruye la capacidad productora de insulina del páncreas; debe proporcionarse insulina a la víctima para que sobreviva. El tipo II, la forma más frecuente, se caracteriza por elevaciones del azúcar en la sangre debidas sobre todo a la incapacidad del cuerpo para usar la insulina en forma efectiva (resistencia a la insulina). La mayoría de los diabéticos tipo II tienen niveles de insulina elevados y proporcionarles más insulina, una práctica médica frecuente, tan sólo acelera las complicaciones cardiovasculares. Hasta el 40% de los estadounidenses tienen algunas características de esta alteración; las más comunes son una producción elevada de insulina, resistencia a la insulina, tendencia a aumentar de peso e "hipoglucemia", el síndrome del azúcar inestable en la sangre. Muchos de los mismos nutrientes pueden ser útiles para todas estas alteraciones. ¿Por qué? Porque el objetivo del tratamiento básicamente es el mismo: mantener su azúcar en la sangre dentro de rangos normales ayudando al cuerpo a metabolizarla de manera más efectiva.

Aquí están los nutrientes que al mantener el equilibrio del azúcar en la sangre aliviarán o prevendrán la diabetes tipo II temprana, la prediabetes y la hipoglucemia:

De mayor importancia	Importantes en forma moderada
Cromo 200-600 mcg	Vitamina C 1-2 gramos
Cinc 50-100 mg	Vitamina E 300-600 UI
Magnesio 300-600 mg	Carnitina 500-1,000 mg
Ácido lipoico 150-300 mg	Vitamina A 10,000-20,000 UI
CoQ$_{10}$ 45-90 mg	Ginseng siberiano 100-200 mg
Biotina 2-4 mg	Manganeso 25-50 mg
Fórmula de aceites esenciales 7,200 mg	Mezcla de fibra mixta 10-15 gramos
Selenio 100-200 mcg	Calcio 1,000 mg
B$_6$ 75-150 mg	Regaliz 1-3 cápsulas
	Curcuminoides 400-1,200 mg
	Sebacato de cobre 2-4 mg

Cuando su objetivo es llevar el azúcar elevada en la sangre a sus niveles normales o reducir su dosis de medicamentos antidiabéticos, la siguiente lista deberá ser útil:

De mayor importancia	Importantes en forma moderada
Cromo 500-1,000 mcg	*Gymnema sylvestre* 200-400 mg
Sulfato de vanadilo 30-60 mg	Fenogreco 100-200 mg
Ácido lipoico 300-600 mg	Taurina 1,500-3,000 mg
CoQ$_{10}$ 90-180 mg	Ácido fólico 2-4 mg*
Biotina 7.5-15 mg	Bacterias benéficas ½-1 cucharadita
Inositol 800-1,600 mg	Lisina 400-800 mg
Cinc 90-180 mg	Cardo lechero 400-800 mg
Niacinamida 300-600 mg	Ajo 2,400-4,800 mg
DHEA 20-40 mg	Calcio EPA (véase la nota a continuación)

* Las mujeres que necesitan reducir fibroides uterinos, prevenir recurrencias de cáncer de pecho o tratar endometriosis o senos fibroquísticos deben mantener el complemento de ácido fólico por debajo de los 600 mcg.

La niacinamida será la más benéfica para los diabéticos tipo I. Las dosis de DHEA deberán tomarse en forma ideal después de hacer exámenes de los niveles de azúcar en la sangre y debe tomarse más que la cantidad recomendada si los niveles sanguíneos siguen bajos. El calcio EPA debe tomarse durante el inicio temprano de la diabetes tipo I (por lo general en forma intravenosa) bajo la supervisión de un médico. Además, recuerde que con la diabetes, la niacina y los complementos de aceite de pescado deben usarse sólo con la guía de un médico, ya que pueden causar elevación del azúcar sanguíneo en algunos diabéticos. De manera ideal el vanadio deberá usarse también con supervisión médica.

SOBREPESO Y OBESIDAD

El aumento de peso grave, la perturbación metabólica más frecuente en Estados Unidos, en realidad es una manifestación de la resistencia a la insulina. Para contrarrestar este problema, recomiendo con insistencia la estrategia presentada en *Dr. Atkins' New Diet Revolution*. Ha demostrado ser poderosa en el manejo de los problemas de peso y creo que cualquier desviación de ella reducirá las probabilidades de éxito. Sin embargo, muchos nutrientes pueden facilitar el proceso de pérdida de peso al abrir las vías metabólicas bloqueadas. Aquí hay algunos de los nutrientes que he encontrado valiosos:

De mayor importancia	Importantes en forma moderada
Cromo 400-800 mcg	Vanadio BMOV 2-4 mg
L-carnitina 1,000-2,000 mg	Sulfato de vanadilo 10-20 mg
CoQ$_{10}$ 75-150 mg	Taurina 1,000-2,000 mg
Glutamina 2-4 gramos	Pantetina 600-2,000 mg*
Fenilalanina 750-1,500 mg	Vitamina C 3-6 gramos
Colina 750-1,500 mg	Cinc 40-80 mg
Inositol 1,000-2,000 mg	Acetil L-tirosina 500-1,000 mg
Metionina 400-800 mg	Fibra 8-16 gramos
Ácido lipoico 100-300 mg	Biotina 5-10 mg
Ginseng siberiano 1-2 gramos	Selenio 200 mcg con yodo 150 mcg
Ácido linoleico conjugado 2-4 g†	

*Véase la exposición de los complementos de pantetina en la página 381.
† No se menciona en el texto. Apenas estoy comenzando a usarlo. Es seguro y efectivo.

TRASTORNOS DEL SISTEMA NERVIOSO

La llegada del nuevo milenio ha fomentado un interés extendido en las formas de mejorar y mantener la función cerebral con vitanutrientes. La evidencia científica convincente ha demostrado que los nutrientes son mejores que los fármacos para preservar nuestras células nerviosas. Las pruebas clínicas también han demostrado su incapacidad para prevenir la pérdida de la memoria y vencer las enfermedades de Alzheimer o de Parkinson o los trastornos psiquiátricos y del estado de ánimo. Aún mejor, la nutrición óptima puede mejorar su memoria, concentración, estado de ánimo y juicio, y estimulará la duración máxima de la vida de su cerebro y sus nervios.

Los nutrientes para maximizar la función cerebral en general deben incluir lo siguiente:

Complejo B	50-150 mg
Extracto de *Ginkgo biloba*	60-120 mg
B_6	100-200 mg
Ácido fólico*	3-5 mg
B_{12}	1,000-2,000 mcg
B_1	100-200 mg
Octacosanol	6-12 mg

* Las mujeres que necesitan reducir fibroides uterinos, prevenir recurrencias de cáncer de pecho o tratar endometriosis o senos fibroquísticos deben mantener el complemento de ácido fólico por debajo de los 600 mcg.

Para aquellos con enfermedades de Alzheimer y de Parkinson, se recomienda el siguiente programa de tratamiento adicional:

De mayor importancia	Importantes en forma moderada
Vitamina E 1,000-2,000 UI	Glutatión 250-1,000 mg
NADH 2.5-10 mg	B_1 250-1,000 mg
Acetil L-carnitina 1,500-3,000 mg	Ácido lipoico 500-1,000 mg
Fosfatidil serina 300-500 mg	B_6 100-200 mg
Extracto de *Ginkgo biloba* 160-320 mg	Vitamina C 5-10 gramos
CoQ_{10} 100-300 mg	Selenio 400-600 mcg
N-acetil cisteína 1,000-2,000 mg	Semillas de uva/picnogenol
B_{12} 5,000-10,000 mg	100-200 mg
Fosfatidilcolina 2-4 gramos	Cinc 60-120 mg
	Magnesio 400-800 mg
	Metionina 3-6 gramos

Nota: Las dosis autorrecetadas de nutrientes cerebrales y antioxidantes nunca deben ser mayores que aquellas enumeradas aquí sin ser vigiladas por un doctor. Aunque estamos tratando con el manejo de enfermedades que de otra manera son intratables, estimular en exceso al cerebro podría producir efectos adversos. Si en la actualidad está tomando L-dopa sola, no tome B_6 o una multivitamina del complejo B que contenga B_6 sin comentarlo con el doctor que firma su receta.

Ansiedad. Todos sabemos que la ansiedad es precipitada por la tensión psicológica de la vida y las inseguridades que trae aparejadas. Pero, de manera sorprendente, una cantidad significativa de ansiedad se relaciona con la dieta y la nutrición. El azúcar sanguíneo inestable, intolerancias individuales a los alimentos y proliferación del organismo afín a las levaduras *Candida albicans* tienden a incrementar el nivel de ansiedad de uno.

Los vitanutrientes que recomiendo para la ansiedad son los siguientes:

Inositol 1,000-2,000 mg
GABA 1,500-3,000 mg
Triptofano 1.5-3 gramos o 5-hidroxi-triptofano 200-400 mg
Extracto de Kava 100-200 mg
Calcio 400-800 mg
Niacinamida 250-500 mg
Magnesio 300-600 mg
Complejo B 1-3 cápsulas
Valeriana 2-4 cápsulas
B_6 100-200 mg
B_{12} 2-4 mg al acostarse

Depresión. En el tratamiento de la depresión, el objetivo principal es elaborar los neurotransmisores que mantienen elevados nuestros estados de ánimo. Uno de éstos es la serotonina, la cual combate nuestra tendencia a desarrollar una forma de depresión agitada y cargada de ansiedad. Otro es el grupo de los compuestos tipo adrenalina, llamados "catecolaminas", las cuales impiden que nos sintamos letárgicos, apáticos y deprimidos. Si les proporcionamos a nuestros organismos los elementos fundamentales de estos neurotransmisores, aquéllos los elaborarán y, listo: no más depresión.

Para combatir esta enfermedad, recomiendo el régimen de prevención de la ansiedad descrito antes, más los siguientes nutrientes y hierbas. Agregue cada uno de estos complementos a su régimen de manera aislada cada semana, de modo que pueda determinar cuáles le están ayudando:

L-triptofano 1,500-3,000 mg o 5-hidroxi-triptofano 200-400 mg
N-acetil tirosina 500-1,000 mg
B_{12} 1,000-3,000 mcg
Metionina 1,200-2,400 mg
B_1 150-300 mg
Yerba de San Juan 100-200 mg
Acetil L-carnitina 500-1,000 mg
Fosfatidil serina 300-600 mg
B_6 100-200 mg
Ácido fólico 30-60 mg (las mujeres que necesitan reducir fibroides uterinos, prevenir recurrencias de cáncer de pecho o tratar endometriosis o senos fibrocísticos deben mantener el complemento de ácido fólico por debajo de los 600 mcg)

Trastorno de hiperactividad con déficit de la atención (THDA). Si hay una alteración aislada que se relacione sólo con la dieta y no sea reconocida como tal, sería la hiperactividad y la disminución de la atención en los niños. Este problema se ha extendido tanto que las ventas del fármaco Ritalin, que es la supuesta cura para este trastorno, parecen duplicarse cada tres o cuatro años.

La relación con la dieta se encuentra por lo general en la incapacidad del niño para mantener estables los niveles de azúcar sanguíneo después de consumir dulces, un producto básico en la dieta de demasiados de nuestros niños. Otras fuentes incluyen alergias a alimentos específicos (a menudo leche o cereales) y proliferación de levaduras, a menudo la consecuencia de demasiados tratamientos antibióticos irreflexivos para infecciones recurrentes de los oídos.

Los nutrientes que he encontrado útiles para tratar el trastorno de hiperactividad con déficit de la atención son los siguientes:

De mayor importancia	Importantes en forma moderada
Complejo B 50-100 mg	Niacinamida 200-400 mg
Fosfatidil serina 300-600 mg	Fórmula de aceites esenciales
GABA 1,200-2,400 mg	3,600-7,200 mg
Fenilalanina 500-1,000 mg	Bacterias benéficas ½-1 cucharadita
Cinc 50-100 mg	Magnesio 250-500 mg
5-hidroxi-triptofano 200-400 mg	Manganeso 10-20 mg
B_6 75-150 mg	Selenio 50-100 mcg
Inositol 750-1,500 mg	Calcio 750-1,500 mg
Cromo 200-400 mcg	B_1 50-100 mg
	B_{12} 500-1,000 mcg

Nota: Para ajustar las dosis para niños, divida el peso del niño entre 68 kilogramos y multiplique el rango de dosis indicado por la fracción obtenida. (Ejemplo: la dosis de cinc para un niño de 34 kilogramos sería 34/68, o 50%, × 50-100 mg, o 25-50 mg.)

Jaquecas. Como he mencionado, determinar la causa de varias enfermedades es una parte vital de la terapia con vitanutrientes. El tratamiento apropiado de una jaqueca es prevenirla. Esto se logra determinando su causa y evitándola. En general, una buena estrategia es verificar alergias a los alimentos, evitar el azúcar y la cafeína, y eliminar los alimentos a los que pueda ser alérgico. También debería tratar de evitar las grasas proinflamatorias, como los aceites de cártamo, girasol y maíz, y revise los metales tóxicos y el cobre elevado, los cuales pueden causar jaquecas. Recuerde, sin embargo, que las jaquecas dolorosas recurrentes requieren de supervisión médica para descartar problemas de salud graves.

Los complementos nutricionales que he encontrado útiles para eliminar las jaquecas son los siguientes:

De mayor importancia	Importantes en forma moderada
Magnesio 500-1,000 mg	Vitamina E 200-400 UI
Bacterias benéficas ½-1 cucharadita	Molibdeno 500-750 mcg
Complejo B 50-100 mg	Bromelina 100-200 mg
Vitamina C 1-3 gramos	Jengibre 1-2 cápsulas
Fórmula de aceites esenciales 4,800-	Curcuminoides 200-400 mg
7,200 mg	Extracto de cardo lechero 100-
Extracto de *Ginkgo biloba* 240-	200 mg
480 mg	Pirofosfato de tiamina 100-
Matricaria 100-200 mg	200 mg
	Kava 100-200 mg

Salud Digestiva

La salud del tracto digestivo es crucial para la salud general del organismo. Si no puede digerir su alimento y eliminar las toxinas bien, no tendrá una buena oportunidad de gozar de una salud óptima. Además, casi todas las enfermedades crónicas se exacerbarán si el tracto intestinal acumula productos secundarios tóxicos.

Para aquellos con una función digestiva deficiente, los complementos de ácido clorhídrico y enzimas digestivas también pueden ser útiles. Aún así, es mejor trabajar con un profesional del cuidado de la salud para determinar si estos complementos ayudarán a su problema específico. En especial usted no desea tomar ácido clorhídrico si no lo necesita, ya que puede causar malestar gástrico.

Para una función digestiva máxima se recomiendan estos complementos:

De mayor importancia	Importantes en forma moderada
Bacterias benéficas ½-1 cucharadita	Taurina 1-3 gramos de gránulos
Fibra 7.5-15 gramos	Lecitina 1-2 cucharadas
Cinc 25-50 mg	Jalea real ¼-½ cucharadita
	Curcuminoides 400-800 mg

Proliferación de Candida. La proliferación del organismo afín a las levaduras *Candida albicans*, la cual por lo normal reside en forma pacífica en nuestro tracto intestinal, es una de nuestras epidemias nuevas más significativas. Resultado del consumo excesivo de azúcar y el uso excesivo de los antibióticos, la proliferación de *Candida* desempeña un papel contribuyente en el panorama de enfermedad mayor del síndrome de fatiga crónica, debilidad del sistema inmunológico, "confusión cerebral", síndrome de intestino irritable e intolerancias a los alimentos. Una dieta sin azúcar, la cual también elimina los alimentos fermentados, es el punto de partida. A continuación vienen estas terapias nutricionales:

De mayor importancia	Importantes en forma moderada
Bacterias benéficas 1-3 cucharaditas	Molibdeno 500-1,500 mcg
Ácido undecenílico* 2-4 cápsulas	Sello de oro† 1-3 cápsulas
Ácido caprílico* 2-4 cápsulas	Extracto de uña de gato 2-4
Ergotransferrina* 2-4 cápsulas	cápsulas
Aceite de orégano 2-4 gotas	FOS ¼-½ cucharadita
Extracto de hoja de oliva (comience	Lapacho 1-3 goteros
con una cápsula e incremente	Vitamina B₆ 100-200 mg
hasta 3-4 cápsulas)	Equinacea 3-5 cucharaditas
Vitamina C 1-3 gramos	Vitamina E 400-800 UI
Pantetina‡ 600-1,200 mg	Piroxidal-5-fosfato 95-150 mg
Ajo 75-1,500 mg	Arginina 1,500-4,000 mg
Fórmula de aceites esenciales 3,600-	Propóleos ½ gotero de tintura
7,200 mg	en agua
Biotina 7.5-15 mg	Clorela ½-1 cucharadita
Mezcla de fibra mixta 8-16 gramos	Sebacato de cobre 2-4 mg

* Estos tres compuestos no se mencionan en la segunda parte del libro. Sin embargo, son sustancias naturales y funcionan al interferir con la nutrición del organismo afín a las levaduras. La experiencia clínica ha encontrado que son tratamientos efectivos para el síndrome de *Candida* y se toleran bien.
† Sólo a corto plazo. No debe usarse durante el embarazo.
‡ Véase la exposición de los complementos de pantetina en la página 381.

Estreñimiento y diverticulitis. Los problemas como el estreñimiento y la diverticulitis, situación dolorosa en la que las membranas mucosas del intestino grueso se inflaman, son desconocidos en culturas que consumen dietas bajas en azúcar y altas en fibra. No obstante, estos problemas, una vez presentes, necesitan más que una dieta sin azúcar para ser tratados en forma efectiva. Para el estreñimiento recomiendo el régimen antes mencionado de fibra y bacterias benéficas, más lo siguiente:

De mayor importancia	Importantes en forma moderada
Bacterias benéficas 1-3 cucharaditas	Aceite de linaza 1 cucharada
Óxido de magnesio 250-1,000 mg	Pantetina* 600-900 mg
Cáscaras de psyllium 1-2 cucharadas,	Vitamina C 3-6 gramos
tomadas con 355 ml de agua	Polvo de bentonita 2-4 cuchara-
	radas en 236 ml de agua

*Véase la exposición de los complementos de pantetina en la página 381.

Aquellos con estreñimiento también deben hacer ejercicio en forma regular y hacer que les revisen sus funciones tiroideas. También es importante beber ocho vasos de 236 ml de agua al día. Por último, asegúrese de revisar una proliferación de *Candida*, la cual puede ocasionar a menudo estreñimiento.

Agruras (reflujo esofágico). Rara vez he visto un caso de agruras (trastorno de reflujo gastroesofágico [TRGE] es el término médico con que se le conoce) que no mejore cuando fueron eliminados de la dieta los simples azúcares: dulces, fruta y leche. La fibra y las bacterias benéficas también pueden ser útiles para tratar este trastorno. En ocasiones las agruras son causadas por una falta de ácido gástrico y puede aliviarse con betaína (este tratamiento no debe comenzarse a menos que los exámenes confirmen la ausencia de ácido gástrico). Además de los básicos de fibra, cinc y bacterias benéficas, he encontrado útil el siguiente programa de tratamiento para las agruras y el reflujo:

De mayor importancia	Importantes en forma moderada
Vitamina U 120-240 mg (obtenga	Fosfatidilcolina 750-1,500 mg
la dosis en 2-4 tabletas de gastramet)*	Clorela ½-1 cucharadita
Extracto de raíz de regaliz 1-2 cápsulas	Extracto de Kava 1-2 cápsulas
Gamma-orizanol 450-900 mg	Extracto de hidrocotil 1-2 cáp-
Pantetina 600-900 mg†	sulas
	Extracto de reishi 1-2 cápsulas

Nota: Todos estos agentes deben tomarse antes o al principio de cada comida.
* Vitamina U es el nombre dado al extracto de jugo de col, un remedio popular del este de Europa que ha demostrado ser benéfico en extremo para aliviar el malestar estomacal. He encontrado muy pocos estudios científicos de apoyo.
† Véase la exposición de los complementos de pantetina en la página 381.

Úlceras. Consideradas durante un siglo como el resultado de la tensión psicológica, las úlceras son atribuidas con mayor precisión a la bacteria *Helicobacter pylori*. Estas lesiones que se forman en las paredes estomacales no ocurren entre personas con dietas primitivas, lo que lleva a la conclusión de que son causadas al menos en parte por los carbohidratos refinados como el azúcar y la harina. De esto estoy seguro: la reducción de la ingestión de carbohidratos en la dieta es una parte importante del tratamiento para las úlceras. Agregar fibra a la dieta es importante, junto con complementos de bacterias benéficas. Es más, los siguientes nutrientes son maravillosos para ayudar a curar los dos tipos más comunes de úlcera: duodenal y gástrica:

De mayor importancia	Importantes en forma moderada
Gamma-orizanol 450-900 mg	Clorela 1-2 cucharaditas
Glutamina 1,500-3,000 mg	Vitamina C (no ácida) 1-3 gramos
Cinc 50-100 mg	Ácido fólico 5-10 mg*
Vitamina U 120-240 mg	Fórmula de aceites esenciales 3-6
Pantetina 600-1,200 mg†	gramos
Regaliz 1-2 cápsulas	Áloe vera 1-2 cápsulas
Vitamina E 400-800 UI	Propóleos ½-1 gotero de tintura
Extracto de uña de gato 1-2 cápsulas	Extracto de capsaicina 1-2 cápsulas
Vitamina A 15,000-30,000 UI	Extracto de Kava 1-2 cápsulas
	Extracto de hidrocotil 1-2 cápsulas

* Las mujeres que necesitan reducir fibroides uterinos, prevenir recurrencias de cáncer de pecho o tratar endometriosis o senos fibrocísticos deben mantener el complemento de ácido fólico por debajo de los 600 mcg.
† Véase la exposición de los complementos de pantetina en la página 381.

Enfermedades inflamatorias del intestino. Las enfermedades inflamatorias del intestino (EII), la enfermedad de Crohn y la colitis ulcerativa, tienen tal semejanza que se consideran mejor juntas. Ambas tienen un pronóstico malo cuando son tratadas por la corriente principal de la medicina. Sin embargo, en el Centro Atkins hemos obtenido mejoras notorias dentro de dos semanas usando terapia con vitanutrientes. A menudo los pacientes en nuestro programa pueden superar sus enfermedades por completo. ¿Cómo? Al identificar con precisión y combatir la intolerancia a la glucosa, de la cual sufre la mayoría de los pacientes con EII. Estos pacientes por lo general consumen cantidades desmesuradas de azúcares simples. Además, hay una frecuencia elevada de proliferación de *Candida* en pacientes con cualquier forma de EII. La siguiente terapia nutricional es crucial para la recuperación:

De mayor importancia	*Importantes en forma moderada*
Pantetina 900-1,800 mg*	Curcuminoides 50-300 mg
Ácido fólico 30-60 mg†	Semillas de uva/picnogenol 150-300 mg
Fórmula de aceites esenciales 3,600-7,200 mg	Vitamina E 400-800 UI
Glutamina 5-12 gramos	Vitamina C (no ácida) 1-3 gramos
Vitamina D₃ 600-1,200 UI	Quercetina 600-1,200 mg
Vitamina A 15,000-30,000 UI	Selenio 200-400 mcg
Bacterias benéficas 1-2 cucharaditas	Clorela ½-1 cucharadita
Beta caroteno de fuente natural 25,000-50,000 UI	Manganeso 20-40 mg
Gamma-orizanol 450-900 mg	PABA 750-1,500 mg
Cinc 50-100 mg	Propóleos ½ gotero de tintura en agua
Polvo de áloe vera 1-2 cucharaditas	Fosfatidilcolina 750-1,500 mg
Extracto de uña de gato 2-4 cápsulas	

* Véase la exposición de los complementos de pantetina en la página 381.
† Las mujeres que necesitan reducir fibroides uterinos, prevenir recurrencias de cáncer de pecho o tratar endometriosis o senos fibroquísticos deben mantener el complemento de ácido fólico por debajo de los 600 mcg.

Incremento de la Energía

Sin duda, el malestar más común que he escuchado de mis pacientes es la fatiga. Hay muchas razones para ello, incluyendo una enfermedad debilitante crónica, una sobrecarga viral, una acumulación de productos secundarios tóxicos externos e internos, una tiroides subactiva y un sistema inmunológico con tensiones. Pero la causa más común del cansancio es la dieta y, de manera más específica, el azúcar inestable en la sangre. En otras palabras, una dieta alta en proteínas y grasas y baja en azúcares simples por lo general es el mejor enfoque para vencer la fatiga. Sin embargo, también pueden resultar útiles otras prácticas dietéticas: optimizar la salud digestiva, evitar venenos metabólicos como la margarina y la comida chatarra, hacer tres comidas al día y evitar el café y otros estimulantes como una solución temporal.

Aquí están los nutrientes básicos para proporcionar un efecto optimizador de la energía:

De mayor importancia	Importantes en forma moderada
Complejo B 50-150 mg*	Glutamina 1,500-3,000 mg
CoQ$_{10}$ 50-100 mg	Tiamina 100-150 mg
NADH 2.5-5 mg	ALT 1,000-2,000 mg
Fenilalanina 500-1,500 mg	Germanio 25-75 mg
Octacosanol 12-24 mg	Ginseng siberiano 150-300 mg
DMG 125-250 mg	Jalea real ¼-½ cucharadita
L-carnitina 500-1,000 mg	deshidratada sin congelar
Vitamina B$_{12}$ inyecciones o	Inosina 400-800 mg
2,000-4,000 mcg sublingual	Ácido lipóico 100-200 mg
PABA 1,500-3,000 mg	Metionina 400-800 mg
	Acetil carnitina 500-1,000 mg

* Deben probarse las coenzimas del complejo B si la fatiga no responde al complejo B regular. Estas coenzimas son formas activas de las vitaminas B y se pueden adquirir en las tiendas de alimentos naturales en tabletas sublinguales.

SÍNDROME DE FATIGA CRÓNICA

Aunque este término a menudo se aplica a personas que siempre están cansadas, en realidad describe una clase específica de fatiga. El síndrome de fatiga crónica (SFC) es una enfermedad en la que el sistema inmunológico de una persona está lo bastante comprometido como para quedar indefenso contra los virus reincidentes crónicos. Esto, a su vez, deteriora su capacidad para protegerse de otros agentes infecciosos como levaduras, parásitos, virus y en forma ocasional bacterias virulentas, las cuales por lo normal se mantienen bajo control con un sistema inmunológico vigoroso. El escenario habitual es un inicio súbito de un síndrome parecido a la gripe con un descenso acentuado en la energía de una semana a la siguiente, confusión cerebral o alguna falla del desempeño mental y, a menudo, dolores musculares.

El tratamiento nutricional para la fatiga crónica puede implicar los protocolos enumerados para el aumento de la energía, para las infecciones agudas y crónicas, para la proliferación de *Candida*, para la depresión o para todas las anteriores. En realidad depende de cuáles elementos predominen. Un médico experimentado será capaz de ayudarle a determinar la naturaleza de su enfermedad. En el Centro Atkins hemos tenido éxito con la mayor parte de los casos administrando nuestra terapia con vitanutrientes por vía intravenosa en grandes cantidades. La combinación usual es de 50 gramos de vitamina C, junto con compuestos que transportan oxígeno como el ozono. Estos tratamientos ayudan a aliviar otras enfermedades virales como la hepatitis crónica y también pueden lograr mejorías notorias en pacientes con SIDA.

FIBROMIALGIA

Parecida al síndrome de fatiga crónica, ésta es una enfermedad que ataca sobre todo a las mujeres. Se caracteriza por dolor en los músculos de todo el cuerpo, pero no se debe a inflamación de los tejidos. Muchas personas responden a tratamientos similares a los usados en el síndrome de fatiga crónica. El descanso adecuado y el manejo de la tensión psicológica son en extremo importantes. El protocolo del Centro Atkins se centra alrededor de la vitamina C y compuestos parecidos al ozono (usamos bióxido de cloro) por vía intravenosa. Además, los siguientes nutrientes pueden ser útiles:

De mayor importancia	*Importantes en forma moderada*
Magnesio 400-800 mg	Acetil carnitina 1,000-3,000 mg
Fórmula de aceites esenciales 3,600-7,200 mg	NADH 2.5-5 mg
	Clorela ½ cucharadita
Bacterias benéficas 1-2 cucharaditas	Panax ginseng 2-4 cápsulas
Complejo B 50-100 mg	Extracto de cohosh negro 1-2
Fosfatidil serina 300-600 mg	cápsulas
Glutatión reducido 0.5-1 gramo	Extracto de reishi 1-3 cápsulas al
Beta caroteno de fuente natural 25,000-50,000 UI	día
	Hierba de cebada/trigo 1-2 cápsulas
Vitamina C 3-5 gramos	sulas
Cinc 50-100 mg	Glutamina 1-3 gramos
Cetil miristoleato 300-600 mg	Extracto de raíz de regaliz 1-3
	cápsulas*

* No está indicado durante el embarazo a menos que se use regaliz desglicirrinizado (RDG).

ENFERMEDADES INFECCIOSAS

Ciertos nutrientes como el cinc, la vitamina A y la vitamina C tienen un efecto favorable en infecciones virales y bacterianas con pocas excepciones, en especial cuando se administran durante el inicio de la enfermedad. Debido a esto, junto con mi personal médico hemos podido diseñar una estrategia para prevenir que dichas enfermedades se desarrollen siquiera. La administración simultánea de dosis altas de los siguientes nutrientes al inicio de la infección ha producido un porcentaje impresionantemente alto de beneficios notorios.

	Dosis inicial	Dosis de mantenimiento
Vitamina A	40,000-80,000 UI	10,000-20,000 UI
Beta caroteno	60,000-120,000 UI	15,000-30,000 UI
Complejo B	100 mg	25-50 mg
Vitamina C	10-20 gramos	2-4 gramos
Ajo	2,400-3,200 mg	2,400-3,200 mg
Cinc	200-400 mg	50-100 mg
Bioflavonoides	800-1,600 mg	200-400 mg

Para aquellos individuos desafortunados que no pueden cortar de raíz su enfermedad, la fórmula anterior aún disminuye la gravedad de las infecciones agudas. Mientras hay otros vitanutrientes y hierbas que vale la pena considerar cuando se trata de superar enfermedades bacterianas y virales. Todos ellos trabajan para apoyar nuestras defensas inmunológicas y por tanto son tratamientos apropiados para cualquier enfermedad infecciosa:

De mayor importancia	Importantes en forma moderada
Extracto de hoja de oliva 500-2,000 mg*	Yerba de San Juan 300-600 mg
Aceite de orégano 2-4 gotas	Astrágalo 1-2 goteros en agua
Monolaurato de glicerol 1,200-2,400 mg	Aceite de linaza 1-2 cucharadas
	Extracto de reishi 3-4 cápsulas
Equinacea 1-2 cápsulas	Panax ginseng 2-4 cápsulas
Sello de oro 1-2 cápsulas	Propóleos ½ cucharadita de tintura en agua
Pantetina 600-1,200 mg†	Regaliz 1-2 cápsulas
Quercetina 900-1,800 mg	Hierba de cebada/trigo 1-3 porciones diarias
Selenio 200-400 mcg	
Vitamina E 400-1,200 UI	Extracto de uña de gato 1-2 cápsulas

* Comience con 500 y aumente poco a poco hasta 2,000 mg. Puede haber un "ir muriendo", en el que el éxito mismo del tratamiento conduce a síntomas molestos debidos a la exterminación de las levaduras.
† Véase la exposición de los complementos de pantetina en la página 381.

INFECCIONES DEL TRACTO URINARIO

Los síntomas principales de las infecciones del tracto urinario (ITU) son frecuencia urinaria y ardor más fiebre, y los glóbulos blancos en los especímenes de la orina confirman el diagnóstico de esta infección dolorosa. Estas infecciones a menudo pueden ser tratadas agregando extracto de arándano (seis cápsulas diarias) al régimen de la enfermedad infecciosa. Además, asegúrese de que no hay presencia de proliferación de *Candida*, porque *a)* la *Candida* puede imitar una infección bacteriana y *b)* los antibióticos prescritos por lo general para las ITU recurrentes agravarán la infección de la levadura (véase la página 395). El tratamiento para cada una es bastante distinto.

ALERGIA

Además de la nariz congestionada y los ojos llorosos y picantes que la mayoría de la gente identifica con la alergia (o fiebre del heno), enfermedades importantes como asma, eczema y urticaria son causadas en gran medida por alergia. Complejos llamados "inmunoglobulinas" median la reacción alérgica y ciertos nutrientes ayudan a controlar sus diversas manifestaciones.

Ya sea que esté combatiendo alergias transmitidas por el aire o por los alimentos, siempre está implicado un componente inflamatorio. Si tiene alergias a los alimentos, deberá usar dietas de eliminación o exámenes sanguíneos para determinar los alimentos a los que puede ser sensible. Si sus alergias están basadas en el aire, deberá usar filtros de aire u otros sistemas para hacer que el aire que respira sea lo más puro posible. Asegurarse de que su hogar tiene pisos de madera sin alfombras es otro beneficio útil. El siguiente programa es útil tanto para alergias a los alimentos como a las transmitidas por el aire:

De mayor importancia	*Importantes en forma moderada*
Pantetina 600-900 mg*	Fórmula de aceites esenciales
Quercetina 600-1,200 mg	3,600-7,200 mg
Vitamina C al menos 3 gramos	Bioflavonoides 1,000-3,000 mg
Magnesio 400-600 mg	B_6 100-200 mg
Extracto de semillas de uva 50-300 mg	Beta caroteno de fuente natural
Extracto de regaliz 1-3 cápsulas	25,000-50,000 UI
DHEA 30-100 mg	Bromelina 400-800 mg
Pregnenolona 30-100 mg	Vitamina A 15,000-30,000 UI
B_{12} 1-3 mg	Selenio 150-300 mcg
	Vitamina E 400-800 UI
	Cinc 25-50 mg

* Véase la exposición de los complementos de pantetina en la página 381.

SALUD PULMONAR: ASMA, BRONQUITIS Y ENFISEMA

Los pulmones y las vías aéreas bronquiales del cuerpo son tejidos sorprendentes pero delicados. Son asaltados a diario con contaminación tanto interna como externa, para no mencionar el humo de los cigarrillos y las sustancias químicas tóxicas encontradas en nuestro ambiente. Agrave estos traumas inflamatorios con la falta de nutrientes antiinflamatorios como los aceites de pescado y antioxidantes en nuestras dietas, y comprenderá por qué el asma y otros problemas pulmonares están aumentando en forma continua. Las alergias a los alimentos también pueden estar implicadas en el desencadenamiento de problemas bronquiales, en particular el asma. (La mayor parte del asma, de hecho, es resultado de algún tipo de alergia.) Sin embargo, la línea fundamental del enfoque para la inflamación de las vías bronquiales es relajarlas con magnesio, protegerlas con antioxidantes y reducir lo más posible su exposición a traumas ambientales. El enfisema, la fibrosis pulmonar y otros trastornos pulmonares crónicos también pueden aliviarse con un programa similar. Para promover la salud óptima de los pulmones y el área bronquial, recomiendo lo siguiente:

De mayor importancia	Importantes en forma moderada
Vitamina C 3-6 gramos	Beta caroteno de fuente natural
Vitamina A 15,000-30,000 UI	25,000-50,000 UI
Fórmula de aceites esenciales 3,600-7,200 mg	Quercetina 600-1,200 mg
	Selenio 200-400 mcg
N-acetil cisteína 500-1,000 mg	Taurina 500-1,000 mg
Magnesio 400-800 mg	Vitamina E 400-800 UI
Pantetina 300-600 mg*	CoQ$_{10}$ 50-100 mg

* Véase la exposición de los complementos de pantetina en la página 381.

Para el asma y el enfisema, agregue los siguientes nutrientes o incremente los siguientes rangos de dosis:

De mayor importancia	Importantes en forma moderada
Vitamina A 25,000-50,000 UI	Molibdeno 500-1,000 mcg
Aceites de pescado 3,600-7,200 mg	Extracto de *Coleus forskohlii*
Pantetina 600-1,200 mg*	150-300 mcg
Magnesio 500-1,000 mg	Extracto de *Ginkgo biloba* 240-360 mg
Quercetina 1,000-2,000 mg	
Semillas de uva/picnogenol 150-300 mg	Taurina 750-1,500 mg

Extracto de raíz de regaliz 300-600 mg	B_6 75-150 mg
DHEA 75-150 mg	*Áloe vera* 1-2 cucharadas
Pregnenolona 60-120 mg	N-acetil cisteína 1,000-2,000 mg
	B_{12} 5,000-10,000 mcg

* Véase la exposición de los complementos de pantetina en la página 381.

Si decide usar ya sea DHEA o pregnenolona como una alternativa para el fármaco prednisona, por favor hágalo bajo la supervisión de un doctor.

Para bronquitis o neumonía, use las siguientes dosis de nutrientes sólo mientras dure su enfermedad:

De mayor importancia	*Importantes en forma moderada*
Vitamina C 5-40 gramos	Selenio 300-600 mcg
Vitamina A 50,000-150,000 UI	Ácido lipoico 100-200 mg
(no se use durante el embarazo)	N-acetil cisteína 1,000-2,000 mg
Cinc 60-120 mg	Astrágalo 1-2 goteros
Aceite de orégano 2-4 gotas	Propóleos 1-2 goteros
Quercetina o bioflavonoides cítricos	Beta caroteno de fuente natural
1,000-2,000 mg	25,000-50,000 UI
Equinacea 3-6 cápsulas	Vitamina E 800-1,600 UI
Sello de oro 750-1,500 mg	Extracto de hoja de oliva 2-4
(no se use durante el embarazo)	cápsulas*
Pantetina 600-1,200 mg†	

* Véase la página 403 para la advertencia.
† Véase la exposición de los complementos de pantetina en la página 381.

PREVENCIÓN DEL CÁNCER

La epidemia de cáncer que ha asolado al mundo civilizado todavía hace estragos sin obstáculos. Necesitamos adoptar un enfoque más agresivo hacia la prevención del cáncer, más allá de la recomendación de que todos dejemos de fumar. Deben evitarse los alimentos rociados con pesticidas o herbicidas y debemos hacer todo nuestro esfuerzo para limpiar de contaminantes nuestros ambientes de vida y de trabajo. La Nutrición Dirigida también puede desempeñar un papel enorme en la prevención del cáncer de muchas clases, y recomiendo el siguiente régimen para todos aquellos que quieran disminuir su riesgo de cáncer. Este programa también es útil para los sobrevivientes del cáncer que desean evitar una recurrencia:

De mayor importancia	Importantes en forma moderada
Selenio 200-400 mcg	Licopeno 6-12 mg (tómelo con aceite
Beta caroteno de fuente natural	dietético)
20,000-40,000 UI	Pectina cítrica modificada 8-16 gramos
Vitamina E 400-1,200 UI	Bacterias benéficas ½-1 cucharadita
Ácido lipoico 50-100 mg	Vitamina A 10,000-25,000 UI
Tocotrienoles mixtos 200-400 mg	Uña de gato 2-4 cápsulas
Fórmula de aceites esenciales	Vitamina D_3 400-800 UI
3,600-7,200 mg	Hierba de cebada/trigo 2-4 cápsulas
Vitamina C 5-10 gramos	Clorela 1-2 cucharaditas
Ácido fólico 5-10 mg*	Complejo B 50-100 mg
Cinc 50-100 mg	Extracto de cardo lechero 150-300 mg
N-acetil cisteina 500-1,000 mg	Panax ginseng 2-4 cápsulas
CoQ_{10} 200-400 mg	Arginina 1,500-4,000 mg
Quercetina 300-600 mg	Magnesio 400 mg
(y otros flavonoides)	Manganeso 10 mg
Hongos (reishi, shiitake y maitake)	Escualeno 1-3 gramos
20-40 gotas	

* Las mujeres que necesitan reducir fibroides uterinos, prevenir recurrencias de cáncer de pecho o tratar endometriosis o senos fibroquísticos deben mantener el complemento de ácido fólico por debajo de los 600 mcg.

Debido a que el exceso de hierro puede incrementar el riesgo de cáncer, recuerde evitar los complementos de hierro y los alimentos fortificados con hierro a menos que tenga una deficiencia del mismo. También asegúrese de evitar el uso de poliinsaturados como el aceite de cártamo, girasol y maíz, en vista de que contienen grasas que también pueden estimular tumores.

TERAPIA DEL CÁNCER

Los tratamientos que usan terapias naturales que no son tóxicas para vencer el cáncer existente están adelantadas años luz respecto a los tratamientos convencionales basados en fármacos y cirugía. Los enfoques nutricionales son valiosos en gran medida porque proporcionan una alternativa a las dosis tóxicas de la quimioterapia. Y a diferencia de la quimioterapia, la nutrición a menudo puede estabilizar el crecimiento del cáncer en sus etapas iniciales así como producir una remisión completa. Aunque me encantaría revelar esta opción de tratamiento para salvar vidas, soy incapaz de resumir la terapia contra el cáncer completa del Centro Atkins por varias razones. Primera, con la excepción de las grasas esenciales, los nutrientes antioxidantes, los hongos medicinales y algunas de las hierbas, el tratamiento requiere más que sólo los nutrientes descritos en este libro. Segunda, la terapia debe ser personalizada para la bioquímica y forma particular de cáncer de cada paciente. Por último, no deseo comprometer el valor de la terapia complementaria contra el cáncer ofreciendo una solución del tipo hágalo usted mismo. Si éste es su problema, le suplico que encuentre un médico complementario o un profesional del cuidado de la salud con conocimientos de nutrición que tenga la experiencia para usar los tratamientos en forma efectiva. (El mejor recurso para ayudarlo a encontrar un doctor es leer *Alternative Medicine: The Definitive Guide to Cancer*, por John Diamond, M.D., Lee Cowden, M.D., y Burton Goldberg, disponible llamando al 1-800-333-HEAL.)

PROBLEMAS DE SALUD DEL HOMBRE

Agrandamiento benigno de la próstata. Esta afección, en la que la glándula próstata se inflama lo suficiente para obstruir el flujo de la orina, dificulta la micción y causa viajes frecuentes al baño durante la noche. Afecta a la mayoría de los hombres a medida que envejecen, por lo general cuando cumplen 60 o 65 años de edad. Los estadounidenses gastan tres mil millones de dólares anuales para tratar el agrandamiento benigno de la próstata, sobre todo en medicamentos y procedimientos quirúrgicos. Sin embargo, el agrandamiento de la próstata responde tan bien a la medicina nutricional y herbolaria que las soluciones de la corriente principal de hecho son innecesarias por completo. Muchos médicos complementarios recomiendan un procedimiento llamado hipertermia, la cual consiste en aplicar cantidades enormes de calor (alrededor de 42 °C) a la próstata agrandada. Esta práctica, junto con el siguiente régimen, permite a los pacientes evitar una cirugía cargada de complicaciones.

He encontrado que el programa de tratamiento que se presenta a continuación es efectivo en forma notable para tratar el agrandamiento benigno de la próstata. También es excelente para apoyar la salud reproductora masculina en general. Planee tomar los complementos durante al menos tres meses.

De mayor importancia	Importantes en forma moderada
Palmito sierra 250-500 mg de extracto estandarizado	Cinc 50-100 mg
	B$_6$ 100-200 mg
Pygeum africanum 100-200 mg de extracto estandarizado	Selenio 200-400 mcg
	Gamma-orizanol 300-600 mg
Ácido glutámico 500-1,000 mg	Polen de abeja ¼-½ cucharadita*
Glicina 250-500 mg	Vitamina E 400-800 UI
Alanina 250-500 mg	
Manganeso 20-40 mg	
Fórmula de aceites esenciales 3,600-7,200 mg	

* Úselo con cuidado si es sensible al polen.

Libido baja. Para aquellos con una libido baja en especial o aquellos que sufren de impotencia, recomiendo el siguiente programa de tratamiento para el propósito específico de incrementar el impulso sexual de un hombre:

De mayor importancia	Importantes en forma moderada
DHEA*	Boro 6-12 mg
Androstendiona 150-300 mg†	Ácido fólico 15-30 mg
Arginina 2-5 gramos	Palmito sierra 250-500 mg
Ginseng siberiano 300-600 mg	Panax ginseng 250-1,000 mg
Ginkgo biloba 240-360 mg	Complejo B 50-100 mg
Cinc 50-100 mg	Avena sativa 750-1,500 mg
Yohimbe	

* Comience con 20-40 mg y luego ajuste la dosis hasta que el nivel sanguíneo de DHEA sea el de un hombre promedio de 30 años de edad.
† Un metabolito de la DHEA, debe usarse en forma similar. Permite que los niveles de testosterona se incrementen.
‡ Una hierba de avena verde que no se mencionó en la segunda parte, pero con considerable afirmación de efectividad verbal.

PROBLEMAS DE SALUD DE LA MUJER

Displasia cervical. La displasia cervical es una condición precancerosa que puede señalar un aumento en el riesgo de cáncer cervical. Puede ser detectada cuando las células del cuello del útero comienzan a reproducirse en forma anormal, debido a que causa una lectura anormal del frotis de Papanicolau causada por la displasia cervical. Sin embargo, debe usar el siguiente programa de tratamiento junto con el protocolo de prevención del cáncer durante tres a seis meses, incluso hasta un año, para asegurarse que no se ha pasado por alto un beneficio demorado:

De mayor importancia	Importantes en forma moderada
Ácido fólico 15-30 mg*	B$_{12}$ 1-5 mg
Beta caroteno de fuente natural 50,000-100,000 UI	Extracto de semillas de uva/ picnogenol 150-300 mg
Vitamina A 20,000-40,000 UI	Extracto de hidrocotil 1-2 cápsulas
Vitamina C 1-3 gramos	Extracto de té verde 1-3 cápsulas
Vitamina E 400-800 UI	
Selenio 200-400 mcg	

* Las mujeres que necesitan reducir fibroides uterinos, prevenir recurrencias de cáncer de pecho o tratar endometriosis o senos fibrocísticos deben mantener el complemento de ácido fólico por debajo de los 600 mcg.

Endometriosis y enfermedad fibroquística del seno. La endometriosis (tejido de recubrimiento uterino que crece en cualquier parte del abdomen), la enfermedad fibroquística del seno (la condición del seno cubierto de protuberancias benignas confundido a menudo con inicio de cáncer de seno) y los fibroides uterinos (los tumores benignos que crecen tan grandes que a menudo se recomienda la histerectomía) son todas condiciones que ocurren a menudo debido a un desequilibrio de las hormonas femeninas; el estrógeno predomina sobre la progesterona. Apoyar al hígado con metionina, colina e inositol ayuda al cuerpo a tener un mejor equilibrio de las hormonas al convertir el estradiol en un estrógeno más débil, el estriol. Con el siguiente régimen, he visto desaparecer estos problemas en un periodo de seis meses a un año:

De mayor importancia	Importantes en forma moderada
Metionina 500-1,000 mg	Cinc 25-50 mg
Colina 1,000-1,500 mg	Vitamina C 1-3 gramos
Inositol 1,000-1,500 mg	Vitex 1-2 cápsulas
Fórmula de aceites esenciales 3,600-7,200 mg	Extracto de cardo lechero 150-300 mg
	Bacterias benéficas 1-2 cucharaditas

B$_6$ 100-200 mg

Vitamina E 200-400 UI*

Fibra de harina de linaza 1-3 cucharadas

Vitamina A 30,000-60,000 UI

* Beta caroteno de fuente natural 20,000 UI (para enfermedad fibrocística del seno, dosis mayores pueden fallar).

Nota: El ácido fólico, el APAB y el boro, tres nutrientes que ayudan a superar los síntomas menopáusicos al incrementar los niveles de estrógeno, deben ser eliminados de la lista de complementos.

Síndrome premenstrual. El síndrome premenstrual (SPM) tiene síntomas como ira, sensibilidad de los senos, antojos de alimentos y depresión que se presentan justo antes de la fase de sangrado del ciclo femenino. A menudo pueden ser aliviados al optimizar la nutrición. La eliminación del azúcar y la cafeína es indispensable, y consumir proteínas adecuadas a lo largo del día, no sólo en una de las comidas, es esencial. Los siguientes nutrientes y hierbas reducirán también en gran medida los síntomas del SPM:

De mayor importancia	Importantes en forma moderada
Fórmula de aceites esenciales 3,200-7,600 mg	Extracto de cardo lechero 150-300 mg
B$_6$ 100-200 mg	Vitamina C 1-5 gramos
Colina 1,000-1,500 mg	Cinc 50-100 mg
Inositol 1,000-1,500 mg	Extracto de vitex 1-2 cápsulas
Metionina 500-1,000 mg	Fosfatidil serina 300-600 mg
Magnesio 300-600 mg	Harina de linaza 1-3 cucharaditas en la mañana
Cromo 200-600 mcg	Calcio 1,000-1,500 mg
Bacterias benéficas 1-2 cucharaditas	Manganeso 15-30 mg
GABA 500-3,000 mg	Vitamina A 20,000-40,000 UI
Extracto de cohosh negro 12-24 mg	L-triptofano 1,000-2,000 mg

Remítase a lo siguiente para problemas del SPM especiales:

Sangrado intenso: agregue semillas de uva/picnogenol 2,000-4,000 mg

Calambres menstruales: agregue magnesio hasta 1,000 mg diarios durante un mes entero

Depresión: agregue yerba de San Juan ½ gotero de tintura en agua una o dos veces al día más AGAB 1,000-2,000 mg

Ansiedad: agregue extracto de Kava 200-400 mg y AGAB 1,000-2,000 mg

Antojos de azúcar: agregue L-glutamina 2-3 gramos

Retención de agua: agregue L-taurina 1,000-2,000 mg

Síntomas menopáusicos. A menudo se les dice a las mujeres que cualquier malestar de la menopausia, como los sofocos o la piel seca, pueden aliviarse sólo con terapia de remplazo hormonal. No es así. Estos síntomas antes que nada son de hecho señales de que el cuerpo necesita una nutrición óptima. Mientras la terapia de remplazo de estrógeno conlleva un aumento significativo en el riesgo de cáncer, la terapia con nutrientes sólo tiene beneficios positivos y siempre debe ser la primera defensa contra los síntomas de la menopausia. La terapia nutricional debe centrarse alrededor de grandes dosis de ácido fólico así como de los precursores de la hormona: pregnenolona y DHEA. Aquí hay un ejemplo de un programa nutricional efectivo:

De mayor importancia	Importantes en forma moderada
Ácido fólico 20-60 mg*	Vitamina C 2,000-4,000 mg
Boro 6-18 mg	PABA 1,500-3,000 mg
Pregnenolona 30-60 mg†	Extracto de cohosh negro 15-30 mg
DHEA 20-40 mg†	Magnesio 400-800 mg
Fórmula de aceites esenciales 3,600-7,200 mg	Extracto de vitex 1-2 cápsulas
	Vitamina A 20,000-40,000 UI
Vitamina E 400-1,200 UI	Calcio 750-1,500 mg
B₆ 150-300 mg	Fosfatidil serina 200-400 mg
Gamma-orizanol 150-450 mg	Extracto de Kava 1-2 cápsulas
Complejo B 50-100 mg	Harina de linaza 1-3 cucharaditas en la
Cromo 200-600 mcg	mañana

* Las mujeres que necesitan reducir fibroides uterinos, prevenir recurrencias de cáncer de pecho o tratar endometriosis o senos fibrocísticos deben mantener el complemento de ácido fólico por debajo de los 600 mcg.

† Las dosis de pregnenolona y DHEA deben prescribirse de acuerdo con sus niveles sanguíneos. El objetivo es alcanzar las normas para una mujer sana de 30 años de edad.

Nota: Las cremas de progesterona tópicas elaboradas con camotes silvestres que también son aumentadas con progesterona natural, como Femgest y Progest, son una terapia útil en extremo. Deben administrarse en dosis de 1/3-1/2 cucharadita durante tres semanas de cada mes.

OSTEOPOROSIS

La osteoporosis, la bien conocida enfermedad de adelgazamiento de los huesos que conduce a huesos que se rompen con facilidad, en especial en las mujeres, se previene mejor con un ejercicio regular con pesas combinado con ejercicio de la parte superior del cuerpo (en particular si se comienza en los años de la adolescencia). Las mujeres con una historia de bulimia o anorexia están en riesgo en forma particular. Evitar la cafeína, el tabaquismo, el azúcar y los refrescos es otra protección crucial, junto con el mantenimiento de los niveles hormonales femeninos altos. Sin embargo, esto no siempre se logra por medio de la terapia de remplazo de estrógeno; los nutrientes pueden lograr el mismo objetivo con mayor seguridad.

Los siguientes nutrientes también ayudarán a prevenir y tratar la osteoporosis:

De mayor importancia	Importantes en forma moderada
Ácido fólico 20-60 mg*	Sulfato de condroitina 50-150 mg
Boro 6-12 mg	Cobre 2-4 mg
Calcio 800-1,600 mg	Manganeso 10-20 mg
Vitamina D 400-800 UI	Cinc 20-50 mg
Magnesio 400-800 mg	Fórmula de aceites esenciales 3,600-
Vitamina K 150-300 mcg	7,200 mg
Silicio 100-300 mg	Extracto de cohosh negro 15-30 mg
Lisina 500-1,000 mg	Glucosamina 1,000-2,000 mg
Complejo B 50-100 mg	Vitamina C 1-3 gramos
	Beta caroteno de fuente natural 10,000-
	20,000 UI

* Las mujeres que necesitan reducir fibroides uterinos, prevenir recurrencias de cáncer de pecho o tratar endometriosis o senos fibrocísticos deben mantener el complemento de ácido fólico por debajo de los 600 mcg.

Gota

La gota es una enfermedad de exceso dietético en una edad avanzada, así que puede imaginarse cómo los cambios nutricionales harán una gran diferencia. La enfermedad es una inflamación aguda de las articulaciones que conduce de manera típica a síntomas como dolor en el dedo gordo del pie. Aunque los estallidos agudos pueden ser manejados con éxito con medicamentos convencionales, la nutrición sirve como una buena línea de defensa.

La gota se caracteriza por un exceso de ácido úrico, el cual es uno de los antioxidantes importantes del cuerpo. Esto ha llevado a muchos doctores complementarios a plantear la teoría de que el ácido úrico es producido como una respuesta al exceso de producción de radicales libres y que otros antioxidantes le darían la señal al cuerpo para que dejara de producir ácido úrico excedente. Por esto uso dosis altas de la vitamina C antioxidante (5 gramos o más) en mis pacientes afligidos por la gota. Aquí están los nutrientes que encuentro útiles:

Vitamina C 5-10 gramos

Ácido fólico 10-30 mg (las mujeres que necesitan reducir fibroides uterinos, prevenir recurrencias de cáncer de pecho o tratar endometriosis o senos fibrocísticos deben mantener el complemento de ácido fólico por debajo de los 600 mcg)

L-cisteina 1,000-2,000 mg

Pantetina 600-1,200 mg (véase la exposición de los complementos de pantetina en la página 381)

Sulfato de condroitina 750-1,500 mg

Fórmula de aceites esenciales 3,600-7,200 mg

Germanio 150-300

ARTRITIS

La artritis afecta casi a 40 millones de estadounidenses y es una de nuestras condiciones de salud más mal manejadas. La enfermedad consiste en dos mecanismos diferentes para causar dolor y deformidad en sus articulaciones: inflamación (la reumatoide es el mejor ejemplo) y degeneración (ejemplificada por la osteoartritis, la forma más común). El uso temprano de Nutrición Dirigida ha fomentado resultados notables, en particular para la osteoartritis. Es obvio que si no queda cartílago en sus articulaciones, hay poco que pueda hacer la medicina natural.

Por muy diferentes que son la osteoartritis y la artritis reumatoide, 10 millones de estadounidenses tienen ambas; por consiguiente, hay una superposición considerable en el enfoque nutricional usado para ambos tipos. Para todos los artríticos, recomiendo con insistencia el siguiente régimen. Ha ayudado a la mayoría de los pacientes con artritis en el Centro Atkins a reducir o eliminar su necesidad de medicamentos para la artritis cargados de efectos secundarios:

De mayor importancia	Importantes en forma moderada
Cetil miristoleato 18 gramos por tratamiento (400-600 mg divididos entre 30-45 días)	Calcio AEP 4-6 tabletas*
	PABA 500-1,500 mg
	Curcuminoides (de cúrcuma) 1,200-2,400 mg
Sulfato de condroitina 750-1,500 mg[†]	Jengibre 800-1,600 mg
Sulfato de glucosamina 1,250-2,500 mg[†]	
Sebacato de cobre 8-16 mg[†]	Bacterias benéficas ¼-½ cucharadita
Pepino de mar 1,000-2,000 mg[†]	
Fórmula de aceites esenciales 3,600-7,200 mg	Selenio 200-400 mg
	Quercetina 600-1,200 mg
Pantetina 90 mg[‡]	Extracto de raíz de regaliz 2-4

Niacinamida 1,500-2,000 mg
B₆ 150-300 mg
Pregnenolona 30-100 mg**
DHEA 30-100 mg**
Cartílago de bovino/tiburón 6-12 gramos
Vitamina E 400 UI
Bromelia 600 mg*
Citamina C 1-3 gramos
Ácido fólico 5-15 gramos††

cápsulas
Extracto de semillas de uva 50-150 mg
Manganeso 25-50 mg
DMSO (frotado en el área afectada)
B₁₂ 1,000-2,000 mg
Arándano 250-500 mg
Metionina 1-2 gramos
Cinc 50-100 mg
Extracto de uña de gato 1,000-2,000 mg
Molibdeno 500-1,000 mcg

* Indica uso para la artritis reumatoide.
† Indica que el uso primario es para la osteoartritis.
‡ Véase la exposición de los complementos de pantetina en la página 381.
** La regulación de la dosis requiere el manejo de un médico.
†† Las mujeres que necesitan reducir fibroides uterinos, prevenir recurrencias de cáncer de pecho o tratar endometriosis o senos fibrocísticos deben mantener el complemento de ácido fólico por debajo de los 600 mcg.

SÍNDROME DE TÚNEL CARPIANO

El síndrome de túnel carpiano (STC), una inflamación en la muñeca que se dirige hacia la palma, es una condición extendida entre oficinistas y usuarios de computadoras. Se trata mejor tomando cien veces más la RDA de B₆. Aunque más de la mitad de los que tienen STC responden bien a la terapia de B₆ sola, en mi programa de tratamiento por lo general incluyo los siguientes nutrientes, los cuales también ayudan a aliviar los síntomas. Use la terapia durante dos o tres meses antes de evaluar si ha funcionado para usted o no. Si no es así, use el protocolo para la osteoartritis, manteniendo la dosis alta de piridoxal-5-fosfato.

Piridoxina (B₆) 200-400 mg; o
Piridoxal-5-fosfato 50-100 mg
B₂ 75-150 mg
Complejo B 100 mg

ENFERMEDAD AUTOINMUNITARIA

Los doctores complementarios a menudo usan medicina nutricional para corregir el mecanismo que causa las enfermedades. Un buen ejemplo es la enfermedad autoinmunitaria, una condición en la que el cuerpo comienza a atacarse a sí mismo. Las alergias o sensibilidades a los alimentos por lo general están implicadas y debe investigarlas un médico con orientación nutricional. Aunque cada enfermedad autoinmunitaria es única, desde tiroiditis autoinmunitaria hasta lupus y artritis reumatoide, encuentro los siguientes nutrientes útiles en casi todos los casos. Quizá el éxito de este programa de tratamiento nutricional para una variedad de problemas autoinmunitarios significa que una deficiencia de nutrientes puede desencadenar que nuestro sistema inmunológico tome un camino autodestructivo.

De mayor importancia	*Importantes en forma moderada*
Calcio AEP 1,500-4,000 mg	Vitamina E 400-800 UI
Pantetina 600-1,200 mg*	Vitamina B$_6$ 100-200 mg
Fórmula de aceites esenciales 3,600-7,200 mg	Selenio 200-400 mcg
Pregnenolona 30-100 mg†	Vitamina A 20,000-40,000 UI
DHEA 30-100 mg†	PABA 500-1,500 mg
Vitamina C 3-6 gramos	Extracto de raíz de regaliz 1-2 cápsulas
Bacterias benéficas 1-2 cucharaditas	Cardo lechero 150-300 mg
Beta caroteno de fuente natural 25,000-50,000 UI	

* Véase la exposición de los complementos de pantetina en la página 381.
† La regulación de la dosis requiere el manejo de un médico.

Varias de las condiciones autoinmunitarias tienen características únicas que requieren también otros nutrientes.

Escleroderma. Escleroderma es una palabra derivada del griego que significa "piel endurecida" y en efecto ésta es una característica de esta enfermedad autoinmunitaria. Además del programa anterior, los siguientes nutrientes pueden suavizar el tejido fibroso que causa el endurecimiento:

Extracto de cartílago de tiburón congelado 1 frasco diario (o cartílago de bovino 6-12 cápsulas)
PABA 10-20 gramos
Hidrocotil 4-6 cápsulas
DMSO Consulte a un profesional de atención de la salud.

Esclerosis múltiple. La esclerosis múltiple es una enfermedad desmielinizante autoinmunitaria. Esto significa que el cuerpo identifica y destruye por error la cubierta protectora de los nervios, hecha de mielina. La causa más común de la desmielinización es la acumulación de minerales tóxicos como mercurio, el elemento tóxico que en gran medida constituye los empastes dentales de "plata". Debido a que el sistema inmunológico considera que el tejido cerebral saturado de mercurio es una sustancia extraña, comienza a destruirlo. Aunque la medicina convencional considera a la esclerosis múltiple como una enfermedad de avance progresivo, nuestra experiencia en el Centro Atkins ha sido muy diferente. Basados en cientos de casos clínicos exitosos, creemos que la enfermedad se invertirá por sí sola una vez que se ha identificado y eliminado la causa. El tratamiento de elección es calcio AEP por vía intravenosa, un frasco cada dos días. Aunque no hay artículos científicos, 5,000 historias clínicas confirman el poder de este tratamiento.

Los siguientes nutrientes son complementos valiosos del calcio AEP y del protocolo autoinmunitario:

De mayor importancia	Importantes en forma moderada
Sales AEP de magnesio, potasio y calcio 3-6 cápsulas	Ácido fólico 5-15 mg*
Octacosanol 15-30 mg	DHEA y pregnenolona como se indique
B_{12} como metilcobalamina 30-60 mg	Fosfatidil serina 200-400 mg
Vitamina D_3 800-1,600 UI	Inositol 500-1,000 mg
Esfingomielina 3-6 cápsulas†	Lecitina 1-3 cucharaditas
Aceite de pescado AEP/ADH 1,800-3,600 mg	Metionina 1,500-3,000 mg
Enzimas pancreáticas 3-6 gramos‡	CoQ_{10} 100-200 mg

* Las mujeres que necesitan reducir fibroides uterinos, prevenir recurrencias de cáncer de pecho o tratar endometriosis o senos fibrocísticos deben mantener el complemento de ácido fólico por debajo de los 600 mcg.
† La vaina de mielina pérdida está hecha de esta sustancia y parece ser más valiosa después de que la enfermedad se ha estabilizado.
‡ Tratamiento valioso durante un estallido.

Muchos doctores advierten a aquellos con una enfermedad autoinmunitaria que eviten las hierbas que estimulan la inmunidad por temor de habilitar al sistema inmunológico para actuar contra el cuerpo; pero otros, entre ellos yo, creemos que la autoinmunidad en realidad es una respuesta a un sistema inmunológico debilitado.

Problemas Cutáneos

La piel es el órgano más grande del cuerpo y es increíblemente sensible a la nutrición. Por lo general las manifestaciones de desequilibrios internos, problemas dermatológicos tan diversos como el acné, el eczema y la psoriasis responden bien a un programa de dieta y vitanutrientes. Eliminar la margarina y otras fuentes de transgrasas en la dieta, como los aceites parcialmente hidrogenados, es crucial. Muchos dermatólogos dicen que los dulces no causan acné. Pero evitar el azúcar ayuda más a las condiciones de la piel que cualquier otra terapia, con base en el hecho de que el azúcar alimenta a las bacterias malas en el tracto intestinal que pueden causar muchos problemas de la piel.

Aquí está mi protocolo básico para optimizar la salud de la piel:

De mayor importancia	*Importantes en forma moderada*
Vitamina A 20,000-40,000 UI	B_6 100-200 mg
Beta caroteno de fuente natural 25,000-50,000 UI	Complejo B 50-100 mg
Vitamina C 1-3 gramos	Selenio 200-400 mcg
Cinc 50-100 mg	Calcio 800-1,200 mg
Bacterias benéficas ¼-½ cucharadita	Manganeso 25-50 mg
Fórmula de aceites esenciales 3,600-7,200 mg	Hidrocotil 1-3 cápsulas de extracto estandarizado
Magnesio 400 mg	Regaliz 1-3 cápsulas
Pantetina 300-600 mg*	

* Véase la exposición de los complementos de pantetina en la página 381.

Sin embargo, también debe percatarse de que cada condición de la piel tiene un programa de tratamiento único que consta de ciertos nutrientes claves. Para el acné, en ocasiones prescribo dosis incrementadas de vitamina A durante un mes más o menos, a veces tan altas como 100,000 UI. (Para mí, la vitamina A es la vitamina de la piel, el cinc es el mineral de la piel y juntos son los dos nutrientes más importantes para el tratamiento del acné.) Las mujeres que tengan la más ligera probabilidad de estar embarazadas deben evitar los complementos de vitamina A, ya que las dosis altas de A pueden causar malformaciones fetales. El eczema también responde bien al programa dirigido anterior y en ocasiones requiere dosis mayores de GLA y EPA. Para la psoriasis, la crema de vitamina D_3 tópica además del régimen anterior acelera la curación, junto con dosis de 220 y 660 mg diarios de un compuesto llamado ésteres de ácido fumárico. También recomiendo la crema de ácido fumárico tópico. Este compuesto, usado en forma interna y externa, es una parte importante de nuestro programa exitoso contra la psoriasis.

ENFERMEDAD PERIODONTAL

La salud de las encías es muy sensible a la terapia con vitanutrientes, lo cual podría explicar por qué muchos de los grandes pioneros del siglo XX han sido dentistas. La enfermedad periodontal, o el deterioro de las encías, es una condición que requiere más que sólo una buena higiene dental; tiene que darle al cuerpo los nutrientes correctos para curar el tejido de las encías. Debido a que las bacterias que causan la enfermedad periodontal son alimentadas por carbohidratos, recomiendo reducir la ingestión de carbohidratos y eliminar los dulces (incluso los naturales como la fruta). También me gusta usar hierbas como el espino y el hidrocotil, debido a su capacidad para fortalecer y curar tejidos como los que se encuentran en las encías. Mis recomendaciones:

De mayor importancia	Importantes en forma moderada
CoQ$_{10}$ 100-200 mg	Extracto de hidrocotil 2-4 cápsulas
Bacterias benéficas 1-2 cucharaditas	Extracto de espino 2-4 cápsulas
Vitamina A 10,000-20,000 UI	Propóleos para encías*
Ácido fólico 5-10 mg (usado en forma tópica)†	Clorela ½-1 cucharadita
Cinc 50-100 mg	Calcio 750-1,500 mg
Vitamina C 2-5 gramos	

* Pruebe primero la sensibilidad de la piel.
† Las mujeres que necesitan reducir fibroides uterinos, prevenir recurrencias de cáncer de pecho o tratar endometriosis o senos fibrocísticos deben mantener el complemento de ácido fólico por debajo de los 600 mcg.

SALUD DE LA VISIÓN

Los problemas de los ojos como cataratas, glaucoma y degeneración macular responden en grados variables a la terapia nutricional. Una cosa está clara: la prevención, como siempre, es nuestra carta más fuerte. Los nutrientes antioxidantes son importantes en particular para la prevención de las cataratas.

Mi programa general para maximizar la salud de los ojos es el siguiente:

De mayor importancia	Importantes en forma moderada
Beta caroteno de fuente natural 25,000-50,000 UI	Extracto de arándano 250-500 mg
Luteína 6-12 mg	Vitamina A 10,000-30,000 UI
Vitamina C 1-3 gramos	Complejo B 50-75 mg
Cinc 50-100 mg	Vitamina E 400-800 UI
Selenio 200-400 mcg	Lisina 500-1,000 mg
Taurina 1-2 gramos	N-acetil cisteina 500-1,000 mg

Cataratas. Si su visión es borrosa, puede estar desarrollando una catarata, o un empañamiento del cristalino del ojo. Para el tratamiento, recomiendo una dosis más fuerte de ciertos nutrientes, como sigue:

De mayor importancia	Importantes en forma moderada
Vitamina C 3-10 gramos	DMG 250-500 mg
Cinc 50-100 mg	Ginkgo biloba 240-360 mg
Ácido lipoico 100-200 mg	Vitamina E 600-1,200 UI
Gayuba 250-500 mg	Manganeso 25-50 mg
N-acetil cisteina 1,000 mg	

Glaucoma. El glaucoma es una enfermedad del ojo que implica un aumento en la presión del líquido dentro del globo ocular. El efecto puede ser un daño al disco óptico y causar una pérdida gradual de la visión y, por último, la ceguera. El tratamiento temprano es importante y recomiendo usar las diversas gotas para los ojos recetadas por su oftalmólogo y aumentar el programa de tratamiento general en la forma siguiente:

Vitamina A 25,000-50,000 UI
Vitamina C 6-12 gramos
Polen de abeja ¼-½ cucharadita
Rutina 50-100 mg

Degeneración macular. Recibo más consultas sobre la degeneración macular, una falla del centro de visión muy vascular en nuestras retinas, que de cualquier otra condición ocular. Esto se debe a que el problema es considerado intratable por la medicina convencional. De hecho, es bastante sensible a la terapia nutricional. Comienzo con una dosis intravenosa de taurina, la cual siento que es el mejor tratamiento disponible para la condición. Mi programa de apoyo oral incluye estos nutrientes:

De mayor importancia	Importantes en forma moderada
Cinc 60-120 mg (ajuste la dosis de acuerdo con la prueba del gusto para el cinc)	Semillas de uva/picnogenol 80-160 mg
Beta caroteno de fuente natural 40,000-80,000 UI	Ácido lipoico 100-200 mg
Luteína 10-20 mg	N-acetil cisteina 500-1,000 mg
Extracto de *Ginkgo biloba* 240-360 mg	Vitamina A 20,000-40,000 UI
Arándano 250-500 mg	Vitamina E 600-1,200 UI
Taurina 1,500-3,000 mg	Selenio 100-200 mcg

Como habrá notado, puede ser que no todas las condiciones que responden a la terapia con vitanutrientes se hayan cubierto en este informe. No se desespere hasta que haya utilizado el índice analítico; puede encontrar que su problema se expone en la segunda parte del libro.

Un Recordatorio Final

Vale la pena repetir un punto: mis soluciones con vitanutrientes por lo general son lo bastante poderosas como para remplazar a los medicamentos convencionales. Sin embargo, cuando se combinan con estos medicamentos pueden convertir una medicación segura en una sobredosis. Debido a que los vitanutrientes son muchas veces más seguros que los fármacos, los fármacos son el blanco lógico para la reducción de la dosificación. Esto por supuesto deberá hacerse bajo la supervisión de un doctor, pero es fundamental que el doctor que tome las decisiones esté tan enterado de los vitanutrientes como de los fármacos. Si su doctor no tiene el conocimiento requerido sobre los vitanutrientes, su salud puede estar en peligro por este defecto. Le aconsejo con insistencia que se asegure que su doctor está bien versado en nutrición; de otra manera deberá encontrar otro doctor. Si no desea cambiar de doctor, entonces deberá tratar de convencer a su doctor de familiarizarse con esta información.

ARROJAR EL GUANTE HACE UNA SITUACIÓN GANADORA

Espero que entenderá el método en mi actividad de militante. Cada vez más doctores están comenzando a mostrar un interés genuino en el uso de las terapias nutricionales. Si suficientes personas pueden suministrar un poco de motivación amorosa al mercado, aun más de los que nos proporcionan atención comenzarán a practicar esta clase de medicina segura, natural y más amplia.

Así con su exhortación, usted se convierte en un ganador: sus decisiones de salud son tomadas por alguien que entiende la gama completa de opciones que tiene en realidad. Y su doctor también gana. Él o ella experimentan la sensación embriagadora de saber que *en realidad* están ayudando a los pacientes a estar bien. Quizá esta tendencia nos pondrá de vuelta en el camino que Hipócrates planeó para nosotros cuando escribió: "Primero, no hagan daño."

Documentos complementarios

He quí algunas de las preguntas más frecuentes, y sus respuestas, acerca de la complementación.

¿Dónde debo comprar mis complementos? ¿Con mi nutriólogo, en la tienda de alimentos naturales o por medio de un catálogo de ventas por correo?

La respuesta real es "Dondequiera que obtenga la mejor calidad". He visto complementos de alta calidad y de baja calidad en las tres fuentes, así que deberá comprarlos donde se sienta más cómodo. Puede buscar una recomendación directa de su nutriólogo o de un empleado conocedor de una tienda de alimentos naturales, pero si usted sabe con exactitud lo que desea, puede preferir ordenar por correo. Haga lo que le sea más conveniente, siempre y cuando obtenga complementos de alta calidad de un fabricante con buena reputación.

¿Cómo sé cuáles complementos son de mejor calidad y cuáles fabricantes tienen buena reputación?

Una cosa es cierta: la calidad no está indicada en la etiqueta. La decisión requiere una persona enterada de la industria como un doctor con orientación a la nutrición o un nutriólogo. Estos profesionales se enteran de la calidad al ver los resultados de varios productos que han recomendado en el tratamiento de sus pacientes. Si alguna vez consulta a alguno, asegúrese de plantearle esta pregunta.

¿Los complementos deben tomarse con los alimentos o entre ellos?

La mayor parte de los complementos deben tomarse con las comidas por la simple razón de que los tolerará mejor cuando hay alimento en su estómago. Las hierbas deben tomarse en forma ideal unos 20 minutos antes de comer, pero también pueden tomarse con el alimento si es más conveniente. Los polvos de vitamina C amortiguada y los aminoácidos implicados en el aumento del estado de ánimo deben tomarse antes de las comidas. Los minerales como el calcio y el magnesio deben tomarse sólo con agua con el estómago vacío antes de irse a dormir, de preferencia en forma de cápsula que se disolverá con facilidad. Esto lo ayudará a sacar ventaja de sus propiedades relajantes naturales. Los siguientes complementos se toman mejor con una comida que contenga alguna grasa o aceite: vitaminas A, E, D, tocotrienoles, carotenoides, licopeno, luteína y CoQ_{10}. ¿Por qué? Todos son liposolubles y comerlos con grasa le ayuda a absorberlos mejor.

Comencé a tomar una multivitamina de gran potencia y mi orina es amarillo brillante. ¿Esto está bien?

Sí, es perfectamente normal. El fenómeno se debe a un metabolito de la riboflavina, una vitamina del complejo B, y es una señal de que su cuerpo está metabolizando bien las vitaminas y que está tomando suficiente complejo B.

Si tomo sólo un complemento al día, ¿cuál debería ser?

Es difícil para mí dar esta respuesta, porque creo que para una salud óptima debemos tomar un mínimo de cuatro a cinco complementos al día. (Combinar los nutrientes esenciales en una sola píldora haría que ésta fuera del tamaño de un disco de hockey.) Sin embargo, si fuera obligado a escoger sólo uno, sería una multivitamina de alta calidad rica en vitaminas B, C y E, con cantidades adecuadas de oligominerales como cinc, selenio y cromo.

¿Puedo tomar todos mis complementos a la vez o debo tratar de distribuirlos a lo largo del día?

Si sigue mi programa hasta su conclusión lógica, estará tomando demasiados complementos para ingerirlos con comodidad de una sentada. Por tanto no sería sorprendente que mi consejo sea distribuir su ingestión de complementos a lo largo del día. El tracto gastrointestinal sólo puede absorber cierta cantidad de una vez y ciertos nutrientes compiten por su absorción, así que entre más distribuya su ingestión de complementos será mejor.

Mi médico me dijo que puedo obtener todos los nutrientes que necesito de mi dieta. ¿Qué debo decirle?

Dígale, con todo respeto, que tiene gran dificultad para aceptar su premisa, y ofrézcale tres respuestas. Primera, ¿cómo sabe que usted está obteniendo todos los nutrientes que necesita? ¿Ha realizado alguna vez exámenes de nutrientes en sangre o pruebas de minerales? Segunda, ¿cómo sabe cuánto es suficiente? Las cantidades preventivas de la enfermedad cardiaca y el cáncer de la vitamina E, por ejemplo, no están disponibles en ningún alimento. Si no toma un complemento de vitamina E no puede obtener cantidades óptimas de este potente protector del corazón y del sistema inmunológico sin importar lo que coma. Tercera, muéstrele este libro como prueba de los miles de estudios científicos que afirman el valor de estos nutrientes. Por fortuna la discusión entre médicos en la actualidad se está volviendo cada vez más pronutriente. No se trata de saber si se deben tomar complementos, sino cuánto tomar.

Estoy tomando muchos medicamentos y mi doctor me dijo que no tomara complementos. ¿Qué debo hacer?

Como decía uno de mis mentores, el Dr. Carlton Fredericks, con mucha frecuencia: "¿Por qué los doctores aconsejan a las personas en contra de los complementos cuando les permiten aún ingerir alimento?" Los complementos son cantidades terapéuticas concentradas de nutrientes, eso es todo, y si usted puede ingerir alimento, puede tomar complementos. Por el contrario, tomar medicamentos incrementa la necesidad de nutrientes, en particular la vitamina C, el complejo B y hierbas que apoyan al hígado como el cardo lechero.

Hay ocasiones, sin embargo, en que los complementos interfieren con el mecanismo activo de algunos medicamentos. Por ejemplo, usted no desea tomar calcio, magnesio u otros minerales al mismo tiempo que el antibiótico tetraciclina, porque los minerales se unen al fármaco y lo inactivan. Deberá evitar la vitamina K si depende del efecto anticoagulante de la warfarina. Y limite el ácido fólico si depende de la ayuda del metotrexato. (Sin embargo, tomar una cantidad limitada de ácido fólico cuando se usa este fármaco no sólo es inofensivo sino que también ayuda a contrarrestar algunos de sus efectos secundarios.)

En general, sin embargo, las interacciones adversas entre los nutrientes y los fármacos en realidad son bastante raras. La abrumadora mayoría de las interacciones son positivas. Se ha encontrado que la vitamina C aumenta los beneficios de muchos fármacos, incluyendo la quimioterapia. La niacina aumenta los beneficios de los medicamentos que disminuyen el colesterol. Y, en algunos casos, usar fármacos incrementa la necesidad de nutrientes. Es bien sabido que los anticonceptivos orales incrementan la necesidad de vitaminas B. Fármacos como la sulfasalazina, usada para tratar la colitis, agotan el ácido fólico. Incluso usar aspirina en forma regular agota nutrientes como la vitamina C y el ácido fólico. Los diuréticos agotan los minerales. La lista continúa, así que su mejor apuesta es encontrar un médico bien versado en prácticas complementarias que pueda darle lo mejor de la medicina convencional y nutricional.

¿Debo conservar mis complementos en el refrigerador?

Sólo unos cuantos complementos necesitan ser refrigerados, como los líquidos y cápsulas de aceite de pescado, el aceite de linaza y otros complementos de ácidos grasos esenciales como el aceite de borraja y de prímula vespetina. La CoQ_{10} también debe mantenerse refrigerada para preservar su potencia. Conserve todos los demás complementos en un lugar oscuro y frío (la refrigeración puede tener efectos negativos debido a que la humedad en el refrigerador puede causar una disminución en la potencia del complemento).

Epílogo

La Solución de Raíz

Ahora que ha leído este libro, espero que estará de acuerdo conmigo en que los vitanutrientes pueden y deben remplazar a los fármacos. Si usted o miembros de su familia en verdad han usado las formulaciones de tratamiento que se proporcionan aquí, sabrán de primera mano cuán poderosa es en realidad la terapia con vitanutrientes. Es comprensible que se pregunte por qué el resto del mundo no ha cambiado su forma de pensar. Aquí está la respuesta: si los vitanutrientes pueden remplazar a los fármacos, entonces las compañías farmacéuticas, interesadas de manera apropiada en sus propias fortunas económicas, deben representar el papel de adversario, un papel que están reacias a asumir. Por consiguiente, deben encontrar un portavoz para desacreditar al movimiento de los vitanutrientes.

Con montones de doctores y nutriólogos dispuestos a irse con el núcleo del poder económico, su estrategia es bastante sencilla y ha sido exitosa en forma abrumadora. Cuando se les pregunta sobre la factibilidad médica de determinado nutriente, las figuras de autoridad en cuestión tan sólo dicen que el beneficio "no está comprobado". Mientras las fundaciones caritativas que reciben donaciones de la industria farmacéutica publican una lista de terapias no comprobadas (la cual, en forma irónica, es sorprendentemente similar a mi lista de "terapias nutricionales más valiosas"). Entonces los medios masivos de comunicación, a quienes apoyan las compañías farmacéuticas con montones de dinero para publicidad, proclaman que "no comprobado" en realidad no es diferente a "refutado". Por consiguiente, concluyen, los doctores que usan terapias que no están comprobadas están cometiendo fraude contra la salud y deberían ser revocadas sus licencias para practicar la medicina.

Noticias Alentadoras

Felizmente, cada vez más doctores están adoptando algunas de las técnicas nutricionales sobre las que ha leído aquí. Millones de estadounidenses más están tomando vitaminas y muchos han aprendido que pueden remplazar sus medicamentos. Varios centros médicos han establecido departamentos de medicina alternativa. Pero antes de que comience a celebrar, recuerde que la noción de que la terapia con vitanutrientes puede remplazar a la medicación por lo general es desaprobada en los hospitales. Extraño, ¿no es así? La modalidad alternativa más basada en la ciencia es la única que se considera de poco mérito. Y a pesar del hecho alentador de que algunos agentes de seguros cubren la medicina alternativa, sus redes a menudo no tienen médicos complementarios que traten con nutrientes.

El Camino del Cambio

Si queremos desafiar el dominio completo de la industria de los fármacos y cosechar los beneficios médicos (por ejemplo, cobertura de seguros para los tratamientos con vitanutrientes), vamos a tener que luchar por ello. Y esta lucha muy bien puede tomar la forma de un movimiento popular. Sin embargo, una cruzada como ésta requiere de muchos participantes devotos para lograr sus metas.

Si piensa que el movimiento vale sus esfuerzos, he aquí algunas sugerencias. Hable del asunto con sus amigos y familiares, o llame a los programas de radio en vivo. (A los conductores de programas de radio en vivo parece agradarles esta mezcla de autoayuda y controversia.) Dé sugerencias saludables a sus compañeros de trabajo. Puede desear protestar en Internet. Pero puede asestar un verdadero golpe para la causa cuando convenza a su doctor de usar la nutrición en su práctica. Siempre que se beneficie al tomar vitanutrientes, deje que su doctor se entere. Una buena forma sería, por supuesto, hacer que se interese en este libro.

Para ser un cruzado popular efectivo, puede tener que hacer algo de convencimiento y quizá ganar algunos debates. La oposición es formidable e incluye a la Asociación Médica Estadounidense, la Asociación Dietética Estadounidense, la Administración de Alimentos y Fármacos, la Asociación Estadounidense del Corazón, la Sociedad Estadounidense del Cáncer, la Asociación Estadounidense de la Diabetes y el Comité Nacional Contra el Fraude en la Salud. He estudiado los artículos que plantean la posición de la mayor parte de estos organismos; aunque resulta que los extractos que siguen provienen de la Asociación Dietética Estadounidense, todos los grupos usan los mismos argumentos. Es interesante analizar la plataforma global.

Para comenzar, los organismos establecidos sienten que "la mejor estrategia nutricional para la salud óptima es obtener nutrientes adecuados de una amplia variedad de alimentos. La complementación no es apropiada a menos que la evidencia científica de seguridad y efectividad esté bien aceptada". En otras palabras, continúan rechazando toda la evidencia científica que les he mostrado a ustedes en la que los vitanutrientes han demostrado ser efectivos en dosis mayores que las que se encuentran en una dieta normal.

Saber que todos los grupos de personas enteradas han respaldado las mismas posiciones les permite recurrir al término "acuerdo científico", al que reconocen como la base para las RDA y que insisten debe servir como la dosis *máxima*, en caso de que una persona desee tomar complementos. También quieren un "acuerdo científico" para determinar qué puede afirmarse en la etiqueta de la botella de vitaminas. Mi respuesta sería: "¿Cómo se logra tener un acuerdo científico?" Supongo que significa tener el acuerdo de científicos que cooperen con ellos. En cualquier caso, casi es seguro que *no* significa "investigación realizada en forma científica", porque esto es contra lo que parecen estar luchando.

Luego tenemos la aprobación universal de la pirámide alimentaria, la cual, como he mencionado varias veces, hace de la harina blanca, una forma de comida chatarra y un antinutriente, el elemento básico de la dieta estadounidense.

Las declaraciones de posición indican una mayor preocupación por el *riesgo* de tomar vitanutrientes que por su valor. El consejo dietético debería ser "evitar consumos excesivos" y, por supuesto, que los complementos no deben tener "interacciones adversas con el tratamiento médico". No creo que escuchemos alguna vez en nuestras vidas a la corriente principal de la medicina decir que el tratamiento médico podría tener efectos adversos en nuestra nutrición.

Yo, mi familia y decenas de miles de mis pacientes hemos estado tomando vitaminas, con gran beneficio, durante décadas; no obstante, los organismos insisten en que incluso cuando los niveles en la dieta son bajos y no se han descubierto efectos adversos, "no puede suponerse que sea seguro el consumo a largo plazo de nutrientes en los niveles encontrados en las dietas usuales". Su prejuicio se refleja en su preocupación con la "mala información sobre la nutrición", la cual definen como "mala interpretación de la ciencia de la nutrición". Por supuesto, no se nos dice quiénes deberían ser los árbitros de estas interpretaciones, pero sabemos que el ingreso a este grupo de personas enteradas nunca ha estado abierto a los entusiastas de los vitanutrientes. Pero el futuro puede traer cambios; espero que surja un grupo nuevo de líderes de las filas de estos organismos. Es mi esperanza ferviente que estas palabras les ayuden a ver las falacias en las posiciones que sostenían sus predecesores y que el conflicto simplemente se desvanezca.

Sin importar cómo se resuelva la lucha, estoy seguro de que vamos a convencer a muchas personas acerca de la importancia de la medicina nutricional. El único pilar de la certidumbre es que la solución con vitanutrientes funciona.

La Solución Interminable

Estamos en la cima de una explosión de la información acerca de los vitanutrientes como tratamientos contra la enfermedad. Si continúa esta tendencia positiva, la escuela de pensamiento ortomolecular se colocará en la vanguardia de la práctica y de la política de la atención a la salud. Espero que este libro será parte de esta tendencia, al enseñar a los doctores del futuro a prescribir vitanutrientes antes de los fármacos de prescripción cuando traten a sus pacientes. Planeo que este libro sea un instrumento viviente y creciente, uno que no sólo servirá para llevar a la terapia con vitanutrientes hasta el corazón de la práctica médica moderna, sino que continuará mostrándole cómo puede hacerlo mejor. Confío en que verá que estas páginas están atestadas de información de lo más reciente. Deseo que este tipo de información siempre esté disponible con facilidad.

Hay muchas formas de llevar a cabo mi compromiso de mantenerlo al día en este campo dinámico y emocionante. En la actualidad publico un boletín mensual, *Dr. Atkins' Health Revelations*, tengo un sitio Web (http://www.atkinscenter.com) y tengo un número de larga distancia sin cobrar para información sobre productos de vitanutrientes marca "Dr. Atkins": 1-800-6-ATKINS. También tengo un programa de radio durante la semana en cadena nacional (visite el sitio Web para consultar los horarios y la estación en su área). La forma más efectiva de mantenernos en contacto será el sitio Web; ahí se enterará de simposios, apariciones en radio y televisión que haré y formas de tener acceso a información nueva sobre vitanutrientes. Espero que todos y cada uno de ustedes usará una de estas modalidades para mantenerse en contacto con mi personal. Si crean la demanda, designaré una fuerza de tarea para mantener actualizada la bibliografía de este libro. De hecho, esta fuente de referencia, la cual es actualizada cada mes y es considerablemente mayor que la versión abreviada que se imprime aquí, contiene los títulos de cada artículo a fin de que el lector conozca el alcance de cada estudio. Creo que los profesionales de la atención de la salud y los estudiantes de nutrición la encontrarán útil en extremo. De manera ideal usted usará estas vías para permanecer informado.

También espero que cada uno de ustedes muestre a sus doctores, por su propio bien, lo valiosa que es la terapia con vitanutrientes. Tan sólo hágales saber lo que está haciendo y no se sienta intimidado si no parecen receptivos. El rechazo de estas ideas avanzadas sólo puede servir para debilitar la capacidad de los doctores para mantener la lealtad de los pacientes. Ningún profesional de la salud puede permitirse estar fuera de contacto con la nueva realidad. Por último, recuerde que una de las ventajas más emocionantes de la medicina complementaria es la rapidez con la que está progresando. Lo exhorto a no perderse de la emoción.

Mi pasión por las ideas que he planteado aquí no me permite decir: "He hecho mi declaración; el libro habla por sí mismo". Sólo me permite decir: "Dejemos que este libro sea el principio de un diálogo". Dejemos que este libro sea un acontecimiento en el que usted y yo somos jugadores, y dejemos que este acontecimiento sea la puesta en práctica de la máxima profética de Hipócrates: "Deje que el alimento sea su medicina".

Referencias

CAPÍTULO 3: VITAMINAS

VITAMINA A

1. O´Keefe, J. y cols., *Mayo Clinic Proceedings*, 1995; 70: 69-79.
2. Glaszia, P. y cols., *British Medical Journal*, 1993; 306: 366-370.
3. Ozsoylu, S., *Journal of Pediatrics*, 1994; 125(6): 1017-1018.
4. Velasquez-Melendez, G. y cols., *European Journal of Clinical Nutrition*, 1995; 49(5): 379-384.
5. Jolly, P. E. y cols., *AIDS*, 1996; 10(I): 114.
6. Sembra, R.D. y cols., *Journal of Infectious Diseases*, 1995; 171(5): 1196-1202.
7. Dochao, A. y cols., *Actas Dermo-sifiliográficas*, 1975; 66(3-4): 121-130.
8. Paiva, S.A.R., *American Journal of Clinical Nutrition*, 1996; 64: 928-934.
9. Aldoorli, W.L. y cols., *American Journal of Epidemiology*, 1997; 145: 42-50.
10. Scheef, W., *Combined Tumor Therapy: Basic Possibilities and Related Adjuvant Therapeutic Methods*, 1995, Heinrich Wrba, (ed.); Stuttgart: Hippocrates.
11. Pastorino, A. y cols., *Journal of Clinical Oncology*, 1993; 11: 1216-1222.
12. Hsing, Ann W. y cols., *Journal of the National Cancer Institute*, 1990; 82(11): 941-946.
13. Kune, G.A. y cols. *Nutrition and Cancer*, 1992; 18: 237-244
14. Lithgow, D. y W. Politzer, *South African Medical Journal*, 1977; 51: 191-193.
15. Band, P. y cols., *Preventive Medicine*, 1984; 13: 549-554.
16. Ghebremeskel, K. y cols., *Early Human Development*, 1994; 39: 177-188.
17. Panth, M. y cols., *International Journal of Vitamin and Nutrition Research*, 1991; 61: 17-19.
18. Mazzota, M., *Journal of the American Podiatric Medical Association*, 1994; 84(9): 456-462.
19. Facchini, F. y cols., *American Journal of Clinical Nutrition*, 1996; 63(6): 946-949.

CAROTENOIDES

1. Yeum, K. y cols., *Journal of the American College of Nutrition*, 1995; 14: 536, Abstract 48.
2. Stahelin, H.B., *British Journal of Clinical Practice*, Dic. de 1990; 44(11): 543-545.
3. Palan, P.R. y cols., *American Journal of Obstetrics and Gynecology*, Dic. de 1989; 161(6): 1649-1652.

4. Dorgan, J.F. y cols., *Hematology/Oncology Clinics of North America*, Feb. de 1991; 5(l): 43-68.
5. Kritchevsky, D., *Cancer*, 15 de septiembre de 1990; 66(6): 1321-1324.
6. Bankhead, C.D., *Medical World News*, Ago. de 1991; 37.
7. Singh, V.N. y S.K. Gaby, *American Journal of Clinical Nutrition*, 1991; 53: 386S-390S.
8. Garewal, H., *American Journal of Clinical Nutrition*, 1995; 62S: 1510-1516.
9. *Medical Tribune*, 29 de noviembre de 1990; 2.
10. Gester, H., *International Journal of Vitamin and Nutrition Research*, 1991; 61: 277-291.
11. Jialal, Z., *Circulation*, Oct. de 1991; 84(4): 449.
12. Canfield, L.M. y cols., *Proceedings in the Society of Experimental Biology and Medicine*, 1992; 200: 260-265.
13. Branowitz, S.A. y cols., *AIDS*, 1996; 10: 115.
14. Omene, J.A., *Journal of National Medical Association*, 1996; 88: 789-793.
15. Jacques, P. y cols., *American Journal of Clinical Nutrition*, 1991; 53: 352S-355S.
16. Watson, R.R. y cols., *American Journal of Clinical Nutrition*, 1991; 53: 90-94. *Véase también*: Landrum, J. y cols., *Advances in Pharmacology*, 1997; 38: 537-553.
17. Snodderly, D., *American Journal of Clinical Nutrition*, 1995; 62S: 1448-1461.
18. Levy, J. y cols., *Nutrition and Cancer*, 1995; 24: 257-266.
19. *Medical Tribune*, 22 de mayo de 1997; 32.
20. Giovanucci, E. y cols., *Journal of the National Cancer Institute*, 1995; 87: 1767-1776.

VITAMINA B₁

1. Nichols, H. y cols., *Journal of the American College of Nutrition*, 1994; 10(l): 57-61.
2. Pfitzemeyer, P., *International Journal of Vitamin and Nutrition Research*, 1994; 64: 113-118.
3. Shimon, I. y cols., *American Journal of Medicine*, 1995; 98: 485-490.
4. Harrell, R., *Effect of Added Thiamin on Learning*, 1973; Nueva York: AMS Press.
5. Brotzman, G.L., *Journal of the American Board of Family Practice*, Mayo-Junio de 1992; 5(3): 323-325.
6. Benton, D. y cols., *Psychopharmacology*, 1997; 129: 66-71.
7. Carney, M.W.P. *British Journal of Psychiatry*, 1990; 156: 878-882.
8. Nolan, K.A. y cols., *Archives of Neurology*, Enero de 1991; 48: 81-83.
9. Frydl, V. y cols., *Medwelt*, 1989; 40: 1484-1486.
10. Quinn H, *Bibliotheca Nutritio et Dieta*, 1986: 38: 110-111.
11. Blakely, B.R. y cols., *Journal of Applied Toxicology*, 1990; 10(2): 93-97.
12. Lonsdale, D., *A Nutritionist's Guide to the Clinical Use of Vitamin B₁*, 1987; Tacoma, Wash.: Life Sciences Press.

VITAMINA B₂

1. Weisburger, J.H., *American Journal of Clinical Nutrition*, 1991; 53: 226S-237S.2. Eckhert, C. y cols., *Experientia*, 1993; 49(12): 1084-1087.
3. *Nutrition Reviews*, 51(5): 149-150.
4. Bell, I.R, y cols., *Acta Psychiatrica Scandinavica*, 1992; 85: 360-363.

5. Shenkin, S.D. y cols., *Clinical Nutrition*, 1989; 8: 269-271.
6. Shenkin, S.D. y cols., *Clinical Nutrition*, 1989; 8: 269-271.

VITAMINA B$_3$

1. Luria, M.H., *Medical Hypothesis*, 1990; 32: 21-28.
2. Berge, K. y P. Canner, *European Journal of Clinical Pharmacology*, 1991; 40: S49-S5l.
3. O´Keefe, J.H., *Mayo Clinic Proceedings*, 1995; 70: 69-79.
4. Martin-Jadraque, R. y cols., *Archives of Internal Medicine*, 1996; 156: 1081-1088.
5. Gibbons, L.W. y cols., *American Journal of Medicine*, Octubre de 1995; 99: 378-385.
6. Hoffer, A. y M. Walker, *Putting It All Together*, 1996; New Canaan, Conn.: Keats Publishing.
7. Aronov, A. y cols., *Archives of Family Medicine*, 1996; 5: 567-575.
8. Chait, A. y cols. *American Journal of Medicine*, 1993; 94: 350-356.
9. Holvoet, P. y cols., *Circulation*, 1995; 92: 698-699.
10. Hoffer, A. y M. Walker, *Putting It All Together*, 1996; New Canaan, Conn.: Keats Publishing.
11. Jacobson, E., *Journal of the American College of Nutrition*, 1993; 12(4): 412-416.
12. Garg, A. y cols., *Journal of the American Medical Association*, 8 de agosto de 1990; 264(6): 723-726.
13. Rubin, R.A., *Cortlandt Forum*, Marzo de 1992; 124: 49-117.
14. Elliot, R. y cols., *Annals of the New York Academy of Sciences*, 1993; 696: 333-341.
15. Pozzilli, P. y cols., *Diabetologia*, 1995; 38: 848-852.
16. Murray, M. y cols., *Biochemical and Biophysical Research Communications*, 1995; 210(3): 954-959.

VITAMINA B$_6$

1. Rogers, K. y C. Mohan, *Biochemical Medicine and Metabolic Biology*, 1994; 32: 10-17.
2. Selhub, J., *New England Journal of Medicine*, 2 de febrero de 1995; 332: 286-291.
3. Robinson, K. y cols., *Circulation*, 1995; 92(28): 25-30.
4. Chasen-Taber, L. y cols., *Journal of the American College of Nutrition*, 1996; 15(2): 136-143.
5. Meydani, S.N. y cols., *American Journal of Clinical Nutrition*, 1990; 53: 1275-1280.
6. Vutyavanich, T. y cols., *American Journal of Obstetrics and Gynecology*, 1995; 173: 881-884.
7. Galland, L.D., *1986: A Year in Nutritional Medicine*, 1986; New Canaan, Conn.: Keats, Publishing, 10-12.
8. Smith, L.H., *American Journal of Kidney Diseases*, Abril de 1991; 17(4): 370-375. *Véase también*: Ruml, L., *Urologic Clinics of North America*, Febrero de 1997; 24: 117-133.
9. Baumeister, F. y cols., *Pediatrics*, 1994; 94(3): 318-321. *Véase también*: Nakagawa, E., *Neurology*, 1997; 48: 1468-1469.

10. Rimland, B., *Autism Research Review International*, 1996; 10(3): 3.
11. Riggs, K.M. y cols., *American Journal of Clinical Nutrition*, 1996; 53: 306-314.
12. *Nutrition Report*, Octubre de 1994; 12: 10, 75.
13. Ellis, J.M., *Vitamin B_6: The Doctors Report*, 1973; Nueva York: Harper & Row.
14. Kremer, J. y cols., *Journal of Rheumatology*, 1996; 23: 990-994.

ÁCIDO FÓLICO

1. Super, M., *Lancet*, 21 de septiembre de 1991; 755-756.
2. The MRC Vitamin Study Research Group, *Lancet*, 20 de julio de 1991; 338: 131-137.
3. Stampfer, M.J. y cols., *New England Journal of Medicine*, 1995; 332: 328-329.
4. Verhoef, P., *American Journal of Epidemiology*, Mayo de 1996; 143(9): 845-859.
5. Boers, G.H.J., *Netherlands Journal of Medicine*, 1994; 45: 34-41.
6. Rodier, M. y cols., *Diabetes and Metabolism*, 1993; 19: 560-565.
7. Cuskelly, G.J. y cols., *Lancet*, 9 de marzo de 1996; 347: 657-659.
8. Maurer, K., *Family Practice News*, 1 de junio de 1996; 20.
9. Joosten, E., *Journal of Gerontology: Medical Sciences*, 1997; 52(2): M76-M79.
10. Jancin, B., *Family Practice News*, 1 de marzo de 1996; 4.
11. Wouters, M.G.A.J. y cols., *European Journal of Clinical Nutrition*, 1995; 25: 801-805.
12. Morgan, S.L. y cols., *Arthritis and Rheumatism*, Enero de 1990; 33(1): 9-18.
13. Nehler, M.R., *Cardiovascular Pathology*, 1997; 6: 1-9.
14. Lennard, J.E., *Annals of the Royal Journal of England*, 1990; 72: 152-154.
15. Caruthers, L.G., *Lancet*, 1946; 1: 849.
16. Carney, M.W.P. y cols., *Journal of Affective Disorders*, 1990; 9: 207-213.
17. Fava, M., *American Journal of Psychiatry*, 1997; 154: 426-428.
18. Crellin, R. y cols., reporte presentado en la Conferencia Anual del Colegio Real de Psiquiatras, Dublín, 24-27 de julio de 1992.
19. Butterworth, C.E., Jr., *Journal of the American College of Nutrition*, 1993; 12(4): 438-441.
20. Haile, R.W. y cols., *Cancer Epidemiology, Biomarkers and Prevention*, 1995; 4: 709-714.
21. Flynn, M. y cols., *Journal of the American College of Nutrition*, 1994; 13(4): 351-356.
22. Cuskelly, G. y cols., *Lancet*, 1996; 347: 657-659.
23. Tucker, K. y cols., *Journal of the American Medical Association*, 1996; 276: 1879-1885.

VITAMINA B_{12}

1. Carmel, R., *Annals of Internal Medicine*, 1996; 124: 338-339.
2. Al-Momen, A.K., *Journal of Internal Medicine*, 1995; 231: 551-555.
3. Scarlett, J.D. y cols., *American Journal of Hematology*, 1992; 39: 79-83.
4. Sumner, A. y cols., *Annals of Internal Medicine*, 1996; 124: 469-475.
5. Salzman, J. y cols., *Journal of the American College of Nutrition*, 1994; 13: 584-591.
6. Bell, I., *Nutrition Report*, 1991; 9: 1-8.
7. Narang, R. y cols., *Trace Elements in Medicine*, 1992; 9: 43-44.

8. Herzlich, B.C. y cols., *American Journal of Gastroenterology*, 1992; 87(12): 1781-1788.
9. Kira, J. y cols., *Internal Medicine*, 1994; 33: 82-86.
10. Ohta, T. y cols., *Japanese Journal of Psychiatry and Neurology*, 1991; 45: 167-168.
11. Honma, K. y cols., *Experientia*, 1992; 48: 716-720.
12. Caruselli, M., *Riforma Medica*, 1952; 66: 841-864.
13. Yaqub, B. y cols., *Clinical Neurology and Neurosurgery*, 1992; 94: 105-111.
14. Fahey, J. y cols., *New England Journal of Medicine*, 1990; 322: 166-172. *Véase también*: Tang, A. y cols., *Journal of Nutrition*, 1997; 127: 345-351.
15. Shemesh, J. y cols., *American Journal of Otolaryngology*, 1994; 14: 94-96.
16. Brodsky, J.B., *New England Journal of Medicine*, 28 de enero de 1993; 284-285.
17. Saito, M. y cols., *Chest*, 1994; 106: 496-499.

COLINA Y LECITINA

1. Growden, J. y cols., *New England Journal of Medicine*, 1977; 297: 524-527.
2. Canty, D., *Nutrition Reviews*, 1994; 52(10): 327-339.
3. Sitaram, N. y cols., *Science*, 21 de julio de 1978; 201: 274-276.
4. Arsenio, L., *La Clinica Therapeutica*, 1985; 114: 117-127.
5. Sitaram, N. y cols., *Science*, 21 de julio de 1978; 201: 274-276.
6. Dodson, W. y D. Sachen, *American Journal of Clinical Nutrition*, 1996; 63: 904-910.
7. Cowen, R., *Science News*, 1990; 138: 340.
8. Canty, D., *Nutrition Reviews*, 1994; 52(10): 327-339.
9. Buchman, A.L. y cols., *Hepatology*, 1995; 22(5): 1399-1403.

INOSITOL

1. Levine, J. y cols., *American Journal of Psychiatry*, 1995; 152(5): 792-794.
2. Benjamin, J. y cols., *Psychopharmacology Bulletin*, 1995; 31: 167-175.
3. Fux, M. y cols., *American Journal of Psychiatry*, 1996; 153: 1219-1221. Para una revisión excelente, *véase también*: Vadnal, R. y cols., *CNS Drugs*, 1997; 7: 6-16.
4. Barak, Y. y cols., *Progress in Neuropsychopharmacology and Biological Psychiatry*, 1996; 20: 729-735.
5. Salway, J. y cols., *Lancet*, 1978; 2: 1282-1284.
6. Hallman, M. y cols., *New England Journal of Medicine*, 7 de mayo de 1992; 326(19): 1233-1239.

PANTETINA/ÁCIDO PANTOTÉNICO

1. Gensini, G. y cols., *International Journal of Clinical Pharmacology Research*, 1985; 5(5): 309-318.
2. Arsenio, L. y cols., *Clinical Therapeutics*, 1986; 8(5): 537-545.
3. Coronel, F., *Nefrologia*, 1995; 15: 68-73.
4. Prisco, D. y cols., *Angiology*, 1987; 38(3): 241-247.
5. Truss, C., *Journal of Orthomolecular Psychiatry*, 1984; 13: 66-93.
6. Ellestad-Sayed, J. y cols., *American Journal of Clinical Nutrition*, 1976; 29: 333-338.
7. Davis, V. y M. Walsh, *Science*, 1970; 167: 1005-1007.

8. Shimuzu, S. y cols., *Chemistry and Pharmacology Bulletin*, 1965; 13: 2-4.
9. Leung, L., *Medical Hypotheses*, 1995; 44: 490-492.
10. Vaxman, F. y cols., *European Surgical Research*, 1996; 28: 306-314.
11. Friedman, B., *Cortlandt Forum*, Mayo de 1990; 19-26.
12. Leung, L., *Medical Hypotheses*, 1995; 44: 403-405.

PABA

1. Zarafonetis, C. y cols., *Journal of Clinical Epidemiology*, 1988; 193-204.
2. Zarafonetis, C. y cols., *American Journal of Medical Sciences*, 1964; 550-561.
3. Sieve, B., *Virginia Medical Monthly*, 1945; 72: 6-17.
4. Hughes, C., *Journal of the American Academy of Dermatology*, 1983; 9: 770.
5. Sagone, A. y cols., *Free Radicals in Biology and Medicine*, 1993; 14(l): 27-45.
6. Levine, M. y cols., *Archives of Environmental Health*, 1972; 24: 243-247.

BIOTINA

1. Noda, H. y cols., *Journal of Nutritional Sciences and Vitaminology*, 1994; 40: 181-188.
2. Maebashi, M. y cols., *Journal of Clinical Biochemical Nutrition*, 1993; 14: 211-218.
3. Koutsikos, D. y cols., *Biomedical Pharmacotherapy*, 1990; 44: 511-514.
4. Hochman, L., *Cutis*, 1993; 51: 303-337.

VITAMINA C

1. Levine, M. y cols., *Annals of the New York Academy of Sciences*, 1987; 498: 424-444.
2. Levine, M. y cols., *Annals of the New York Academy of Sciences*, 1987; 498: 424-444.
3. Levine, M. y cols., *American Journal of Clinical Nutrition*, 1995; 62: 1347S-1356S.
4. Bendich, A. y cols., *Journal of the American College of Nutrition*, 1995; 14(2): 124-136.
5. Bendich, A., *Food Technology*, 1987; 41: 112-114.
6. Levy, R. y cols., *Journal of Infectious Disease*, 1996; 173: 1502-1505.
7. Cathcart, R., *Medical Hypotheses*, 1984; 14: 423-433.
8. Klenner, F., *Journal of Applied Nutrition*, 1971; 23: 61-88.
9. Harakeh, S. y cols., *Journal of Nutritional Medicine*, 1994; 4: 393-401.
10. Hunt, C. y cols., *International Journal of Vitamin and Nutrition Research*, 1994; 64: 212-219.
11. Peters, E., *International Journal of Sports Medicine*, 1997; 18: 569-577.
12. Hemila, H. y cols., *Journal of the American College of Nutrition*, 1995; 14: 116-123.
13. Johnston, C.S. y cols., *Journal of the American Dietetic Association*, Agosto de 1992, 92(8): 988-989.
14. Hatch, G. y cols., *American Journal of Clinical Nutrition*, 1995; 61: 625S-630S.
15. Bucca, C. y cols., *New York Academy of Sciences*, 9-12 de febrero de 1992; 16.
16. McKinney, M., *Medical Tribune*, 5 de junio de 1997; 6.
17. Henson, D.E. y cols., *Journal of the National Cancer Institute*, 17 de abril de 1991; 83(8): 547-550.

18. Cohen, M. y cols., *Journal of the American College of Nutrition*, 1995; 14(6): 576-578.
19. Howe, G.R. y cols. *Journal of the National Cancer Institute*, 1990; 82: 561-569.
20. Block, G., *Epidemiology*, 1992; 3(3): 189-191.
21. Cameron, E. y cols., *Cancer Research*, 1979; 39: 663-681.
22. Cameron, E. y A. Campbell, *Chemical-Biological Interactions*, 1974; 9: 285-315.
23. Block, G., *American Journal of Clinical Nutrition*, 1991; 53(1): 270S-282S.
24. Manson, J. y cols., *Circulation*, 1992, 85: 865.
25. Simon, J.A., *Journal of the American College of Nutrition*, 1992; 11(2): 107-125.
26. Iswarlel, J. y cols., *Atherosclerosis*, 1996; 119: 139-150.
27. Kritchevsky, S.B. y cols., *Circulation*, 1995; 92(8): 2142-2150.
28. Hallfish, J., *American Journal of Clinical Nutrition*, 1994; 60: 100-105.
29. Levine, G.N. y cols., *Circulation*, 15 de marzo de 1996; 93(6): 1107-1113.
30. Rath, M., *Journal of Applied Nutrition*, 1996; 48: 22-33.
31. Tomoda, H. y cols., *American Journal of Cardiology*, 1996; 1284-1286.
32. Eriksson, J., *Annals of Nutrition and Metabolism*, 1995; 39: 217-223.
33. Feldman, E.B., *New York Academy of Sciences*, 9-12 de febrero de 1992; 9.
34. Cohen, L. y cols., *American Journal of Clinical Nutrition*, 1990; 18: 512.
35. Naylor, G. y cols., *Nutrition and Health*, 1985; 4: 25-28.
36. Stein, H. y cols., *Archives of Internal Medicine*, 1976; 84(4): 385-388.
37. Gustafsson, U. y cols., *European Journal of Clinical Investigation*, 1997; 27: 387-391.
38. Lane, B., *Journal of the American College of Nutrition*, 1991; 10(5): 536.
39. Free, N. y cols., *Journal of Orthomolecular Psychiatry*, 1978; 7: 264-270.

BIOFLAVONOIDES

1. *Lancet*, 1993; 341: 454-457.
2. Heidenberg, M.M., *Clinical Pharmacology and Therapeutics*, 1996; 59: 62-71.
3. Hertog, M. y cols., *Lancet*, 1993; 342: 1007-1011.
4. Hertog, M. y cols., *Archives of Internal Medicine*, 1995; 155: 381-386.
5. Fischer, M. y cols., *Carcinogenesis*, 1982; 3: 1243-1245.
6. Singhal, R. y cols., *Biochemical and Biophysical Research Communications*, 1995; 208(1): 425-431.
7. Agullo, G. y cols., *Cancer Letters*, 1994; 87(1): 55-63.
8. *Brain Research*, 1994; 635: 1127-1131.
9. Knekt, P. y cols., *British Medical Journal*, 1996; 312: 478-481.

VITAMINA D

1. Haug, S. y cols., *Journal of Infectious Disease*, 1994; 169: 889-892.
2. Bell, N.H., *Journal of Clinical Endocrinology and Metabolism*, 1995; 80(4): 1051.
3. Dawson-Hughes, B. y cols., *Annals of Internal Medicine*, 1 de octubre de 1991; 115(7): 505-512.
4. Fogh, K. y cols., *Experimental Dermatology*, 1996; 5(1): 24-27.
5. Elwood, M., *New Zealand Medical Journal*, 8 de diciembre de 1993; 517-518.
6. Baynes, K., *Diabetologia*, 1997; 40: 344-347.
7. Ito, M. y cols., *International Journal of Gynecology and Obstetrics*, 1994; 47(2): 115-120.
8. Gloth, F.M. y cols., *Archives of Internal Medicine*, 1991; 151: 1662-1664.

9. Lefkowitz, E. y cols., *International Journal of Epidemiology*, 1994; 23(6): 1133-1136.
10. Feldman, D. y cols., *Advances in Experimental Medicine and Biology*, 1995; 375: 53-63.
11. Shabahang, M. y cols., *Annals of Surgical Oncology*, 1996; 3(2): 144-149.

VITAMINA E

1. Losonczy, K. y cols., *American Journal of Clinical Nutrition*, 1996; 64: 190-196.
2. Stephens, N. y cols., *Lancet*, 1996; 347: 781-786.
3. Ghatak, A. y cols., *International Journal of Cardiology*, 1996; 57: 119-127.
4. Steiner, M. y cols., *American Journal of Clinical Nutrition*, 1995; 62: 1381S-1384S.
5. Salonen, J. y cols., *British Medical Journal*, 1995; 311: 1124-1127.
6. Jain, S.K. y cols., *Journal of the American College of Nutrition*, 1996; 15: 458-461.
7. Wald, N. y cols., *British Journal of Cancer*, 1984; 49: 321-324.
8. Knekt, P. y cols., *American Journal of Clinical Nutrition*, 1991; 53: 283S-286S.
9. Gridley, G. y cols., *American Journal of Epidemiology*, 1992; 135: 1083-1092.
10. Hoshino, E. y cols., *Journal of Parenteral and Enteral Nutrition*, Mayo-Junio de 1990; 14(3): 300-305.
11. Fahn, S., *Annals of Neurology*, 1992; 32: S128-S132.
12. Sano, M., *New England Journal of Medicine*, 1997; 336(17): 11-12.
13. Dow, L. y cols., *American Journal of Respiratory Critical Care Medicine*, 1996; 154: 1401-1404.
14. Kolarz, G. y cols., *Akta Rheumatologica*, 1990; 15: 233-237.
15. Meydani, S. y cols., *American Journal of Clinical Nutrition*, 1990; 52: 557-563.

TOCOTRIENOLES

1. Serbinova, E. y cols., *Oxidative Damage and Repair*, 1991; 77-80.
2. Tomeo, A.C. y cols., *Lipids*, 1995; 30(12): 1179-1183.
3. Qureshi, A. y cols., *American Journal of Clinical Nutrition*, 1991; 53(suplem. 4): 1021S-1026S.

VITAMINA K

1. Vermeer, C. y cols., *Annual Review of Nutrition*, 1995; 15: 1-22.
2. Vermeer, C. y cols., *Journal of Nutrition*, 1996; 126(suplem. 4): 1187S-1191S.
3. Kim, J.H., *Vitamins in Cancer Therapy*, 1995; 363-372.
4. Noto, V. y cols., *Cancer*, 1989; 63: 901-906.
5. Merkel, R.L., *American Journal of Obstetrics and Gynecology*, 1952; 62(2): 416-418.
6. Hansen, M.U. y cols., *Acta Neurologica Scandinavica*, 1992; 85: 39-43.
7. Krasinski, S.D. y cols., *American Journal of Clinical Nutrition*, 1985; 41(3): 639-643.

CAPÍTULO 4: MINERALES

CALCIO

1. Reid, I.R. y cols., *American Journal of Medical Sciences*, 1996; 312: 278-286.

2. Toss, G., *Journal of Internal Medicine,* 1992; 231: 181-186.
3. Strause, L. y cols., *Journal of Nutrition,* Julio de 1994; 124: l060-1064.
4. Osborne, C. y cols., *Nutritional Review,* 1996; 54: 365-38l. *Véase también:* Bucher, H., *Journal of the American Medical Association,* 1996; 275: 1016-1022.
5. Schardt, D., *Nutrition Action Health Letters,* 1993; 20(5): 5-7.
6. Sanchez-Ramos, L. y cols., *Obstetrics and Gynecology,* Junio de 1995; 85(6): 915-918.
7. Bacquer, D. y cols., *Atherosclerosis,* 1994; 108: 193-200.
8. Arbman, G. y cols., *Cancer,* 15 de abril de 1992; 69(8): 2042-2048.
9. Garland, C.F. y cols., *American Journal of Clinical Nutrition,* 1991; 54: 193S-201S.

MAGNESIO

1. Smetena, R. y cols., *Magnesium Bulletin,* 1991; 13(4): 125-127.
2. Keller, P.K. y P.S. Aronson, *Progress in Cardiovascular Diseases,* Mayo-Junio de 1990; 32(6): 433-448.
3. Sanjuliani, A., *International Journal of Cardiology,* 1996; 56: 177-183.
4. Seelig, M.S., *American Journal of Cardiology,* 1991; 1221-1222.
5. Ravn, H., *Thrombosis and Hemostasis,* 1996; 76: 88-93.
6. Rabbani, L. y cols., *Clinical Cardiology,* 1996; 79: 841-844.
7. Seelig, M., *American Heart Journal,* 1996; 132, Parte 2: 471-477. *Véase también:* Shechter, M., *Coronary Artery Disease,* 1996; 7: 352-358.
8. Seelig, M., *American Heart Journal,* 1996; 76: 88-93.
9. Tosiello, L., *Archives of Internal Medicine,* 10 de junio de 1996; 156: 1143-1148.
10. Kisters, K. y cols., *Trace Elements and Electrolytes,* 1995; 12(4): 169-172.
11. Wirell, M. y cols., *Journal of Internal Medicine,* Ago. de 1994; 236: 189-195.
12. Zarcone, R. y cols., *Panminerva Medica,* Dic. de 1994; 36(4): 168-170.
13. Abu-Osba, Y.K. y cols., *Archives of Disease in Children,* 1992; 67: 31-35.
14. Skobeloff, E., *Journal of the American Medical Association,* 1989; 262: 1210-1213.
15. Mauskop, A. y cols., *Clinical Science,* 1995; 89: 633-636.
16. Abraham, G. y cols., *Journal of Nutritional Medicine,* 1991; 3: 49-58.
17. Yasui, M. y cols. (eds.), *Mineral and Metal Neurotoxicology,* 1997, Boca Raton, Fla.: CRC Press, 22: 217-226.
18. Abraham, G. y cols., *Journal of Nutritional Medicine,* 1991; 2: 165-178.
19. Tanimura, A. y cols., *Experimental Pathology,* 1986; 2(4); 261-273.
20. Boschert, S., *Family Practice News,* 1 de marzo de 1996; 33.

POTASIO

1. Hoes, A. y cols., *Drugs,* 1994; 47(5): 711-733.
2. Bourke, E. y cols., *Heart Disease and Stroke,* Marzo-Abril de 1994; 2: 63-67.
3. Nordrehaug, J. y cols., *Circulation,* 1985; 71(4): 645-649.
4. Horowitz, N., *Medical Tribune,* 17 de agosto de 1989; 6.
5. Brancati, F. y cols., *Archives of Internal Medicine,* 1996; 156(l): 61-67.
6. Krishna, G.G. y cols., *Annals of Internal Medicine,* 1991; 115(2): 77-83.
7. Geleijnse, J.M. y cols., *British Medical Journal,* 1994; 309: 436-440.
8. Whelton, P.K. y cols., *Annals of Epidemiology,* 1995; 5: 85-95.

9. Whelton, P. y cols., *Journal of the American Medical Association*, 1997; 277: 1624-1632.
10. Shaw, D. y cols., *American Journal of Medical Sciences*, 1962; 243: 758-769.
11. Smith, B.L., *Journal of Applied Nutrition*, 1993; 45(1): 35-39.

HIERRO

1. Beard, J.L. y cols., *American Journal of Clinical Nutrition*, 1990; 52: 813-819.
2. Bruner, A. y cols., *Lancet*, 1996; 348: 992-996.
3. Vreugdenhil, G., *Annals of Rheumatic Diseases*, 1990; 49: 93-98.
4. Salonen, J. y cols., *Circulation*, 1992; 86: 803-811.
5. Reizenstein, P., *Medical Oncology and Tumor Pharmacology*, 1990; 7(l): 1-2.
6. Youdim, M.B.H., *Acta Neurologica Scandinavica*, 1989; 126: 47-54.
7. Cutler, P., *American Journal of Geriatrics*, Ene. de 1991; 148: 147-148.
8. Corti, M.C. y cols., *American Journal of Cardiology*, 1997; 79: 120-127.
9. Sweeten, M.K. y cols., *Journal of Food Quality*, 9: 263-275.
10. *Geriatric Consultant*, Marzo-Abril de 1990; 6.
11. Lauffer, R., *American Heart Journal*, Junio de 1990; 199(6): 1448.

CINC

1. McClain, C.J., *Journal of the American College of Nutrition*, 1990; 9(5): 545.
2. Wood, R. y cols., *American Journal of Clinical Nutrition*, 1997; 65: 1803-1809.
3. Heimburger, D.C. y cols., *American Journal of Medicine*, Enero de 1990; 88: 71-73.
4. Godfrey, J.C. y cols., *Journal of International Medical Research*, Junio de 1992; 20(3): 234-246.
5. Mossad, S.B. y cols., *Annals of Internal Medicine*, 1996; 125(2): 81-88.
6. Mochegiani, E., *International Journal of Immunopharmacology*, 1995; 7: 719-727.
7. Melichar, B. y cols., *Clinical Investigations*, 1994; 72: 101-104.
8. Harden, J.W., *International Journal of Immunopharmacology*, 1995; 17: 697-701.
9. Chandra, R.K. y cols., *Nutrition*, 1994; 10.
10. Honnorat, J. y cols., *Biological Trace Element Research*, 1992; 32: 311-316.
11. Faure, P. y cols., *Biological Trace Element Research*, 1992; 32: 305-310.
12. Winterberg, B. y cols., *Trace Elements in Medicine*, 1989; 6(4): 173-177.
13. Dreno, B. y cols., *Acta Dermato-venereologica*, 1992; 72: 250-252.
14. Prasad, A.S. y cols., *Nutrition*, 1996; 12: 344-348.
15. Goldenberg, R. y cols., *Journal of the American Medical Association*, 1995; 274: 463-468.
16. Favier, A., *Biological Trace Element Research*, 1992; 32: 363-382.
17. Lansdown, A. y cols., *Lancet*, 1996; 347: 706-707.
18. Rogers, S.A. y cols., *International Clinical and Nutrition Review*, 1990; 10: 253-258.
19. Sturniolo, G.C. y cols., *Journal of the American College of Nutrition*, 1991; 4: 372-375.
20. Birmingham, C. y cols., *International Journal of Eating Disorders*, 1994; 15.
21. *Nutrition Reviews*, Julio de 1990; 40(7): 286-287.
22. Christen, W.G. y cols., *Annals of Epidemiology*, 1996; 6: 60-66.

23. Sazawal, S. y cols., *New England Journal of Medicine*, 1995; 333: 839-844. *Véase también*: Ruel, M. y cols., *Pediatrics*, 1997; 99: 808-813.
24. Rogers, S., *International Clinical and Nutrition Review*, 1990; 10: 253-258.
25. Taneja, S.K. y cols., *Experientia*, 1996; 52: 31-33.

COBRE

1. Olivares, M. y cols., *American Journal of Clinical Nutrition*, 1996; 63: 791S-796S.
2. Payar, L., *Medical Tribune*, 18 de octubre de 1990; 14.
3. Medieros, D.M., *Nutrition Report*, 1993; 89: 96.
4. Klevay, L.J., *Trace Elements and Electrolytes in Health and Disease*, 1993, 7(2): 63-69.
5. Salonen, J. y cols., *American Journal of Epidemiology*, 1991; 134: 268-276.
6. Reunanen, A. y cols., *European Journal of Clinical Nutrition*, 1996; 50: 431-437.
7. Conlan, D. y cols., *Age and Aging*, 1990; 19: 212-214.
8. Sorenson, J., en *Progress in Medicinal Chemistry*, 1989, Ellis y West (eds.), Nueva York: Elsevier, 26.
9. Vaughn, V.J. y cols., *Mycopathologica*, 1978; 64(I): 39-42.
10. Kelley, D.S., *American Journal of Clinical Nutrition*, 1995; 62: 412-416.
11. Gahlot, D.K. y K.S. Ratnakar, *Indian Journal of Ophthalmology*, 1981; 29(4): 351-353.
12. Brophy, M. y cols., *Clinical Chimica Acta*, 1985; 145: 107-112.
13. Yenisey, C., *Biochemical Society Transactions*, 1996; 24: 321S.
14. Rosas, R., *Revista Investigacion Clinica*, 1995; 47: 447-452.

MANGANESO

1. Rubenstein, A.H. y cols., *Nature*, 1962; 194: 188-189.
2. Zidenberg-Cherr, S.K. y cols. *Trace Elements, Micronutrients and Free Radicals*, 1992, I. E. Dreosti (ed.), Totowa, N.J.: Humana Press, 107-127.
3. Masonari, T.Y.Y., *Free Radical Biology and Medicine*, 1992; 13: 115-120.
4. Mangus, O. y cols., *Archives of Andrology*, 1990; 24: 159-166.
5. Carl, G.F. y cols., *Neurology*, 1988; 36: 1584.
6. Campbell, M.J. y cols., *Journal of Allergy and Clinical Immunology*, 1991; 89.

YODO

1. Xue-Yi, C. y cols., *New England Journal of Medicine*, 1994; 331(26): 1739-1744.
2. Tiwari, B. y cols., *American Journal of Clinical Nutrition*, 1996; 63(5): 782-786.
3. Tomlinson, R., *British Medical Journal*, 1995; 310(6973): 148.
4. Edward, J., *Manitoba Medical Review*, 1954; 34(6): 337-339.
5. Ghent, W. y cols., *Canadian Journal of Surgery*, 1993; 36: 453-460.
6. Ghent, W. y B. Eskin, *Proceedings of the Annual Meeting of the American Association of Cancer Research*, 1986; 27: 189.
7. Wright, J., *International Clinical Nutrition Reviews*, 1991; 11(3): 144-145.

CROMO

1. Anderson, R., *Biological Trace Element Research*, 1992; 32: 19-24.
2. Anderson, R., *American Diabetes Association 56th Scientific Session*, 9 de junio de 1996; San Francisco.

3. Anderson, R. y cols., *Diabetes*, 1996; 45(suplem. 2): 124A/454.
4. Evans, G.W., *Nutrition Report*, Oct.-Nov. de 1989; 7(10-11): 73, 81.
5. Bahadori, B. y cols., *International Journal of Obesity*, 1995; 19: 38.
6. Hallmark, M. y cols., *Medicine and Science in Sports and Exercise*, 1993; 25: S101.
7. Lefavi, R. y cols., *Nutrition Report*, Julio de 1991; 53.
8. Evans, G. y cols., *FASEB Journal*, 1995; 9: 525.

VANADIO

1. Brichard, S. y cols., *Trends in Pharmacological Sciences*, 1995; 16(8): 265-270.
2. Harland, B. y cols., *Journal of the American Dietetic Association*, 1994; 94(8): 891-894.
3. Meyerovitch, J. y cols., *Biological Chemistry*, 1987, 262: 6658-6662.
4. Heyliger, C. y cols., *Science*, 1985; 227: 757-759.
5. Orvig, C. y cols., *Metabolic Ions in Biological Systems*, 1995; 31: 575-594.
6. Boden, G. y cols., *Metabolism*, 1996; 45(9): 1130-1135.
7. Yuen, V. y cols., *Canadian Journal of Physiology and Pharmacology*, 1995; 73: 55-64.
8. Cohen, N. y cols., *Journal of Clinical Investigation*, 1995; 95(6): 2501-2509.
9. Halberstam, M. y cols., *Diabetes*, 1996; 45(5): 659-666.
10. McNeill, J. y cols., *Journal of Medicinal Chemistry*, 1992; 35(8): 1489-1491.
11. Cohen, N. y cols., *Journal of Clinical Investigation*, 1995; 95(6): 2501-2509.

SELENIO

1. Look, M., *Biological Trace Element Research*, 1997; 56: 31-41.
2. Schrauzer, G. y cols., *Chemical and Biological Interactions*, 1994; 19: 199-205.
3. *Nature Medicine*, 1995; 1: 433-436.
4. Para una revisión reciente, *véase*: Rayman, M., *British Medical Journal*, 1997; 314: 387-388.
5. Oster, O. y W. Prellwitz, *Biological Trace Elements*, 1990; 24: 91-103.
6. Zbigneiw, B. y cols., *International Journal of Immunopathology and Pharmacology*, 1992, 5(1): 13-21.
7. Clark, L.C, y cols., *Journal of the American Medical Association*, 25 de diciembre de 1996; 276(24): 1957-1963.
8. Suadicani, P. y cols., *Atherosclerosis*, 1992; 96: 33-44.
9. Neve, J., *Experientia*, 1991; 47: 187-193.
10. Lehr, D., *Journal of the American College of Nutrition*, 1994; 13(5): 496-498.
11. Hampel, G. y cols., *Biochemica et Biophysica Acta*, 1989; 1006: 151-158.
12. Oster, O. y cols., *Biological Trace Elements*, 1990; 24: 91-103.
13. Peretz, A.M. y cols., *Seminars in Arthritis and Rheumatism*, Abril de 1991; 20(5): 305-316.
14. Jameson, S. y cols., *Nutrition Research*, 1985; 1: 391-397.
15. O'Dell, J.R. y cols., *Annals of Rheumatic Diseases*, 1991; 50: 376-378.
16. Flatt, A. y cols., *Thorax*, 1990; 45: 95-99.
17. Broglund, E. y cols., *British Journal of Dermatology*, 1987; 117(5): 665-666.
18. Berry, M.J. y cols., *Endocrine Reviews*, 1992; 13(2): 207-220.
19. Olivieri, O. y cols., *Clinical Sciences*, 1995; 89(6): 637-642.
20. Hu, Y., *Biological Trace Element Research*, 1997, 56: 331-342.

21. Mai, J. y cols., *Biological Trace Element Research*, 1990; 24: 109-117.
22. Guvenc, H. y cols., *Pediatrics*, 1995; 95(6): 879-882.
23. Fitzherbert, J.C., *New Zealand Medical Journal*, 24 de julio de 1991; 321.
24. Kuklinski, B. y cols., *Zeitschrift für die Gesamte innere Medizen*, 1991; 46: S1-S52.

MOLIBDENO

1. Wright, L. y cols., *International Clinical Nutrition Review*, 1989; 9: 118-119.
2. Moss, M., *Journal of Nutritional and Environmental Medicine*, 1995; 5(l): 55-61.
3. Wright, L. y cols., *International Clinical Nutrition Review*, 1989; 9: 118-119.
4. Slot, H. y cols., *Neuropediatrics*, 1993; 24(3): 139-142.
5. Nakadaira, H. y cols., *Archives of Environmental Health*, 1995; 50(5): 374-380.
6. Turnland, J. y cols., *American Journal of Clinical Nutrition*, 1995; 62: 790-796.

BORO

1. Travers, R.L. y cols., *Journal of Nutritional Medicine*, 1990; 1: 127-132.
2. Kidd, P.M., *Townsend Letter for Doctors*, Mayo de 1992; 400-405.
3. Hunt, C. y cols., *American Journal of Clinical Nutrition*, 1997; 65: 803-813.
4. Ferrando, A. y N. Green, *FASEB Journal*, 1992; 6(4): A1945.
5. Naghii, M. y S. Samman, *Biological Trace Element Research*, 1997; 56: 273-286.
6. Travers, R.L. y cols., *Journal of Nutritional Medicine*, 1990; 1: 237-242.
7. Penland, J., *Environmental Health Perspectives*, 1994; 7: 102.

SILICIO

1. Seaborn, C.D, y cols., *Nutrition Today*, Julio-Agosto de 1993; 13-18.
2. Calomme, M. y cols., *Biological Trace Element Research*, 1997; 56: 153-165.
3. Moukarzel, A. y cols., *Journal of the American College of Nutrition*, 1992; 11(5): 601.
4. Nielsen, F., *FASEB Journal*, 1991; 5: 2661.
5. Schwartz, K. y cols., *Lancet*, 1977; 1: 538.
6. Jacquin-Gadda, H., *Epidemiology*, 1996; 7: 281-285.

GERMANIO

1. Asai, K., *Miracle Cure: Organic Germanium*, 1980; Tokio: Japan Publications, Inc.
2. Kidd, P., *International Clinical Nutrition Review*, 1987; 7(1): 11-19.
3. Goodman, S., *Medical Hypotheses,* 1988; 26(3): 207-215.
4. Schauss, A., *Renal Failure*, 1991; 13(l): 1-4.
5. Hess, B. y cols., *American Journal of Kidney Diseases*, 1993; 21(5): 548-552.

Capítulo 5: Aminoácidos

ARGININA

1. Snyder, S. y cols., *Scientific American*, 1992; 266(5): 68-77.
2. Drexler, H. y cols., *Lancet*, 1991; 1546-1550.

3. Wolf, A. y cols., *Journal of the American College of Cardiology*, 1997; 29: 479-485.
4. Loscalzo, J., *New England Journal of Medicine*, 1995; 333(4): 251-253.
5. Clarkson, P. y cols., *Journal of Clinical Investigation*, Abril de 1996; 97(8): 1989-1994.
6. Koifman, B.: y cols., *Journal of the American College of Cardiology*, 1 de noviembre de 1995; 26(5): 1251-1256.
7. Egashira, K. y cols., *Circulation*, 15 de julio de 1996; 94(2): 130-134. *Véase también*: Tousoulis, D., *Lancet*, 1997; 349: 1812-1813.
8. Korbonits, M. y cols., *European Journal of Endocrinology*, 1996; 135: 543-547.
9. Hurson, M. y cols., *Journal of Parenteral and Enteral Nutrition*, 1995; 19(3): 227-230.
10. Park, K., *Lancet*, 1991; 337: 645-646.
11. Azzara, A. y cols., *Drugs in Experimental and Clinical Research*, 1995; 21(2): 71-78.
12. Green, S., *Nature Medicine*, 1995; 1(6): 515-517.
13. Brittenden, J. y cols., *Surgery*, 1994; 115: 205-212.
14. *International Journal of Impotence Research*, 1994; 6: 33-36.
15. Aydin, S. y cols, *International Urology and Nephrology*, 1995; 27(2): 199-202.
16. Steed, D. y cols., *Diabetes Care*, 1995; 18(l): 39-46.
17. Cestaro, B., *Acta Neurologica Scandinavica*, 1994; 154: 32-41.
18. Visser, J. y cols., *Medical Hypotheses*, 1994; 43(5): 339-342.
19. Visek, W., *Journal of Nutrition*, 1985; 115: 532-541.

GLUTAMINA

1. Shabert, J., *The Ultimate Nutrient: Glutamine*, 1994; Garden City Park, N.Y.: Avery.
2. Shive, W. y cols., *Texas State Journal of Medicine*, 1957; 53: 840-843.
3. Skubitz, K. y cols., *Journal of Laboratory and Clinical Medicine*, 1996; 127(2): 223-238.
4. Jensen, G.L. y cols., *American Journal of Clinical Nutrition*, 1996; 64: 615-621.
5. MacBurney, M. y cols., *Journal of the American Dietetic Association*, 1994; 94: 1263-1266.
6. Goldin, E. y cols., *Scandinavian Journal of Gastroenterology*, 1996; 31: 345-348.
7. Klimberg, V. y cols., *Journal of Parenteral and Enteral Nutrition*, 1992; 16(6): 83S-87S.
8. Parry-Billings, M. y cols., *Lancet*, 1990; 336: 523-525.
9. Greig, J. y cols., *Medical Journal of Australia*, 1995; 163(7): 385, 388.
10. Ziegler, T. y cols., *Annals of Internal Medicine*, 1992; 116: 821-828.
11. Teran, J.C. y cols., *American Journal of Clinical Nutrition*, 1995; 62: 897-900.
12. Rogers, L. y R. Pelton, *Quarterly Journal of Studies of Alcohol*, 1957; 18(4): 581-587.
13. Goodwin, F., *APA Psychiatric News*, 5 de diciembre de 1986.
14. Nurjhan, N. y cols., *Journal of Clinical Investigation*, 1995; 95(l): 272-277.
15. Curthoys, N. y cols., *Annual Review of Nutrition*, 1995; 15: 133-159.
16. Keast, D. y cols., *Medical Journal of Australia*, 1995; 162(l): 15-18.
17. Varnier, M. y cols., *American Journal of Physiology*, 1995; 269: E309-E315.

LISINA

1. Hurrell, R. y cols., *British Journal of Nutrition*, 1977; 38: 285-297.
2. Furst, P., *Nutrition*, 1993; 9(l): 71-72.
3. Griffith, R. y cols., *Chemotherapy*, 1981; 27: 209-213.
4. Azzara, A. y cols., *Drugs in Experimental and Clinical Research*, 1995; 21(2): 71-78.
5. Rath, M., *Journal of Applied Nutrition*, 1996; 48: 22-33.
6. Schmeisser, D. y cols., *Journal of Nutrition*, 1983; 113(9): 1777-1783.
7. Flodin, N., *Journal of the American College of Nutrition*, 1997; 16: 7-21.

FENILANINA

1. Spetz, H. y cols., *Biological Psychiatry*, 1975; 10: 235.
2. Braverman, E.R., con C.C. Pfeiffer, *The Healing Nutrients Within*, 1987; New Canaan, Conn.: Keats Publishing, 37-39.
3. Kravitz, H. y cols., *Journal of the American Osteopathic Association*, 1984; 84: 119.
4. Budd, K., *Advances in Pain Research and Therapy*, 1983; 5: 305.
5. Walsh, N. y cols., *Archives of Physical Medicine and Rehabilitation*, 1986; 67: 436.
6. Siddiqui, A. y cols., *Dermatology*, 1994; 188(3): 215-218.
7. Antoniou, C. y cols., *International Journal of Dermatology*, 1989; 28(8): 545-547.
8. Winter, A., *Journal of Neurological and Orthopedic Medicine and Surgery*, 1984; 5: 1.
9. Heller, B. y cols., *Arzneim-Forschstellung*, 1976; 26: 577.

TIROSINA

1. Braverman, E.R., con C.C. Pfeiffer, *The Healing Nutrients Within*, 1987; New Canaan, Conn.: Keats Publishing, 44-45.
2. Reimherr, D. y cols., *American Journal of Psychiatry*, 1987; 144: 1071-1073.
3. Nutt, J. y cols., en *Therapy of Parkison's Disease*, 1990, W.C. Koller y G.W. Paulson (eds.), Nueva York: Marcel Dekker, cap. 28.
4. Tennant, F., *Postgraduate Medicine*, 1988; 84: 225-235.
5. Nutt, J. y cols., en *Therapy of Parkinson's Disease*, 1990, W.C. Koller y G.W. Paulson (eds.), Nueva York: Marcel Dekker, cap. 28.

GABA

1. Petty, F. y cols., *Biological Psychiatry*, 1995; 38(9): 578-591.
2. Petty, F. y cols., *Biological Psychiatry*, 1995; 38(9): 578-591.
3. Halbreich, U. y cols., *American Journal of Psychiatry*, Mayo de 1996; 153(5): 718-720.
4. Braverman, E.R., con C.C. Pfeiffer, *The Healing Nutrients Within*, 1987; New Canaan, Conn.: Keats Publishing, 417.
5. Braverman, E.R., con C.C. Pfeiffer, *The Healing Nutrients Within*, 1987; New Canaan, Conn.: Keats Publishing, 198-200.
6. Gillis, R. y cols., *Federal Proceedings*, 1984; 43(l): 32-38.
7. DeFeudis, F., *Experientia*, 1983; 39: 845-849.

METIONINA

1. Mato, J. y cols., *The Liver: Biology and Pathobiology*, 1994; 27: 461-469.
2. Kagan, B. y cols., *American Journal of Psychiatry*, 1990; 147(5): 591-595.
3. Criconia, A. y cols., *Current Therapeutic Research*, 1994; 55(6): 666-674.
4. Di Padova, C. y cols., *American Journal of Gastetroenterology*, 1984; 79: 941-944.
5. Schenker, S. y cols., *Seminars in Liver Disease*, 1993; 13(2): 196-207.
6. Plasencia, A.M. Caballero y cols., *Drug Investigation*, 1991; 3(5): 333-335.
7. Di Padova, C., *American Journal of Medicine*, 1987, 83(5A): 60-65.
8. Meininger, V. y cols., *Revue Neurologique*, 1982; 138(4): 297-303.
9. Carrieri, P. y cols., *Current Therapeutic Research*, 1990; 48(l): 154-159.
10. Surtees, R. y cols., *Lancet*, 21-28 de diciembre de 1991; 338: 1550-1554.
11. Grassetto, M. y A. Varotto, *Current Therapeutic Research*, 1994; 55(7): 797-806.
12. Eaton, K.K. y A. Hunnisett M., *Journal of Nutritional Medicine*, 1991; 2: 369-375.

GLUTATIÓN, N-ACETIL CISTEÍNA

1. Wrigley, E., *British Journal of Cancer,* 1996; 73(6): 763-769.
2. Julius, M., *Journal of Clinical Epidemiology*, 1994; 47(9): 1021-1026.
3. Vallis, K., *Lancet*, 1991; 337: 918-919.
4. *Lancet*, 15 de marzo de 1997; 349: 781.
5. Martin, D. y cols., *Journal of the American Board of Family Practice*, 1990; 3: 293-296.
6. Harrison, P., *Lancet*, 1990; 335: 1572-1573.
7. Stalenhoef, A. y cols., *Lancet*, 1991; 337: 491.
8. Ardissino, D. y cols., *Journal of the American College of Cardiology*, 1997; 29: 941-947.
9. Chirkov, Y.Y. y cols., *Journal of Cardiovacular Pharmacology*, 1996; 28: 375-380.
10. Millman, M. y cols., *Annals of Allergy*, 1985; 54(4): 294-296.
11. Meyer, A., *European Respiratory Journal*, 1994; 7: 431-436.
12. Bernard, G., *Chest*, 1997; 112: 164-172.
13. Ruan, E. y cols, *Nutrition Research*, 1997; 17: 463-473.

TAURINA

1. Trachtman, H. y cols., *Amino Acids*, 1996; 11: 1-13.
2. Azuma, J. y cols., *Japanese Circulation Journal*, 1992; 56(l): 95-99.
3. Chapman, R.A. y cols., *Cardiovascular Research*, 1993; 27: 358-363.
4. Franconi, F. y cols., *American Journal of Clinical Nutrition*, 1995; 61: 1115-1119.
5. Lombardini, J. B., *Brain Research Reviews*, 1991; 16: 151-169.
6. Gerster, H., *Age and Aging*, 1991; 20: 60.
7. Franconi, F. y cols., *American Journal of Clinical Nutrition*, 1995; 61: 1115-1119.
8. Smith, L.J. y cols., *American Journal of Diseases in Children*, 1991; 145: 1401-1404.
9. Huxtable, R. y D.V. Michalk, *Taurine in Health and Disease*, 1994; Nueva York: Plenum Press, 31-39.
10. Huxtable, R. y D.V. Michalk, *Taurine in Health and Disease*, 1994; Nueva York: Plenum Press, 413-417.

VALINA, LEUCINA, ISOLEUCINA

1. Grant, J., *Annals of Surgery,* 1994; 220: 610-616.
2. Louard, R.J. y cols., *Metabolism,* Abril de 1995; 44(4): 424-429.

HISTIDINA

1. Gerber, D., *Arthritis and Rheumatism,* 1969; 12: 295.
2. Cai, Q. y cols., *Journal of Cardiovascular Pharmacology,* 1995; 25: 147-155.
3. Braverman, E.R., con C.C. Pfeiffer, *The Healing Nutrients Within,* 1987; New Canaan, Conn.: Keats Publishing, 314-322.

TRIPTOFANO

1. Jaffe, R., *Journal of Nutritional Medicine,* 1994; 4: 133-139.
2. Sullivan, E. y cols., *Archives of Internal Medicine,* 1996; 156(9): 973-999.
3. Menkes, D.B. y cols., *Journal of Affective Disorders,* 1994; 32: 37-44.
4. Cleare, A.J., *Archives of General Psychiatry,* 1994; 51: 1004-1005.
5. Pilar, S., *Journal of Psychiatry and Neuroscience,* 1994; 19(2): 114-119.
6. Lam, R. y cols., *Canadian Journal of Psychiatry,* 1997; 42: 303-306.
7. Weltzin, T. y cols., *American Journal of Psychiatry,* 1995; 152(11): 1668-1671.
8. Farren, C. y T. Dinan, *Acta Psychiatrica Scandinavica,* 1996, 50: 457-461.
9. Sandyk, R., *International Journal of Science,* 1992; 67: 127-144.
10. Sharma, R., *Neuropsychobiology,* 1997; 35: 5-10.
11. Werbach, M., *Journal of the American College of Nutrition,* 1989; 15: 539/A95.
12. Hartmann, E. y cols., *Journal of Nervous and Mental Disease,* 1979; 167(8).
13. Newsholme, E.A. y cols., *Experientia,* 1996; 52: 413-415.

CARNITINA

1. Singh, R.B. y cols., *Postgraduate Medical Journal,* 1995; 71.
2. Reitz, V. y cols., *American Journal of Cardiology,* Marzo de 1990, 755-760.
3. Reitz, V. y cols., *American Journal of Cardiology,* Marzo de 1990; 755-760.
4. Kobayashi, A. y cols., *Japanese Circulation Journal,* Enero de 1992; 56: 86-94.
5. Cerretelli, P. y cols., *International Journal of Sports Medicine,* 1990; 11: 1-4.
6. Giamberardino, M.A., *International Journal of Sports Medicine,* 1996; 17: 320-324.
7. Swart, I., *Nutrition Research,* 1997; 17: 405-414.
8. Cederblad, G. y cols., *Scandinavian Journal of Clinical Laboratory Investigation,* 1976; 36: 547-552.
9. Rebouche, C.J. y cols., *Biochimica et Biophysica Acta,* 1980; 106: 295-300.
10. Chapoy, P.R. y cols., *New England Journal of Medicine,* 1980; 303: 1389-1394.
11. Rebouche, C.J. y cols., *Annual Review of Nutrition,* 1986; 6: 41-66.
12. Arduini, A., *American Heart Journal,* Junio de 1992; 123(6): 1726-1727.

ACETIL L-CARNITINA

1. Patti, F. y cols., *Clinical Trials Journal,* 1988, 25(suplem. 1): 87-101.
2. Pettegrew, J.W. y cols., *Neurobiology of Aging,* 1995; 16(I): 1-4.
3. Spagnoli, A. y cols., *Neurology,* Nov. de 1991; 41: 1726-1732.
4. Salvioli, G., *Drugs in Experimental Clinical Research,* 1994; 20: 169-176.

5. Bodis-Wollner, I. y cols., *Journal of Neural Transmission*, 1991; 3: 63-72.
6. Kuratsune, H. y cols., *Clinical Infectious Diseases*, 1994; 18(suplem. 1): S62-S67.
7. Jirillo, E. y cols., *Immunopharmacology and Immunotoxicology*, 1991; 13(1-2): 135-146.

CAPÍTULO 6: ÁCIDOS GRASOS

GRASAS ESENCIALES

1. Willett, W. y cols., *Lancet*, 1993; 341(8845): 581-585.
2. Katan, M. y cols., *Annual Review of Nutrition*, 1995; 15: 473-493.
3. Hodgoson, J. y cols., *Atherosclerosis*, 1996; 120(1-2): 147-154.
4. Jenkins, D., *Canadian Journal of Cardiology*, 1995; 11: 118G-122G.
5. Kummorow, F., *Journal of the American College of Nutrition*, 1993; 12: 12-13.

LOS OMEGA-3

1. Dyerberg, J. y cols., *American Journal of Clinical Nutrition*, 1975; 28: 958-966.
2. Dyerberg, J., *World Review of Nutrition and Dietetics*, 1994; 76: 133-136.
3. Kromhout, D. y cols., *New England Journal of Medicine*, 1985; 312: 1205-1209.
4. Siscovick, D. y cols., *Journal of the American Medical Association*, 1995; 274: 1363-1367.
5. Burr, M. y cols., *Lancet*, 1989; 2: 756-761.
6. Berg, E. y J. Dyerberg, *Drugs*, 1994; 47: 403-424. *Véase también*: Simopoulos, A., *Canadian Journal of Physiology and Pharmacology*, 1997; 75: 234-239; Dyerberg, J., *Omega-3, Lipoproteins and Atherosclerosis*, 1996; 27: 251-258.
7. Seidelin, K.N. y cols., *American Journal of Clinical Nutrition*, 1992; 55: 1117-1119.
8. Gerster, H., *Journal of Nutrition and Environmental Medicine*, 1995; 5: 281-296.
9. Booyens, J. y C.V. Van Der Merwe, *South African Medical Journal*, 1991; 79(4): 568.
10. Kinsella, J. y cols., *American Journal of Clinical Nutrition*, 1990; 52: 1-28.
11. Harris, W.S. y cols., *American Journal of Clinical Nutrition*, 1990; 51: 399-406.
12. Harris, W.S. y cols., *American Journal of Clinical Nutrition*, 1997; 65: 1645S-1654S.
13. Sellmayer, A. y cols., *American Journal of Cardiology*, 1995, 76: 974-977.
14. Simopoulos, A., *Canadian Journal of Physiology and Pharmacology*, 1997; 75: 234-239.
15. Salachas, A. y cols., *Angiology*, 1994; 45(12): 1023-1031.
16. Radack, K. y cols., *Archives of Internal Medicine*, Junio de 1991; 151: 1173-1180.
17. Toft, I. y cols., *Annals of Internal Medicine*, Dic. de 1995, 123(12): 911-918.
18. Vessby, B. y M. Boberg, *Journal of Internal Medicine*, 1990; 228: 165-171.
19. Landgraf-Leurs, M.M.C. y cols., *Diabetes*, Marzo de 1990; 39: 369-375.
20. Zambon, S. y cols., *American Journal of Clinical Nutrition*, 1992; 56: 447-454.
21. Connor, W.E., *Annals of Internal Medicine*, Dic. de 1995; 123(12): 950-951.
22. Hamazaki, T. y cols., *Lipids*, 1990; 25(9): 541-545.
23. Brown, J.E. y K.W.J. Wahle, *Clinica Chimica Acta*, 1990; 193: 147-156.
24. Bang, O. y cols., *Acta Medica Scandinavica*, 1976; 200: 69.
25. Cave, W.T., *Nutrition*, 1996; 12: 530-541.

26. Kromhout, D., *Medical Oncology and Tumor Pharmacotherapy*, 1990; 7(2-3): 173-176.
27. Zhu, Z.R. y cols., *Nutrition and Cancer*, 1995; 24: 151-160.
28. *Nutrition Reviews*, 1994; 8(51): 241-243.
29. Caygill, C. y M. Hill, *European Cancer Prevention Organization*, 1995; 6-7.
30. Gogos, C.A., *Cancer Detection and Prevention*, 1995; 19: 415-417.
31. Wigmore, S. y cols, *Nutrition*, 1996; 12: S27-S30.
32. Kremer, J. y cols., *Arthritis and Rheumatism*, 1995; 38: 1107-1114.
33. Kim, D.N. y cols., *Atherosclerosis*, 1990; 81: 209-216.
34. Van Der Tempel, H. y cols., *Annals of Rheumatic Diseases*, 1990; 49: 76-80.
35. Lau, B.S. y cols., *British Journal of Rheumatology*, 1993; 32: 982-989.
36. Geusens, P. y cols., *Arthritis and Rheumatism*, 1994; 37: 824-829.
37. Mohan, I. y V.N. Das, *Prostaglandins, Leukotrines and Essential Fatty Acids*, 1997; 56: 193-198.
38. Aslan, A. y G. Triadafilopoulos, *American Journal of Gastroenterology*, Abril de 1992; 87(4): 342-433.
39. Stenson, W.F. y cols., *Annals of Internal Medicine*, 1992, 116(8): 609-614.
40. Belluzi, A. y cols., *New England Journal of Medicine*, 1996; 334: 1557-1560.
41. Grimminger, F. y cols., *Clinical Investigator*, 1993; 71: 634-643.
42. Knapp, H.R. y cols., *Journal of the American College of Nutrition*, 1995; 14: 18-23.
43. Hodge, S. y cols., *Australia and New Zealand Journal of Medicine*, 1984; 24: 727.
44. Shahar, E. y cols., *New England Journal of Medicine,* 1994; 331: 228-233.
45. Van Der Heide, J.J. y cols., *Transplantation,* 1992; 54(2): 257-263.
46. Scharschmidt, L. y cols., *Journal of Laboratory and Clinical Medicine*, 1990; 115: 405-414.
47. Donadio, J.V. Jr., *Mayo Clinic Proceedings*, 1991; 66: 1018-1028.
48. Holman, R.T. y cols., *American Journal of Kidney Disease*, 1994; 23: 648-654.
49. Behan, P.O. y cols., *Acta Neurologica Scandinavica*, 1990; 82: 209-216.

DHA

1. Makrides, M. y cols., *Lancet*, 1995, 345: 146-148.
2. Carlson, S.E. y cols., *Pediatric Research*, 1996; 39: 88-888.
3. Taylor, B. y J. Wadsworth, *Developmental Medicine and Child Neurology*, 1984; 26: 73-80.
4. Laugharne, J.D.E. y cols., *Lipids*, 1996; 31: 163-165.
5. Davidson, M. y cols., *Journal of the American College of Nutrition*, 1997; 16: 236-243.
6. Connor, W.E. y cols., *Lipids*, 1996; 31: 5183-5187.

ÁCIDO GAMMA LINOLÉNICO

1. Bjerve, M. y cols., *Nutrition*, 1992; 8: 130-132.
2. Horrobin, D.F., *Journal of Nutritional Medicine*, 1990; 1: 145-151.
3. Horrobin, D. y M. Manku, *Lipids*, 1983; 18: 558-562.
4. Pullman-Mooar, S. y cols., *Arthritis and Rheumatism*, Oct. de 1990, 33(10): 1526-1532.
5. Zurier, R.B., *Arthritis and Rheumatology*, Nov. de 1996; 39: 1808-1817.

6. Horrobin, D., *Journal of Reproductive Medicine*, 1983; 28(7): 465-468.
7. Pashby, N. y cols., *British Journal of Surgery*, 1981; 68: 801-824.
8. Keen, H. y cols., *Diabetes Care*, 1993; 16: 8-15.
9. Jamal, G., *Diabetic Medicine*, 1994; 11(2): 145-149.
10. Stewart, J.C. y cols., *Journal of Nutritional Medicine*, 1991; 2: 9-15.
11. Horrobin, D.F. y A. Campbell, *Medical Hypotheses*, 1980; 6: 225-232.
12. Vaddadi, K. y D. Horrobin, *Journal of Medical Science*, 1979; 7: 52.
13. Tulloch, I. y cols., *Urology Research*, 1994; 22: 227-230.
14. Wagner, W., *Cephalalgia*, 1997; 17: 127-130.

Capítulo 7: Nutrición Basada en Grasas

TRIGLICÉRIDOS DE CADENA MEDIA

1. Scalfi, L. y cols., *American Journal of Clinical Nutrition*, 1991; 53(5): 1130-1133.
2. Bach, A. y V. Babayan, *American Journal of Clinical Nutrition*, 1982; 36(5): 950-962.

ESCUALENO

1. *Lancet*, 1990; 336: 1313.
2. Chan, P. y cols., *Journal of Clinical Pharmacology*, 1996; 36(5): 422-427.
3. *Cancer Letters*, 1996; 101(l): 936.
4. *Archives of Pharmaceutical Research*, 1992; 15: 20-29.
5. Storm, H. y cols., *Lipids*, 1993; 28(6): 555-559.

MONOLAURATO DE GLICEROL

1. Sands, J. y cols., *Antimicrobial Agents and Chemotherapy*, 1979; 15: 67-73.
2. Temme, E. y cols., *American Journal of Clinical Nutrition*, 1996; 63(6): 897-903.

ALQUILGLICEROLES

1. Palmblad, J. y cols., *Scandinavian Journal of Clinical Laboratory Investigation*, 1990; 50: 363-370.
2. Brohult, A. y cols., *Acta Obstetrica Gynecologica Scandinavica*, 1978; 57(l): 79-83.
3. Weber, N., *Progress in Biochemistry and Pharmacology*, 1988; 22: 48-57.

CETIL MIRISTOLEATO

1. Diehl, H.W. y E.L. May, *Journal of Pharmaceutical Sciences*, 1994; 83(3): 296-299.

Capítulo 8: Auxiliares para la Digestión

FIBRA

1. Burkitt, D., *PCRM Update*, Mayo-Junio de 1990; 1-9.
2. Bennett, W. y cols., *Postgraduate Medicine*, 1996; 99(2): 153-156.

3. Pietinen, P. y cols., *Circulation*, 1996; 94: 2720-2727.
4. Chan, E. y cols., *Annals of Pharmacotherapy*, 1995; 29(6): 625-627. *Véase también:* Jenkins, D., *American Journal of Clinical Nutrition*, 1997; 65: 1524-1533.
5. *Nutrition Week*, 20 de septiembre de 1996; 26(36): 7.
6. Truswell, A., *Nutrition Reviews*, 1977; 35: 51.
7. Brown, R.C., Kelleher, J. y cols., *British Journal of Nutrition*, 1979; 42: 357-365.
8. Bereza, V. y cols., *Vrach Delo,* 1993; 8: 21.
9. Cummings, J.H. y cols., *British Journal of Nutrition*, 1979; 41: 477-485.
10. Adlercreutz, H. y W. Mazur, *Annals of Medicine*, 1997; 29: 95-120.
11. Cunnane, S.C. y L.U. Thompson, *Flaxseed in Human Nutrition*, 1995; Champaign, Ill.: AOCS Press, 219-236.
12. Todd, P.A. y cols., *Drugs,* 1990; 36(6): 917-928.
13. Vnorinen-Markkola, H. y cols., *American Journal of Clinical Nutrition*, 1992, 56: 1056-1060.
14. Groop, P. y cols., *American Journal of Clinical Nutrition*, 1993; 58: 513-518.
15. Landin, K. y cols., *American Journal of Clinical Nutrition*, 1992; 56: 1061.
16. Kirby, R.W. y cols., *American Journal of Clinical Nutrition*, 1981; 34: 824-829.
17. Lia, A. y cols., *American Journal of Clinical Nutrition*, 1995; 62(6): 1245-1251.
18. Behall, K.M., *Journal of the American College of Nutrition*, 1997; 16: 46-51.
19. Rose, D.E. y cols., *American Journal of Clinical Nutrition*, 1991; 54: 520-525.
20. Pienta, K. y cols., *Journal of the National Cancer Institute*, 1995; 87(5): 348-353.
21. Platt, D. y cols., *Journal of the National Cancer Institute*, 1992; 84(6): 438-442.

BACTERIAS BENÉFICAS

1. Hughes, V. y cols., *Obstetrics and Gynecology*, 1990; 75(2): 244.
2. Hilton, E. y cols., *Annals of Internal Medicine*, 1992; 116(5): 353-357.
3. Rasic, J., Kurman, J. y cols., *Bifidobacteria and Their Role,* 1983; Boston: Birkhauser.
4. Passerat, B. y cols., *Nutrition Research*, 1995; 15: 1287-1295.
5. Bogdanov, I., *Digest*, Sofía, Bulgaria, 1982; 3-19.
6. Bocci, V., *Perspectives in Biology and Medicine*, 1992; 2: 251-260.
7. Isolauri, E., *Journal of Allergy and Clinical Immunology*, 1997; 99: 179-185.
8. Hazenburg, M., *Scandinavian Journal of Rheumatology*, 1995; 24(101): 207-211.
9. *Lancet*, 1992; 239: 1263-1264.
10. Babbs, C.F., *Free Radicals in Biology and Medicine*, 1990; 8(2): 191-200.

AUXILIARES PARA LA DIGESTIÓN

1. Bray, G., *Quarterly Journal of Medicine*, 1931; 24: 181-197.
2. Recker, R., *New England Journal of Medicine*, 1985; 313(2): 70-73.
3. Bolivar, R. y cols., *Candidiasis*, Nueva York: Raven Press, 1985.
4. Giannella, R.A. y cols., *Annals of Internal Medicine*, 1973; 78: 271-276.
5. Howitz, J. y cols., *Lancet*, 1971; 1: 1331-1335.
6. Ayers, S., *Archives of Dermatology and Syphiology*, 1929; 20: 854-857.
7. Lechago, J. y cols., *Gastroenterology*, 1993; 105: 1591-1592.
8. Humbert, P. y cols., *Gut*, 1994; 35(9): 1205-1208.
9. Pizzorno, J. y M. Murray, *Textbook of Natural Medicine*, 1993; Bothell, Wash.: Bastyr University Press.

10. *Oral Enzymes: Basic Information and Clinical Studies*, 1992; Geretsried, Alemania: Mucos Pharma and Co.
11. Maver, R.W., *On the Risk*, 1991; 7(2).

FOS

1. Gibson, G. y M. Roberfroid, *Journal of Nutrition*, 1995; 125: 1401-1412.
2. Yamashita, K. y cols., *Nutrition Research*, 1984; 4: 961-966.
3. Hidaka, H. y cols., *Bifidobacteria Microflora*, 1991; 10(1): 65-79.

CARBÓN VEGETAL

1. Lamminpaa, A. y cols., *Human Experimental Toxicology*, 1993; 12(1): 29-32.

CAPÍTULO 9: SUPERALIMENTOS DENSOS EN NUTRIENTES

JUGO DE HIERBA DE CEBADA Y TRIGO

1. Lai, C. y cols., *Nutrition and Cancer*, 1978; 1: 27-30.
2. Lau, B. y cols., *International Clinical Nutrition Review*, 1992; 12: 147-155.

CLORELA

1. Horkoshi y cols., *Radioisotopes*, 1979; 28(8): 485-486.
2. Okuda, M. y cols., *Japanese Journal of Nutrition*, 1975; 3(l): 3-8.

ESPIRULINA

1. Matthew, B. y cols., *Nutrition and Cancer*, 1995; 24(2): 197-202.
2. Hayashi, O. y cols., *Journal of Nutritional Science and Vitaminology,* 1994; 40(5): 431-441.
3. Schwartz, J. y Shklar, G., *American Academy of Oral Pathology Abstracts*, 1986; 40: 23.

PRODUCTOS DE ABEJA

1. Chauvin, R., *General Clinical Pathology Review*, Abril de 1957: 687.
2. Bauer, L. y cols., *Journal of Allergy and Clinical Immunology*, 1996; 97(l): 65-73.
3. Rugendorff, E. y cols., *British Journal of Urology*, 1993; 71(4): 433-438.
4. Amoros, M. y cols., *Journal of Natural Products*, 1994; 57(5): 644-647.
5. Serkedjieva, J. y cols., *Journal of Natural Products*, 1992; 55: 294-297.
6. Focht, J. y cols., *Arzneimittelforschung*, 1993; 43(8): 921-993.
7. Huang, M. y cols., *Carcinogenesis*, 1996; 17(4): 761-765.
8. O'Connor, K.J. y cols., *Comparative Biochemistry Physiology*, 1985; 81: 755-760.
9. Vittek, J., *Experientia*, 1995; 51: 927-935.
10. Townsend, G.F. y cols., *Nature*, 2 de mayo de 1959; 183: 1270-1271.

Capítulo 10: Vitanutrientes con Papeles Únicos

COENZIMA Q$_{10}$

1. Greenburg, S. y W.H. Frishman, *Journal of Clinical Pharmacology*, 1990; 30: 596-608.
2. Mortensen, S.A. y cols., *Clinical Investigator*, 1993; 71: S116-S123.
3. Morisco, C. y cols.; Baggio, E. y cols.; Lampertico, M. y cols., *Clinical Investigator*, 1993; 71: S129-S149.
4. Langsjoen, P.H. y cols., *International Journal of Tissue Research*, 1990; 12(3): 163-168.
5. Langsjoen, P.H. y cols., *International Journal of Tissue Research*, 1990; 12(3): 169-171.
6. Langsjoen, P.H. y cols., *American Journal of Cardiology*, 1990; (65): 521-523.
7. Folkers, K. y cols., *Journal of Optimal Nutrition*, 1993; 2(4): 264-274.
8. Mohr, D. y cols., *Biochimica et Biophysica Acta*, 1992; 1126: 247-254.
9. Esterbauer, H. y cols., *Free Radical Research Communications*, 1989; 6: 67-75.
10. Digiesi, V. y cols., *Current Therapeutic Research*, 1992; 51(5): 668-672.
11. Shimora, Y. y cols., *Japanese Journal of Clinical and Experimental Medicine*, 1981; 58: 1349-1353.
12. Folkers, K. e Y. Yamamura (eds.), *Biomedical and Clinical Aspects of CoEnzyme Q$_{10}$*, 1984; 4: 369-373.
13. Lockwood, K. y cols., *Biochemical and Biophysical Research Communications*, 1995; 212: 172-177.
14. *Biochemical and Biophysical Research Communications*, 1994; 199: 1504-1508.
15. Imagawa, M. y cols., *Lancet*, 12 de septiembre de 1992; 340: 671.
16. Folkers, K. y cols., *Biochemical and Biophysical Research Communications*, 1995; 1271(I): 281-286.
17. Beal, M., *Current Opinion in Neurology*, 1994; 7(6): 542-547.
18. Mancini, A. y cols., *Journal of Andrology*, 1994; 15(6): 591-594.
19. Folkers, K., *Biomedical and Clinical Aspects of CoQ$_{10}$*, 1981; 1: 294-311.
20. Vanfracchi, J.H.P., *Biomedical and Clinical Aspects of CoQ$_{10}$*, 1981; 3: 235-241.
21. Sobriera, C. y cols., *Neurology*, 1997; 48: 1238-1243. *Véase también*: Chen, R. y cols., *European Neurology*, 1997; 212-218.

ÁCIDO LIPOICO

1. Packer, L. y cols., *Free Radical Biology and Medicine*, 1995; 19(2): 227-250.
2. Ziegler, D. y cols., *Diabetische Stoffwechsel*, 1993; 2: 443-448.
3. Hamdorf, G., *Experimental Clinical Endocrinology and Diabetes*, 1995; 104: 126-127.
4. Ziegler, D. y cols., *Diabetologica*, 1995; 38: 1425-1433.
5. Frolich, L. y cols., *Drug Research*, 1995; 45(I): 443-446.
6. Wickramasinghe, S.N. y R. Hasan, *Biochemical Pharmacology*, 1992; 43(3): 407-411.

FOSFATIDIL SERINA

1. Crook, T. y cols., *Neurology*, 1991; 41: 644-649.
2. Funfgeld, E. y cols., *Progress in Clinical Biological Research*, 1989; 317: 1235-1246.

3. Monteleone, P. y cols., *European Journal of Clinical Pharmacology*, 1992; 41: 385-399.

DMSO

1. Muir, M., *Alternative and Complementary Therapies*, 1996; 2(4): 230-235.
2. Evans, M.S. y cols., *Neuroscience Letters*, 1993; 150: 145-148.
3. Lockie, L. y B. Norcross, *Annals of the New York Academy of Sciences*, 1967, 141: 599-602.
4. Salim, S., *American Journal of Medical Sciences*, 1990; 300(I): 1-6.
5. Scherbel, A. y cols., *Annals of the New York Academy of Sciences*, 1967; 141: 613-629.
6. Ravid, M. y cols., *Annals of the Rheumatic Diseases*, 1982; 41: 587-592.
7. Wein, A.J. y cols., *Urology Clinics of North America*, Feb. de 1994; 21(I): 153-161.

CREATININA

1. Dawson, B. y cols., *Australian Journal, Science Medicine for Sport*, 1995; 27(3): 56-61.
2. Greenhaff, P., *British Journal of Sport Medicine*, 1996; 30: 276-281.
3. Ekblom, B., *American Journal of Sports Medicine*, 1996; 24: S38-S39.
4. Chambers, D. y cols., *Annals of Thoracic Surgery*, 1996; 61(1): 67-75.
5. Field, M., *Cardiovascular Research*, 1996; 31: 174-175.
6. Miller, E. y cols., *Proceedings of the National Academy of Sciences*, 1993; 90(8): 3304-3308.

OCTACOSANOL

1. Cureton, T. y cols., *The Physiological Effects of Wheat Germ Oil on Humans in Exercise*, 1972; Springfield, Ill.: Charles C Thomas.
2. Rabinovitch, R. y cols., *Journal of Neurology, Neurosurgery and Psychiatry*, 1951; 14: 95-100.
3. Snider, S., *Annals of Neurology*, 1984; 16(6): 723.
4. Norris, F. y cols., *Neurology*, 1986; 36(9): 1263-1264.
5. Stone, S., *Journal of the American Medical Association*, 1941; 18: 310-312.

GAMMA-ORIZANOL

1. Takemoto, T. y cols., *Shiyaku To Rinsho*, 1977; 26: 25-27.
2. Yoshino, G., *Current Therapeutic Research,* 1989; 45: 543-552.
3. Ishihara, M., *Asia Oceania Journal of Obstetrics and Gynecology*, 1984; 10: 317.
4. Bucci, L. y cols., *Journal of Applied Sports Science Research*, 1990; 4: 104-109.

DMG

1. Graber, C.D. y cols., *Journal of Infectious Diseases*, 1981; 143(I): 101-105.
2. Harpaz, M. y cols., *Medicine and Science in Sport and Exercise*, 1985; 17(2): 287.
3. Roach, E. y L. Carlin, *New England Journal of Medicine*, 1982; 307: 1081-1082
4. Freed, W.J., *Archives of Neurology*, 1984; 41(11): 1129-1130.

5. Rimland, B., *Autism Research Review International*, 1991; 5(2): 7. 1994; 8(2): 6. 1996; 10(3): 7.
6. Todd, G., *Nutrition, Health, and Disease*, 1985; Norfolk, Conn.: Donning.

TRIMETILGLICINA

1. *Medical Letter*, 31 de enero de 1997; 39: 12.

NADH

1. Birkmayer, J. y cols., *Acta Neurologica Scandinavica*, 1993; 87(146): 32-35.
2. Vrecko, K. y cols., *Journal of Neural Transmission*, 1993; 5: 147-156.
3. Birkmayer, J., *Annals of Clinical and Lab Science*, 1996; 26: 1-9.
4. Birkmayer, J., *New Trends in Clinical Neuropharmacology*, 1992; 1-7.

Capítulo 11: Nutrientes Elaborados de Cartílago

CARTÍLAGO DE TIBURÓN Y BOVINO

1. Prudden, J. y J. Allen, *Journal of the American Medical Association*, 1965; 192: 352-356.
2. Prudden, J., *American Journal of Surgery*, 1970; 199: 560.
3. Prudden, J. y cols., *Seminars in Arthritis and Rheumatism*, 1974, 3: 287-321.
4. Prudden, J., *Journal of Biological Response Modifiers*, 1984; 4: 551-584.

GLUCOSAMINA

1. Brooks, P. y cols., *Journal of Rheumatology*, 1982; 9: 3-5.
2. Bucci, L., *Nutrition Report*, 1996; 14(1): 8.
3. Newman, M.L., *Lancet*, 1985; 2: 11-13.
4. Tapadinhas, L. y cols., *Pharmatherapeutica*, 1982; 3(3): 157.
5. Drovanti, A. y cols., *Clinical Therapeutics*, 1980; 3: 260-272.

SULFATO DE CONDROITINA

1. Oliverieri, U. y cols., *Drugs in Experimental and Clinical Research*, 1991; 17(1): 45.
2. Pipitone, V., *Drugs in Experimental and Clinical Research*, 1991; 17(1): 3.
3. Bradford, R. y cols., Bradford Research Institute, Chula Vista, Calif., 1992.
4. Tsubura, E. y cols., *Chemical Abstracts*, 1977; 86: 65688a.
5. Jurkiewicz, E. y cols., *AIDS*, 1989; 3(7): 423-427.

Capítulo 12: Hormonas y Glandulares

DHEA

1. Morales, A. y cols., *Journal of Clinical Endocrinology and Metabolism*, 1994; 78: 1360-1367.
2. Ebeling, P. y cols., *Lancet*, 1994; 343: 1470-1481.
3. Herbert, J. y cols., *Lancet*, 13 de mayo de 1995; 345: 1193-1194.

4. Van Vollenhoven, R. y cols., *Arthritis and Rheumatism*, 1994; 37: 1305-1310.
5. Wilder, R.L., *Journal of Rheumatology*, 1996; 23(suplem. 44): 10-12.
6. Gordon, G. y cols., *Cancer Research*, 1 de marzo de 1991; 51: 1366-1369.
7. Newcomer, L. y cols., *American Journal of Epidemiology*, 1994; 140: 870-875.
8. Hata, T. y cols., *American Journal of Perinatology*, Marzo de 1995; 12(2): 135-137.
9. Wolkowitz, O. y cols., *Annals of the New York Academy of Sciences*, 1995; 774: 337-339.

PREGNENOLONA

1. *Proceedings of the National Academy of Sciences*, 1995; 92: 10806-10810.

MELATONINA

1. Reiter, R., *Brazilian Journal of Medical and Biological Research*, 1993; 26: 1141-1155.
2. Reiter, R. y cols., *Trends in Endocrinology and Metabolism*, 1996; 7(l): 22-27.
3. Wurtman, R.J. y cols., *Lancet*, 2 de diciembre de 1995; 346: 1491.
4. Croughs, R. y cols., *Netherlands Journal of Medicine*, 1996; 49: 164-166.
5. Petrie, K. y cols., *Biological Psychiatry*, 1993; 33(7): 526-530.
6. Garfinkel, D., *Lancet*, 1995; 346(8974): 541-544.
7. Webb, S.M. y cols., *Clinical Endocrinology*, 1995; 42: 221-234.
8. Morrey, K. y cols., *Immunology*, 1994; 153: 2671-2680.
9. Wichman, M. y cols., *Journal of Surgical Research*, 1996; 63(l): 256-262.
10. Maestroni, G., *Journal of Pineal Research*, 1993; 14: 1-10.
11. Reiter, R. y cols., *Trends in Endocrinology and Metabolism*, 1996; 7(1): 22-27.
12. Reiter, R., *Frontiers of Hormone Research*, 1996; 21: 160-166.
13. Leone, M. y cols., *Cephalalgia*, 1996; 16: 494-496.
14. Cagnoni, M.L. y cols., *Lancet*, 4 de noviembre de 1995; 346: 1229-1230.

EXTRACTOS GLANDULARES (PROTOMORFÓGENOS)

1. Gardener, M., *Annual Review of Nutrition*, 1988; 8: 329-350.
2. Bortolotti, F. y cols., *Current Therapeutic Research*, 1988; 43: 67-72.
3. Britton, S. y cols., *Science*, 1931; 74: 440.

Capítulo 13: Hierbas

HIERBAS PARA PROPÓSITOS MÚLTIPLES

1. Hopfenmuller, W., *Arzneimittelforschung*, 1994; 44: 1005-1013.
2. Kanowski, S. y cols., *Pharmacopsychiatry*, 1996; 29: 49-56.
3. Sotaniemi, E. y cols., *Diabetes Care*, 1995; 18: 1373-1375.
4. Farnsworth, N.R. y cols., *Economic and Medicinal Plant Research*, 1985; 1: 156-215.
5. Yun, T. y cols., *Cancer Epidemiology*, 1995; 4: 401-408.
6. D'Angelo, L. y cols., *Journal of Ethnopharmacology*, 1986; 16: 15-22.
7. Scaglione, F. y cols., *Drugs in Experimental and Clinical Research*, 1996; 22: 65-72.
8. Endo, K. y cols., *Planta Medica*, 1983; 49: 188.

9. Blitz, J. y cols., *Journal of the American Osteopathic Society*, 1963; 62: 731-735.
10. Shida, T. y cols., *Planta Medica*, 1985; 51: 273-275.
11. Beppu, H. y cols., *Phytotherapeutic Research*, 1993; 7: 537-542.
12. McDaniel, H. y cols., *Antiviral Research*, 1990, 13(suplem. 1): 117.
13. Ikegami, N. y cols., *International Conference on AIDS*, 1993; 9(l): 234.
14. Chen, M.F., *Endocrinology Japan*, 1990; 37: 331-341.
15. Morgan, A.G. y cols., *Gut*, 1985; 26: 599-602.
16. Fogarty, M., *British Journal of Clinical Practice*, Marzo-Abril de 1993; 47(2): 64-65.
17. Dorant, E. y cols., *British Journal of Cancer*, 1993; 67: 424-429.
18. Steiner, M. y cols., *American Journal of Clinical Nutrition*, 1996; 64: 866-870.
19. Bordia, T. y cols., *Prostaglandins, Leukotrienes, and Essential Fatty Acids*, 1996; 183-186.
20. Srivastafa, K. y cols., *Medical Hypothesis*, 1992; 39: 342-348.
21. Mowrey, D. y cols., *Lancet*, 1982; 1: 655-657.
22. Fischer-Rasmussen, W. y cols., *European Journal of Obstetrics, Gynecology and Reproductive Biology*, 1991; 38(l): 19.
23. Bone, M.E. y cols., *Anesthesia*, 1990; 45: 669-671.
24. Grontved, A. y cols., *Acta Oto-Laryngolica*, 1988; 105: 45-49.
25. Satoskar, R.R. y cols., *International Journal of Clinical Pharmacological Therapy and Toxicology*, 1986; 24: 651-654.
26. Mazumder, A. y cols., *Biochemical Pharmacology*, 1995; 49: 1165-1170.
27. Hastak, K., *Cancer Letters*, 1997; 116: 265-269.

HIERBAS QUE INTENSIFICAN LA INMUNIDAD

1. Taguchi, T., *Cancer Detection and Prevention*, 1987; 1(suplem.): 333-349.
2. Hayakawa, K. y cols., *Anticancer Research*, 1993; 13(5C): 1815-1820.
3. Torisu, M. y cols., *Cancer Immunology and Immunotherapy*, 1990; 31(5): 261-268.
4. Nakazato, H. y cols., *Lancet*, 1994; 343(8906): 1122-1126.
5. Kobayashi, H. y cols., *Cancer Epidemiology Biomarkers and Prevention*, 1993; 2(3): 271-276.
6. Heiny, B., *Krebsmedizin,* 1991; 12: 3-14.
7. Yang, Y.Z. y cols., *Chinese Medical Journal*, 1990, 103: 304-307.
8. Hong, C. y cols., *American Journal of Chinese Medicine*, 1992; 20: 289-294.
9. Awang, D. y cols., *Journal of Herbs, Spices, and Medicinal Plants*, 1994; 2(4): 27-43.

LUCHADORES CONTRA LA INFECCIÓN

1. Bauer, R. y cols., *Economics of Medicine and Plant Research*, 1991; 5: 253-321.
2. Dorn, M. y cols., *Complementary Therapies in Medicine*, 1997; 5: 40-42.
3. Coeugniet, E. y cols., *Therapiewoche,* 1986; 3352-3358.
4. Werbach, M. y M. Murray, *Botanical Influences on Illness*, 1994; Tarzana, Calif.: Third Line Press; 23-24.
5. Rabbani, G.H. y cols., *Journal of Infectious Diseases*, 1987; 155: 979-984.
6. Henize, J.E. y cols., *Antimicrobial Agents and Chemical Therapy*, 1975; 8: 421-425.
7. Buck, D. y cols., *Journal of Family Practice*, 1994; 38: 601-605.

HIERBAS CARDIOVASCULARES

1. Leuchtgens, I., *Fortschritte der Medezin*, 1993; 111: 352-354.
2. Schmidt, U. y cols., *Phytomedicine*, 1994; 1: 17-24.
3. Kramer, W. y cols., *Arzneimittelforschung*, 1987; 37: 364-367.
4. Bauer, K. y cols., *Clinical Pharmacology and Therapeutics*, 1993; 53: 76-83.
5. Ammon, H. y A. Muller, *Planta Medica*, 1985; 51: 473-477.
6. Taussig, S. y cols., *Journal of Ethnopharmacology*, 1988; 22: 191-203.
7. Bernstein, J. y cols., *Journal of the American Academy of Dermatology*, 1987; 17: 93.
8. McCarty, D.J., *Seminars in Arthritis and Rheumatism*, 1984; 23: 41-47.
9. Baker, B., *Family Practice News*, 15 de mayo de 1997; 62.
10. Satyaviati, G., *Economic and Medicinal Plant Research*, 1991; 5: 47-81.
11. Felter, H. y cols., *King's American Dispensatory*, 1983; 1: 374-376.

HIERBAS METABÓLICAS

1. Velussi, M. y cols., *Current Therapeutic Research*, Mayo de 1993; 53(5): 533-545.
2. Frenci, P. y cols., *Journal of Hepatology*, 1989; 9: 105-113.
3. Sharma, R. y cols., *Phytotherapeutic Research*, 1991; 5: 145-147.
4. Shanmugasundaran, E.R.B., *Journal of Ethnopharmacology*, 1990; 30: 281-294.
5. Baskaran, K., *Journal of Ethnopharmacology*, 1990; 30: 295-305.

HIERBAS PARA EL HOMBRE

1. Strauch, G. y cols., *European Urology*, 1994; 26: 247-252.
2. Vahlensieck, V. y cols., *Fortschritte der Medezin*, 1993; 18: 323-326.
3. Werbach, M. y M. Murray, *Botanical Influences on Illness*, 1994; Tarzana, Calif.: Third Line Press, 23-24.
4. Rowland, D., *Archives of Sexual Behavior*, 1997; 26: 49-62.

HIERBAS PARA LA MUJER

1. Duker, E., *Planta Medica*, 1991; 57: 420.
2. Milewicz, A. y cols., *Arzneimittelforschung*, 1993; 43: 752.

ESTIMULANTES CEREBRALES

1. Someya, H., *Journal of Tokyo Medical College*, 1985; 43: 815-826.
2. Lavie, G. y cols., *Transfusion*, 1995; 35: 392-400.
3. Maquart, F., *Connective Tissue Research*, 1990; 24: 107-120.
4. Kartnig, T., *Journal of Herbs, Spices, and Medicinal Plants*, 1988; 3: 146-173.
5. Appa, M. y cols., *Indian Journal of Psychiatry*, 1977; 19: 54-58.

RELAJANTES MENTALES

1. Volz, H., *Pharmacopsychiatry*, 1997; 30: 1-5.
2. Singh, Y., *Journal of Ethnopharmacology*, 1992; 37: 13-45.
3. Shide, C. y cols., *Journal of Traditional Chinese Medicine*, 1984; 4(4): 297-300.
4. Bounthanh, C. y cols., *Planta Medica*, 1981; 41: 21-28.

HIERBAS PARA PROPÓSITOS ÚNICOS

1. Kuzminski, L., *Nutrition Reviews*, Nov. de 1996; 587-590.
2. Light, I. y cols., *Urology*, 1973; 1(1): 67-70.
3. *Annali di Ottalmologia e Clinica Oculistica*, 1989; 155.
4. *Annali di Ottalmologia e Clinica Oculistica*, 1988; 144.

Agradecimientos

Este libro fue un esfuerzo de equipo, y nunca he trabajado con un equipo tan dedicado y tan dispuesto a dar un esfuerzo extra. Debido a mi calendario de trabajo, gran parte del trabajo se realizó los fines de semana, y muchos de los siguientes integrantes del equipo cedieron montones de fines de semana.

Mi más sincero agradecimiento para Robert Crayhon, quien es un libro de referencia humano sobre nutrición. Él descubrió y verificó miles de referencias y luego presentó una versión de cada capítulo sobre vitanutrientes. No vaciló en decirme cuando pensaba que yo estaba equivocado, y lo escuché. Sin Robert, no habría emprendido la tarea de hacer este libro.

Gracias a Joe Wargo, quien funge al mismo tiempo como el editor en jefe de mi boletín, *Dr. Atkins' Health Revelations*. Nunca me permite perder mi estilo de escribir.

Un jugador clave es Jacqueline Eberstein, R.N., durante más de dos décadas jefa de enfermeras en el Centro Atkins, quien con esmero puso en papel los protocolos del centro y escogió las historias clínicas entre nuestros miles de pacientes.

Gracias a Judith Newitz, quien coordinó todos el avance de los capítulos, mecanografió mi escritura normal en la computadora y proporcionó valiosos consejos editoriales.

Desde el principio mismo, Nancy Hancock coordinó todas las actividades relacionadas con el libro y ayudó a convertirlo en una realidad.

Wendy Olfenius desempeñó un gran papel, y además asumió la responsabilidad completa de la bibliografía.

Gracias a Lee Clifford, quien mantuvo funcionando en todo momento la Biblioteca del Centro Atkins.

Y a Mike Cohn, mi agente literario, quien encontró a Fred Hills, mi editor en Simon & Schuster, quien concibió la idea y me convenció de que el mundo necesitaba una Solución con Vitanutrientes.

Gracias también a los muchos empleados del Centro Atkins, quienes me apoyaron en mi proyecto e hicieron cualquier cosa que les pedí.

Y a mi encantadora esposa, Verónica, quien escuchó con paciencia mi lectura de cada capítulo y me dijo sin dudar qué debía conservar y qué debía volver a redactar.

Índice analítico

Acerca del autor

Robert C. Atkins, M.D., es el fundador y director médico del Centro Atkins, una consulta de medicina integradora de renombre mundial ubicada en Manhattan. Graduado de la Universidad de Michigan y de la Escuela de Medicina de la Universidad Cornell, el Dr. Atkins ha practicado la medicina, especializándose en cardiología y medicina interna, durante más de treinta años. Durante su carrera, se ha ganado una reputación internacional como líder en el campo de la medicina integradora. Fue nombrado el "Hombre del Año" de la Federación Nacional de Salud y recibió el Premio por Reconocimiento al Logro de la Organización Mundial de Medicina Alternativa. También es cofundador y ex presidente de la Fundación para el Avance de la Medicina Innovadora. El Dr. Atkins es profesor de medicina en la Universidad Capital de Medicina Integradora. También aceptó en fecha reciente un puesto de asesor en el Centro para Medicina Alternativa y Longevidad del Instituto del Corazón Columbia Miami.

El Dr. Atkins obtuvo por primera vez una amplia aclamación en 1972 con la publicación de su primer libro, *Dr. Atkins' Diet Revolution*. Este libro, el cual detalló por primera vez cómo una dieta baja en carbohidratos combinada con complementos vitamínicos y terapias podía abordar la mayor parte de los padecimientos de la salud, se ha convertido en uno de los cincuenta libros de mayor venta de todos los tiempos, con ventas mundiales de más de diez millones de ejemplares. El Dr. Atkins continuó escribiendo otros varios libros de gran venta, incluyendo *Dr. Atkins' Nutrition Breakthrough* y *Dr. Atkins' Health Revolution*. Su libro más reciente, *Dr. Atkins' New Diet Revolution* ha vendido casi dos millones de ejemplares y pasó más de un año en la Lista de Libros Más Vendidos del *New York Times*.

Además de sus libros, el Dr. Atkins llega a más de un millón de personas al mes por medio de su programa de radio que se transmite en cadena nacional, *Your Health Choices*, y su boletín, *Dr. Atkins' Health Revelations*. Junto con otros profesionales del Centro Atkins, también dictan numerosas conferencias, realizan convenciones y simposios de salud durante todo el año.

El Dr. Atkins vive en la ciudad de Nueva York con su esposa Verónica.

Acerca del Centro Atkins

Establecido en 1970, el Centro Atkins para Medicina Complementaria es una instalación médica de seis pisos con un personal de 80 personas en el corazón de la ciudad de Nueva York. La misión del Centro Atkins es atender primero los principales trastornos de salud por medio de terapias con vitanutrientes, modificaciones en la dieta y cambios en el estilo de vida que pueden aumentar los poderes restauradores del propio cuerpo antes de que los pacientes recurran a fármacos de prescripción o a procedimientos quirúrgicos. Más de 60,000 pacientes han sido tratados en el Centro Atkins para una amplia variedad de trastornos, incluyendo cáncer, artritis, asma, diabetes, enfermedad cardiaca y cardiovascular, fatiga crónica, esclerosis múltiple, así como problemas de peso.

Para información sobre cómo convertirse en paciente del Centro Atkins, por favor llame al 1-888-ATKINS-8 (1-888-285-4678).

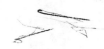

Acerca del Cerro Atkins

Acerca de los productos y servicios Atkins

Para satisfacer las necesidades de los pacientes del Centro Atkins, al igual que las de millones de personas que aunque no son pacientes siguen la filosofía médica y nutricional del Dr. Atkins, éste ha autorizado el desarrollo de numerosos productos vitanutrientes. Estos productos están diseñados para proporcionarle al usuario formulaciones simples dirigidas que maximizan los beneficios terapéuticos asociados con vitanutrientes específicos. Además, estas formulaciones son actualizadas en forma continua para incluir las vitaminas y nutrientes más recientes que ha identificado la investigación, tanto en el Centro Atkins como en todo el mundo, que pudieran aumentar la efectividad de estos productos.

El Dr. Atkins también ha desarrollado una línea completa de artículos alimentarios útiles y de gran sabor a todos los que siguen la dieta Atkins o cualquier dieta baja en carbohidratos. Los productos incluyen barras alimentarias bajas en carbohidratos, mezcla para cocido, polvos e incluso pasteles que son revolucionarios. Para obtener un catálogo completo de productos, o para encontrar al minorista más cercano que vende productos del Dr. Atkins, por favor llame al 1-800-6-ATKINS.

El Dr. Atkins también es el editor de su propio boletín mensual, *Dr. Atkins' Health Revelations*. Con cerca de 100,000 suscriptores, este boletín proporciona la información más reciente sobre investigaciones nuevas, hallazgos clínicos y tratamientos de la vida real en el campo de la medicina complementaria. Para obtener un número especial gratuito, por favor llame al 1-800-981-7162, departamento B.

Visítenos en la Web en: www.atkinscenter.com.

Esta obra se terminó de imprimir
en febrero de 1999, en
Diseño Editorial, S.A. de C.V.
Bismark 18
México, D.F.

La edición consta de 12,000